Thieme

*„In Liebe und Dankbarkeit für meine wundervolle Frau Claudia
und unsere fantastischen Kinder Sebastian, Katharina und Johannes.“*

Klinische Tests an Knochen, Gelenken und Muskeln

Untersuchungen – Zeichen – Phänomene

Klaus Buckup

4., überarbeitete und erweiterte Auflage

565 Abbildungen

Georg Thieme Verlag
Stuttgart · New York

Dr. med. Klaus Buckup
Klinikum Dortmund gGmbH
Orthopädische Klinik
Beurhausstr. 40
44137 Dortmund

Bibliografische Information der Deutschen Nationalbibliothek
Die Deutsche Nationalbibliothek verzeichnet diese Publikation in der Deutschen Nationalbibliografie; detaillierte bibliografische Daten sind im Internet über http://dnb.ddb.de abrufbar

Aktuelle Informationen finden Sie unter http://www.thieme.de/detailseiten/9783131009944

1. deutsche Auflage 1995
1. italienische Auflage 1997
1. spanische Auflage 1997
1. polnische Auflage 1998
2. deutsche Auflage 2000
2. polnische Auflage 2002
1. portugiesische Auflage (Brasilien) 2002
2. spanische Auflage 2002
1. französische Auflage 2003
1. englische Auflage 2004
3. deutsche Auflage 2005
2. italienische Auflage 2005
1. russische Auflage 2007
3. spanische Auflage 2007
3. polnische Auflage 2007
1. griechische Auflage 2008
2. englische Auflage 2008
3. italienische Auflage in Vorbereitung

Wichtiger Hinweis: Wie jede Wissenschaft ist die Medizin ständigen Entwicklungen unterworfen. Forschung und klinische Erfahrung erweitern unsere Erkenntnisse, insbesondere was Behandlung und medikamentöse Therapie anbelangt. Soweit in diesem Werk eine Dosierung oder eine Applikation erwähnt wird, darf der Leser zwar darauf vertrauen, dass Autoren, Herausgeber und Verlag große Sorgfalt darauf verwandt haben, dass diese Angabe **dem Wissensstand bei Fertigstellung des Werkes** entspricht.
Für Angaben über Dosierungsanweisungen und Applikationsformen kann vom Verlag jedoch keine Gewähr übernommen werden. **Jeder Benutzer ist angehalten,** durch sorgfältige Prüfung der Beipackzettel der verwendeten Präparate und gegebenenfalls nach Konsultation eines Spezialisten festzustellen, ob die dort gegebene Empfehlung für Dosierungen oder die Beachtung von Kontraindikationen gegenüber der Angabe in diesem Buch abweicht. Eine solche Prüfung ist besonders wichtig bei selten verwendeten Präparaten oder solchen, die neu auf den Markt gebracht worden sind. **Jede Dosierung oder Applikation erfolgt auf eigene Gefahr des Benutzers.** Autoren und Verlag appellieren an jeden Benutzer, ihm etwa auffallende Ungenauigkeiten dem Verlag mitzuteilen.

Rüdigerstraße 14
D- 70469 Stuttgart
Telefon: + 49/ 0711/ 8931-0
Unsere Homepage: http://www.thieme.de

Printed in Germany

Zeichnungen:
Detlev Michaelis, Barbara Junghähnel
Umschlaggestaltung: Thieme Verlagsgruppe
Umschlaggrafik: Martina Berge, Erbach
Satz: F3media, Weil im Schönbuch
Druck: Offizin Andersen Nexö, Leipzig

ISBN 978-3-13-100994-4   1 2 3 4 5 6

Vorwort zur 4. Auflage

Angesichts der Vielzahl der zur Verfügung stehenden technisch wertvollen Verfahren, insbesondere der Bildgebung (digitales Röntgen, Ultraschall, Computertomografie und Kernspintomografie), wird häufig die Bedeutung einer guten klinischen Untersuchung vergessen – meistens zum Nachteil des Patienten. Der am Bewegungsapparat tätige und erfahrene Untersucher weiß aber, dass die Interpretationsbreite der Befunde im Bereich der bildgebenden Verfahren groß ist.

Die Beurteilung einer echten, funktionellen Beeinträchtigung in ihrer individuellen Wertigkeit ist ohne entsprechende Untersuchungsergebnisse und Tests nicht gut möglich. So steht als Grundlage für eine rasche und sichere Diagnose nach wie vor der klinische Untersuchungsbefund an erster Stelle. Dass dies nicht nur eine Annahme ist, zeigt die Popularität der bisher erschienenen Auflagen und die Anzahl der Übersetzungen in andere Sprachen.

Die wesentlichen Kriterien, die der Untersucher von einem diagnostischen Test erwartet, sind Genauigkeit, Zuverlässigkeit und Reproduzierbarkeit. Die Wahrscheinlichkeit, dass die Befunde eines bestimmten diagnostischen Tests wahr und korrekt sind, kann durch die dem Test innewohnenden Faktoren (z.B. Spezifität und Sensibilität) und durch die klinische Situation, in der der Test angewandt wird, beeinflusst werden. In umfangreichen Literaturrecherchen hat der Verfasser fast alle Tests nach ihrer Wertigkeit überprüft.

Das Buch beinhaltet Kapitel über Tests zur Beurteilung von Funktionsstörungen des Bewegungsapparates, Venenthrombosen, arteriellen Durchblutungsstörungen und zentral nervösen Erkrankungen.

Jeder Test wird im Verlauf, ausgehend von der Lage und Position des Patienten, Schritt für Schritt erläutert. Die mögliche Diagnose, die sich aus dem Test ergibt, wird jeweils dargestellt. Zu jedem Test wurden Zeichnungen angefertigt, die die Untersuchungsschritte verdeutlichen sollen. Manche zu einem Krankheitsbild gehörenden Tests unterscheiden sich scheinbar nur unwesentlich und wurden dennoch aufgeführt, da nach eigener Erfahrung oft erst mehrere, für eine Krankheit typische Tests zur Diagnose führen. Jeder Test sollte als integraler Bestandteil einer gesamten Untersuchung gesehen werden.

Alle Kapitel des Buches wurden überarbeitet und aktualisiert. Neue Tests wurden aufgenommen und Anregungen aus dem Leserkreis berücksichtigt. Eine Anleitung für die Anwendung und Durchführung der Tests wurde den Kapiteln vorangestellt. Ergänzt wurden die Kapitel durch Informationen zu Krankheitsbildern und durch anatomische und schematische Abbildungen.

Die 4. Auflage ist mit einer zweiten Farbe ausgestattet. Diese Gestaltung gewährt dem Leser eine raschere Orientierung. Am Ende des Buches finden sich umfangreiche Literaturangaben.

Das Buch weist den Weg zur zielgerichteten Untersuchung unserer Patienten und ermöglicht damit eine schnellere Diagnose.

Dem Thieme Verlag, besonders Frau Antje-Karen Richter, Frau Silvia Haller und Frau Elke Plach, danke ich für die hervorragende Zusammenarbeit.

Dortmund, im Sommer 2008

Klaus Buckup

Bone and Joint Decade 2000–2010

Am 13. Januar 2000 wurde in Genf am Hauptsitz der Weltgesundheitsorganisation das erste Jahrzehnt des neuen Jahrtausends als „Bone and Joint Decade" ausgerufen. Die Ärztin Gro Harlem Brundtland, ehemalige norwegische Ministerpräsidentin und Generaldirektorin der Weltgesundheitsorganisation (WHO), betonte bei der Eröffnungsveranstaltung, dass bereits heute weltweit Knochen- und Gelenkerkrankungen die Hauptursache für lang anhaltende Schmerzen und körperliche Beeinträchtigungen sind.

Aufgrund der demografischen Entwicklung wird sich die Zahl der Erkrankten im Alter von mehr als 50 Jahren in den kommenden 20 Jahren verdoppeln. Mit der Initiative der WHO sollen das Bewusstsein, die Prävention und das Management für die Erkrankungen des Haltungs- und Bewegungsapparates geschärft und die Weiterbildungs- und Forschungsmöglichkeiten verstärkt werden.

Die Initiative der WHO „Bone and Joint Decade 2000 bis 2010" möchte ich mit diesem Buch unterstützen.

Klaus Buckup

Inhaltsverzeichnis

Das Literaturverzeichnis mit den Primärtextstellen finden Sie online unter *http://www.thieme.de/specials/buckup-tests/*

Grundlagen

Prinzipien der Untersuchung

1. Die Untersuchung muss systematisch erfolgen.
2. Beurteilen Sie den Patienten bereits beim Eintritt in das Untersuchungszimmer hinsichtlich Gang, Haltung etc.
3. Start with a winner – was führt Sie zu mir?
4. Die vier Ws:
   - Wie fing der Schmerz an und wie äußert er sich?
     (Spontan, nach Trauma, allmählich, Brennen, Stechen etc.)
   - Wo ist der Schmerz lokalisiert?
     (Lokal, ausstrahlend → Bandscheibenprolaps, gelenk- oder muskelbezogen etc.)
   - Wann wird der Schmerz empfunden?
     (Morgens, nachts → z. B. Schulterkalkdepot, abends.)
   - Wobei tritt der Schmerz auf?
     (Nach Belastung, in Ruhe, in bestimmten Positionen etc.)
5. Gewinnen Sie das Vertrauen des Patienten durch Aufklärung darüber, warum und was und wie untersucht wird.
   Vermeiden Sie unnötiges langes Provozieren des Schmerzes. Der Patient wird dankbar sein.
6. Inspektion:
   Don't touch the patient – state first what you see. – William Osler
   - Haltung:
     - Schulterkulisse,
     - Beckenstand,
     - Beinlängendifferenz,
     - Gangbild (normal, individuell, pathologisch),
     - Hinken (Schmerz-, Verkürzungs-, Lähmungshinken, Einwärts-/Auswärtsgang),
   - Deformitäten (Achsenfehlstellungen, Kontrakturstellungen der Extremitäten oder der Wirbelsäule),
   - Konturen (Schwellungen, Verschmächtigungen, Atrophien),
   - Haut (Pigmentierung, Beschwielung),
   - Anomalien.

7. Palpation:
   - Schmerzpunkte,
   - Haut (Temperatur, Schweißabsonderung),
   - Schwellungen,
   - Erguss (intra-/extraartikulär),
   - Vorwölbungen (hart, prall-elastisch),
   - Krepitationen (retropatellar → Arthrosezeichen).
8. Gelenkuntersuchung:
   - Testen Sie die gesunde (unbetroffene) Seite zuerst. Dieses Vorgehen ermöglicht den ersten Einblick in die individuelle Gelenkbeweglichkeit. Der Patient erfährt, wie untersucht wird und gewinnt Vertrauen.
   - Testen Sie zunächst die aktive Beweglichkeit, danach die passive und zuletzt die Beweglichkeit gegen Widerstand (Dokumentation nach der Neutral-0-Methode).
   - Testen Sie die Beweglichkeit gegen Widerstand aus einer neutralen Gelenkstellung oder einer entspannten Körperposition heraus.
   - Testen Sie die Beweglichkeit mehrfach zur besseren Schmerzdifferenzierung.
   - Testen Sie die aktive (individuelle) Beweglichkeit und beobachten Sie, wann und bei welcher Bewegung Schmerzen auftreten. Zum Beispiel deuten Schmerzen bei Schulterabduktion zwischen 70° und 120° auf ein subakromiales Impingement hin.
   - Testen Sie die passive (anatomische) Beweglichkeit. Diese ist in der Regel etwas größer als die aktive Beweglichkeit. Testen Sie diese im Seitenvergleich – hypomobil/hypermobil (lax), stabil/instabil.
     Beurteilen Sie das „Endgefühl" der Beweglichkeit:
     - knöchern → osteophytär bedingte Einschränkungen, z. B. Ellenbogengelenkbeweglichkeit oder der HWS-Rotation,
     - elastisch → synovial, ödematös
     - kapsulär, z. B. Frozen Shoulder,
     - spastisch (Spastik, reflektorisch nach Verletzung),
     - elastisch (z. B. eingeklemmter Meniskus).
   - Testen Sie die Sensibilität, Motorik, Eigen-, Fremdreflexe und die peripheren Arterienpulse.
   - Prüfen Sie mit der aktiven und passiven Beweglichkeit die muskuläre Kraftentfaltung, um neurologische Defizite zu beurteilen. Mit dieser Muskelstatuserhebung lässt sich die motorische Kraft der einzelnen willkürlich innervierten Muskeln einer Extremität graduell quantifizieren.

Skala der aktiven Muskelleistung.

Grad	Ausmaß	Prozentanteil der Muskelkraft (%)	Klinisch-neurologischer Befund
5	normal	100	volles Bewegungsausmaß gegen starken Widerstand
4	gut	75	volles Bewegungsausmaß gegen leichten Widerstand
3	schwach	50	volles Bewegungsausmaß gegen die Schwerkraft
2	sehr schwach	25	volles Bewegungsausmaß ohne Einwirkung der Schwerkraft
1	geringfügig	10	sicht-/tastbare Aktivität Bewegungsausmaß nicht vollständig
0	null	0	komplette Lähmung, keine Kontraktion

1

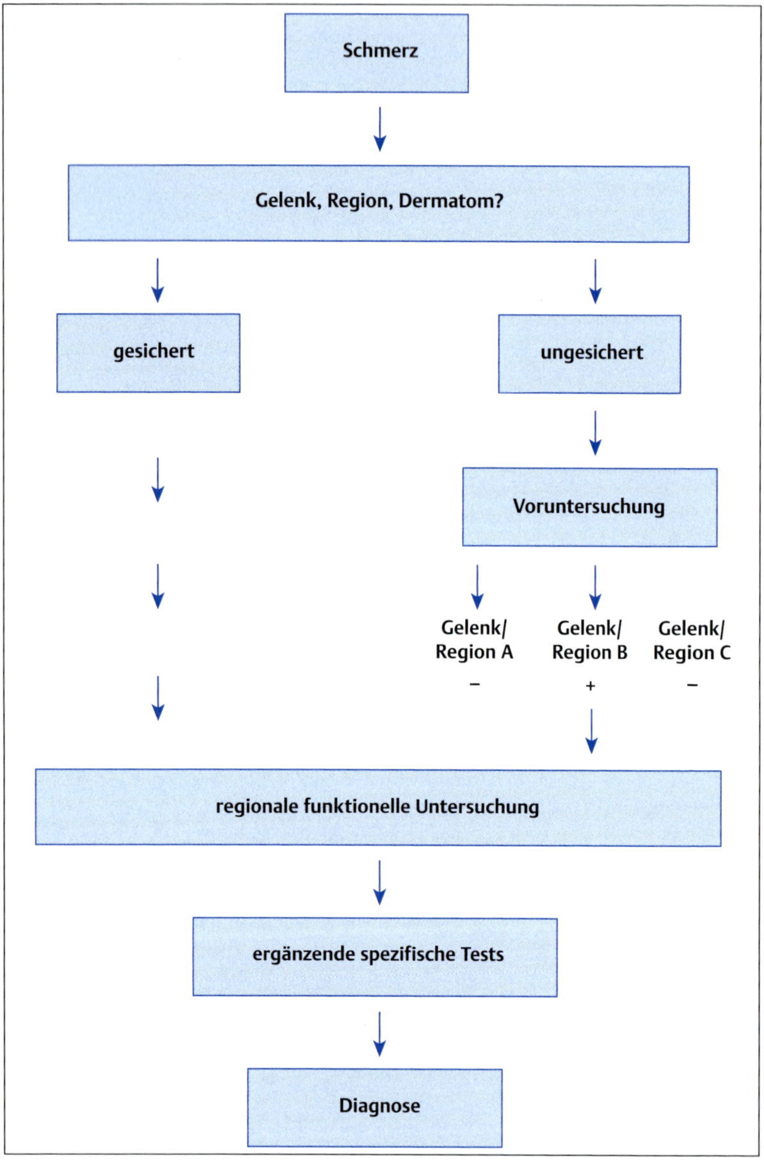

Vom Schmerz zur Diagnose.

1 Wirbelsäule

Die Schmerzsyndrome der Wirbelsäule sind in ihrer auffälligen Variationsbreite differenzialdiagnostisch oft schwer einzuordnen.

Die Bezeichnungen wie Halswirbelsäulen- oder Lendenwirbelsäulen-Syndrom sind ungenau und sagen über Ort und Art der Störung nichts aus.

Nach der Anamneseerhebung setzt die Untersuchung der Wirbelsäule zunächst eine allgemeine körperliche Untersuchung voraus, um diejenigen Veränderungen an der Wirbelsäule richtig einzuschätzen, die von außen her auf das Rückgrat wirken, wie Gliedmaßen und Muskulatur. Die Untersuchung beginnt mit der Inspektion. Neben der Beobachtung der allgemeinen Körperhaltung werden die Schulter- und Beckenstellung (Schulterhöhe, Schulterblätter im Seitenvergleich – Höhe der Beckenkämme, seitliche Beckenneigung), die lotgerechte Stellung der Wirbelsäule (Abweichung vom Lot) und das Rückenprofil (Rundrücken, Hohl-, Flachrücken) beurteilt.

Palpatorisch lassen sich Muskeltonusveränderungen wie Kontrakturen und Muskelhärten bestimmen und Druckschmerzpunkte tasten. Die Beweglichkeit der Wirbelsäule wird anschließend global und segmental sowohl aktiv als auch passiv geprüft.

Bei Wirbelsäulensyndromen sollte als erstes Ort und Art der Störung aufgedeckt werden. Destruktive, entzündliche und ausgeprägte degenerative Veränderungen zeigen meist ein deutliches klinisches Bild mit entsprechenden Röntgen- oder Laborbefunden. Neben der Nativradiologie ermöglichen zusätzliche Verfahren, eine Verdachtsdiagnose weiter abzuklären. Die Wahl weiterer, bildgebender Untersuchungen hängt von der Fragestellung ab. So ist z. B. die Computertomografie aufgrund ihres höheren Knochen-Weichteil-Kontrastes zur Darstellung knöcherner Veränderungen eher geeignet als die Kernspintomografie, deren Vorteil vor allem in der hohen Weichteilauflösung liegt. Die Beurteilung von Wirbelsäulensyndromen durch gestörte muskuläre und ligamentäre Strukturen ist klinisch schwieriger.

Da Röntgenbild und Labor bei diesen Wirbelsäulenstörungen selten in der Lage sind, eine krankheitsgerechte Diagnose zu liefern, kommt der funktionsorientierenden manualtherapeutischen Diagnostik eine besondere Bedeutung zu.

Beurteilt werden Veränderungen an der Haut (Hyperalgesien, Kibler-Hautfalte), Verspannungen der Muskulatur, Bewegungseinschränkungen mit Fehlen des Gelenkspiels, Funktionsstörungen mit schmerzhafter Minderbeweglichkeit und Nervenwurzelschmerzen.

Die Untersuchung erfolgt nach Wirbelsäulenabschnitten und Segmenten.

Da zwei benachbarte Wirbel durch zahlreiche Bänder verbunden sind, ist der Bewegungsumfang in einem Zwischenwirbelgelenk sehr gering.

Durch Summation dieser Bewegungen in den zahlreichen Wirbelgelenken entsteht aber eine erhebliche, individuell allerdings sehr wechselnde Beweglichkeit der Wirbelsäule (Abb. 1.**1**) und damit auch des Rumpfes. Die Hauptbewegungen der Wirbelsäule sind die Beugung und Streckung (Flexion/Extension in der Medianebene), die seitliche Neigung oder Lateralflexion (in der Frontalebene) und die Rotation (um die Längsachse). Den größten Bewegungsspielraum weist die Halswirbelsäule auf. Sie ist der beweglichste, aber auch störanfälligste Abschnitt der Wirbelsäule. Etwa 50% der Beugung und Streckung erfolgen zwischen dem Occiput und C1. Die übrigen 50% verteilen sich etwa gleichmäßig auf die anderen Halswirbel, vornehmlich zwischen C5 und C6.

Etwa 50% der Rotation erfolgen zwischen C1 (Atlas) und C2 (Axis). Die übrigen 50% verteilen sich gleichmäßig auf die anderen 5 Halswirbel.

Rotation und Seitneigung der Brustwirbelsäule finden vorwiegend in der unteren BWS bzw. im thorakolumbalen Übergang statt. In der Lendenwirbelsäulenregion mit ihren sagittal ausgerichteten Wirbelbogengelenken dominieren Beugung und Streckung (Ante- und Retroflexion) sowie die seitliche Neigung. Die Rotationsfähigkeit ist weniger ausgeprägt.

Bei der neurologischen Untersuchung lassen sich sensible Ausfälle und Paresen der unteren Extremitäten ausschließen. Hierzu gehört neben der Auslösung der Muskeleigenreflexe die Überprüfung der Nervendehnungszeichen.

Bei der Untersuchung der Wirbelsäule muss immer daran gedacht werden, dass auch extravertebrale Erkrankungen vorliegen können, die sich durch ein Schmerzempfinden an der Wirbelsäule äußern.

Bewegungsumfang der Wirbelsäule (Neutral-0-Methode)

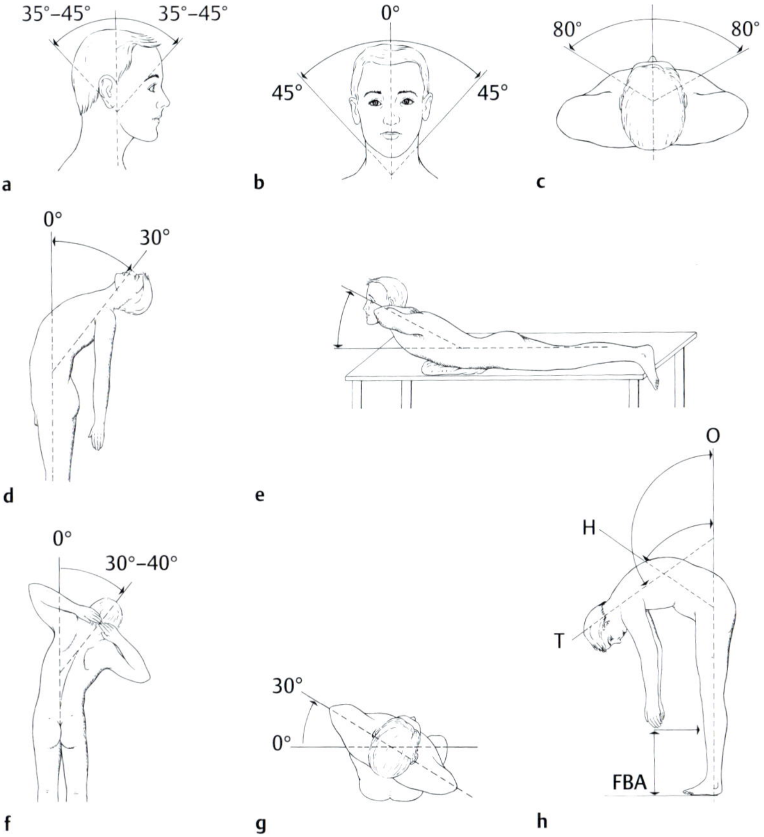

Abb. 1.**1 a–h**

a Vorneigen/Rückneigen (Flexion/Extension).
b Seitneigen.
c Rotation in Mittelstellung 80°/0°/80°, in Flexion 45°/0°/45° (zwischen C 0 und C 1), in Extension 60°/0°/60°.
d–e Rückneigen (Extension) der Wirbelsäule: im Stehen (**d**), in Bauchlage (**e**).
f Seitneigen der Wirbelsäule.
g Rotation des Rumpfes.
h Gesamtwirbelsäule beim Vorneigen: H = Beugung im Hüftgelenk, T = totaler Bewegungsausschlag, FBA = Finger-Boden-Abstand.

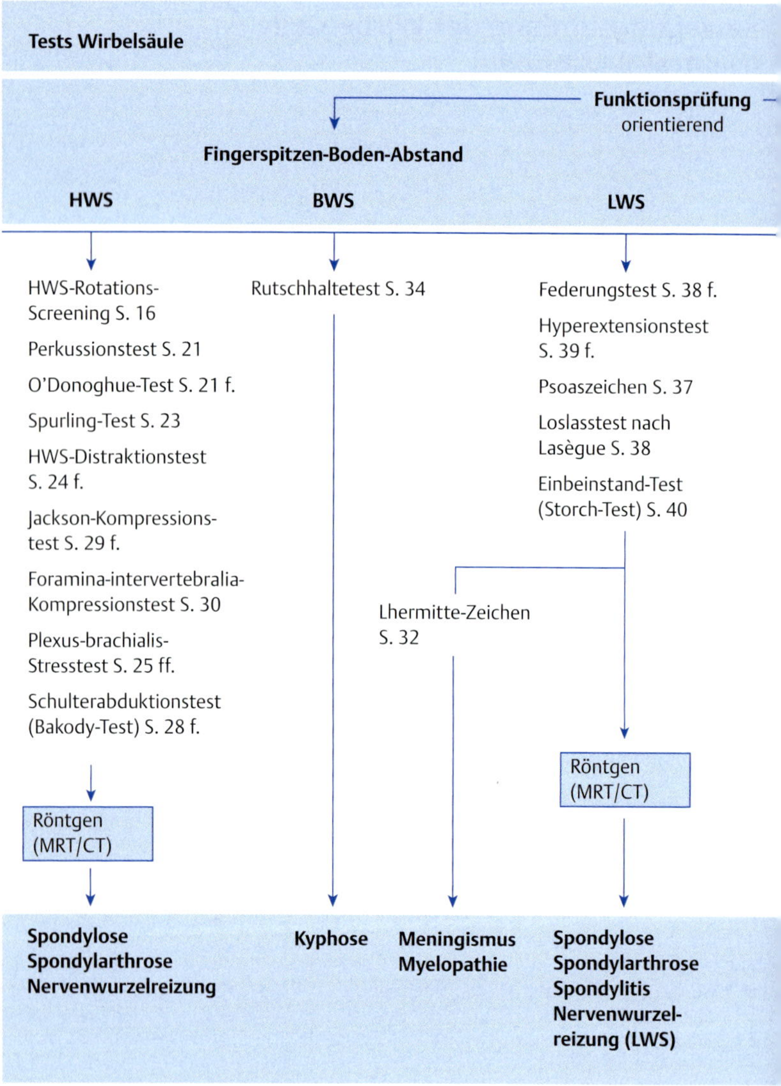

Abb. 1.2 **Wirbelsäulenschmerzen**

)tt-Zeichen

Schober-Zeichen

ISG

Kibler-Hautfaltentest S. 11 f.
Spine-Test S. 64 f.
Vorlaufphänomen S. 66
3-Phase–Test S. 63 f.
Patrick-Test S. 62
Federungstest S. 61
Mennell-Zeichen S. 72
Derbolowsky-Zeichen S. 69 f.

→ ;ändertests ;. 59 f. → **nsuffizienz ler Becken- gamente**

→ **Kreuz-Darmbein-Gelenk-blockierung**
Arthrose

Thorax

Sternum-kompres-sions-test S. 12
Rippen-kompres-sions-test S. 13

→ Röntgen → **Rippenwirbel-blockierung**
Rippenfraktur

Bandscheiben

Vorbeugetest (Slump-Test) S. 45 f.
Lasègue-Zeichen S. 46 f.
Bragard-Test S. 50 f.
Zeichen nach Duchenne S. 53
Kernig-Test S. 54

→ Neurologie
Röntgen
(MRT/CT)
Labor

→ **Bandscheiben-vorfall**
Fraktur
Tumor
Entzündung

Umge-kehrtes Lasègue-Zeichen (Femoralis-Stresstest) S. 48 f.

→ **Nervenwurzel-reizung**
(N. femoralis)

Fingerspitzen-Boden-Abstand-Test (FBA)

Maß für die Beweglichkeit der gesamten Wirbelsäule beim Vorneigen (FBA in cm).

Vorgehen: Der Patient steht oder sitzt auf der Untersuchungsliege. Mit gestreckten Knien sollen beim Vorneigen die gestreckten Arme/Hände ungefähr gleich weit zu den Füßen gebracht werden. Gemessen wird der Abstand zwischen Fingerspitzen und Boden oder es wird angegeben, bis zu welcher Höhe (Knie, Tibiamitte) die Finger reichen (Abb. 1.1 **h**).

Beurteilung: Bei dieser Bewegungsprüfung handelt es sich um eine Kombinationsbewegung, an der neben der Wirbelsäule die Hüftgelenke besonders beteiligt sind. Gut bewegliche Hüften können dabei Versteifungen der Wirbelsäule zum Teil kompensieren. Neben der Messstrecke soll das Profil der vorgebeugten Wirbelsäule mit beurteilt werden (harmonische Kyphosierung, fixierte Kyphose).

Die Feststellung eines großen Fingerspitzen-Boden-Abstands ist daher ein unspezifisches Zeichen und abhängig von

1. der Beweglichkeit der Lendenwirbelsäule,
2. der Verkürzung der ischiokruralen Muskulatur,
3. dem Vorliegen eines Lasègue-Zeichens,
4. der Hüftfunktion.

Klinisch von Bedeutung ist der Fingerspitzen-Boden-Abstand in der gutachtlichen Untersuchung und zur Kontrolle eines Therapieeffekts.

Ott-Zeichen

Maß für die Entfaltbarkeit der Brustwirbelsäule.

Vorgehen: Der Patient steht. Es werden jeweils der Dornfortsatz C7 und ein Punkt 30 cm kaudal markiert. Beim Vorneigen vergrößert sich der Abstand um 2–4 cm und verringert sich bei maximaler Rückneigung (Reklination) um 1–2 cm.

Beurteilung: Degenerative, entzündliche Veränderungen der Wirbelsäule führen zu einer Einschränkung der Beweglichkeit der Wirbelsäule und damit der Entfaltbarkeit der Dornfortsätze.

Schober-Zeichen

Maß für die Entfaltbarkeit der Lendenwirbelsäule.
Vorgehen: Der Patient steht. Es wird jeweils eine Hautmarke über dem Dornfortsatz S 1 und 10 cm weiter kranial aufgetragen. Diese Hautmarken verschieben sich beim Vorneigen auseinander bis zu einer Distanz von ca. 15 cm und verkleinern sich bei maximaler Rückneigung (Reklination) auf 7–9 cm.
Beurteilung: Degenerative, entzündliche Veränderungen der Wirbelsäule führen zu einer Einschränkung der Beweglichkeit der Wirbelsäule und damit der Entfaltbarkeit der Dornfortsätze.

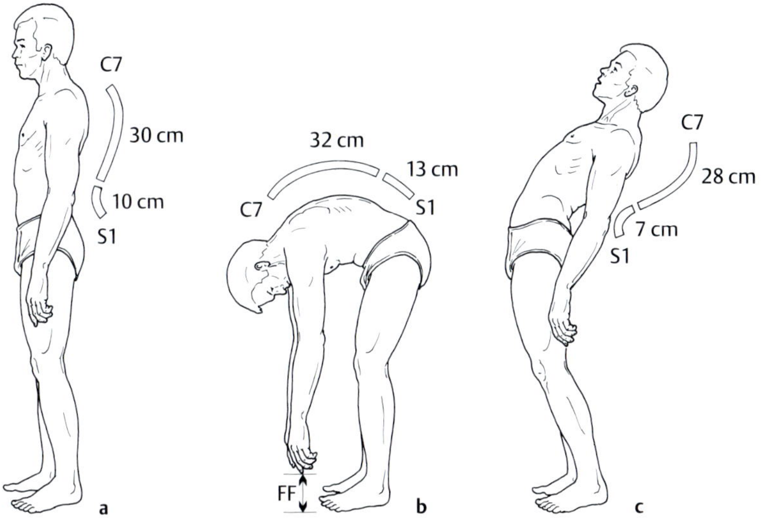

Abb. 1.**3 a–c** **Ott-Schober-Zeichen (Beispiele):**
a aufrechte Haltung,
b Vorneigung,
c Rückneigung.

Kibler-Hautfaltentest

Unspezifische Rückenuntersuchung.
Vorgehen: Der Patient liegt auf dem Bauch mit locker zurückgelegten Armen. Der Untersucher hebt zwischen Daumen und Zeigefinger eine Hautfalte ab und „rollt“ sie den Rumpf entlang ab oder auch an den Extremitäten quer zum Verlauf der Dermatome.

Beurteilung: Beurteilt werden eine regional verschiedene Abhebbarkeit, Konsistenz der Hautfalte (teigig/ödematös) und eine fehlende Hautverschieblichkeit. Bei der Tastpalpation können regionäre oberflächliche und tiefe muskuläre Verspannungen und vegetative Dysfunktionen (Überwärmung, vermehrte Schweißproduktion) wahrgenommen werden. Wo sich eine Hyperalgesiezone befindet, ist die Hautfalte derber, lässt sich schlecht abheben und leistet beim Abrollen Widerstand. Der Patient gibt Schmerzen an. Hyperalgesiezonen, Muskelverspannungen und vegetative Dysfunktionen sprechen für vertebragene Störungen im Bereich der kleinen Wirbelgelenke oder Interkostalgelenke.

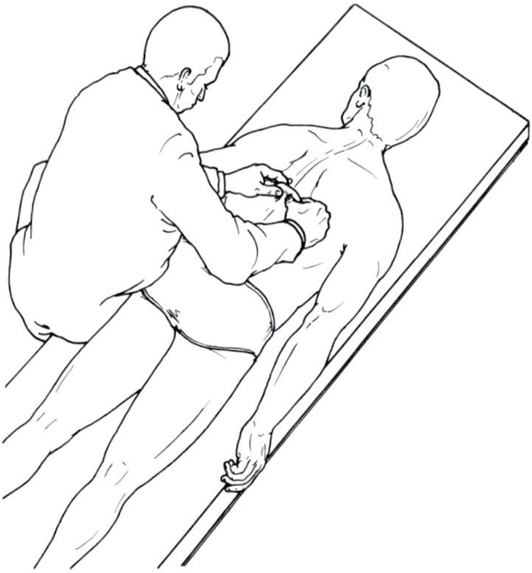

Abb. 1.**4** **Kibler-Hautfaltentest.**

Thoraxtests

Sternumkompressionstest

Hinweis auf Rippenfraktur.

Vorgehen: Rückenlage. Mit beiden Händen übt der Untersucher Druck auf das Sternum aus.

Beurteilung: Ein lokalisierter Schmerz im Brustkorbbereich kann durch eine Rippenfraktur bedingt sein.

Ein wirbel- und sternumnaher Schmerz spricht für eine Rippen- oder Wirbelblockierung.

Rippenkompressionstest

Hinweis auf eine Rippen-/Wirbel-, Rippen-/Sternumblockierung, Rippenfraktur.

Vorgehen: Der Patient sitzt. Der Untersucher steht oder hockt hinter ihm und umgreift von der Seite her mit seinen Armen den Thorax des Patienten und führt eine Kompression des Thorax in sagittaler und horizontaler Richtung durch.

Beurteilung: Durch Druck auf die Rippen kommt es zu einer verstärkten Bewegung in den sternokostalen und kostotransversalen bzw. kostovertebralen Gelenken. Liegt eine Gelenkblockierung oder sonstige Irritation eines dieser Gelenke vor, so führt der Test zu einem entsprechend lokalisierten Schmerz.

Ein Schmerz im Verlauf einer Rippe oder aber zwischen zwei Rippen spricht für eine Rippenfraktur oder Interkostalneuralgie.

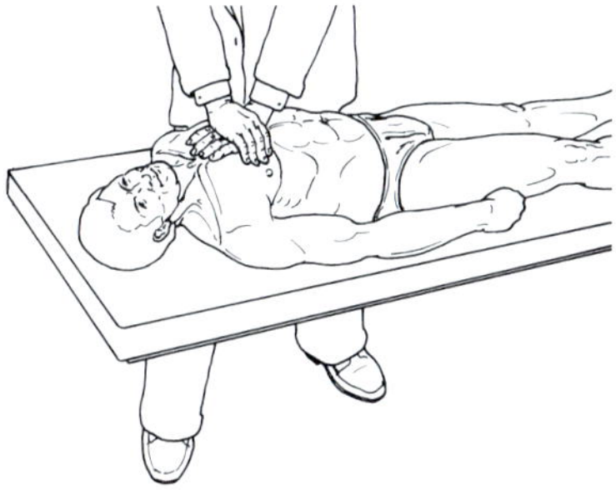

Abb. 1.5 **Sternumkompressionstest.**

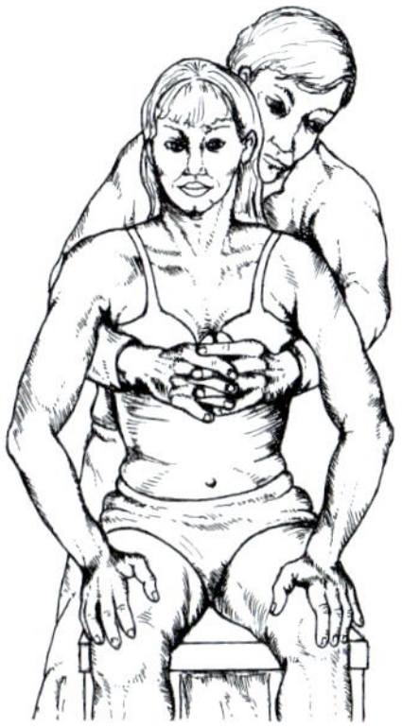

Abb. 1.6 **Rippenkompressionstest.**

Brustumfangtest

Messung des Thoraxumfangs bei tiefer Inspiration und Exspiration.

Vorgehen: Der Patient steht (oder sitzt) mit locker herabhängenden Armen. Die Brustumfangdifferenz wird bei maximaler Inspiration und Exspiration – bei Frauen über dem Brustansatz, bei Männern unmittelbar unterhalb der Mamillen – gemessen.

Die Brustumfangdifferenz zwischen maximaler Inspiration und Exspiration liegt zwischen 3,5 und 6 cm.

Beurteilung: Eine eingeschränkte Atembreite findet sich beim Morbus Bechterew (die Inspirations-/Exspirationsbehinderung ist in der Regel schmerzlos). Eine behinderte bzw. schmerzhafte Inspiration und Exspiration mit Einschränkung der Atembreite liegt bei Rippen- und Wirbelblockierungen, entzündlichen oder tumorösen Pleuraprozessen und einer Perikarditis vor. Bei Bronchialasthma und Emphysem besteht eine schmerzlose Exspirationsbehinderung

Schepelmann-Test

Differenzierung von Thoraxschmerzen.
Vorgehen: Der Patient sitzt. Er wird gebeten, die Wirbelsäule zunächst zu der einen, dann zur anderen Seite zu neigen.
Beurteilung: Schmerzen an der konkaven Seite weisen auf eine Interkostalneuralgie, an der konvexen Seite auf eine Pleuritis hin. Rippenfrakturen schmerzen bei jeder Bewegung der Wirbelsäule.

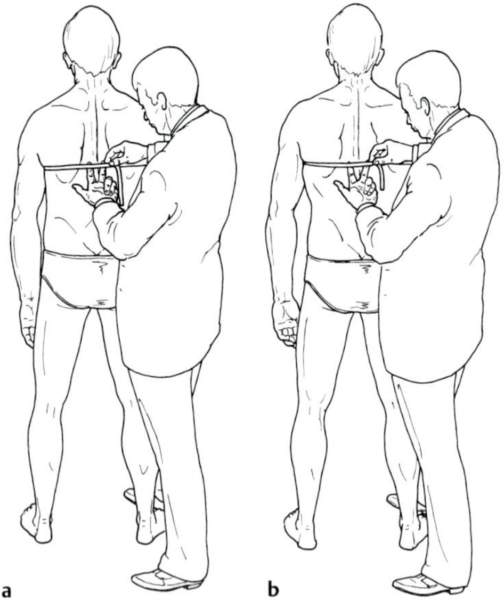

a b

Abb. 1.**7 a u. b Brustumfangtest:**
a bei maximaler Exspiration,
b bei maximaler Inspiration.

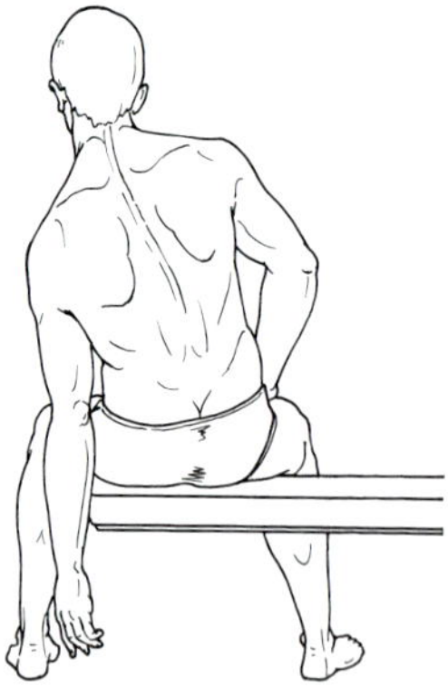

Abb. 1.**8 Schepelmann-Test.**

Halswirbelsäulentests

Krankheitsbilder der Halswirbelsäule beruhen meist auf degenerativen Veränderungen der Bandscheiben und konsekutiv der Wirbelgelenke (Spondylose, Spondylarthrose, Uncovertebralarthrose). Hierdurch entwickeln sich mechanische Irritationen und Kompressionen auf die benachbarten neurogenen und vaskulären Strukturen mit Zervikozephalgien und radikulären Zervikalsyndromen. Die A. vertebralis kann infolge chronisch-degenerativer Veränderungen der Halswirbelsäule mitbetroffen sein. Die Rotation des Kopfes verursacht unter Umständen eine Kompression der A. vertebralis. Schwindel, Übelkeit, Sehstörungen, Synkopen und Nystagmus sind dann typische Zeichen für eine Irritation (Einengung, Abwinkelung) der A. vertebralis auf der ipsilateralen Seite (Barré-Liéou-Zeichen). Die Patienten mit einem positiven Barré-Liéou-Zeichen sind nicht geeignet für eine HWS-Manipulationsbehandlung.

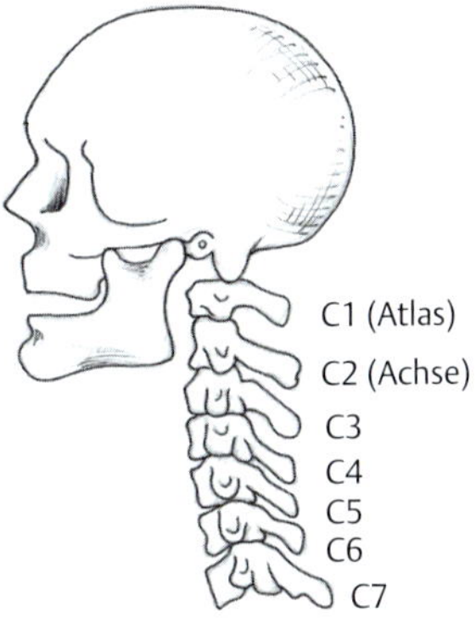

Abb. 1.9 **Kopf- und Halswirbelsäule seitlich.**

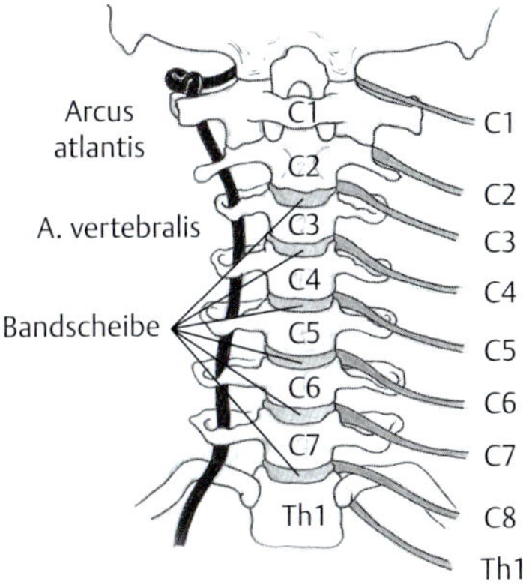

Abb. 1.10 **Vordere Ansicht der Halswirbelsäule.** Darstellung des Austritts der Nervenwurzeln und des Verlaufs der A. vertebralis.

HWS-Rotations-Screening

Die Gesamtbeweglichkeit der Halswirbelsäule ist eine Summe aus der Beweglichkeit zwischen Kopf und dem 1. Halswirbelsäulenkörper und den darauffolgenden Segmenten der Halswirbelsäule. Viele Faktoren beeinflussen die Beweglichkeit der HWS: die Flexibilität der Bandscheiben, die Stellung der Processi articulares der Facettengelenke, die Spannung des HWS-Bandapparats und der Gelenkkapseln. Bis auf die Flexion haben Frauen einen größeren Bewegungsradius der HWS als Männer. Die Beweglichkeit der HWS ist abhängig vom Alter. Der Grad der Rotation zwischen C1 und C2 nimmt im Vergleich zu den anderen Halswirbelsäulenabschnitten mit dem Alter zu. Die passive Beweglichkeit der HWS ist bei Patienten in Rückenlage größer als die aktive und passive Beweglichkeit im Stehen. Dies lässt sich dadurch erklären, dass beim Sitzen durch die Schwerkraft das Gewicht des Kopfes und die Muskelspannung größer sind. Die passive Beweglichkeit mit Druck im Endbereich sollte nur in Verbindung mit der aktiven Beweglichkeit parallel getestet werden. Ist die passive Beweglichkeit mit Überdruck normal und schmerzfrei, kann die HWS auch in den Endpositionen in Vor-/Rück- und Seitneigung sowie Rotation getestet werden. Diese Bewegungsrichtungen erlauben eine Beurteilung der anterior-posterioren und lateralen Muskel-Band-Strukturen, einschließlich der Funktion der A. vertebralis. Vermehrter Druck in den Endbereichen der Beweglichkeit kann zu verschiedenen Symptomen führen:

- Nervenirritation (radikuläre Symptome),
- Irritation der Intervertebralgelenke (lokalisierter Schmerz),
- Betroffensein der A. vertebralis (Schwindel, Übelkeit).

Tab. 1.1 **Klinische Etagendiagnostik bei radikulären Irritationen im Bereich der HWS.**

HWS-Flexion C1 – C2 (Plexus cervicalis)
HWS-Seitflexion C1 – C4 (Plexus cervicalis)
Schulterelevation C5 – C7 (N. thoracicus longus)
Schulterabduktion C4 – C6 (N. axillaris)
Ellenbogengelenkflexion und/oder Handgelenkextension C5 – C6 (N. musculocutaneus, N. radialis)
Ellenbogengelenkextension und/oder Handgelenkflexion C7 – C8 (N. radialis)
Daumenextension und/oder Ulnadeviation C6 – C8 (N. radialis, R. profundus)
Abduktion und/oder Adduktion der Hand Instringsicmuskeln C8 – Th1 (N. ulnaris, R. profundus)

Vorgehen: Der Patient sitzt aufrecht. Der Kopf des Patienten wird vom Untersucher mit beiden Händen in der Parietalregion umfasst und aus der Neutralstellung leicht extendiert (gestreckt) und wechselnd zu beiden Seiten rotiert.
Beurteilung: Das Bewegungsausmaß sollte im Seitenvergleich bestimmt werden. Weiterhin notiert man auch das im Normalfall nachweisbare Federn am Ende des Bewegungsausschlags oder den harten Anschlag bei Funktionsstörungen.

Bewegungseinschränkungen mit Schmerzen sind Ausdruck einer segmentalen Dysfunktion (Arthrose, Blockierung, Entzündung, Muskelverkürzung). Eine Rotationseinschränkung mit hartem Stopp und Schmerz an der Bewegungsgrenze ist hinweisend für degenerative Veränderungen, vornehmlich im Bereich der mittleren Halswirbelsäule (Spondylose, Spondylarthrose, Unkarthrose).

Ein weicher Stopp ist eher auf die Verkürzung der langen Nackenstrecker oder des M. longus colli zurückzuführen.

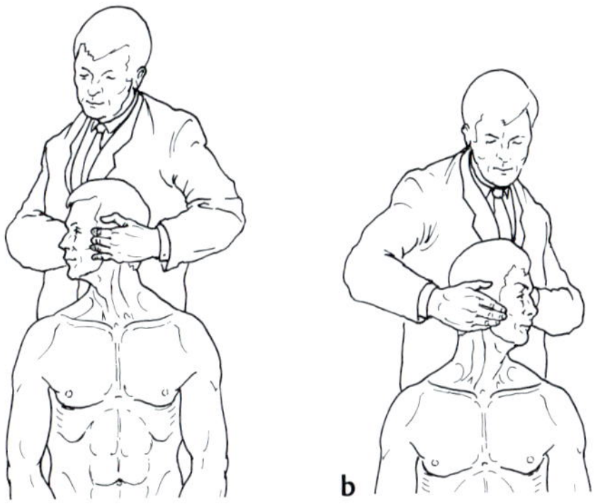
a b

Abb. 1.**11 a u. b HWS-Rotations-Screening:**
a bei maximaler Rechtsrotation,
b bei maximaler Linksrotation.

Kopfrotationstest bei maximaler Extension

Funktionsprüfung der unteren Halswirbelsäule
Vorgehen: Sitzender Patient. Der Kopf des Patienten wird mit einer Hand am Hinterkopf, mit der anderen am Kinn umfasst, passiv extendiert (rückgeneigt) und nach beiden Seiten rotiert. Die Bewegung ist verbunden mit einer leichten Seitneigung der Halswirbelsäule.
Beurteilung: Bei maximaler Extension ist die Kopfgelenkregion gesperrt und die Rotation findet weitgehend in den unteren Segmenten der Halswirbelsäule bzw. des zervikothorakalen Übergangs statt. Bewegungseinschränkungen mit Schmerzen sind Ausdruck einer segmentalen Dysfunktion. Ursachen sind in

erster Linie degenerative Veränderungen im Bereich der mittleren/unteren HWS (Spondylose, Spondylarthrose, Unkarthrose). Bei Auftreten von Schwindel besteht der Verdacht auf eine Minderdurchblutung, bedingt durch Veränderungen der A. vertebralis.

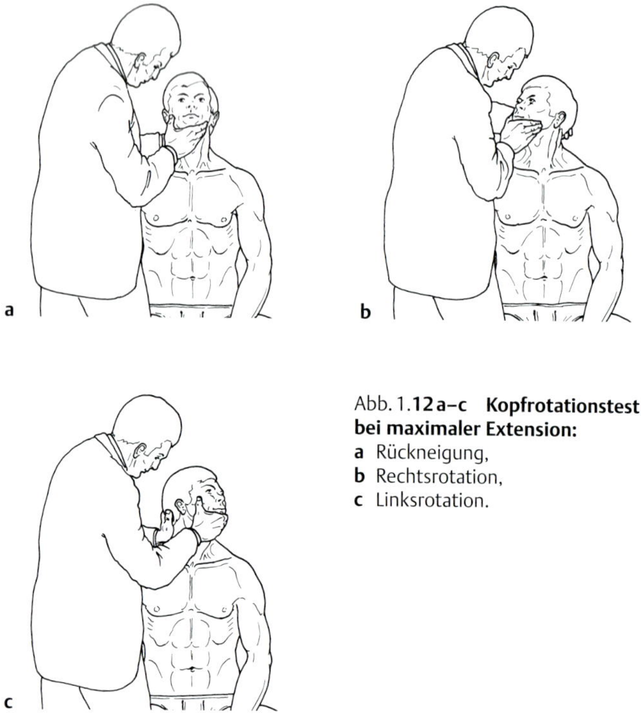

Abb. 1.**12 a–c** **Kopfrotationstest bei maximaler Extension:**
a Rückneigung,
b Rechtsrotation,
c Linksrotation.

Kopfrotationstest bei maximaler Flexion

Funktionsprüfung der oberen Halswirbelsäule.

Vorgehen: Sitzender Patient. Der Kopf des Patienten wird mit einer Hand am Hinterkopf, mit der anderen am Kinn umfasst, passiv flektiert (vorgeneigt) und nach beiden Seiten rotiert. Die Bewegung ist mit einer leichten Seitneigung der Halswirbelsäule verbunden.

Beurteilung: Bei maximaler Flexion sind die Abschnitte unterhalb C2 verriegelt und die Rotation findet vornehmlich im Atlantooccipital- und Atlantoaxialgelenk statt. Bewegungseinschränkungen mit Schmerzen sind Ausdruck einer segmentalen Dysfunktion, wobei in erster Linie an degenerative Ursachen, Instabilitäten und entzündliche Veränderungen zu denken ist. Das Auftreten von vegetativen Symptomen, insbesondere Schwindelzuständen, erfordert eine weitergehende Abklärung

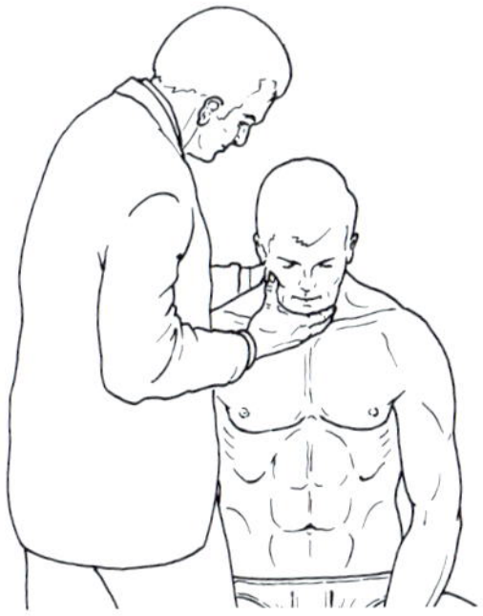
a

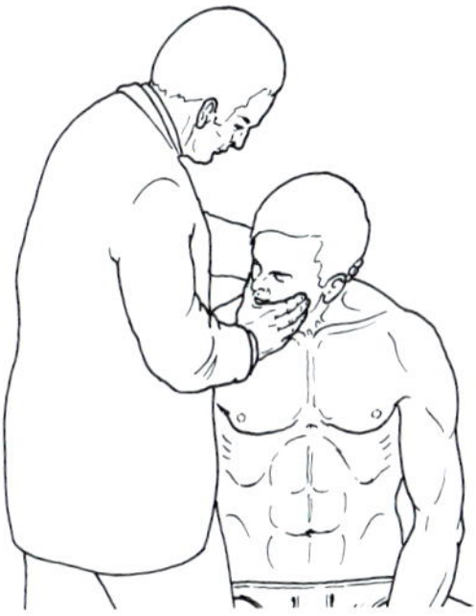
b

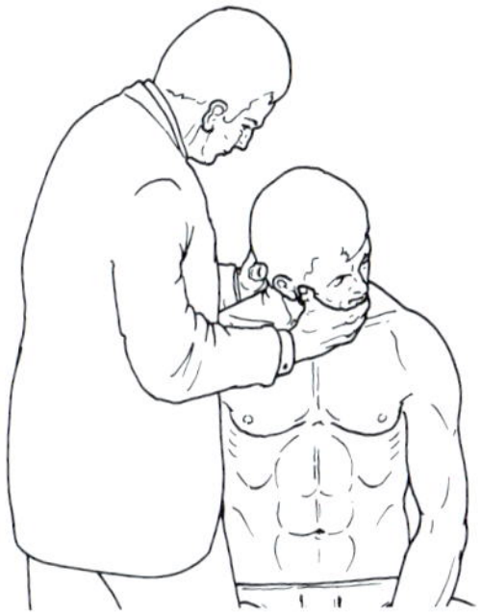
c

Abb. 1.**13 a–c** **Kopfrotationstest bei maximaler Flexion:**
a Vorneigung,
b Rechtsrotation,
c Linksrotation.

Segmentaler Funktionstest der Halswirbelsäule

Vorgehen/Beurteilung: Zur direkten segmentalen Funktionsdiagnostik der Halswirbelsäule stellt sich der Untersucher neben den Patienten. Er umfasst mit der einen Hand den Kopf so, dass sich die Ellenbeuge vor dem Gesicht des Patienten befindet, und legt die Ulnarkante mit Kleinfinger des gleichen Armes auf den Bogen des oberen Wirbels des zu untersuchenden Bewegungssegments. Der palpierende Finger der kontralateralen Hand überprüft die segmentale Beweglichkeit. Unter leichter Traktion mit der oberen Hand können nun die segmentale Dorsal- und auch Seitwärtsverschiebung geprüft werden. Im gleichen Untersuchungsgang lässt sich auch die segmentale Rotation kontrollieren.

Zur segmentalen Diagnostik des zervikothorakalen Übergangs in Flexion und Extension wird mit der einen Hand der Kopf fixiert, wobei die Finger der anderen untersuchenden Hand auf 3 benachbarte Dornfortsätze gelegt werden. Nun kann unter passiver Flexion und Extension das Bewegungsausmaß in den einzelnen Segmenten anhand der Bewegungsausschläge der Dornfortsätze beurteilt werden.

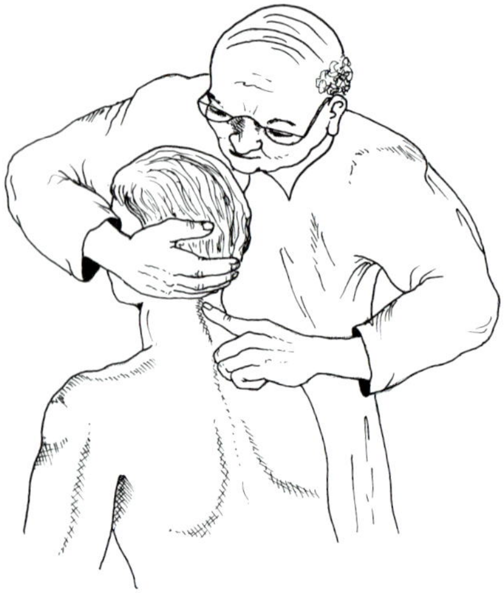

Abb. 1.**14** **Segmentaler Funktionstest der HWS.**

Soto-Hall-Test

Unspezifischer zervikaler Funktionstest.

Vorgehen: Der Patient liegt auf dem Rücken und hebt zunächst aktiv den Kopf leicht an und bringt das Kinn so weit wie möglich auf das Brustbein. In einem zweiten Schritt führt der Untersucher passiv den Kopf in eine Vorneigung. Gleichzeitig übt er mit der freien Hand einen leichten Druck auf das Sternum aus.

Beurteilung: Nackenschmerzen unter Druck bei passivem Anheben des Kopfes sprechen für eine knöcherne oder ligamentäre Erkrankung im Bereich der Halswirbelsäule. Ziehende Schmerzen, die beim aktiven Anheben des Kopfes auftreten, beruhen in erster Linie auf einer verkürzten Nackenmuskulatur.

Perkussionstest

Vorgehen: Bei leicht gebeugter Halswirbelsäule beklopft der Untersucher die Dornfortsätze aller exponierten Wirbel.
Beurteilung: Lokalisierter, nicht radikulärer Schmerz ist hinweisend auf eine Fraktur oder muskuläre bzw. ligamentäre Funktionsstörung. Eine radikuläre Symptomatik weist auf eine Bandscheibenschädigung mit Irritation der Nervenwurzel hin.

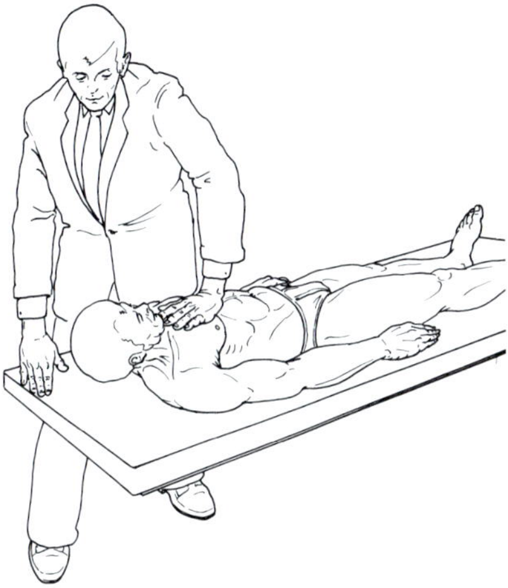

Abb. 1.**15** **Soto-Hall-Test.**

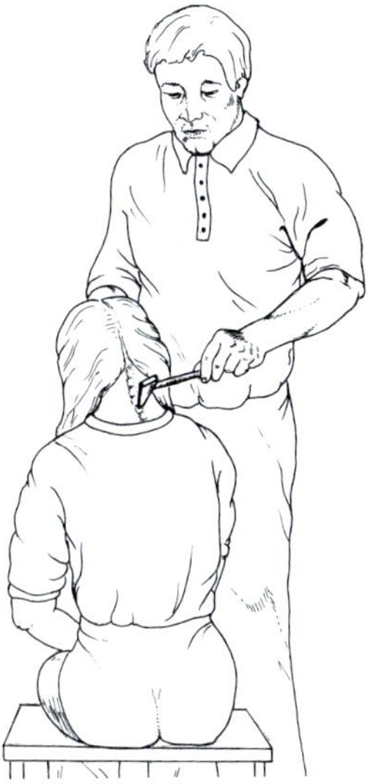

Abb. 1.**16** **Perkussionstest**

O'Donoghues-Test

Differenzierung zwischen ligamentären und muskulären Nackenschmerzen.
Vorgehen: Der Kopf des sitzenden Patienten wird zunächst passiv nach beiden Seiten geneigt. Nachfolgend wird der Patient aufgefordert, den Kopf nach einer Seite gegen den Widerstand der an Jochbein und Schläfe liegenden Hand des Untersuchers zu neigen.
Beurteilung: Das Auftreten von Schmerzen während dieser aktiven Kopfbewegung mit isometrischer Anspannung, besonders der gleichseitigen, aber auch gegenseitigen paravertebralen Muskulatur spricht für eine muskuläre Dysfunktion. Schmerzen unter der passiven HWS-Seitneigung sprechen eher für ligamentäre oder artikulär-degenerative Funktionsstörungen.

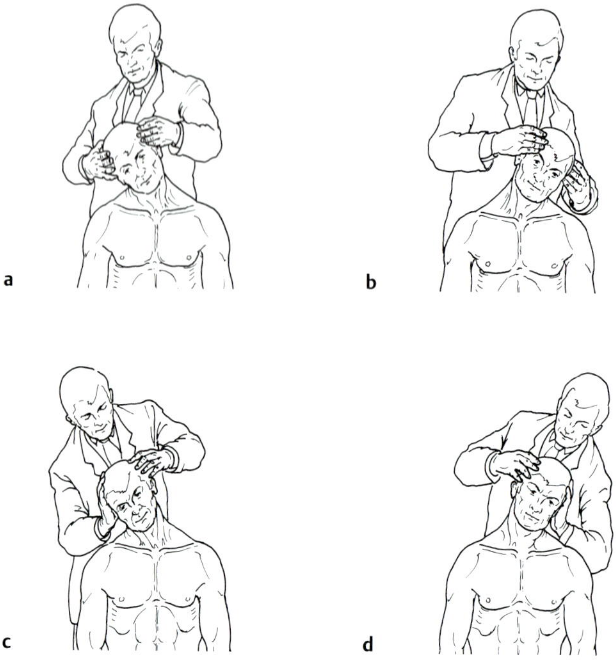

Abb. 1.**17 a–d** **O'Donoghues-Test:**
a–b passiv geführt,
c–d aktiv gegen Widerstand.

Valsalva-Test

Vorgehen: Der sitzende Patient versucht, seinen im Mund befindlichen Daumen durch Aufblasen der Wangen aus dem Mund zu pressen.
Beurteilung: Durch dieses Pressen kommt es zu einer Erhöhung des intraspinalen Druckes. Dadurch werden raumfordernde Prozesse wie Bandscheibenvorfälle, Tumoren, osteophytäre Einengungen und Weichteilschwellungen offenbar. Dies führt zu einer streng dermatombezogenen radikulären Symptomatik. Der Test sollte mit großer Vorsicht durchgeführt werden, da unter Umständen das Bewusstsein der Patienten während des Testes, aber auch danach, beeinträchtigt sein kann. Im Testverlauf kann die Blutzufuhr zum Gehirn beeinträchtigt sein.

Spurling-Test

Beurteilung eines Facettengelenkschmerzes und einer Nervenwurzelirritation.

Vorgehen: Der Patient sitzt. Er beugt und rotiert den Kopf nach lateral zuerst zur nicht betroffenen Seite, dann zur betroffenen Seite. Der hinter dem Patienten stehende Untersucher legt eine Hand auf den Kopf des Patienten; mit der anderen klopft (staucht) er leicht auf die auf dem Kopf liegende Hand. Toleriert der Patient den ersten Schritt der Untersuchung, so wird der Test bei einer zusätzlichen Extension (Rückneigung) der Halswirbelsäule wiederholt.

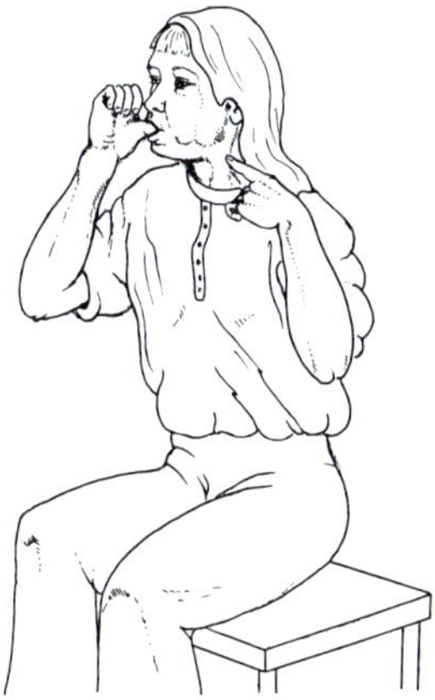

Abb. 1.**18** **Valsalva-Test.**

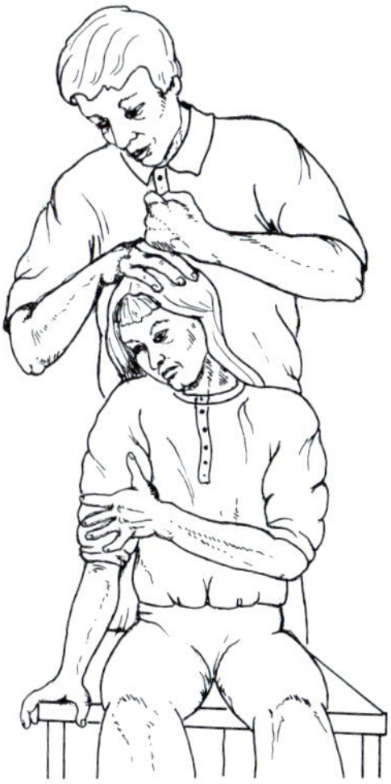

Abb. 1.**19** **Spurling-Test.**

Beurteilung: Treten ausstrahlende Schmerzen von der Halswirbelsäule in den Arm des Patienten auf, so liegt ein positives Testergebnis vor. Gleichzeitige Extension der HWS führt zu einer Einengung der intervertebralen Foramina um 20–30%. Liegen eine Zervikalstenose, eine Spondylosis, Osteophyten, atrophische Facettengelenke oder ein Bandscheibenvorfall vor, so sind die Foramina bereits enger als normal.

Der Test ist negativ, wenn lediglich Nackenschmerzen ohne ausstrahlende Schmerzen in die Schulter und den Arm vorliegen. Dermatombezogene ausstrahlende Schmerzen in den Arm sprechen für eine Nervenwurzelreizung. Ein bereits vorliegender radikulärer Schmerz wird durch diese Bewegung verstärkt.

Myalgien und der Zustand nach einem HWS-Distorsionstrauma können zu Schmerzen auf der Gegenseite führen. Dies bezeichnet man als Reverse-Spurling-Zeichen. Es spricht für einen Schmerz auf der Seite der gedehnten Muskulatur, bedingt durch eine Zerrung bzw. Funktionsstörung durch Verkürzung der Muskulatur.

Bemerkung: Schmerzen auf der konkaven Seite sprechen für eine Nervenwurzelreizung oder eine Facettenpathologie (Spurling Sign).

Schmerzen auf der konvexen Seite sprechen für einen Muskeldehnungsschmerz (Reverse-Spurling-Zeichen).

Der Spurling-Test ist ein aggressiver zervikaler Kompressionstest. Die Patienten sollten auf jeden Schritt der Untersuchung vorbereitet sein. Der Test sollte nicht vorgenommen werden bei Wirbelfrakturen, Dislokationen und Instabilitäten der HWS.

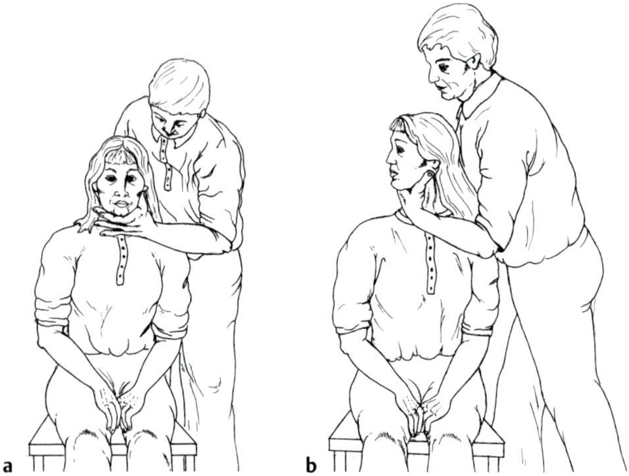

Abb. 1.**20 a u. b** **HWS-Distraktionstest:**
a Mittelstellung,
b Rotation.

HWS-Distraktionstest

Differenzierung zwischen radikulären und ligamentär/muskulären Nacken-/Schulter-/Armschmerzen.

Vorgehen: Der Patient sitzt. Der Untersucher fasst den Kopf des Patienten an Unterkiefer und Hinterhaupt und übt einen axialen Zug in kranialer Richtung aus.

Beurteilung: Die Distraktion der Halswirbelsäule bedeutet eine etagenweise oder segmentweise Entlastung der Bandscheiben und der austretenden Nervenwurzeln bei gleichzeitiger Gleitbewegung in den Wirbelbogengelenken. Die Abnahme radikulärer Beschwerden – auch im passiven Rotationsverhalten – unter der Distraktion ist ein Hinweis auf eine bandscheibenbedingte Irritation der Nervenwurzel. Nimmt der Schmerz unter der Distraktions-/Rotationsbewegung zu, so deutet dies auf eine muskulär/ligamentäre bzw. artikulär/degenerative Funktionsstörung in der Halswirbelsäule hin.

Plexus-brachialis-Stresstest

Beurteilung von motorischen und sensiblen Störungen durch Kompression des Plexus brachialis.

Vorgehen: Der Patient sitzt oder steht und abduziert und außenrotiert beide Arme, bis Schmerzen oder Missempfindungen auftreten. Danach senkt er beide Arme, bis die Symptome wieder verschwinden. In dieser Position fixiert der hinter dem Patienten stehende Untersucher beide Arme. Der Patient wird nun aufgefordert, aus dieser Position langsam die Ellenbogengelenke zu beugen und die Hände hinter dem Kopf zu verschränken.

Beurteilung: Lassen sich die Symptome durch Beugung der Ellenbogengelenke reproduzieren, ist der Test positiv. Der N. ulnaris und die C8- und Th1-Wurzel werden vornehmlich hiermit getestet. Bei zunehmender Flexion (Vorneigung des Kopfes) nehmen die Symptome zu.

Bemerkung: Bei einer Testvariante abduziert der Patient den Arm in der Schulter auf 90° und beugt gleichzeitig maximal das Ellenbogengelenk. Nachfolgend streckt der Patient das Ellenbogengelenk. Treten hierbei radikuläre Symptome auf, so liegt ein positives Testergebnis vor mit Verdacht auf eine Plexus-brachialis-Läsion (Bikele-Zeichen).

Der Plexus-brachialis-Stresstest ist eine Modifikation des Elvey-Testes. Hierbei handelt es sich um Tests, die durch Positionsveränderungen der Schulter-, Ellenbogen- und Handgelenke zu Nervendehnungen der die oberen Extremitäten versorgenden Nervenwurzeln führen. Der Patient liegt auf dem Rücken.

Bei allen Tests wird die Schulter mit der einen Untersucherhand proximal-ventral fixiert, die andere Hand führt den Arm in bestimmte Positionen. Die Elvey-Tests sind ein Äquivalent zum Lasègue-Test an der LWS. Die Tests wurden von Elvey beschrieben und in vier Untersuchungsabschnitte aufgeteilt.

Test 1: Die Schulter wird auf 110° abduziert, der Ellenbogen gestreckt, der Unterarm supiniert, das Handgelenk, die Finger und der Daumen gestreckt. Betroffene Nervenstrukturen: Nn. medianus und interosseus anterior, C5, C6, C7 (Abb 1.21 e).

Test 2: Die Schulter wird 10° abduziert, das Ellenbogengelenk gestreckt, der Unterarm supiniert, das Handgelenk, die Finger und der Daumen gestreckt. Aus dieser Position wird die Schulter außengedreht.

Betroffene Nervenstrukturen: Nn. medianus, musculocutaneus, axillaris.

Test 3: Die Schulter wird auf 10° abduziert, das Ellenbogengelenk gestreckt, der Unterarm proniert, das Handgelenk gestreckt und nach ulnar abduziert, die Finger und Daumen sind gestreckt. Der Arm wird danach nach innen gedreht.

Betroffene Nervenstrukturen: N. radialis.

Test 4: Die Schulter wird von 10°–90° sukzessive abduziert und die Hand zum Ohr geführt, wobei das Ellenbogengelenk maximal gebeugt und der Unterarm supiniert wird. Das Handgelenk wird gestreckt und radial abduziert, die Finger und Daumen sind gestreckt. Die Schulter wird danach nach außen rotiert.

Betroffene Nervenstrukturen: N. ulnaris, C 8 und Th 1.

Beurteilung: Diese Tests führen zu einer Verengung der Foramina intervertebralia. Bereits vorhandene radikuläre Schmerzen werden durch diese Bewegungsmuster verstärkt. Das Auftreten von lokalen Schmerzen in der HWS ohne radikuläre Symptome deuten auf eine Facettenirritation hin. Schmerzen auf der konvexen Seite der HWS sprechen für eine muskuläre Dysfunktion, z. B. des M. sternocleidomastoideus.

Bemerkung: Der Test gibt nicht nur Hinweise zur Schmerzursache, sondern zeigt auch den Erfolg der Behandlung (z. B. manuelle Therapiemaßnahme).

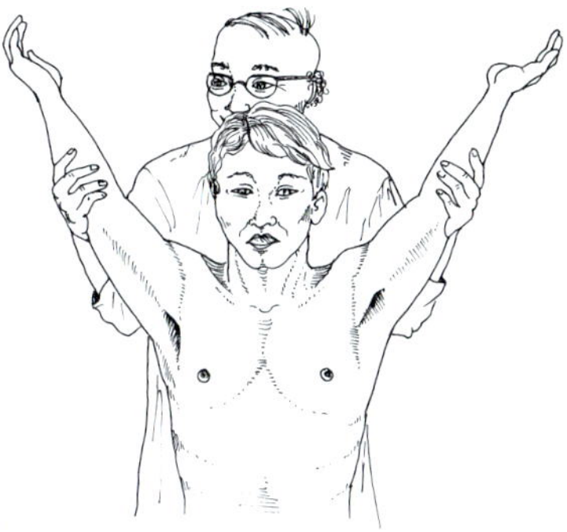
a

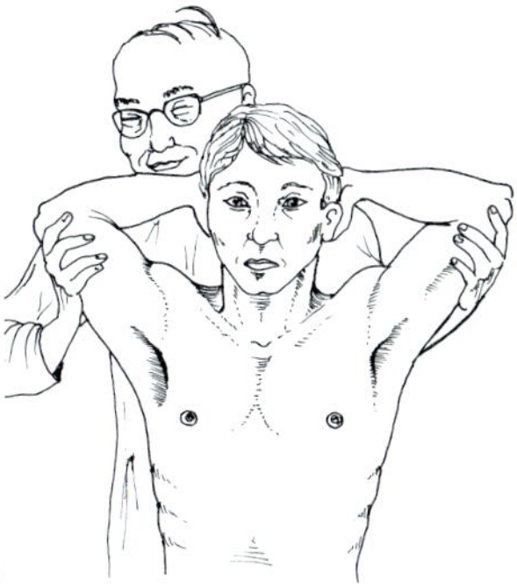
b

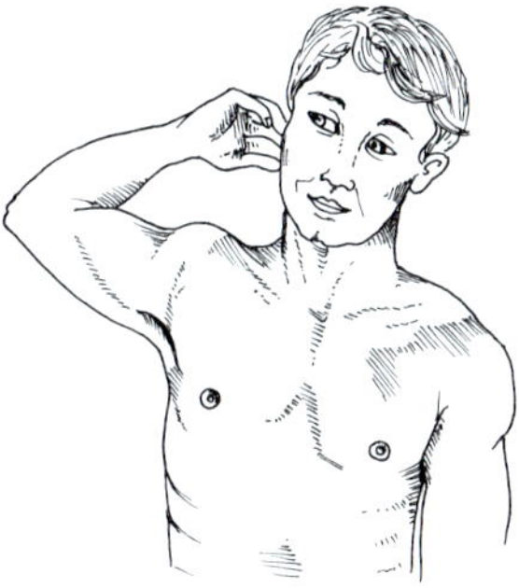
c

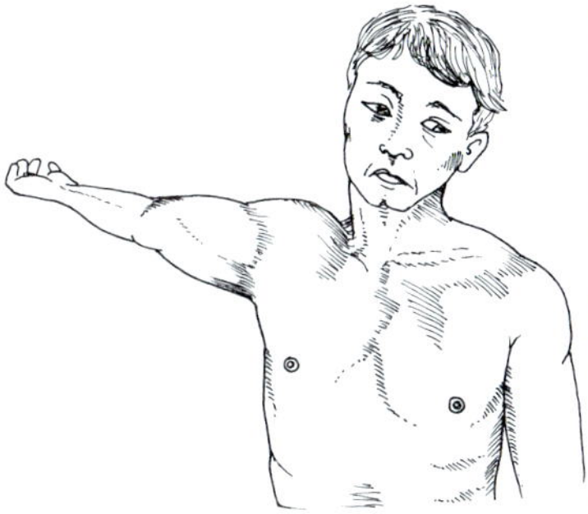
d

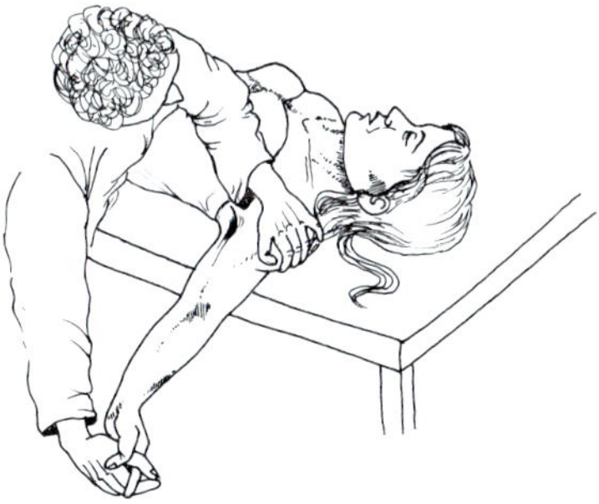
e

Abb. 1.**21 a–e Plexus-brachialis-Stresstest:**
- **a** Abduktion und Außenrotation.
- **b** Beugung der Ellenbogen, die Hände werden hinter den Kopf gelegt.
- **c** Bikele-Zeichen: Abduktion des Armes um 90° bei stark gebeugtem Ellenbogen.
- **d** Bikele-Zeichen: Strecken des Ellenbogengelenks.
- **e** Elvey-Test: Druck auf die Schulter und Abduktion, um Spannung auf die Nervenstrukturen des Oberarms auszuüben.

Schulterkaudalisierungstest

Vorgehen: Beim sitzenden Patienten wird die Schulter nach kaudal gedrückt und eine Lateralflexion der Halswirbelsäule zur Gegenseite ausgeübt. Der Test wird immer beidseitig ausgeführt.

Beurteilung: Das Auslösen einer radikulären Symptomatik ist ein Hinweis auf eine Adhärenz des Durasacks und/oder der Nervenwurzel. Verstärken sich die Schmerzen während des Testverlaufs, so spricht dies für eine Nervenwurzelkompression, eine Einengung des Foramens durch Osteophyten, für Durasackveränderungen oder eine Kontraktur der Wirbelgelenkkapsel auf der Testseite. Ein umschriebener Schmerz auf der Seite der gedehnten Muskulatur weist auf einen erhöhten Tonus des M. sternocleidomastoideus oder des M. trapezius hin. Ein Abnehmen des Muskelschmerzes auf der nicht getesteten Seite spricht für eine Zerrung bzw. Funktionsstörung durch Verkürzung der Muskulatur.

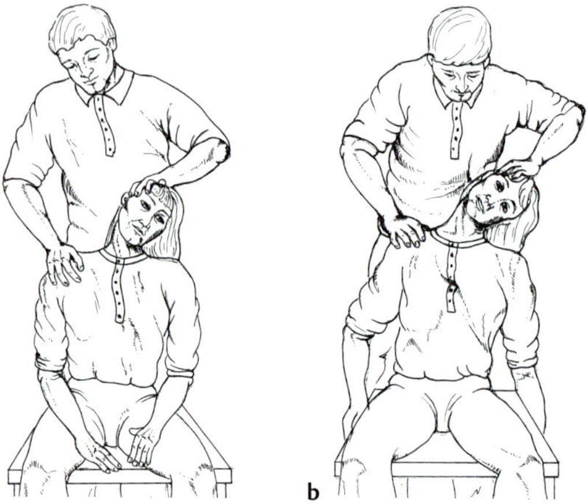

a b

Abb. 1.**22 a u. b Schulterkaudalisierungstest:**
a Seitneigung,
b forcierte Seitneigung.

Schulterabduktionstest (Bakody-Test)

Hinweis auf eine Irritation der Nervenwurzel C4 oder C5.

Vorgehen: Der Patient sitzt oder liegt auf dem Rücken. Der Untersucher oder der Patient selbst abduziert die Schulter, flektiert das Ellenbogengelenk und legt die Hand mit der Handinnenfläche auf die Mitte des Kopfes.

Beurteilung: Kommt es zu einer Besserung oder zum Verschwinden der Nervenwurzelreizerscheinungen, so ist der Test positiv zu bewerten. Welche Ner-

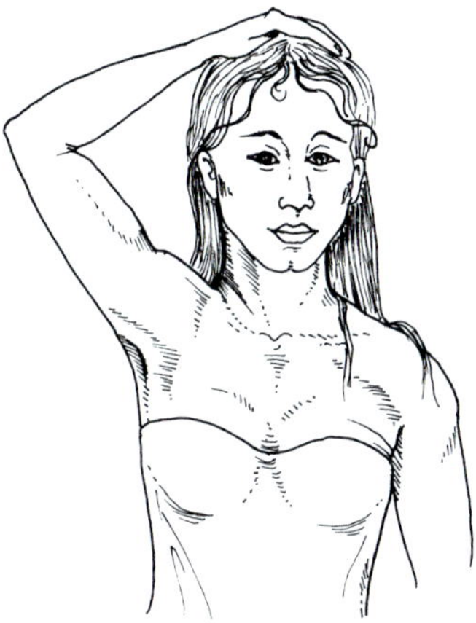

Abb. 1.23 **Schulterabduktionstest (Bakody-Test).**

venwurzel betroffen ist, ergibt sich aus dem klinischen Befund (Dermatomzuordnung). Untersucht werden durch diesen Test vornehmlich die Nervenwurzeln C4 bis C6.

Der Test wird auch als Bakody-Zeichen benannt. Eine Abduktion des Armes führt zur Entspannung der Nervenwurzeln. Kommt es zu einer Verstärkung der Nervenwurzelirritation bei obigem Testverlauf, so muss an ein Thoracic-Outlet-Syndrom gedacht werden (Veränderungen der Mm. scaleni, Halsrippe).

Patienten mit moderaten oder starken radikulären Symptomen bewegen sich nicht direkt in eine Bakody-Position, da sie meist eine Schonhaltung einnehmen, in der es auch zu einer Besserung der Beschwerden kommt.

Jackson-Kompressionstest

Vorgehen: Der Patient sitzt. Der Untersucher steht hinter dem Patienten, legt seine Hände auf dessen Kopf und bewegt den Kopf passiv nach beiden Seiten. In einer maximalen Seitneigungsposition führt er mit den Händen einen axialen Druck über den Kopf auf die Wirbelsäule aus.
Beurteilung: Die axiale Kompression führt zu einem erhöhten Druck mit Belastung der Bandscheiben und Nervenaustrittsstellen sowie der Facettengelenke. Durch Druck auf die Foramina intervertebralia entsteht ein peripherer, nicht genau segmental zugeordneter Schmerz als Folge von Veränderungen der kleinen Wirbelgelenke. Liegt die Irritation einer Nervenwurzel vor, so entsteht eine radikuläre Schmerzsymptomatik. Ein lokal begrenzter Schmerz begründet sich aus der Dehnung der kontralateralen Halsmuskulatur.

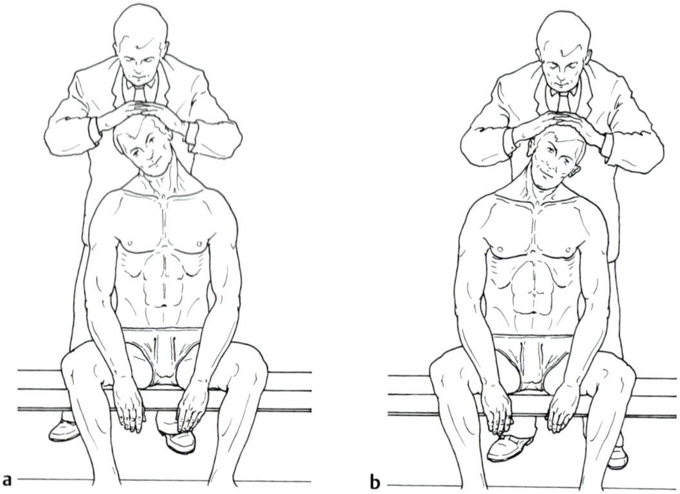

Abb. 1.**24 a u. b** **Jackson-Kompressionstest:**
a Seitneigung nach rechts,
b Seitneigung nach links.

Foramina-intervertebralia-Kompressionstest

Vorgehen: Die in Neutral-0-Stellung befindliche Halswirbelsäule wird in axialer/kaudaler Richtung gestaucht.
Beurteilung: Durch Druck auf die Bandscheiben und Nervenwurzelaustrittsstellen, die kleinen Wirbelgelenke und/oder die Foramina intervertebralia wird eine radikuläre, streng segmentale Symptomatik verstärkt. Diffuse, nicht streng segmental zuzuordnende Symptome gelten als Hinweis auf ligamentär/artikuläre Funktionsstörungen (kleine Wirbelgelenke).

Flexionskompressionstest

Vorgehen: Der Patient sitzt. Der Untersucher steht hinter dem Patienten und führt den Kopf bzw. die Halswirbelsäule in eine Vorbeugung. Vom Scheitel her wird die Halswirbelsäule in axialer, kaudaler Richtung gestaucht.
Beurteilung: Dies ist ein guter Test für die Integrität der Bandscheibe. Bei einem posterolateralen Bandscheibenvorfall wird durch die erzwungene Vorbeugung der Bandscheibenvorfall nach dorsal gedrängt. Es kommt zu einer zunehmenden Kompression der Nervenwurzel. Ein Zunehmen der radikulären

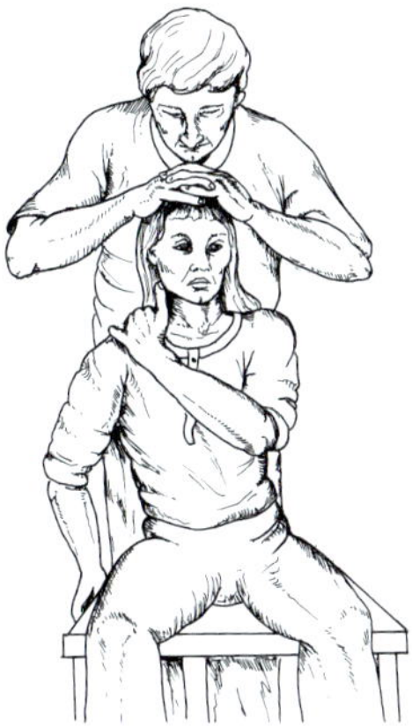

Abb. 1.**25** **Foramina-intervertebralia-Kompressionstest.**

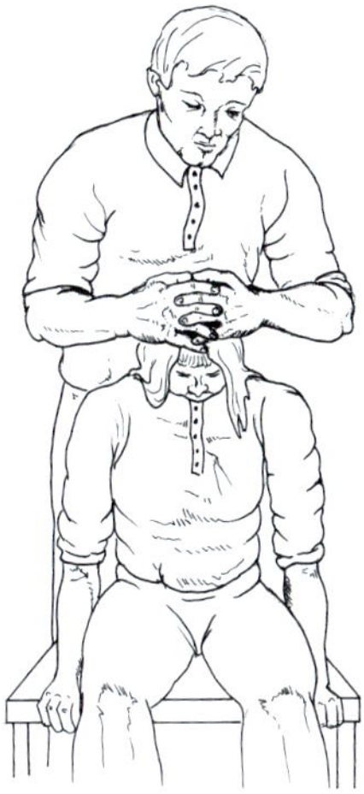

Abb. 1.**26** **Flexionskompressionstest.**

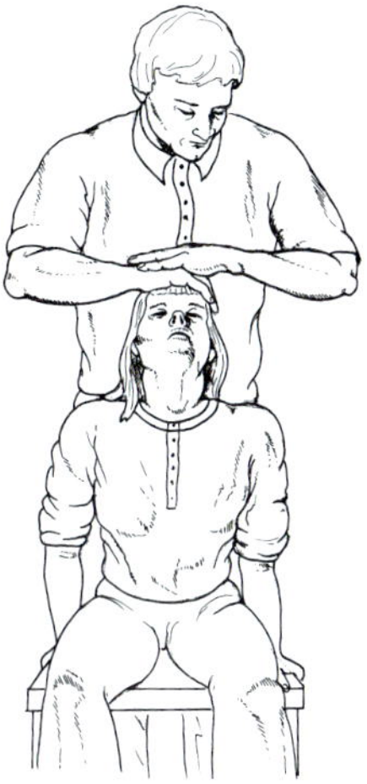

Abb. 1.**27** **Extensionskompressionstest.**

Symptomatik kann das Vorliegen eines posterolateralen Bandscheibenschadens somit anzeigen.

Die Vorbeugung des Kopfes vermindert meist die Belastung der Facettengelenke und kann einen Schmerz, der von degenerativen Veränderungen herrührt, mindern. Ein verstärkter Schmerz kann auch eine Verletzung der dorsalen Bandstrukturen anzeigen.

Extensionskompressionstest

Vorgehen: Der Patient sitzt. Der Untersucher steht hinter dem Patienten. Der Kopf bzw. die Halswirbelsäule wird um 30° nach dorsal geneigt. Über den Scheitel übt der Untersucher axialen Stauchungsdruck nach kaudal aus.

Beurteilung: Beurteilt wird die Integrität der Bandscheibe. Handelt es sich um einen posterolateralen Bandscheibenvorfall mit intaktem Anteil des Anulus fibrosus, so wird die Beschwerdesymptomatik durch Verlagerung des Druckes auf die Bandscheiben nach ventral gemindert. Kommt es zu einer Schmerzzunahme ohne radikuläre Symptome, so handelt es sich in der Regel um eine Irritation in den Wirbelbogengelenken aufgrund einer fehlenden Gleitbewegung infolge degenerativer Veränderungen.

Lhermitte-Zeichen

Differenzierung zwischen Rückenmark- und peripheren Nervenwurzelreizläsionen.

Vorgehen: Der Patient sitzt mit gestreckten Beinen auf der Untersuchungsliege. Der Untersucher umfasst mit einer Hand den Fuß und mit der anderen den Hinterkopf des Patienten. Gleichzeitig beugt er das gestreckte Bein im Hüftgelenk und flektiert mit der ersten Hand zunehmend die HWS.

Beurteilung: Der Test ist positiv, wenn ein heftiger Schmerz auftritt, der in die oberen oder unteren Extremitäten ausstrahlt. Dies spricht für eine durale oder meningeale Reizung des Rückenmarks (Wurzelreizung), unter Umständen auch für eine zervikale Myelopathie.

Beugt der Patient aktiv den Kopf Richtung Brust, so handelt es sich um den sog. Soto-Hall-Test. Durch die maximale Beugung der HWS kommt es zu einer stärkeren Spannung auf das Rückenmark.

Bemerkung: Ein positives Lhermitte-Zeichen kann für eine zervikale Spinalkanalstenose sprechen. Der Patient beschreibt einen plötzlichen generalisierten Stromschlag in Arme und Rumpf, insbesondere bei Inklination des Kopfes.

Die Spinalkanalstenose entsteht vor allem ossär durch eine ausgeprägte Spondylose und Spondylarthrose im Gefolge eines degenerativen Bandscheibenschadens. Die Symptome treten schleichend auf. Frühe Symptome sind abnorme Sensationen der Hände, Gangstörungen und Ungeschicklichkeit der Hände (Feinmotorik-, Schreib- und Greifstörungen).

Eine Spastik, gesteigerte Muskeleigenreflexe und Pyramidenzeichen sind weitere Symptome.

Differenzialdiagnostisch müssen die folgenden Erkrankungen bedacht werden:

- Armplexusläsion,
- zervikales Wurzelreizsyndrom,
- Multiple Sklerose,
- interspinaler Tumor,
- amyotrophe Lateralsklerose.

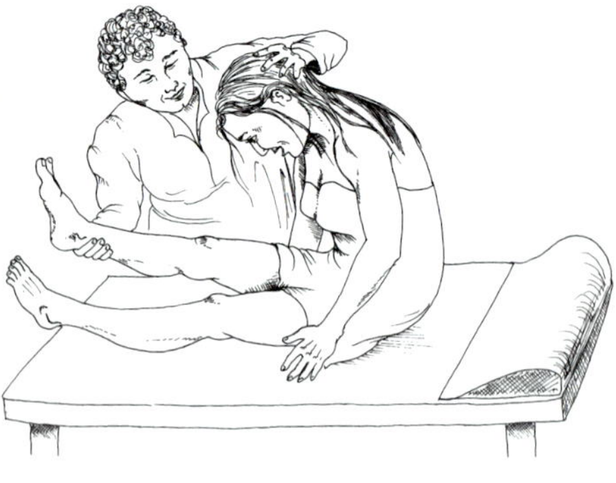

Abb. 1.**28** **Lhermitte-Zeichen.**

Brustwirbelsäulentests

Schmerzen in den Brustwirbeln (segmental-spinal) können von der Brustwirbelsäule, aber auch vom Brustraum ausgehen (z. B. Magenperforation). Degenerative, entzündliche, tumoröse und traumatische Läsionen führen zu Beschwerden in der Brustwirbelsäule, oft mit Beteiligung nervaler Strukturen. Wurzelsyndrome aufgrund eines Bandscheibenvorfalls sind selten. Eine thorakale Spinalkanalstenose führt zu bilateralen sensiblen Dysfunktionen bis hin zu motorischen Ausfällen (Parese, Paraspastik).

Adam-Zeichen

Beurteilung einer strukturellen oder funktionellen Skoliose.

Vorgehen: Der Patient steht oder sitzt. Der Untersucher steht hinter dem Patienten und fordert ihn auf, sich nach vorne zu beugen.

Beurteilung: Dieser Test wird bei Patienten mit einer erkennbaren Skoliose ungeklärter Ursache oder bei Patienten mit einer Familienanamnese bezüglich einer skoliotischen Seitverbiegung im Rahmen einer Vorsorgeuntersuchung durchgeführt. Reduziert oder korrigiert sich die skoliotische Seitverbiegung bei Vorbeugung, so handelt es sich um eine funktionelle Skoliose. Verbleibt die skoliotische Fehlstellung mit der zuvor festgestellten Rippenbuckel- und Lendenwulstbildung, so handelt es sich um eine strukturelle Veränderung.

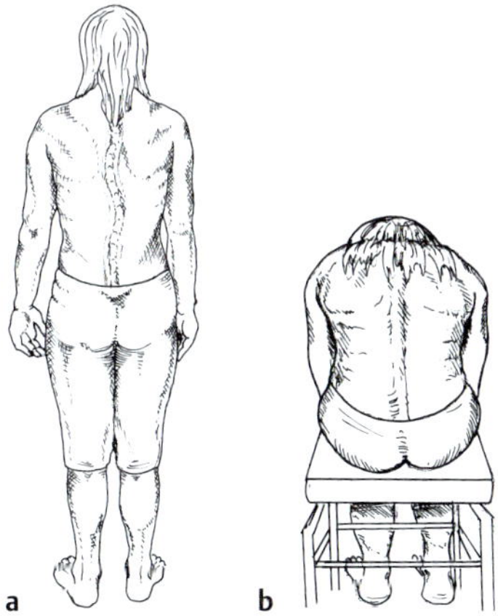

Abb. 1.**29 a u. b** **Adam-Zeichen:**
a Aufrechthaltung,
b Vorneigung.

Rutschhaltetest

Vorgehen: Der Patient wird aufgefordert, sich auf die Knie zu hocken und sich mit möglichst ausgestreckten Armen auf der Unterlage zu strecken.
Beurteilung: Liegt eine flexible kyphotische Fehlstellung der Brustwirbelsäule vor, so korrigiert sich diese in der Rutschhaltebewegung. Verbleibt die kyphotische Stellung, so handelt es sich um eine fixierte Fehlstellung.

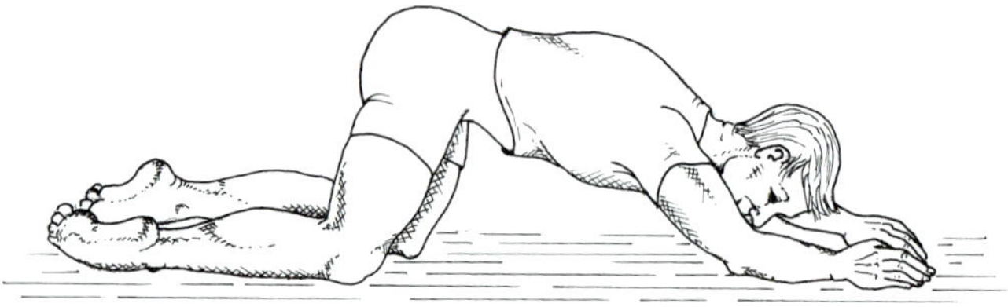

Abb. 1.**30** **Rutschhaltetest.**

Segmentaler Funktionstest der Brustwirbelsäule in Extension/Flexion

Vorgehen: Der sitzende Patient verschränkt die Hände hinter dem Nacken. Der Untersucher fixiert mit einem Arm die nach vorne verschränkten Arme.
Beurteilung: Durch Palpation der einzelnen Bewegungssegmente und passiver Vor-, Rück- und Seitbeuge sowie Rotation kann der Untersucher segmentale Funktionsstörungen erfassen. In gleicher Technik kann auch die Lendenwirbelsäule segmental untersucht werden.

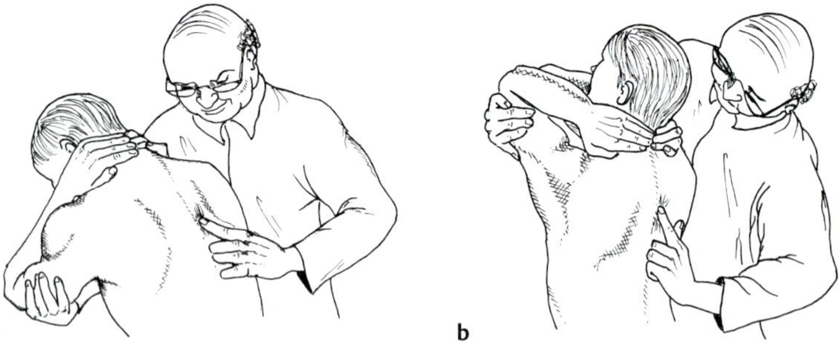

a b

Abb. 1.**31 a u. b** **Segmentaler Funktionstest der BWS:**
a Flexion,
b Extension.

Lendenwirbelsäulentests

Erkrankungen der Lendenwirbelsäule mit begleitenden neurologischen Störungen beruhen in den meisten Fällen auf degenerativen Veränderungen des Bandscheibengewebes mit reaktiven Veränderungen der Wirbelbogengelenke und der Deck- und Bodenplatten der Wirbelkörper. Seltener sind direkte oder indirekte traumatische Schädigungen des Rückenmarks für Rückenbeschwerden verantwortlich.

Radikuläre Lumbalsyndrome werden vornehmlich durch Bandscheibenprotrusionen bzw. Bandscheibenvorfälle mit Irritation der Spinalnerven verursacht. Betroffen sind in erster Linie die beiden untersten Bandscheibenetagen L4/L5 (Wurzel L5, seltener L4) und L5/S1 (Wurzel S1).

Fortschreitende Degenerationsprozesse führen mit zunehmendem Alter an der Wirbelsäule zu Einengungen des Spinalkanals als umschriebene, knöchern-ligamentäre Einengung. Klinisch bestehen ein Rückenschmerz und belastungsabhängige Symptome in den Beinen (Claudicatio).

In der Regel beklagen die Patienten langjährig schleichend-progrediente Rückenschmerzen, die belastungsabhängig in die Beine ausstrahlen und hier zu unspezifischen Beschwerden führen wie Müdigkeit und Schweregefühl. Im weiteren Verlauf sind neurologische Defizite wie Hypästhesie und Paresen und permanente Symptome, auch in Ruhe, bis hin zum Kaudasyndrom möglich. Die Gehstrecke der Patienten ist eingeschränkt. Durch Aufhebung der Hyperlordosierung in gebeugter Körperhaltung führt beispielsweise Radfahren oder das Aufstützen auf einen Einkaufswagen zu einer Besserung der

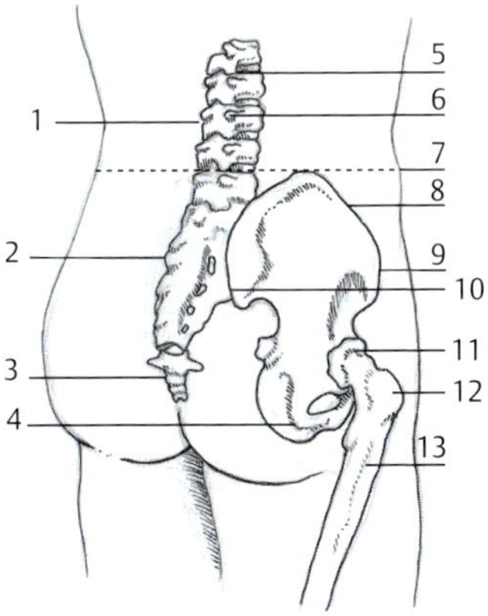

Abb. 1.**32** **Knöcherne Landmarken der Lendenwirbelsäule und Beckenregion.**
1 Processus spinosus
2 Crista sacralis
3 Os coccygis (Steißbein)
4 Tuber ischiadicum (Sitzbein)
5 Facettengelenk
6 Processus transversus (Querfortsatz)
7 Linie Beckenkamm-Bandscheibenraum L4/5
8 Crista iliaca (Beckenkamm)
9 Spina iliaca anterior superior
10 Spina iliaca posterior superior
11 Hüftgelenk
12 Trochanter major
13 Femur

Beschwerden. Im Gegensatz zur arteriellen Verschlusskrankheit reicht das bloße Stehenbleiben zur Erholung nicht. Die Patienten müssen sich nach entsprechender Gehstrecke hinsetzen. Langes Fahrradfahren ist möglich. Der periphere Pulsstatus zur Differenzialdiagnose zwischen vaskulärer und neurogener Claudicatio muss selbstverständlich beurteilt werden. Bei einer gefäßbedingten Claudicatio kann der Patient nicht unbegrenzt Fahrrad fahren. Die Patienten müssen sich nach entsprechender Gehstrecke nicht hinsetzen, Stehenbleiben reicht aus, dann können sie weitergehen („Schaufensterkrankheit").

Nachlasstest

Differenzierung zwischen lumbalem und sakroiliakalem Schmerz.

Vorgehen: Bauchlage. Der Untersucher beugt das Knie des Patienten und versucht, die Ferse so weit wie möglich an das Gesäß zu bringen. Der Patient soll zunächst passiv der Kniebeugung nachgeben, später aber versuchen, das Bein gegen den Widerstand der Untersucherhand zu strecken.

Beurteilung: Im Testverlauf kommt es zuerst zu einem Spannungsempfinden im Iliosakralgelenk, dann im lumbosakralen Übergang und zuletzt in der Lendenwirbelsäule. Dieser Test sollte bei Verdacht auf Beckenband- und Bandscheibenveränderungen durchgeführt werden. Schmerzen im Iliosakralgelenk, lumbosakral oder lumbal ohne radikuläre Schmerzausstrahlung sprechen für degenerative und/oder bandinsuffiziente Veränderungen, die Zunahme von radikulären Schmerzen deutet auf einen Bandscheibenschaden hin.

Einseitiger Nervenwurzelschmerz in der LWS, der Gesäßregion und auf der Oberschenkelrückseite sprechen für einen L2/L3-Nervenwurzelschaden.

Während des Tests wird zusätzlich der N. femoralis gedehnt. Auftreten von Schmerzen und/oder Missempfindungen auf der Oberschenkelvorderseite deuten auf eine Quadrizepsverkürzung/-läsion oder eine N.-femoralis-Irritation hin.

Dornfortsatz-Klopftest

Hinweis auf ein Lendenwirbelsäulensyndrom.

Vorgehen: Der Patient sitzt in leichter Vorbeugung. Mit dem Reflexhammer klopft der Untersucher auf die Dornfortsätze der Lendenwirbelsäule und paraspinal auf die Muskulatur.

Beurteilung: Lokalisierter Schmerz kann auf eine Irritation der entsprechenden Wirbelsäulensegmente infolge degenerativer entzündlicher Veränderungen hindeuten, ein radikulärer Schmerz auf ein Bandscheibenleiden.

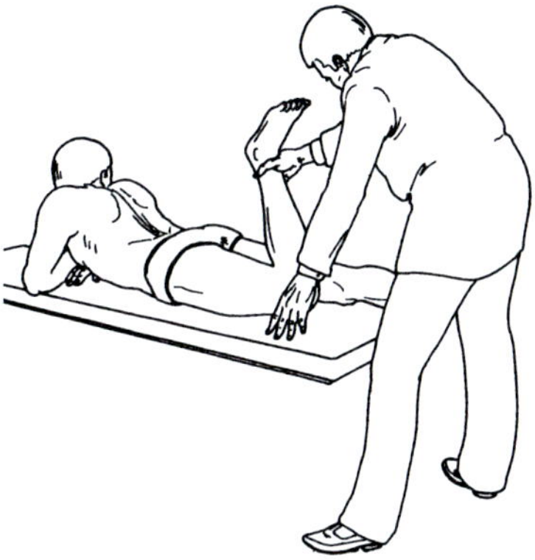

Abb. 1.**33** **Nachlasstest.**

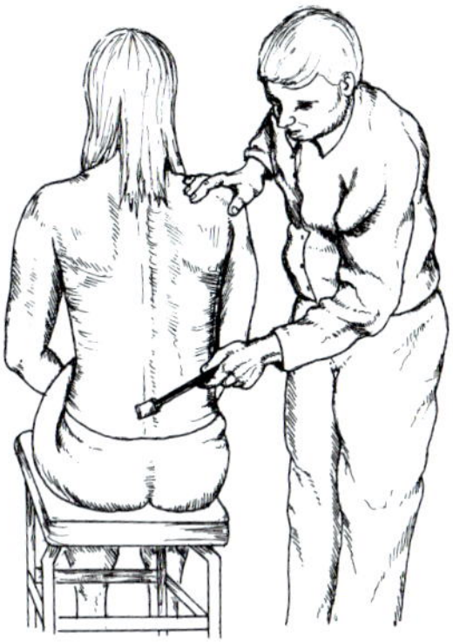

Abb. 1.**34** **Dornfortsatz-Klopftest.**

Psoaszeichen

Abklärung lumbaler Schmerzen.

Vorgehen: Der Patient liegt auf dem Rücken und hebt ein Bein gestreckt an. Der Untersucher führt nachfolgend einen plötzlichen Druck auf die Oberschenkelvorderseite aus.

Beurteilung: Durch den raschen, plötzlichen Druck auf den distalen Oberschenkel erfolgt ein reflektorisches Anspannen des M. iliopsoas mit Zug an den Querfortsätzen der Lendenwirbelsäule. Schmerzen werden bei Erkrankungen der Lendenwirbelsäule (Spondylarthrose, Spondylitis, Diskushernie) oder des Kreuzdarmbeingelenks (Iliosakralgelenk) angegeben.

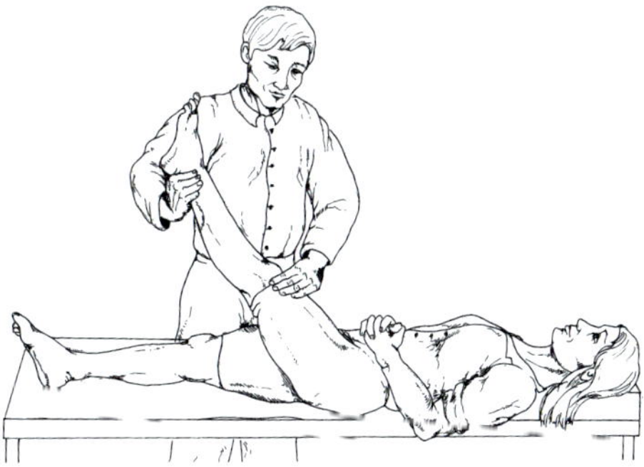

Abb. 1.**35** **Psoaszeichen.**

Loslasstest nach Lasègue

Differenzierung lumbaler Schmerzen.

Vorgehen: Der Patient liegt auf dem Rücken. Der Untersucher führt den Test wie beim Lasègue-Zeichen auf der betroffenen Seite durch. Das Bein wird bis zum Auftreten von Schmerzen gehoben. Aus dieser noch geführten Stellung löst der Untersucher die Hände und „lässt das Bein los".

Beurteilung: Das plötzliche, unerwartete Fallenlassen des Beines bewirkt ein reflektorisches Anspannen der Rücken- und Gesäßmuskulatur. In erster Linie kommt es zu einem Anspannen des M. iliopsoas mit Zug an den Querfortsätzen der LWS. Schmerzen werden bei Erkrankungen der LWS (Spondylarthrose, Spondylitis, Diskushernie) oder der Iliosakralgelenke angegeben (vgl. Psoaszeichen).

Differenzialdiagnostisch muss ein viszeraler Schmerz, z. B. verursacht durch eine Appendizitis, berücksichtigt werden, da dieser durch den Test verstärkt werden kann.

Federungstest I (Springing Test)

Lokalisierung von Funktionsstörungen in der Lendenwirbelsäule.

Vorgehen: Bauchlage. Der Untersucher palpiert mit Zeige- und Mittelfinger die Gelenkfortsätze bzw. Laminae der zu untersuchenden Wirbelkörper. Mit der Ulnarkante der anderen Hand, die quer über den Palpationsfingern liegen soll, werden leichte, federnde Stöße dorsoventral ausgeführt, die durch die Palpationsfinger auf die Gelenkfortsätze bzw. Laminae der zu untersuchenden Wirbelkörper übertragen werden.

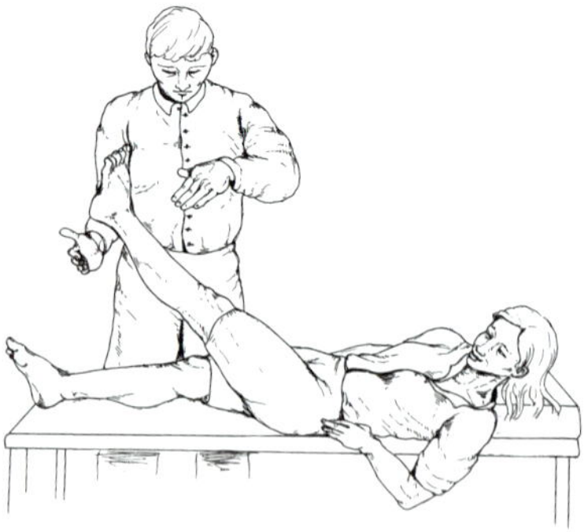

Abb. 1.**36** **Loslasstest nach Lasègue.**

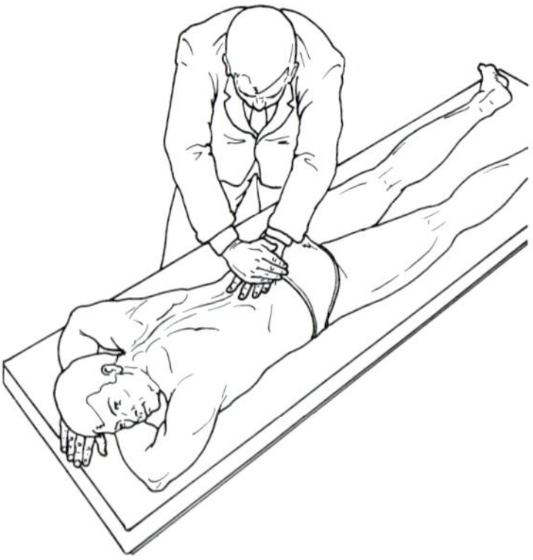

Abb. 1.**37** **Federtest.**

Beurteilung: Bei einer intakten Gelenkfunktion findet sich ein federndes Nachgeben der Gelenkfortsätze bzw. Laminabereiche.

Ein fehlendes oder zu starkes Federn informiert über eine segmentale Beweglichkeitsstörung im Sinne der Blockierung oder der Hypermobilität. Andererseits bedeutet der Test eine Provokation, besonders des hinteren Längsbandes mit einer dadurch erfolgenden Verstärkung der für diese Struktur typischen tiefen, dumpfen, schwer zu lokalisierenden Kreuzschmerzen.

Hyperextensionstest

Hinweis auf ein Lumbalsyndrom.

Vorgehen: Der Patient liegt auf dem Bauch. Der Untersucher fixiert beide Beine und fordert den Patienten auf, den Oberkörper anzuheben.

In einem zweiten Untersuchungsschritt extendiert der Untersucher passiv die Wirbelsäule und führt zusätzlich eine Rotationsbewegung durch. Die andere Hand liegt auf der Lendenwirbelsäule und beurteilt neben der Beweglichkeit der Lendenwirbelsäule die Höhe des Schmerzpunktes.

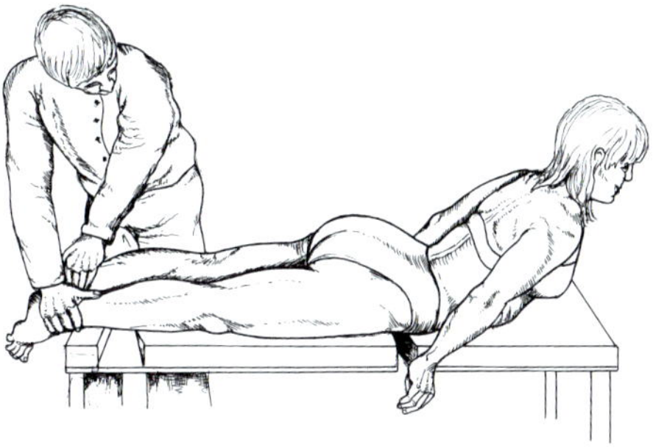
a

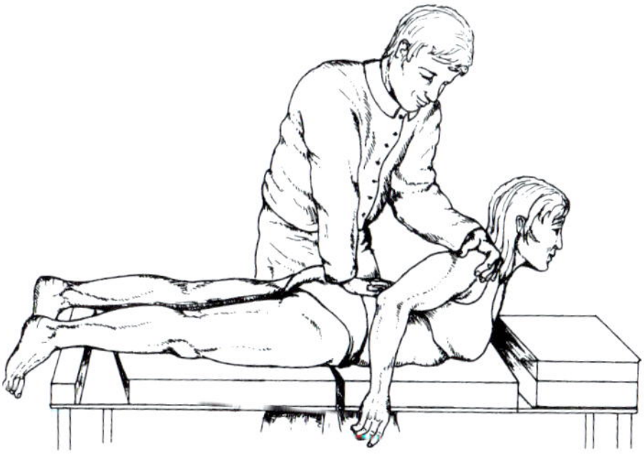
b

Abb. 1.**38 a u. b**
Hyperextensionstest:
a aktive Hyperextension,
b passive Hyperextension und Rotationsbewegung.

Beurteilung: Liegen segmentale Dysfunktionen der Lendenwirbelsäule vor, so führt die aktive Extension der Lendenwirbelsäule zu einer Schmerzentstehung oder Schmerzverstärkung. Durch die passive Extension mit zusätzlicher Rotation der Lendenwirbelsäule kann der Untersucher die segmentale und/oder regionale Bewegungsminderung beurteilen. Ein harter Stopp in der Bewegung spricht eher für degenerative Veränderungen, ein weicher Stopp in der Bewegung eher für eine Verkürzung des M. longissimus thoracis und des M. iliocostalis lumborum.

Einbeinstand-Test (Storch-Lumbal Extension Test)

Beurteilung von Wirbelgelenkdysfunktionen.

Vorgehen: Der Patient extendiert auf einem Bein stehend die LWS. Der Test wird mit dem anderen Bein wiederholt.

Beurteilung: Treten Rückenschmerzen auf, ist der Test positiv. Die Beschwerden können durch eine intraartikuläre Stressfraktur hervorgerufen werden (Spondylolisthesis). Ist die Fraktur unilateral, so verursacht der Test mehr Schmerzen auf der betroffenen Seite. Wird die Extensionsbewegung mit einer Rotation kombiniert, so werden dann auftretende Schmerzen durch eine Facettenirritation (Facettengelenkarthrose) auf der Seite der Rotationsrichtung verursacht.

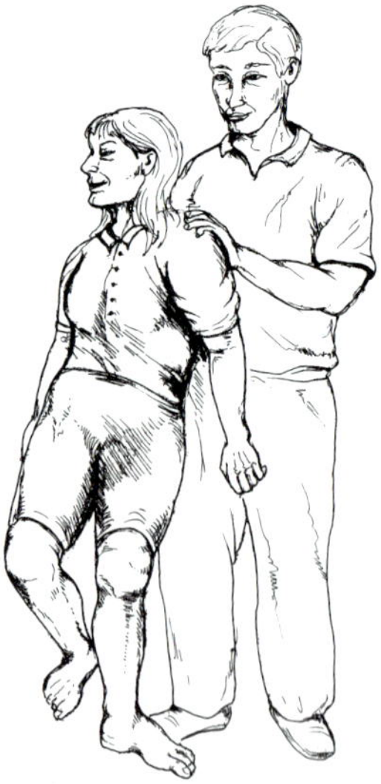

Abb. 1.**39** **Einbeinstand-Test.**

Unterstützter Vorbeugetest (Gürteltest)

Differenzierung zwischen lumbalen und sakroiliakalen Schmerzen.

Vorgehen: Der Patient steht. Der Untersucher steht hinter dem Patienten und bittet ihn, sich vorzubeugen bis zu dem Punkt, an dem der lumbosakrale Schmerz auftritt. Der Patient richtet sich wieder auf. Er wird nachfolgend nochmals gebeten, sich nach vorn zu beugen. Dieses Mal stützt der Untersucher mit seinem Oberschenkel das Kreuzbein ab und führt die Vorbeugebewegung, indem er beide Darmbeine des Patienten umgreift.

Beurteilung: Die Vorbeugung erfordert ein funktionstüchtiges Iliosakralgelenk und lumbosakralen Übergang sowie eine Bewegung der einzelnen lumbalen Bewegungssegmente. Schmerzen bei freier Beugung sprechen für ein Iliosakralgelenksyndrom, sie verschwinden oder verbessern sich nach Beckenfixierung.

Beim Vorliegen von lumbalen Veränderungen treten Schmerzen bei freier wie unterstützter Vorbeugung auf.

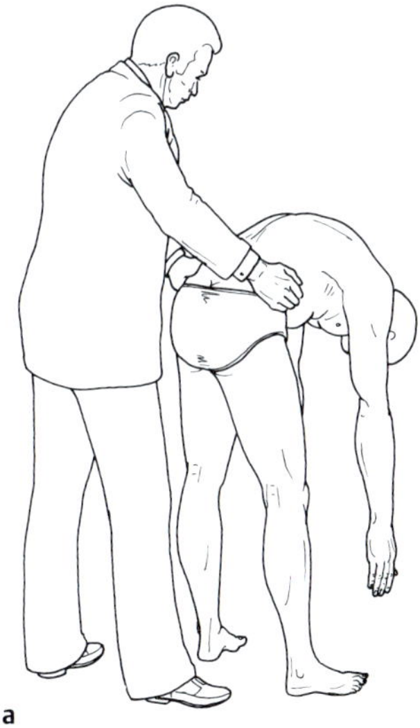

a

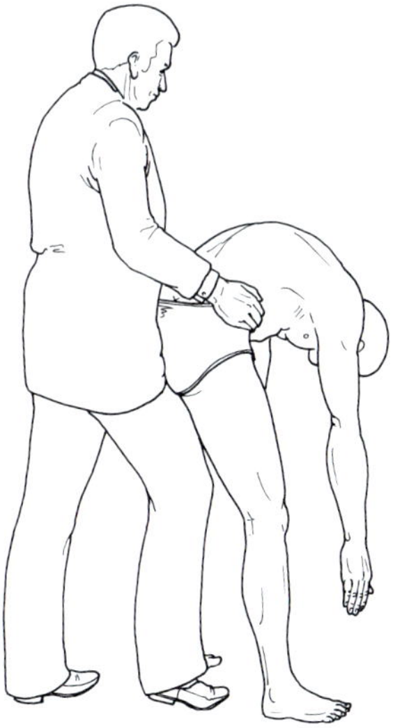

b

Abb. I.40 **a u. b Unterstützter Vorbeugetest:**
a freie Vorbeugung,
b unterstützte Vorbeugung.

Nervenwurzelkompressionssyndrome

Bandscheibenvorfälle führen meist zu sog. Nervenkompressionssyndromen mit radikulären Schmerzen. Die Kreuz- und Beinschmerzen werden häufig durch Husten, Niesen und Pressen oder gar einfaches Gehen verstärkt. Die Wirbelsäulenbeweglichkeit ist meist erheblich schmerzhaft eingeschränkt und die lumbale Muskulatur deutlich verspannt. Sensibilitäts- und motorische Störungen treten oft zusätzlich hinzu.

Häufig kann die betroffene Nervenwurzel schon nach der Beschreibung der Parästhesien und Schmerzausstrahlung im Dermatom erkannt werden.

Bevorzugt kommen Bandscheibenvorfälle an der 4. und 5., weniger an der 3. Bandscheibe vor. Vorfälle an der 1. und 2. Bandscheibe sind selten.

Das Lasègue-Zeichen ist bei Kompression der Nervenwurzeln L 5 und S 1 (typische Ischialgie) meistens positiv (schon bei 20–30°). In diesen Fällen lassen sich nicht selten auch bei passivem Anheben des gesunden Beines Schmerzen im Kreuz und im betroffenen Bein auslösen oder verstärken (gekreuzter Lasègue). Liegt eine Wurzelkompression bei L 1 bis L 4 mit Betroffensein des N. femoralis vor, ist das Lasègue-Zeichen meist nur gering positiv.

Bei der N.-femoralis-Irritation sind in der Regel der umgekehrte Lasègue und/oder der N.-femoralis-Dehnungsschmerz auslösbar.

Der pseudoradikuläre Schmerz muss von dem echten radikulären Schmerz – der Ischialgie – unterschieden werden. Die pseudoradikulären Schmerzen sind meistens weniger umschrieben als die radikulären Schmerzen. Das Facettensyndrom (Wirbelgelenkarthrose), ein Kreuzbein-Darmbein-Gelenksyndrom, eine schmerzhafte Spondylolisthese, die Wirbelkanalstenose und das sog. Postdiskotomiesyndrom (Zustand nach Bandscheibenoperation) sind oft Erkrankungsbilder, die pseudoradikuläre Schmerzen verursachen.

Mit **neurodynamischen Tests** werden die mechanische Dehnbarkeit und/oder Kompression neuronaler Strukturen der LWS beurteilt. Hierzu gehören der Vorbeugetest (Slump-Test), der Lasègue-Test (Straight-Leg-Raising-Test), das umgekehrte Laségue-Zeichen und der Femoralis-Stresstest.

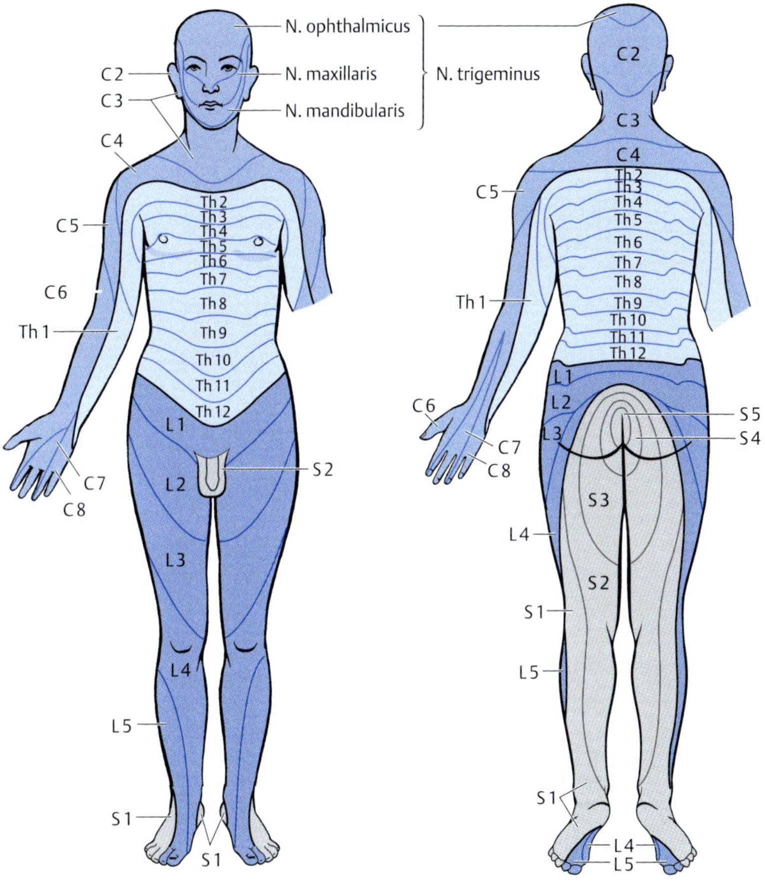

Abb. 1.**41** **Die segmentale Innervation der Haut** (nach Hansen-Schliack).

1

Tab. 1.3 **Zeichen der radikulären Symptomatik.**

Wurzel	Dermatome Schmerz	Sensibilitäts-störung	Paretische Muskeln (Kennmuskeln)	Reflex-ausfälle
L2 L1/L2 Extra-foraminal: L2/L3	BWS-LWS-Übergang ISG Leiste Beckenkamm proximaler medialer Oberschenkel	Leiste ventraler proximaler medialer Oberschenkel	Parese des Iliopsoas M. quadriceps femoris Adduktoren (leicht)	Kremaster- und Patellarsehnenreflex (PSR) abgeschwächt
L3 L2/L3 Extra-foraminal: L3/L4	obere LWS ventraler proximaler Oberschenkel	von der Ventral- zur Innenseite des Oberschenkels bis distal des Knies reichend	Parese des Iliopsoas M. quadriceps femoris Adduktoren (leicht)	fehlender (abgeschwächter) PSR
L4 L2/L3 Extra-foraminal: L3/L4	LWS Ventralseite lateraler Oberschenkel Hüftregion	von der Außenseite des Oberschenkels bis zum inneren Unterschenkel und Fußrand	Parese des M. quadriceps femoris M. tibialis anterior (Fersengang schwer)	Abschwächung des PSR
L5 L4/L5 Extra-foraminal: L5/S1	LWS dorsaler Oberschenkel laterale Seite des Unterschenkels mediale Seite des Fußes Leiste Hüftregion	von der lateralen Seite des Unterschenkels zur medialen Seite des Fußes (Großzehe)	Parese der Mm. extensor hallucis longus und brevis Mm. extensor digitorum brevis und longus (Fersengang schwer)	Ausfall des Tibialis-posterior-Reflexes (signifikant nur, wenn Gegenseite gut auslösbar)
S1 L5/S1	LWS dorsaler Oberschenkel hintere laterale Seite des Unterschenkels lateraler Fußrand – Fußsohle Leiste Hüftregion Steißbein	Rückseite von Ober- und Unterschenkel lateraler Fußrand und Fußsohle (Kleinzehe)	Parese der Mm. peronei und des M. triceps surae (Zehengang schwer, Umknicken des Fußes nach außen)	Abschwächung oder Ausfall des Achillessehnenreflexes (ASR)

Vorbeugetest (Slump-Test)

Vorgehen: Der Patient sitzt aufrecht auf einer Untersuchungsliege und lässt die Beine locker über die Liegenkante herabhängen. Im ersten Schritt wird der Patient gebeten, sich in der Brust- und Lendenwirbelsäule „plumpsen" zu lassen (Beugung von BWS und LWS). Der Untersucher hält dabei den Kopf des Patienten zunächst in einer Neutralstellung. Mit dem rechten Unterarm drückt er danach über die Schultern die Brust- und Lendenwirbelsäule in eine vermehrte Flexion, gleichzeitig wird der Patient aufgefordert, HWS/Kopf maximal zu beugen. Der Untersucher forciert den Druck auf alle drei Wirbelsäulenabschnitte und führt mit der anderen Hand den Fuß des Patienten in eine maximale Dorsalflexion. Der Patient wird parallel dazu gebeten, das Knie so weit wie möglich zu strecken.

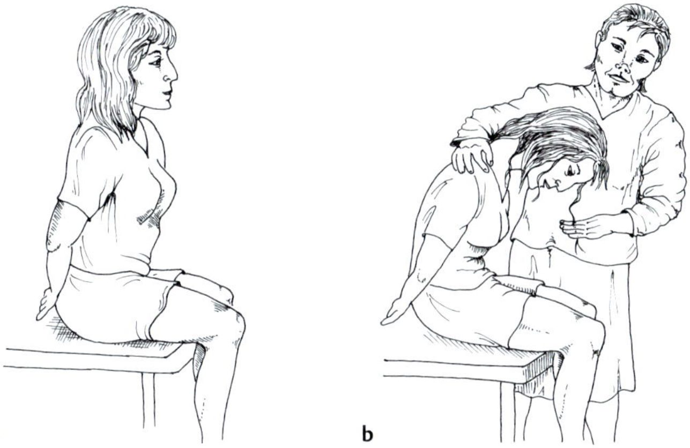

a b

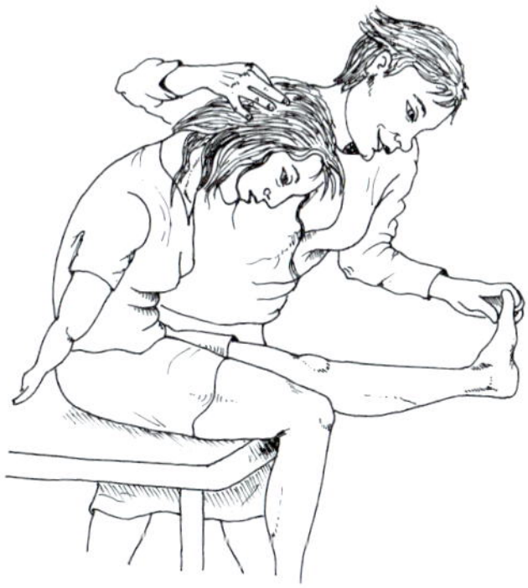

c

Abb. 1.**42 a–c**
Vorbeuge-Slump-Test:
a Ausgangsstellung,
b Flektion der HWS,
c Dorsalflexion des Fußes und Streckung des Kniegelenks.

Der Test wird danach mit dem anderen Bein durchgeführt und, wenn möglich, mit beiden Beinen gleichzeitig.

Beurteilung: Der Test kann zu einem Impingement/einer Irritation der Dura und/oder Nervenwurzeln führen mit ausstrahlenden Schmerzen, z. B. in das Versorgungsgebiet des N. ischiadicus.

Falls der Patient wegen Schmerzen nicht imstande ist, das Knie zu strecken, reduziert der Untersucher den Druck auf die HWS und fordert den Patienten auf, den Kopf langsam zu strecken. Kann der Patient danach das Knie zunehmend schmerzfrei oder schmerzfreier strecken, so spricht dies für einen positiven Testverlauf mit Betroffensein neuronaler Strukturen.

Im Testverlauf können Schmerzen auftreten, die differenzialdiagnostisch abzugrenzen sind, so z. B. Beschwerden durch Facettengelenkarthrosen, Verkürzung der ischiokruralen Muskulatur und Einschränkung der Knie- und Sprunggelenkbeweglichkeit.

Lasègue-Zeichen (Straight-Leg-Raising-Test)

Hinweis auf eine Nervenwurzelreizung.

Vorgehen: Der Untersucher hebt das im Kniegelenk gestreckte Bein langsam an bis zu dem Punkt, an dem der Patient Schmerzen angibt.

Beurteilung: Ein schneidender Schmerz in Kreuz und Bein spricht für eine Nervenwurzelreizung (Bandscheibenvorfall, Tumor). Ein echtes positives Lasègue-Zeichen liegt aber nur dann vor, wenn der angegebene Schmerz nahezu blitzartig ins Bein schießt und dabei im Schmerzverlauf dem motorischen/sensiblen Ausbreitungsgebiet der betroffenen Nervenwurzel folgt.

Der Patient versucht oft, dem Schmerz durch Anheben des Beckens auf der untersuchten Seite auszuweichen.

Die beim Beinanheben erreichbare Winkelstellung wird gradmäßig geschätzt und gibt einen Hinweis auf die Schwere der vorliegenden Nervenwurzelreizung (echter Lasègue um 60° und weniger).

Ein Ischiasschmerz lässt sich auch auslösen, indem man das im Kniegelenk gebeugte Bein adduziert und innenrotiert. Dieser Test wird auch als Bonnet- oder Piriformis-Zeichen beschrieben (durch die Adduktion und Innenrotation des Beines wird der Nerv zusätzlich beim Durchtritt durch den M. piriformis gedehnt).

Eine Zunahme des Ischiasschmerzes durch Anheben des Kopfes (Kernig-Zeichen) und/oder passive Dorsalflexion der Großzehen (Turyn-Zeichen) sind weitere Hinweise auf eine deutliche Ischiasreizung (DD: Meningitis, Subarachnoidalblutung, Meningiosis carcinomatosa).

Nur langsam zunehmende Schmerzen beim Beinanheben im Sakral- oder Lendenwirbelsäulenbereich oder aber ausstrahlende Schmerzen in die Oberschenkelrückseite sind in der Regel auf Gelenkarthrosen (Facettensyndrom), Beckenligamentreizungen (Tendinosen) oder aber auf eine vermehrte Spannung (Verkürzung) der ischiokruralen Muskulatur (weicher Stopp, meist auf der Gegenseite in gleicher Weise festzustellen) zurückzuführen. Dieser sog. pseudoradikuläre Schmerz (*Pseudo-Lasègue-Zeichen*) muss von der echten Ischialgie (Lasègue-Zeichen) abgegrenzt werden.

In der Regel kann das gestreckte Bein im Hüftgelenk zwischen 15° und 30° angehoben werden, bevor die Nervenwurzeln im Foramen intervertebrale gedehnt werden. Treten Schmerzen bei 60° Beugung auf, so können diese auch für Gelenkschmerzen in der Wirbelsäule (Facettengelenke) oder dem Kreuzdarmbeingelenk sprechen.

Wichtig ist zu unterscheiden, ob es sich um Gelenk- oder Weichteil- oder um Nervenwurzelschmerzen handelt.

Treten Schmerzen beim Anheben des Beines auf der Gegenseite auf, so spricht dies für einen Bandscheibenvorfall oder einen Tumor. Diesen Testverlauf bezeichnet man als Cross-Over-Zeichen und es zeigt sich insbesondere bei großen medial-zentral gelegenen Bandscheibenvorfällen.

Lasègue- und Cross-Over-Zeichen geben Hinweise auf den Grad der Bandscheibenerkrankung. Viele Patienten mit zentralen, großen Bandscheibenvorfällen sind Kandidaten für eine Operation, insbesondere wenn zusätzlich Darm- und Blasenstörungen vorliegen.

Bei Patienten, die bei dem Test nicht auf dem Rücken liegen können, ist eine Untersuchung auch in der Seitlage möglich. Der Patient liegt auf der nicht betroffenen Seite. Das betroffene Bein wird im Hüft- und Kniegelenk um 90° ge-

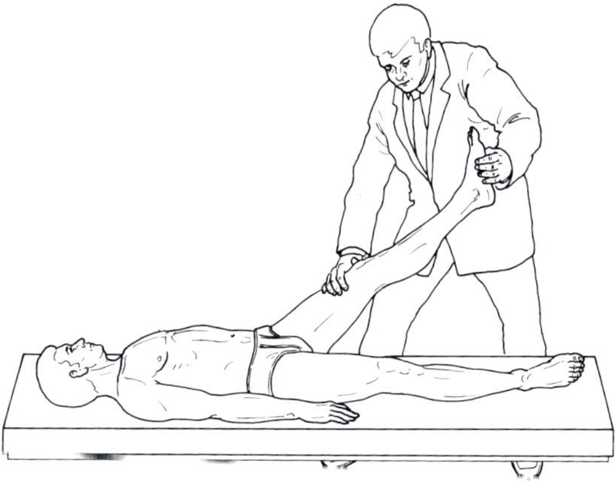

Abb. 1.**43**
Lasègue-Zeichen.

beugt. Die Wirbelsäule ist gestreckt oder leicht gebeugt, je nach Empfinden des Patienten. Der Untersucher streckt nun langsam das Kniegelenk des Patienten auf der betroffenen Seite. Das Auftreten von Schmerzen oder eine Gegenspannung beim Strecken des Kniegelenks sprechen für einen positiven Test.

Ein Anheben des Beines in der Hüfte kann auch unmöglich sein, wenn der Patient sich bewusst dagegen sperrt und versucht, das Bein gegen die Untersucherhand nach unten zu drücken. Ein solches Verhalten findet man bisweilen in der Begutachtung bei arzterfahrenen Patienten (siehe Lasègue-Test im Sitzen).

Umgekehrtes Lasègue-Zeichen (Femoralis-Stresstest)

Hinweis auf eine Nervenwurzelreizung.

Vorgehen: Bauchlage. Das im Kniegelenk gebeugte Bein wird von der Untersuchungsliege abgehoben.

Beurteilung: Eine Hüftüberstreckung bei gebeugtem Knie bedeutet einen Zug am N. femoralis und ist beim Auftreten von radikulären ein- oder doppelseitigen Schmerzen im Kreuz und auf der Vorderseite des Oberschenkels, selten auch des Unterschenkels, ein Hinweis auf eine Nervenwurzelreizung (z.B. Bandscheibenvorfall) im Wirbelsäulensegment L3/L4. Abzugrenzen sind Beschwerden, die durch eine Hüftarthrose, durch eine Verkürzung des M. rectus femoris oder des M. psoas verursacht werden.

Der umgekehrte Lasègue- oder Femoralis-Stresstest kann auch in Seitlage des Patienten vorgenommen werden. Der Patient liegt auf der nicht betroffenen Seite. Die betroffene Extremität ist im Hüft- und Kniegelenk leicht gebeugt. Der Untersucher fixiert mit einer Hand das Becken und mit der anderen fasst er das Knie des Patienten und führt das Hüftgelenk in eine vermehrte Streckung und das Kniegelenk in eine zunehmende Beugung.

Radikuläre Schmerzen an der Vorderseite des Oberschenkels sprechen für eine Nervenwurzelreizung.

Dieser Test untersucht die Nervenwurzeln der mittleren LWS (L2 bis L4).

Wie beim Lasègue-Zeichen können die Symptome auch auf der Gegenseite auftreten. Ist dies der Fall, so spricht man von einem gekreuzten Femoralis-Stresstest.

Schmerzen, die in der Leiste/Hüftregion entlang des Oberschenkels medialseitig verlaufen, sprechen für eine L3-Symptomatik, Schmerzen über der Vorderseite des Unterschenkels für L4-Probleme.

Der Test ähnelt dem Ober-Test zur Beurteilung eines kontrakten/verkürzten iliotibialen Bandes. Ein kontraktes/verkürztes iliotibiales Band erlaubt keine starke Adduktion des Beines und ist oft schmerzfrei. Falls Schmerzen vorhanden sind, so werden diese über dem Trochanter major und distal über dem Condylus lateralis lokalisiert.

N.-femoralis-Schmerzen haben meist eine andere Anamnese und sind in der Regel ausgeprägter und dermatombezogen.

Bemerkung: Mit einem Bandscheibenvorfall in L3 und L4 ist eine Schwäche des M. quadrizeps und ein fehlender oder abgeschwächter Patellarsehnenreflex verbunden.

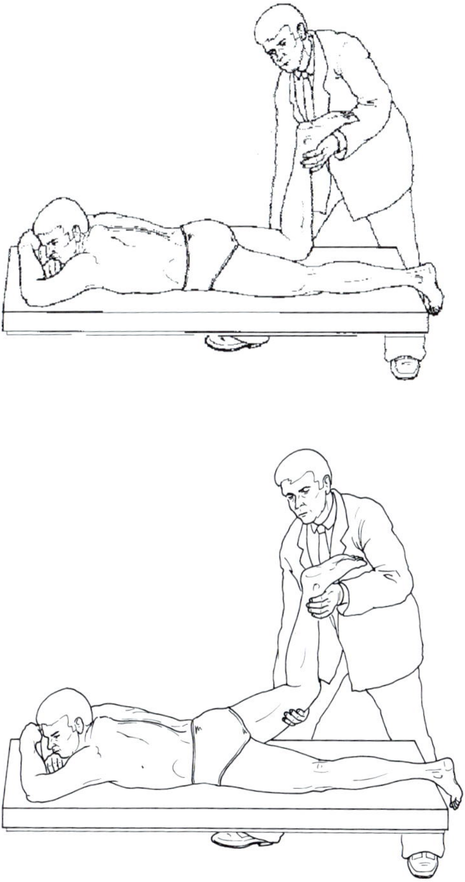

a

b

Abb. 1.**44 a u. b Umgekehrtes Lasègue-Zeichen:**
a Ausgangsstellung,
b Hüftüberstreckung.

Bonnet-Zeichen (Piriformis-Zeichen)

Vorgehen: Rückenlage. Der Untersucher adduziert und rotiert das in Kniegelenk und Hüftgelenk gebeugte Bein des Patienten nach innen.
Beurteilung: Das Lasègue-Zeichen tritt bei diesem Untersuchungsmanöver früher auf. Der Nerv wird zusätzlich bei Durchtritt durch den M. piriformis gedehnt, was zu einer Schmerzverstärkung führt.

Lasègue-Moutaud-Martin-Zeichen (gekreuzter Lasègue)

Hinweis auf eine Nervenwurzelreizung.
Vorgehen: Der Patient liegt auf dem Rücken. Der Untersucher hebt das im Kniegelenk gestreckte, nicht schmerzhafte Bein an.
Beurteilung: Besteht ein Bandscheibenvorfall mit einer Nervenwurzelreizung, so kann durch Übertragung der Bewegung auf das betroffene Wirbelsäulensegment der Ischiasschmerz auf der kranken Seite auftreten, durch Heben des Beines auf der gesunden Seite.

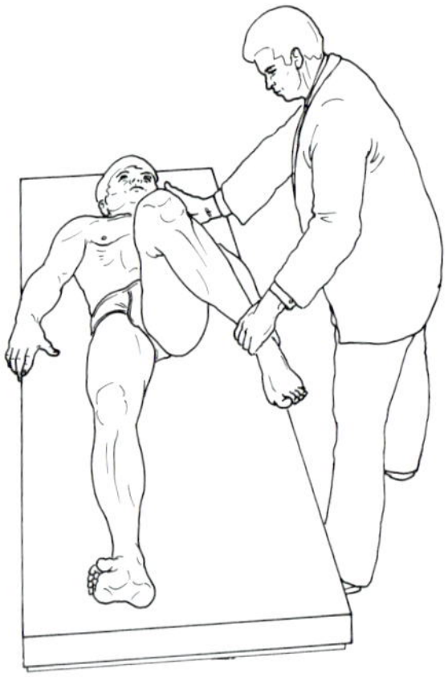

Abb. 1.**45** **Bonnet-Zeichen.**

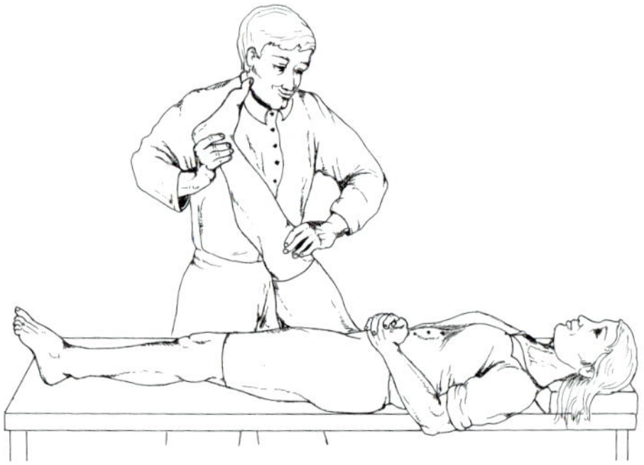

Abb. 1.**46** **Lasègue-Moutaud-Martin-Zeichen.**

Bragard-Zeichen

Hinweis auf ein Nervenwurzelkompressionssyndrom – Differenzierung des echten Lasègue-Zeichens vom Pseudo-Lasègue.
Vorgehen: Der Patient liegt auf dem Rücken. Die eine Hand des Untersuchers umfasst die Ferse, die andere greift von ventral das Knie. Das im Kniegelenk

gestreckte Bein wird langsam angehoben. Bei einsetzendem Lasègue-Schmerz wird das Bein so weit gesenkt, bis der Schmerz gerade nicht mehr empfunden wird. In dieser Position wird eine kräftige Dorsalflexion des Fußes vorgenommen, die den typischen Ischiasdehnungsschmerz wieder auslöst.

Beurteilung: Ist das Bragard-Zeichen positiv, so ist dies ein Beweis für eine Wurzelkompression, die zwischen L4 und S1 liegen kann.

Ein dumpfer, unspezifischer Schmerz am rückwärtigen Oberschenkel mit Ausstrahlung in das Kniegelenk ist auf einen Dehnungsreiz der ischiokruralen Muskulatur zurückzuführen und darf nicht als Lasègue-Zeichen gewertet werden.

Ein Spannungsempfinden in der Wade kann durch eine Thrombophlebitis, Thrombose oder Kontraktur des M. gastrocnemius verursacht sein.

Mit dem Bragard-Zeichen kann ein Aggravationsverhalten des Patienten überprüft werden. Das Zeichen ist bei Aggravation negativ.

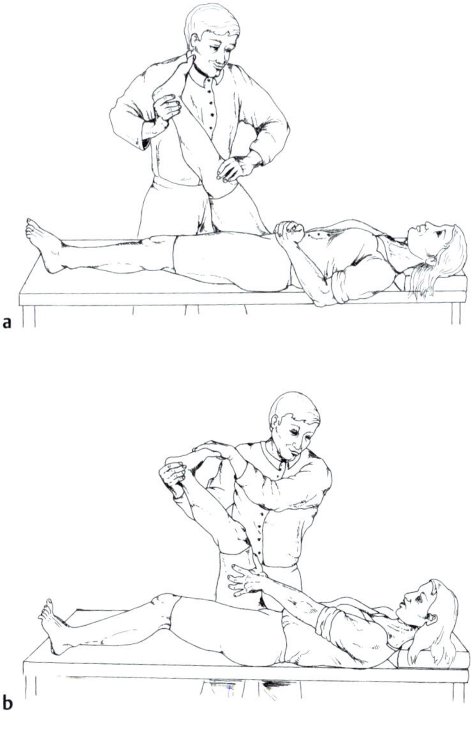

Abb. 1.**47 a u. b**
Bragard-Zeichen:
a Ausgangsstellung,
b Dorsalflexion des Fußes.

Differenzialtest nach Lasègue

Differenzierung zwischen einer Ischialgie und einem Hüftleiden.

Vorgehen: Der Patient liegt auf dem Rücken. Die eine Hand des Untersuchers umfasst die Ferse, die andere greift von ventral das Knie. Das im Kniegelenk gestreckte Bein wird langsam angehoben bis zu dem Punkt, an dem der Patient Schmerzen angibt. Lokalisation und Art der Schmerzen werden registriert. Die beim Beinheben noch erreichbare schmerzfreie Winkelstellung wird gradmäßig geschätzt.

Der Test wird wiederholt und das Bein bei Erreichen der Schmerzgrenze im Kniegelenk nachfolgend gebeugt.

Beurteilung: Bei einem Patienten mit einer Reizung des N. ischiadicus kommt es durch die Kniebeugung zu einer deutlichen Abnahme der Beschwerden bzw. die Beschwerden verschwinden komplett. Liegt ein Hüftgelenkleiden vor, so verbleiben die Schmerzen und verstärken sich möglicherweise durch eine zunehmende Beugung im Hüftgelenk.

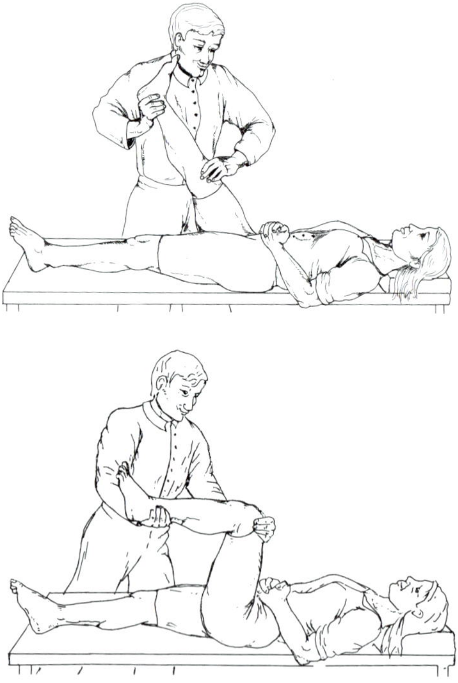

a

b

Abb. 1.**48 a u. b Differenzialtest nach Lasègue:**
a Ausgangsstellung,
b Kniebeugung.

Bemerkung: Der beim Hüftgelenkleiden lokalisierte Schmerz liegt in der Regel in der Leistenregion, nur ausnahmsweise im dorsolateralen Bereich des Hüftgelenks. Nur bei einer dorsolateral gelegenen Schmerzlokalisation kann eine Differenzierung zwischen einer Nervenwurzelreizung und einem durch ein Hüftgelenkleiden verursachten Schmerz Probleme machen.

Zeichen nach Duchenne

Beurteilung einer Nervenwurzelläsion.

Vorgehen: Der Patient liegt auf dem Rücken. Der Untersucher fasst mit einer Hand die Ferse, mit der anderen Hand drückt er mit einem Finger das 1. Mittelfußköpfchen nach dorsal. Aus dieser Stellung wird der Patient gebeten, den Fuß nach plantar zu flektieren.

Beurteilung: Liegt eine Bandscheibenerkrankung mit Läsion der Nervenwurzel S 1 vor, so kann der Patient dem Fingerdruck keinen Widerstand entgegensetzen. Aufgrund einer Parese der Mm. peronei kommt es zu einer Fußsupination (über dem M. tibialis posterior/anterior).

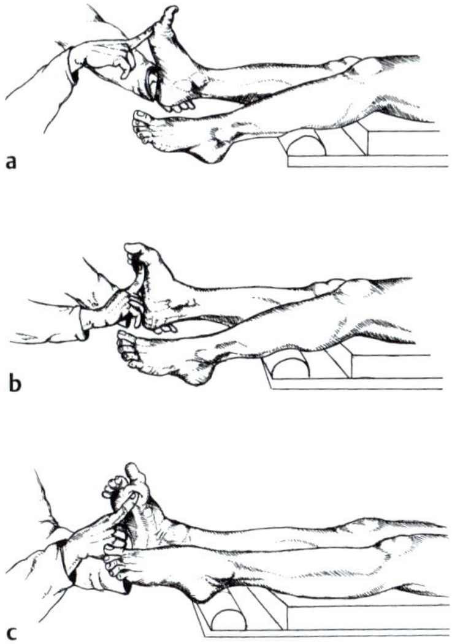

Abb. 1.**49 a–c** **Zeichen nach Duchenne:**
a Ausgangsstellung,
b normal,
c pathologisch.

Kernig-Brudzinski-Test

Spricht für eine meningeale Nervenwurzel- oder Durareizung.

Vorgehen: Der Patient liegt auf dem Rücken. Er wird aufgefordert, das Bein in Hüft- und Kniegelenk zu beugen. Im ersten Teil des Testes versucht der Untersucher, passiv das Kniegelenk des Patienten zu strecken, im zweiten Teil wird der Patient gebeten, eine aktive Kniestreckung auszuführen.

Beurteilung: Treten bei der aktiven oder passiven Kniestreckung Schmerzen im Wirbelsäulenbereich oder radikuläre Beschwerden im Bein auf, so spricht dies für eine Nervenwurzelreizung, bedingt durch einen Bandscheibenvorfall oder durch einen entzündlichen oder tumorösen Wirbelsäulenprozess.

Ist das Zeichen negativ trotz Verdacht auf eine Nervenwurzelreizung, kann die Untersuchung durch Zug auf die Nervenwurzel und die Dura dadurch erhöht werden, dass passiv bei dem Patienten die HWS durch den Untersucher gebeugt wird. Dieses Vorgehen wird auch als Brudzinski-Test bezeichnet.

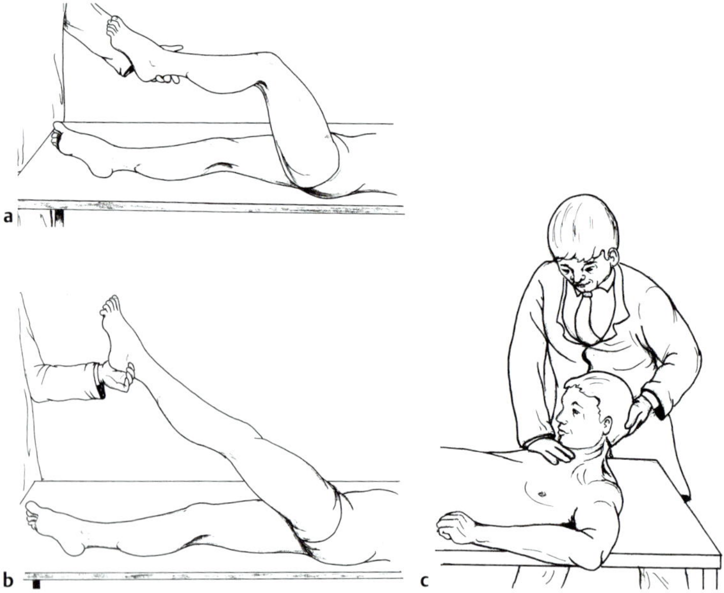

Abb. 1.**50a-c** **Kernig-Brudzinski-Test:**
a Ausgangsstellung,
b Kniestreckung,
c Brudzinski-Zeichen.

Fersengang-Zehengang-Test

Differenzierung und Beurteilung eines Nervenwurzelschadens in der LWS.
Vorgehen: Der Patient wird gebeten, sich zunächst auf die Ferse, dann nachfolgend auf die Zehen zu stellen und in dieser Position, wenn möglich, einige Schritte zu gehen.
Beurteilung: Mühe oder die Unmöglichkeit, auf den Zehen zu stehen oder zu gehen, deutet auf eine Läsion der Wurzel S 1, auf den Fersen zu stehen oder zu gehen, auf eine Läsion der Wurzel L5/L4 hin.
Bemerkung: Differenzialdiagnostisch muss eine Achillessehnenruptur ausgeschlossen werden. Bei dieser Verletzung ist der Zehenspitzenstand, speziell der Stand auf dem betroffenen Bein allein, nicht möglich.

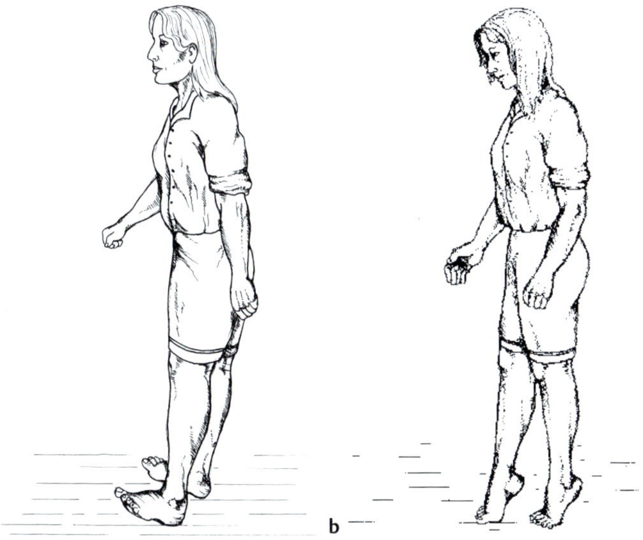

a b

Abb. 1.**51 a u. b** **Fersengang-Zehengang-Test:**
a Fersengang,
b Zehengang.

Lasègue-Test im Sitzen (Reklinationstest)

Hinweis auf eine Nervenwurzelreizung.

Vorgehen: Der Patient sitzt am Rand der Liege und wird angewiesen, das gestreckte Bein im Hüftgelenk zu beugen.

Beurteilung: Dieser Test entspricht dem Lasègue-Zeichen. Liegt eine Nervenwurzelreizung vor, so weicht der Patient den Schmerzen aus, indem er in Rückenlage geht und sich mit den Armen abstützt. Dieser Test kann auch zur Abgrenzung einer Schmerzaggravation eingesetzt werden. Kann der Patient das Bein problemlos in der Hüfte beugen, ohne sich zurückzulegen, muss ein zuvor festgestellter positiver Lasègue-Test angezweifelt werden. Dieser Test kann auch vom Untersucher vorgenommen werden, ähnlich wie beim Lasègue-Zeichen. Der Untersucher beugt das im Kniegelenk gestreckte Bein passiv in der Hüfte.

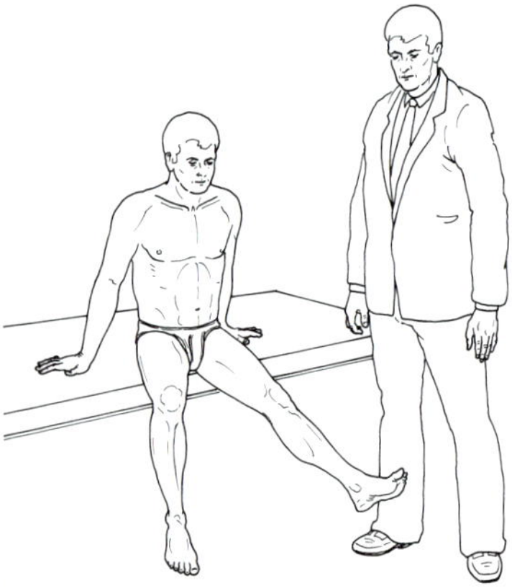
a

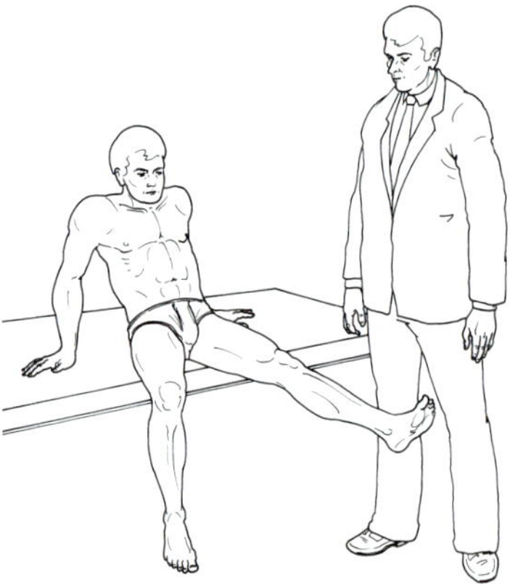
b

Abb. 1.**52 a u. b** **Lasègue-Test im Sitzen:**
a beginnende Hüftbeugung,
b zunehmende Hüftbeugung.

Hoover-Test

Simulationsbeurteilung bei LWS-Beschwerden.
Vorgehen: Der Patient liegt auf dem Rücken. Der Untersucher fasst mit einer Hand jeweils die eine, dann die andere Ferse. Der Patient wird aufgefordert, das betroffene Bein gestreckt von der Unterlage abzuheben.
Beurteilung: Gelingt es dem Patienten nicht, das Bein abzuheben oder fühlt der Untersucher keinen Druck unter der gegenseitigen Ferse, so muss davon ausgegangen werden, dass der Patient das Bein wirklich nicht hebt oder simuliert, es nicht heben zu können.

Ist das eine Bein schwächer, so nimmt der Druck unter der Ferse des gegenseitigen Beines zu, weil der Patient kompensatorisch versucht, hierüber mehr Kraft auf das schmerzhafte und/oder geschwächte Bein auszuüben. Häufig wird angegeben, das Bein nicht heben zu können. Beide Beine müssen im Seitenvergleich untersucht werden.

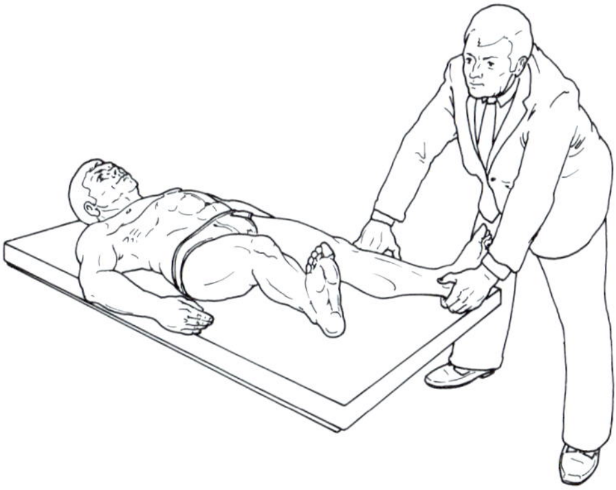

Abb. 1.**53** **Hoover-Zeichen.**

Kreuzbein-Darmbein-Gelenk (Iliosakralgelenk, ISG)

Die Basis der Wirbelsäule bildet das zwischen beiden Beckenhälften (Darmbeinen) gelenkig eingebundene Kreuzbein. Die Verbindungsstellen zwischen Kreuzbein und Darmbein werden als Kreuzbein-Darmbein-Gelenke oder Ilio-SakralGelenk (ISG) bezeichnet. Im anatomischen Sinne handelt es sich zwar um echte Gelenke, in funktioneller Hinsicht jedoch müssen die Kreuzbein-Darmbein-Gelenke als Amphiarthrosen angesehen werden, da durch die überaus straffe ligamentäre Einbindung einerseits sowie durch die hornförmig ausgebildeten und uneben gestalteten Gelenkflächen andererseits nur ein sehr geringer Bewegungsraum bleibt. Infolge von Ausgleichsbewegungen zwischen Wirbelsäule und Becken kann es aber trotzdem in diesem Gelenk zu erheblichen Störungen kommen, die sich auf das gesamte Achsenorgan und die unteren Extremitätengelenke ausdehnen können.

Blockierungen und eine Instabilität eines Kreuzbein-Darmbein-Gelenks können als Folge eines Unfalls, einer Luxation oder von Beckenfrakturen, aber auch durch eine asymmetrische Beckenbeanspruchung und aus anderen Gründen auftreten. Es bestehen Bewegungsschmerzen sakroiliakal, glutäal, inguinal und in der Trochanterregion, meistens ausstrahlend an der Rückseite entsprechend dem Segment S1 bis zum Knie, gelegentlich als ischialgiforme Beschwerden. Häufig finden sich auch Schmerzen im Unterbauch und in der Leistengegend infolge einer Verspannung des M. iliopsoas. Die Iliosakralgelenkbeschwerden werden meist paravertebral im Bereich der Kreuzbein-Darmbein-Gelenke projiziert. Hier findet sich in der Regel auch eine Druck- und Klopfempfindlichkeit. Zur Beurteilung von Funktionsstörungen im Bereich der Kreuzbein-Darmbein-Gelenke gibt es eine Reihe von Tests, die im Stehen, in Rücken- und auch in Bauchlage durchgeführt werden können.

Funktions- und Provokationstests des Kreuzbein-Darmbein-Gelenks:

1. Mennell-Zeichen,
2. Federungstest cum femoro,
3. Rütteltest,
4. Verlaufsphänomen im Stehen/Liegen,
5. wechselnde Beinlänge,
6. Spine-Test,
7. Vierer-Zeichen nach Patrick (Fabere),
8. 3-Stufen-Test.

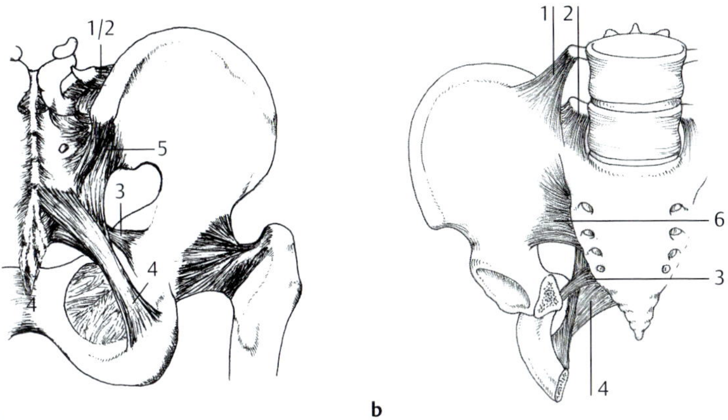

a **b**

Abb. 1.**54 a u. b** **Bänder des Beckens:**
a von dorsal,
b von ventral.
1, 2 Lig. iliolumbale
3 Lig. sacrospinale
4 Lig. sacrotuberale
5 Ligg. sacroiliaca dorsalia
6 Ligg. sacroiliaca ventralia

Bändertest

Funktionelle Prüfung der Beckenligamente.

Vorgehen: Rückenlage.

1. Zur Prüfung des Lig. iliolumbale wird das Bein in Knie- und Hüftgelenk gebeugt und zur Gegenhüfte adduziert. Während dieser Bewegung wird über das Kniegelenk ein axialer Druck in Längsrichtung des Oberschenkels ausgeübt.
2. Bei Prüfung des Lig. sacrospinale und der Ligg. sacroiliaca wird das Bein in Hüft- und Kniegelenk maximal gebeugt und in Richtung der gegenseitigen Schulter adduziert. Während dieser Bewegung wird über das Kniegelenk ein axialer Druck in Längsrichtung des Oberschenkels ausgeführt.
3. Zur Untersuchung des Lig. sacrotuberale wird das Bein in Hüft- und Kniegelenk maximal gebeugt und zur gleichseitigen Schulter bewegt.

Beurteilung: Nach einigen Sekunden auftretende Dehnungsschmerzen sprechen für eine funktionelle Verkürzung und Überlastung der Ligamente, sie können aber auch bei einem hypermobilen oder blockierten Iliosakralgelenk auftreten.

Der Dehnungsschmerz des Lig. iliolumbale projiziert sich in die Leistengegend (DD: Hüftgelenkerkrankung), der des Lig. sacrospinale-iliosacrale im Dermatom S1 laterodorsal der Hüfte bis zum Knie und des sakrotuberalen Bandes in die Dorsalseite des Oberschenkels.

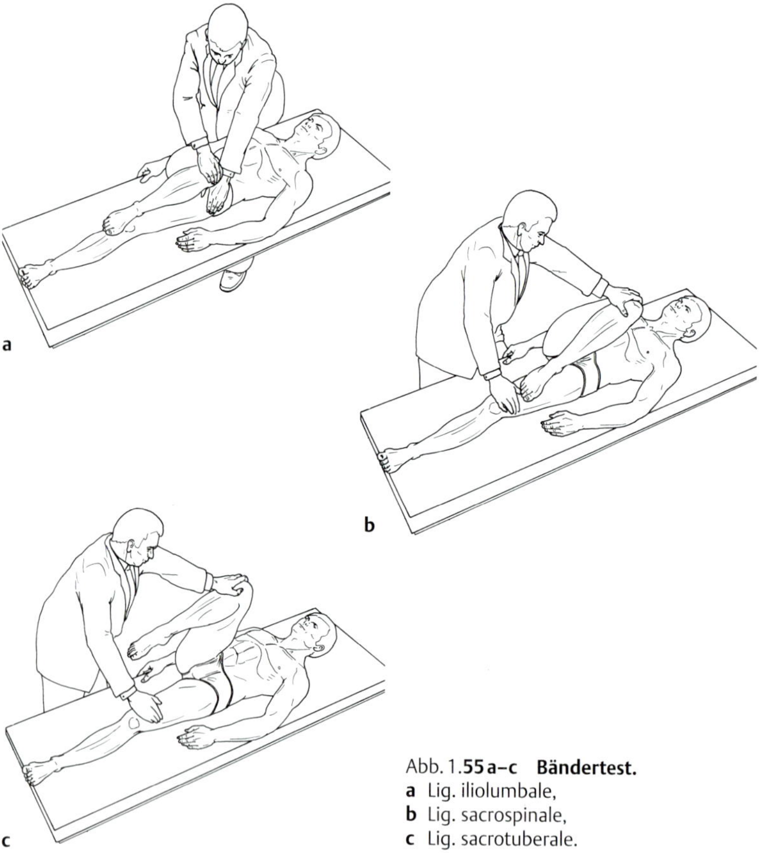

Abb. 1.**55 a–c** **Bändertest.**
a Lig. iliolumbale,
b Lig. sacrospinale,
c Lig. sacrotuberale.

Federungstest II

Beurteilung einer Hypermobilität im ISG.

Vorgehen: Der Patient liegt auf dem Bauch. Der Zeigefinger der einen Hand wird nacheinander am oberen und unteren ISG-Pol (S 1/S 3) so aufgelegt, dass die Kuppe auf dem Sakrum, die Beugeseite des Endgliedes auf der medialen Begrenzung des Iliums liegt.

Die andere Hand fasst den Zeigefinger und übt einen langsam ventralisierenden Druck aus, der durch den Palpationsfinger auf das Sakrum übertragen wird.

Beurteilung: Bei einem unauffälligen ISG ergibt sich bei weichem Federungsgefühl eine dezente Vergrößerung der Distanz zwischen Iliumhinterkante und Sakrum, die bei einer ISG-Blockierung fehlt. Ein harter Anschlag nach relativ langem Bewegungsausschlag spricht für ein hypermobiles Iliosakralgelenk. Schmerzen bei der Testbewegung können sowohl in einem blockierten wie in einem überlasteten hypermobilen Gelenk entstehen (schmerzhafte Hypermobilität).

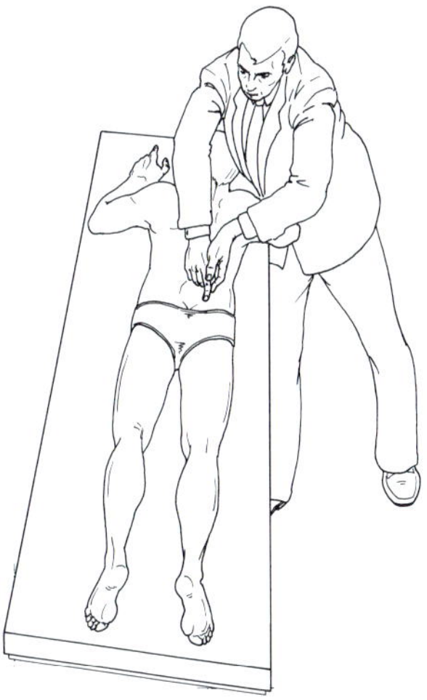

Abb. 1.**56** **Federungstest.**

Patrick-(Fabere-)Test – Viererzeichen

Differenzierung einer Hüftgelenk- und Iliosakralgelenkerkrankung (Beurteilung des Spannungszustandes der Adduktorenmuskulatur).

Vorgehen: Der Patient liegt auf dem Rücken, ein Bein ist gestreckt, das andere im Knie gebeugt und dabei im Hüftgelenk außenrotiert. Der Außenknöchel des gebeugten Beines befindet sich oberhalb der Kniescheibe des anderen Beines.

Die Ausführung der Tests kann auch so erfolgen, dass der Fuß des gebeugten Beines innen am Knie des anderen Beines abgestützt bleibt. Das gebeugte Bein wird nach außen „fallen gelassen" und aus dieser Position vom Untersucher vermehrt außenrotiert wird, indem er mit der rechten Hand das Knie zunehmend gegen die Unterlage „drückt". Das gestreckte Gegenbein muss über das Becken fixiert werden, um eine Mitbewegung zu vermeiden.

Beurteilung: Normalerweise erreicht das Knie des so abgespreizten Beines fast die Unterlage. Im Seitenvergleich wird der Abstand zwischen Knie und Unterlage gemessen. Eine seitendifferente Beweglichkeit mit schmerzhaft eingeschränkter Hyperabduktion spricht bei ausgeschlossenem Hüftleiden und unauffälligen Adduktoren für eine Funktionsstörung in dem gleichseitigen Kreuzbein-Darmbein-Gelenk. Die Abgrenzung vom Hüftleiden erfolgt durch die Bewegungsprüfung des Hüftgelenks (vor allem Rotation) und Palpation der Hüftgelenkkapsel in der Tiefe der Leiste.

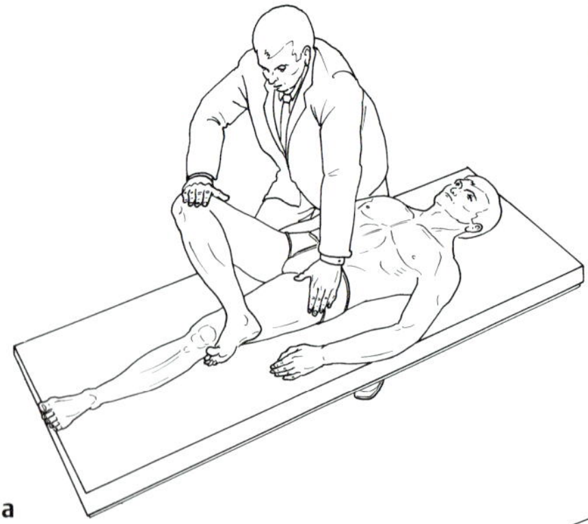

a

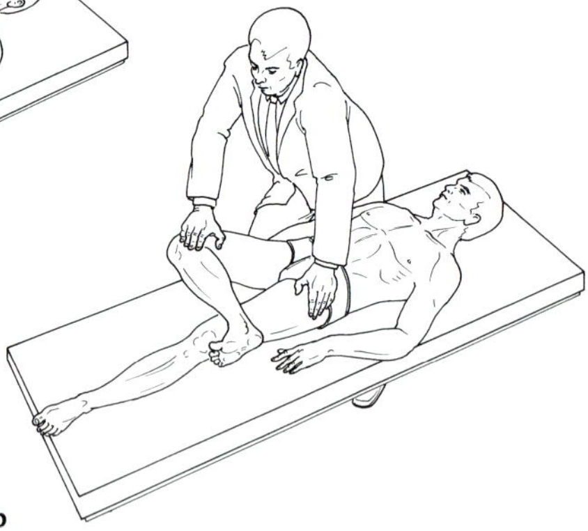

b

Abb. 1.**57 a u. b** **Patrick-Test:**
a Ausgangsstellung,
b vermehrter Druck.

3-Phasen-Test (3-Stufen-Hyperextensionstest)

Vorgehen: Der Patient liegt auf dem Bauch. Der Untersucher umfasst mit einer Hand das gestreckt liegende Bein und hebt es in der 1. Phase – unter Gegenhalt der anderen Hand am Becken – in die Hyperextension (Überstreckung).

In der 2. Phase wird mit der gleichen Hand das Sakrum parallel zum Iliosakralgelenk fixiert und das Bein in Überstreckung gebracht. In der 3. Phase fixiert die eine Hand mit der Handwurzel den 5. Lendenwirbelkörper, die andere Hand führt das Bein in die Überstreckung. Durch Verschiebung der Fixationshand nach kranial lassen sich auch höher gelegene LWS-Segmente testen.

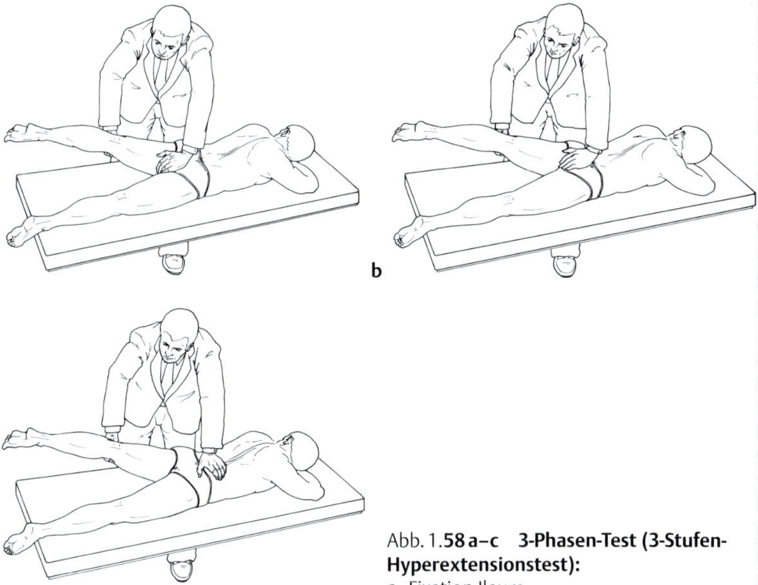

a b c

Abb. 1.**58 a–c** **3-Phasen-Test (3-Stufen-Hyperextensionstest):**
a Fixation Ileum,
b Fixation Sakrum,
c Fixation LWS.

Beurteilung: Im Normalbefund sollten in allen Phasen die Bewegungen schmerzfrei sein. Das Hüftgelenk ist ca. 10°–20° überstreckbar. Das Iliosakralgelenk zeigt eine geringe Beweglichkeit (Joint Play) und die LWS lässt sich elastisch im lumbosakralen Übergang überstrecken (lordosieren).

Schmerzen unter Fixation des Iliums (Phase 1) deuten auf eine Hüftgelenkstörung oder Muskelverkürzung hin (M. rectus femoris oder/und M. psoas), bei Fixation des Sakrums auf eine Blockierung des Iliosakralgelenks und anderen Erkrankungen dieses Gelenks (z. B. Morbus Bechterew) (Phase 2 – Mennell-Zeichen), bei Fixation der Lendenwirbelsäule auf Störung im lumbosakralen Übergang (Wirbelblockierung, Bandscheibenprotrusion oder Bandscheibenvorfall) (Phase 3).

Bemerkung: Mennell-Zeichen: Dieses Zeichen entspricht in Durchführung und Aussage der 2. Phase des 3-Phasen-Tests.

Spine-Test

Überprüfung der Iliosakralgelenkfunktion.

Vorgehen: Der Untersucher steht hinter dem stehenden Patienten und sucht mit den Daumen die Spina iliaca posterior superior und auf gleicher Höhe die Crista sacralis mediana auf (Dornfortsätze der Kreuzwirbel). Der Patient wird aufgefordert, das gleichseitige Bein anzuheben und das Knie so weit wie möglich nach vorn zu schieben.

Beurteilung: Bei Normalbefund sinkt bei einem nicht blockierten Iliosakralgelenk das Ilium auf der zu untersuchenden Seite ab. Die Spina iliaca posterior superior gleitet als Ausdruck der Bewegung um ca. 0,5 bis maximal 2 cm nach kaudal. Liegt eine Blockierung des Iliosakralgelenks vor, unterbleibt das Absinken, die palpierende Spina iliaca posterior superior bewegt sich infolge der Blockierung (Beckenkippung) meist sogar nach kranial.

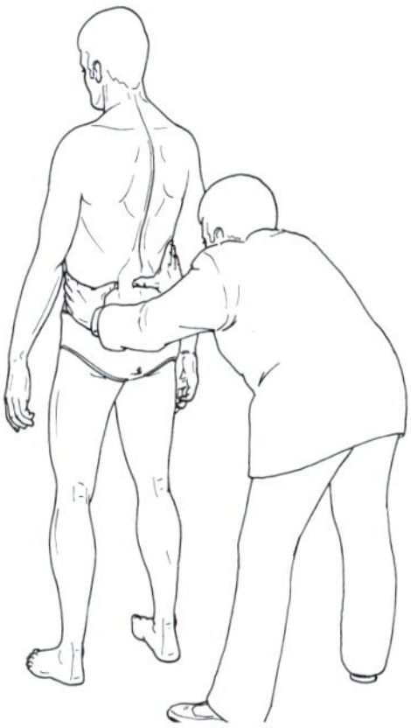

a

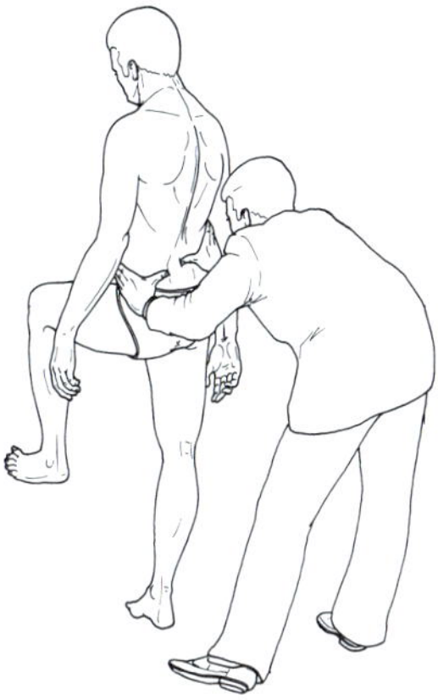

b

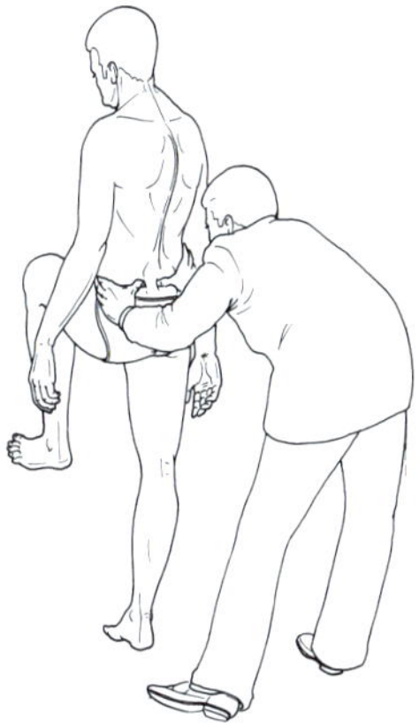

c

Abb. 1.**59 a–c** **Spine-Test:**
a Ausgangsstellung,
b freies ISG,
c blockiertes ISG.

Vorlaufphänomen (Standing-Flexion-Test)

Überprüfung der Iliosakralgelenkfunktion.

Vorgehen: Der Patient steht mit dem Rücken zum Untersucher. Die Daumen des Untersuchers palpieren gleichzeitig beide Spinae iliacae posteriores superiores (hintere Darmbeinstacheln). Der Patient wird angewiesen, beide Füße am Boden zu belassen, die Knie durchzustrecken und sich dann langsam nach vorne zu beugen. Die Stellung bzw. Bewegung beider Spinae wird beim Vorwärtsbeugen des Oberkörpers verfolgt. Ein Beckenschiefstand durch Beinlängendifferenz sollte zuvor durch Unterlegen von Brettchen unter das kurze Bein ausgeglichen werden.

Beurteilung: Das Sakrum dreht sich um eine horizontale Achse gegenüber den Ilia (Beckenschaufeln) in den Kreuzbein-Darmbein-Gelenken. Für diese Drehbewegung des Sakrums wird der Begriff Nudation benutzt.

Beim Normalbefund, also freie Beweglichkeit in den Iliosakralgelenken, stehen die Darmbeinstacheln am Ende der Rumpfbeuge ebenso wie bei Beginn der Bewegung in gleicher Höhe.

Nudiert das Kreuzbein-Darmbein-Gelenk auf einer Seite nicht, so wird die Spina iliaca posterior superior mit dem Sakrum im Vergleich zur Gegenseite nach kranial gezogen (Vorlaufen).

Bleibt die Nudationsbewegung aus bzw. lässt sich ein Vorlaufphänomen nachweisen, ist dies in erster Linie ein Hinweis auf eine Blockierung des gleichseitigen Iliosakralgelenks. Ein doppelseitiges Vorlaufphänomen kann durch eine beiderseits verkürzte Ischiokruralmuskulatur vorgetäuscht werden.

Bemerkung: Bei der Beurteilung eines Vorlaufphänomens müssen Asymmetrien des Beckens und der Hüftgelenke berücksichtigt bzw. ausgeschlossen werden. Ein Beckenschiefstand durch Beinlängendifferenz sollte zuvor durch Unterlegen von Brettchen unter das kurze Bein ausgeglichen werden. Das Vorlaufphänomen kann auch in Rückenlage getestet werden (wechselnde Beinlänge).

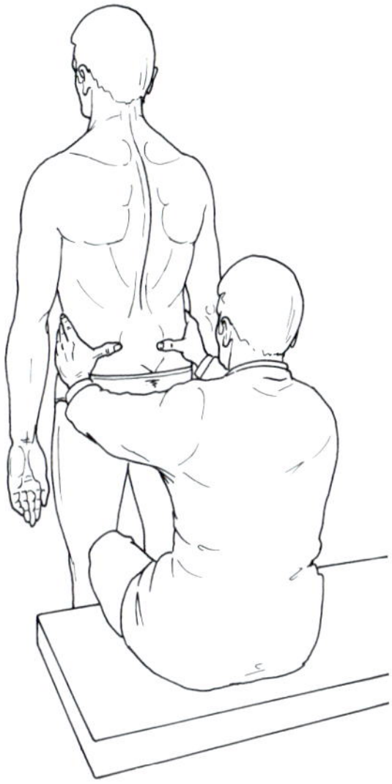
a

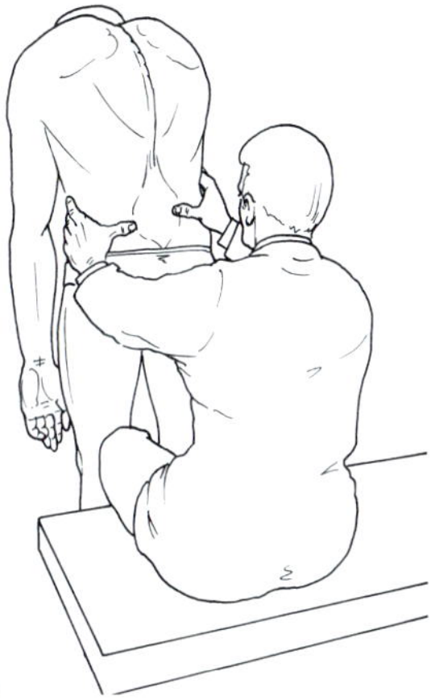
b

Abb. 1.**60 a u. b** **Vorlaufphänomen:**
a Ausgangsstellung,
b blockiertes ISG rechts.

Federungstest des Kreuzbein-Darmbein-Gelenks cum femore

Vorgehen: Zur Direktprüfung des Gelenkspiels im Kreuzbein-Darmbein-Gelenk wird in Rückenlage das gegenüberliegende Bein im Knie und in der Hüfte gebeugt und zum Untersucher hin adduziert, bis das Becken zu folgen beginnt (das andere Bein bleibt gestreckt). Als nächsten Schritt fasst der Untersucher das Knie der adduzierten Seite und übt unter Palpation des Kreuzbein-Darmbein-Gelenks mit der anderen Hand einen federnden axialen Druck auf das Knie aus.

Beurteilung: Bei diesem Manöver kommt es normalerweise zu einer federnden Bewegung im Kreuzbein-Darmbein-Gelenk, die an der Beweglichkeit zwischen dem hinteren Darmbeinstachel und dem Kreuzbein gefühlt werden kann. Für eine Funktionsstörung wäre das Fehlen des getesteten Gelenkspiels typisch. Der Federungstest beruht auf der Erkenntnis, dass bei jedem intakten Gelenk – auch in seiner Extremstellung – durch Druck das Bewegungsausmaß federnd gesteigert werden kann. Grundsätzlich lässt sich so an jedem Gelenk eine Funktionsstörung manuell diagnostizieren. Wichtig ist jedoch, die Prüfung jeweils immer unter Vorspannung des Gelenks vorzunehmen. Dieser Test empfiehlt sich als Ergänzung des Federungstests in Bauchlage.

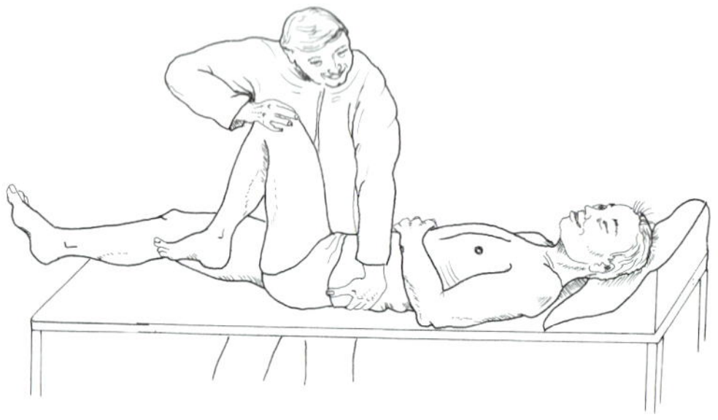

Abb. 1.**61** **Federungstest des Kreuzbein-Darmbein-Gelenks cum femore.**

Iliosakralgelenk-Mobilisationstest (Schüttel-, Rüttel-, Hebetest)

Überprüfung der Iliosakralgelenkfunktion.

Vorgehen: Bauchlage. Die Finger der untersuchenden Hand werden über die Iliosakralgelenke respektive über die Ligg. sacralia posteriora gelegt (das eigentliche Iliosakralgelenk ist der Palpation wegen seiner anatomischen Lage nicht zugänglich). Die andere Hand umfasst die Beckenschaufel von ventral und führt kleine, rüttelnde, hebende Bewegungen nach dorsal durch (Dorsalbewegung des Ileums, gegenüber dem Sakrum).

Beurteilung: Die über dem Iliosakralgelenk liegenden Finger fühlen das in der Regel federnde Nachgeben des Gelenks oder dessen schmerzhaft eingeschränkte Federung bei Blockierung.

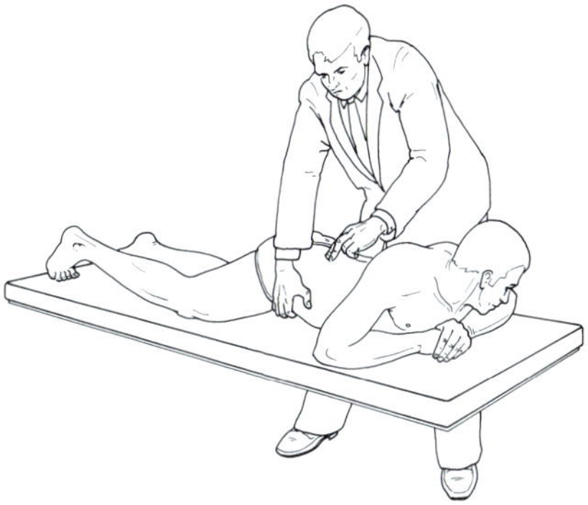

Abb. 1.**62** **Iliosakralgelenk-Mobilisationstest.**

Derbolowsky-Zeichen

Beurteilung einer variablen Beinlängendifferenz – Vorlaufphänomen im Liegen.

Vorgehen: Patient in Rückenlage. Der Untersucher umfasst beide distalen Unterschenkel, palpiert mit den Daumen die medialen Knöchel, prüft anhand der Daumenposition die Höhenrelation und Rotationsstellung der Innenknöchel.

Der Patient wird aufgefordert, sich aufzusetzen, wobei der Untersucher bei der Bewegung mithelfen oder der Patient sich mit den Händen beim Aufrichten abstützen kann.

Beurteilung: Liegt eine Iliosakralgelenkblockierung vor mit fehlendem Bewegungsspiel zwischen Kreuzbein und Darmbein, wird das Bein auf der blockierten Seite beim Aufrichten länger, im Liegen scheinbar kürzer oder gleicht sich in der Beinlänge wieder an (relative Beinlängendifferenz).

Differenzialdiagnostisch bleibt zu klären, ob für die variable Beinlängendifferenz außer einer Iliosakralblockierung andere Gründe vorhanden sind, wie z. B. eine Verkürzung der ischiokruralen Muskulatur oder aber eine echte anatomische Beinverkürzung oder Beinverlängerung.

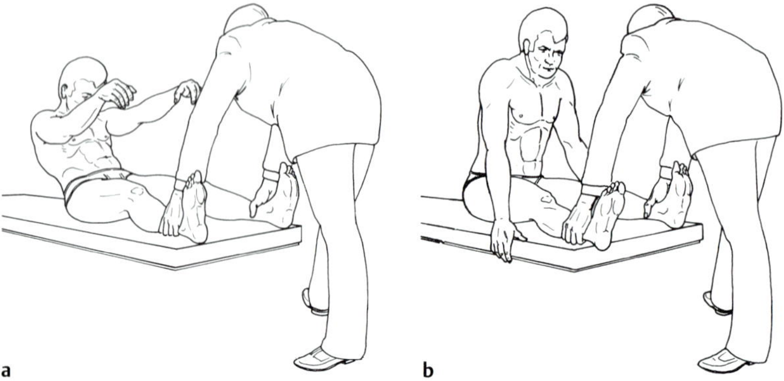

a b

Abb. 1.**63 a u. b** **Derbolowsky-Zeichen:**
a freies ISG,
b blockiertes ISG rechts (Beinverlängerung beim Aufrichten).

Gaenslen-Test (2. Zeichen nach Mennell)

Prüfung der Iliosakralgelenkfunktion.
Vorgehen: Rückenlage. Der Patient liegt mit der schmerzhaften Seite so weit wie möglich am Rand der Untersuchungsliege bzw. über sie hinaus. Zur Fixierung der LWS und zur Lagestabilisierung zieht der Patient das in Knie- und Hüftgelenk gebeugte Bein maximal an den Körper (Thomas-Handgriff). Der Untersucher führt nun das liegenrandnahe Bein in eine Überstreckung.

Der Test kann auch in Seitenlagerung durchgeführt werden. Das Testvorgehen erfolgt so, dass der Patient auf der gesunden Seite liegt mit gebeugtem Hüft- und Kniegelenk. Aus dieser Position wird das tischferne gestreckte Bein in Überstreckung gebracht.
Beurteilung: Liegt eine Iliosakralgelenkdysfunktion vor, so führt die Überstreckung des Beines zu einer Bewegung im Kreuzbein-Darmbein-Gelenk mit Auftreten von Schmerzen oder bei schon vorliegenden Schmerzen zu einer Schmerzverstärkung.

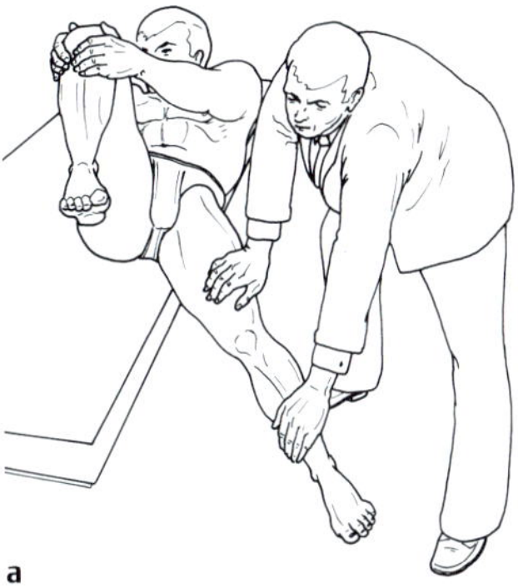

a

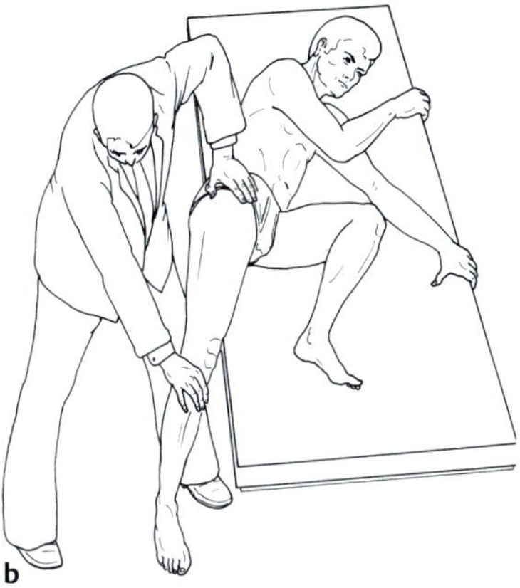

b

Abb. 1.**64 a u. b** **Gaenslen-Test:**
a Rückenlage,
b Seitenlage.

Ileum-Drucktest

Hinweis auf eine Iliosakralgelenkerkrankung.
Vorgehen: Seitlagerung. Der Untersucher legt beide Hände auf das Darmbein der erkrankten Seite und übt einen axialen Druck auf das Becken aus.
Beurteilung: Das Auftreten von Schmerzen bzw. eine Schmerzverstärkung im handnahen Iliosakralgelenk spricht für eine Dysfunktion des Gelenks (Gelenkblockierung, Entzündung).

Abb. 1.**65** **Ileum-Drucktest.**

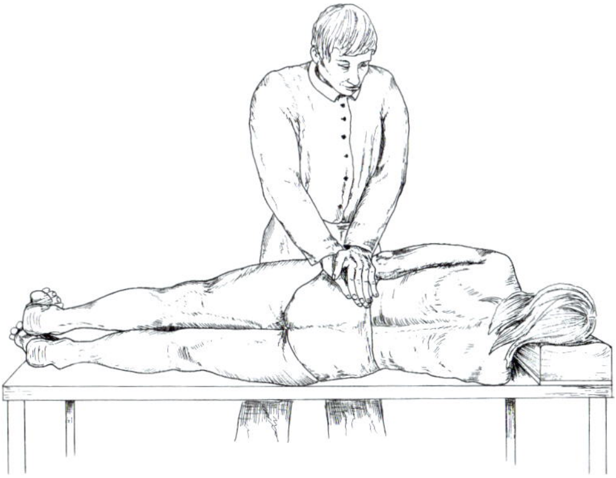

Mennell-Zeichen

Hinweis auf eine Iliosakralgelenkdysfunktion.

Vorgehen: Bauchlage. Bei Prüfung des linken Iliosakralgelenks fixiert der Untersucher mit der linken Hand das Kreuzbein des Patienten, mit der rechten umfasst er das linke, gestreckt liegende Bein und führt es ruckartig in eine Hüftüberstreckung.

Die Untersuchung kann auch in Seitenlage durchgeführt werden. Der Patient liegt auf der rechten Seite und fixiert das im Hüft- und Kniegelenk gebeugte rechte Knie mit beiden Händen. Der Untersucher steht hinter dem Patienten, hält mit der rechten Hand das Becken und führt mit der linken Hand den linken Oberschenkel ruckartig in eine Hüftüberstreckung.

Beurteilung: Schmerzen im Iliosakralgelenk deuten auf eine Dysfunktion des Gelenks hin (Gelenkblockierung, Entzündung).

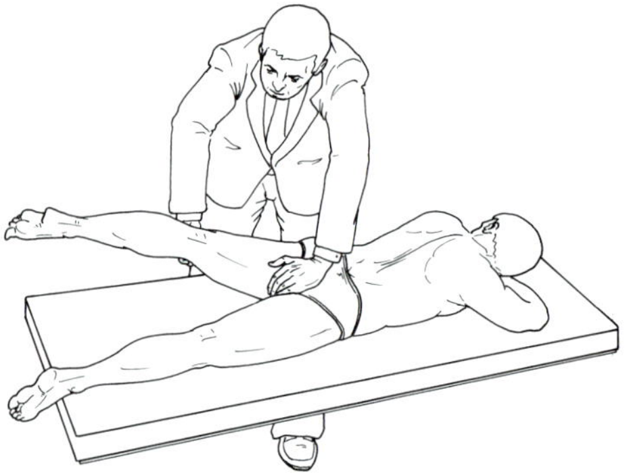

Abb. 1.**66** **Mennell-Zeichen.**

Yeoman-Test

Beurteilung eines Iliosakralschmerzes.

Vorgehen: Der Patient liegt auf dem Bauch. Der Untersucher hebt das im Kniegelenk um 90° gebeugte Bein von der Unterlage ab (Überstreckung im Hüftgelenk).

Beurteilung: Der erste Teil des Tests belastet zunächst die posterioren Strukturen des Iliosakralgelenks, später dann die anterioren Anteile mit vornehmlichem Betroffensein der Ligg. iliosacralia anteriora. Schmerzen im LWS-Bereich sprechen für dort lokalisierte Krankheitsprozesse.

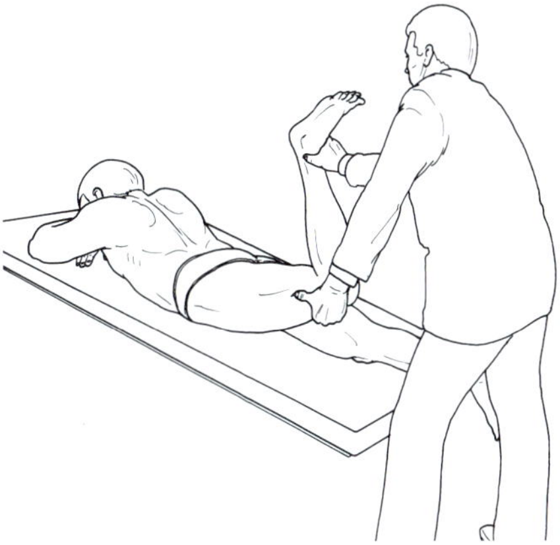

Abb. 1.**67** **Yeoman-Test.**

Laguerre-Test

Differenzierung zwischen einem Hüftschmerz und einem Iliosakralschmerz.
Vorgehen: Der Patient liegt auf dem Rücken. Der Untersucher beugt die Hüfte und das Knie um 90°. Nachfolgend wird das Bein im Hüftgelenk abgespreizt und stark nach außen rotiert.
Beurteilung: Durch dieses Manöver wird der Hüftkopf verstärkt an die vordere Gelenkkapsel gebracht. Ein Schmerz innerhalb des Hüftgelenks spricht für eine Arthrose oder eine Hüftdysplasie oder aber für eine Kontraktur des M. iliopsoas. Schmerzen dorsal im Iliosakralgelenk sprechen für einen dort lokalisierten Krankheitsprozess.

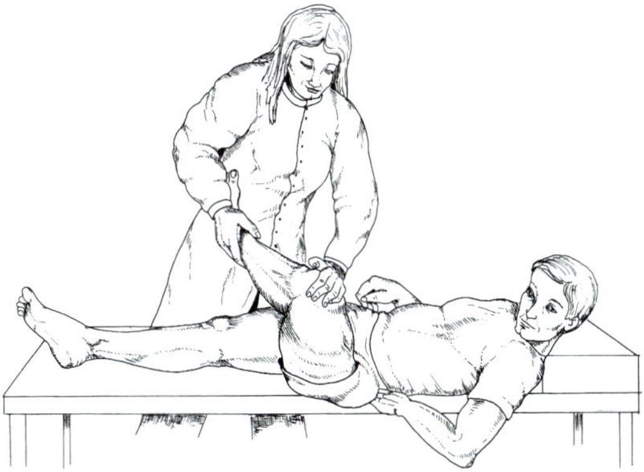

Abb. 1.**68** **Laguerre-Test.**

Iliosakral-Dehntest

Nachweis einer Beteiligung der anterioren sakroiliakalen Bänder an einem ISG-Syndrom.

Vorgehen: Der Patient liegt auf dem Rücken. Der Untersucher übt mit beiden Händen ventral einen Druck auf die Beckenschaufeln aus. Das Überkreuzen der Hände erzeugt einen zusätzlichen, nach außen gerichteten Druckvektor. Die von vorne nach hinten gerichtete Kraft auf das Becken belastet die posterioren Anteile des Iliosakralgelenks, während die nach lateral gerichtete Kraftkomponente die anterioren Iliosakralligamente belastet.

Beurteilung: Ein tief sitzender Schmerz weist auf eine Zerrung der anterioren Iliosakralbänder auf der schmerzhaften Seite hin (Ligg. sacrospinale und sacrotuberale). Ein Schmerz am Gesäß kann durch Druck der Untersuchungsliege oder durch eine Irritation der posterioren Anteile des Iliosakralgelenks erzeugt werden. Die genaue Lokalisation weist auf den Ursprung des Schmerzes hin.

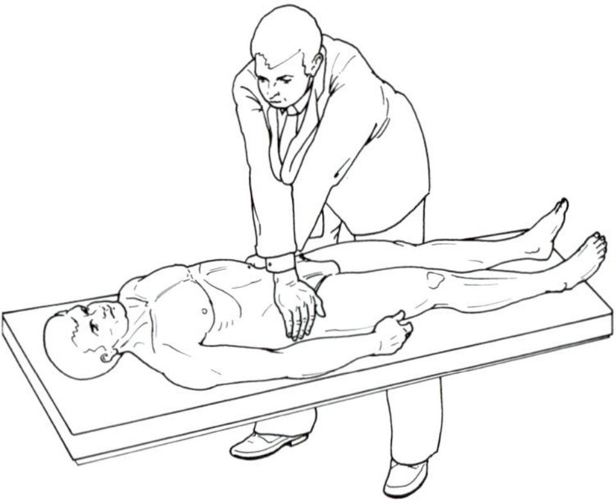

Abb. 1.**69** **Iliosakral-Dehntest.**

Abduktionsbelastungstest

Hinweis auf ein ISG-Syndrom.

Vorgehen: Der Patient liegt auf der Seite. Das tischnahe Bein wird abgewinkelt, das obere gestreckte Bein soll gegen den Widerstand des Untersuchers weiter abgespreizt werden. Dieser Test wird normalerweise zur Prüfung einer Insuffizienz der Mm. glutaeus medius und minimus verwendet.

Beurteilung: Ein Zunehmen des Schmerzes am betroffenen Iliosakralgelenk deutet auf eine Dysfunktion hin. Ein Patient mit einem Hüftgelenkleiden kann bei diesem Test auch vermehrt Schmerzen empfinden. Die genaue Lokalisation deutet auf den Ursprung des Schmerzes hin. Kann das Bein ohne Angabe von Beschwerden gar nicht oder nur gering abduziert werden, so spricht dies für eine Insuffizienz des M. glutaeus medius.

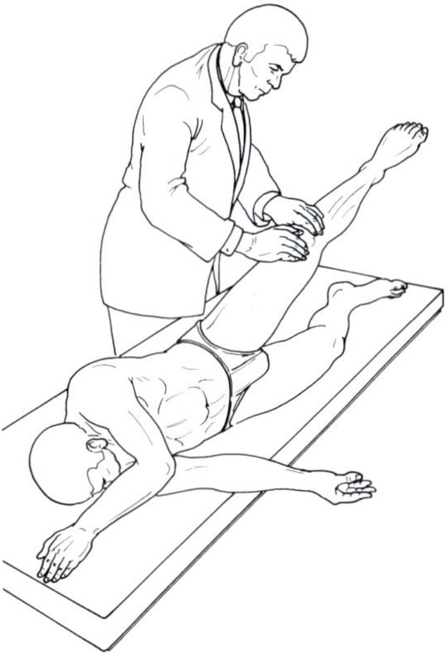

Abb. 1.**70** **Abduktionsbelastungstest.**

2 Schultergelenk

Akute Verletzungen und auf degenerative Veränderungen beruhende Beschwerden im Bereich des Schultergelenks sind ein häufiges Problem. Ursachen hierfür liegen an der demographischen Entwicklung mit altersbedingten zunehmenden degenerativen Prozessen im Bereich der Schulter und verletzungs-(chronisch überanspurcht-)bedingt im Freizeit- und Leistungssport. Langjährige Überkopfarbeiten am Arbeitsplatz, in der Freizeit oder im Haushalt führen ebenso zu Überlastungen und Muskeldysbalancen wie die monotone Sitzhaltung von Sekretärinnen an einem ergonomisch ungünstig gestalteten Arbeitsplatz.

Wie bei jeder klinischen Untersuchung eines Patienten steht auch bei der Untersuchung des Schultergelenks die Anamnese des Patienten an erster Stelle. Die vielen unterschiedlichen Erkrankungen des Schultergelenks können durch akute Traumen, lokale Prozesse im Sinne von chronischen Belastungsschäden, altersbedingten Degenerationen oder systemischen Erkrankungen hervorgerufen werden. Im adoleszenten und frühen Erwachsenenalter stehen Verletzungen oder anlagebedingte anatomische Fehlstellungen als Ursachen für Schulterbeschwerden im Vordergrund. Die häufigsten Schultererkrankungen sind hier die Luxationen und Subluxationen der Schulter mit ihren Instabilitätsbeschwerden. Später stehen degenerative Erscheinungen im Vordergrund. Hierzu zählen hauptsächlich das sog. Impingement-Syndrom, Rotatorenmanschettenrupturen und degenerative AC-Gelenkveränderungen.

Die Frage nach der beruflichen Belastung und der sportlichen Aktivität liefert wichtige Informationen. Berufe, die einen hohen Anteil an Überkopfarbeit erfordern (Maler, Anstreicher) und Sportarten mit ähnlichen Anforderungen (Basketball, Handball, Tennis, Schwimmen, Volleyball) führen häufig schon frühzeitig zu Beschwerden im Bereich des subakromialen Raumes. Hierzu gesellen sich degenerative Erscheinungen des AC-Gelenks. Zur exakten Erhebung der Anamnese beim Sportler ist insbesondere die Kenntnis des sportartspezifischen Bewegungsablaufs notwendig. Nur hierdurch können sportarttypische Verletzungsmuster aufgedeckt werden.

Es sind jedoch nicht immer adäquate Unfallmechanismen mit einem entsprechenden Trauma, die eine akute Symptomatik auslösen. Bei vorbestehender Sehnendegeneration kann auch eine Bagatellverletzung zur Ruptur der Supraspinatussehne führen.

Neben den zielgerichteten Fragen, die sich hauptsächlich auf Erkrankungen des Schultergürtels beschränken, muss auch an Erkrankungen anderer Organe gedacht werden. So strahlt nicht selten der Angina-pectoris-Schmerz in Schulter und Arm aus, wobei diese Ausstrahlung nicht immer linksseitig sein muss. Weiterhin können Gallenblasen- oder Lebererkrankungen Schmerzen in der rechten Schulter verursachen. Sowohl eine rheumatische Polyarthritis als auch eine Hyperurikämie können ihre Erstmanifestation am Schultergelenk haben. Patienten mit einem Diabetes mellitus haben überzählig häufig eine begleitende Affektion im Bereich des Schultergürtels mit der Tendenz zur Einschränkung der Schultergelenkbeweglichkeit. Eine der häufigsten neoplastischen Ursachen für Schulterschmerzen ist ein Pancoast-Tumor mit typischem Horner-Syndrom.

Bei der Inspektion verschafft man sich einen ersten Überblick. Man achtet auf Gang und gegenseitiges Mitschwingen der oberen Extremitäten. Ein Patient mit einer „Frozen Shoulder" vermeidet beim Ausziehen Innen- oder Außenrotation und Bewegungen oberhalb der Horizontalen. Ein Patient mit einer Ruptur der Rotatorenmanschette bittet oft um Hilfe beim Auskleiden, weil ihm die Kraft zur Abduktion des Armes fehlt. Unregelmäßigkeiten in der Symmetrie, besonders Muskelatrophien, lassen sich im Seitenvergleich am besten aufdecken. Bei der seitenvergleichenden Inspektion des AC-Gelenks achtet man auf Schwellungen oder eine Stufenbildung infolge einer AC-Gelenksprengung. Ein distalisierter Muskelbauch deutet auf eine Ruptur der langen Bizepssehne hin. Gleiches gilt für viele angeborene Erkrankungen wie die Sprengel-Deformität, das Klippel-Feil-Syndrom, den kongenitalen Tortikollis oder wie die bei Säuglingen und Kleinkindern häufig auftretende Klavikularfraktur. Die isolierte Supraspinatusatrophie deutet auf eine Ruptur dieser Sehne hin.

Auch periphere Nervenkompressionssyndrome und das Thoracic-Outlet-Syndrom zeigen in ihrer ersten Manifestation Schmerzen in der Schulter.

Röntgenbilder der Schulter a.-p. und seitlich sowie Schulterspezialaufnahmen sind ergänzend zur klinischen Untersuchung angezeigt, um knöcherne Veränderungen von Weichteilaffektionen zu differenzieren. Sonografie, MRT und CT erlauben eine weitere bildgebende Abklärung von Schulterbeschwerden.

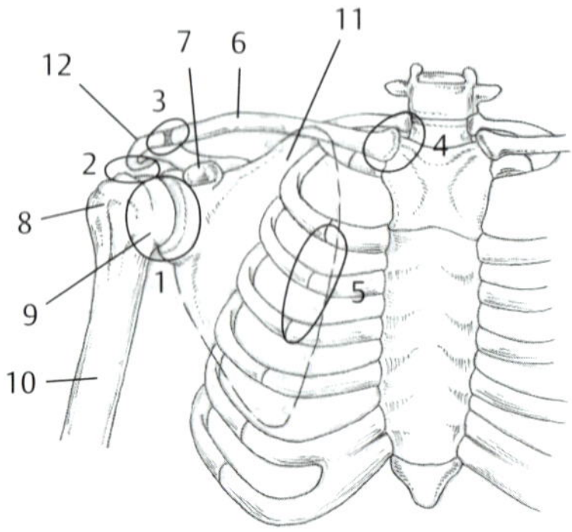

Abb. 2.**1** **Die 5 Schultergelenkbereiche.**

1 Skapulo-(Gleno-)humeralgelenk
2 Subakromialgelenk (Raum zwischen korakoakromialem Dach und Humeruskopf unter Einschluss des Tuberculum majus/minus, Bursa subacromialis)
3 Akromioklavikulargelenk
4 Sternoklavikulargelenk
5 Skapulothorakales Gleitgelenk (Gleiten der Skapula auf der hinteren Thoraxwand)
6 Klavikula
7 Korakoid
8 Tuberculum majus
9 Caput humeri (Humeruskopf)
10 Humerus
11 Skapula
12 Akromion

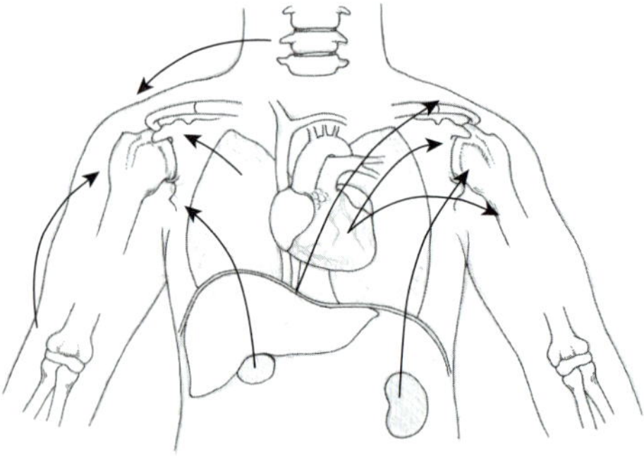

Abb. 2.**2** **Projizierte organische und von anderen Gelenken ausgehende Schmerzen in die Schulter.**

Bewegungsumfang Schultergelenk (Neutral-0-Methode)

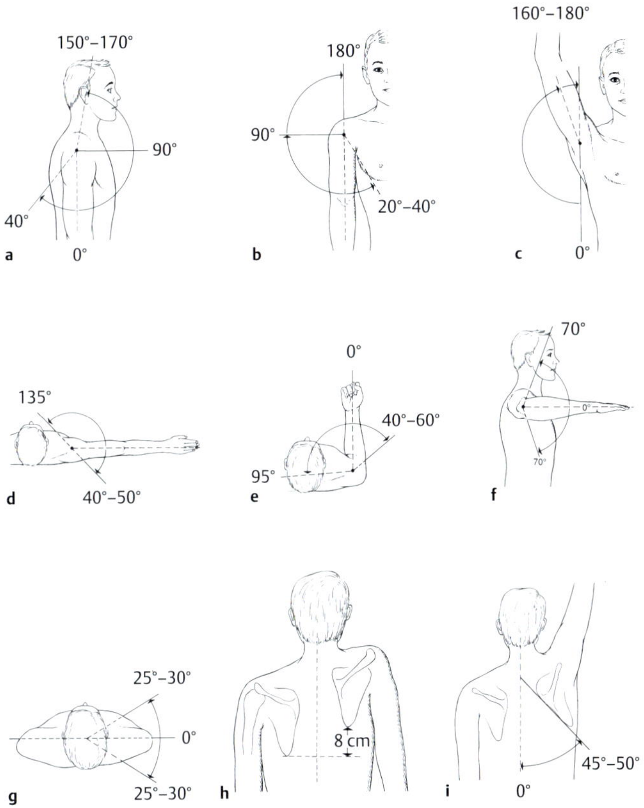

Abb. 2.**3 a–i**

a Vorheben/Rückheben (Anteversion/Retroversion/Flexion/Dorsalextension).

b Seitwärts-/Körperwärtsführung (Abduktion/Adduktion).

c Abduktion über 90° erfordert Außenrotation des Armes im Schultergelenk und Drehung des Schulterblatts.

d Horizontalflexion/-extension (90° abduzierter Arm wird horizontal vor die Brust sowie nach rückwärts geführt).

e–f Außen-/Innenrotation: beim hängenden Arm (**e**), bei 90° Abduktion (**f**).

g Vor-/Rückführen der Schulter.

h–i Heben/Senken des Schulterblatts (**h**), Rotation des Schulterblatts auf dem Thorax (**i**).

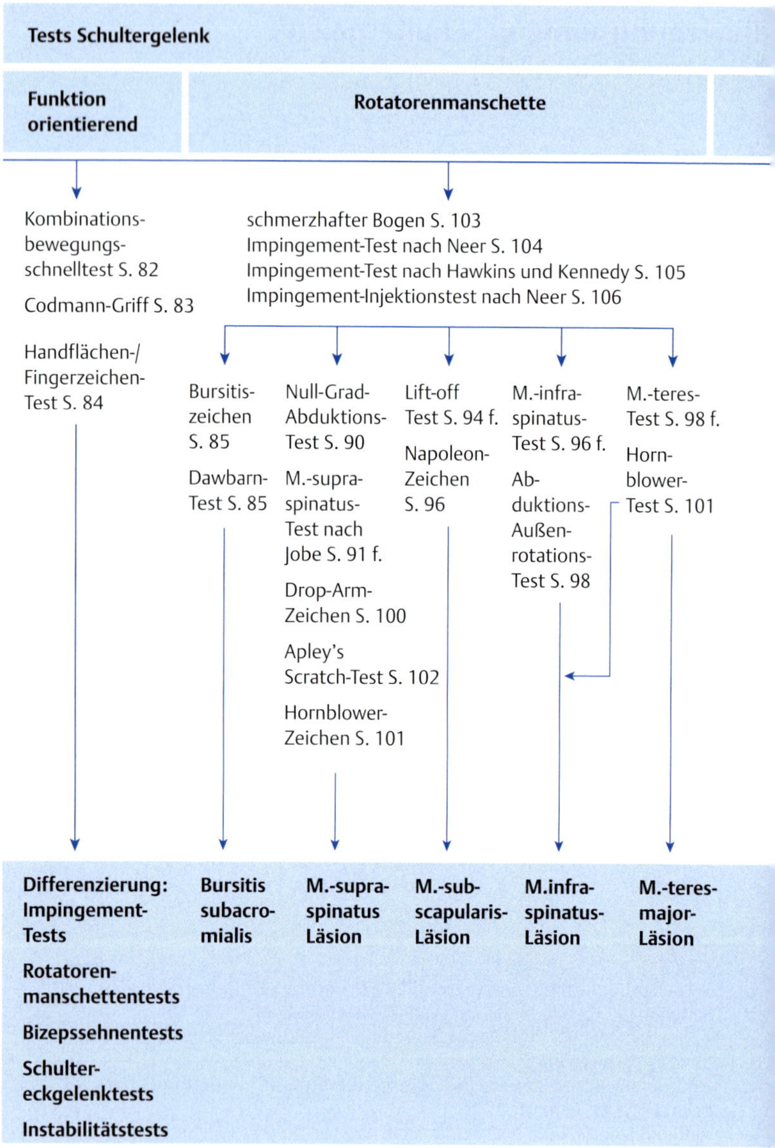

Abb. 2.**4** **Schulter(eck)gelenkschmerzen**

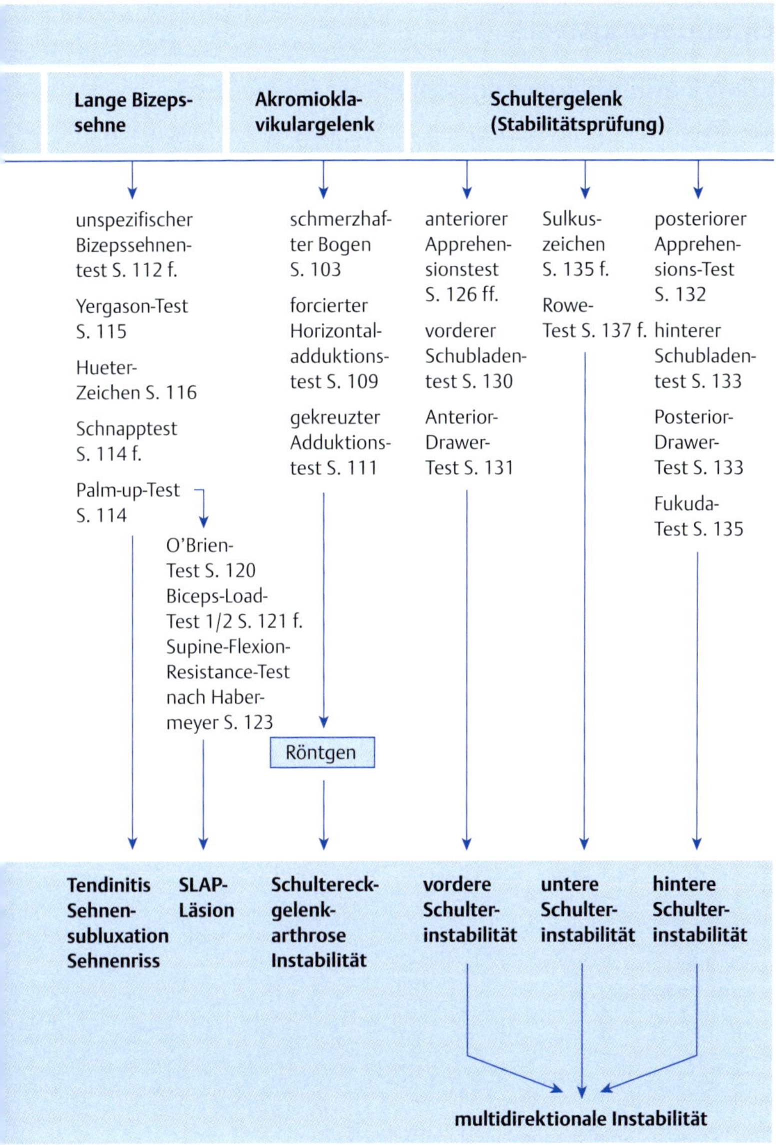
Lange Bizepssehne
Akromioklavikulargelenk
Schultergelenk (Stabilitätsprüfung)
unspezifischer Bizepssehnentest S. 112 f.
Yergason-Test S. 115
Hueter-Zeichen S. 116
Schnapptest S. 114 f.
Palm-up-Test S. 114
O'Brien-Test S. 120
Biceps-Load-Test 1/2 S. 121 f.
Supine-Flexion-Resistance-Test nach Habermeyer S. 123
schmerzhafter Bogen S. 103
forcierter Horizontaladduktionstest S. 109
gekreuzter Adduktionstest S. 111
Röntgen
anteriorer Apprehensionstest S. 126 ff.
vorderer Schubladentest S. 130
Anterior-Drawer-Test S. 131
Sulkuszeichen S. 135 f.
Rowe-Test S. 137 f.
posteriorer Apprehensions-Test S. 132
hinterer Schubladentest S. 133
Posterior-Drawer-Test S. 133
Fukuda-Test S. 135
Tendinitis
Sehnensubluxation
Sehnenriss
SLAP-Läsion
Schultereckgelenkarthrose
Instabilität
vordere Schulterinstabilität
untere Schulterinstabilität
hintere Schulterinstabilität
multidirektionale Instabilität

Orientierungstests

Kombinationsbewegungsschnelltest (Apley-Test)

Vorgehen: Für einen schnellen Test der Schultergelenkbeweglichkeit wird der Patient aufgefordert, mit der Hand hinter dem Kopf den Oberrand der gegenseitigen Skapula zu erreichen. In einer zweiten Bewegung soll die Hand hinter dem Rücken vom Gesäß aus den Unterrand der gegenseitigen Skapula berühren.

Beurteilung: Entsprechende Bewegungseinschränkungen weisen im Seitenvergleich auf eine Schultergelenkerkrankung hin, die dann durch entsprechende gezieltere Tests näher diagnostiziert werden kann. Schmerzen über der Schulter sprechen meist für eine Tendonitis einer der Sehnen der Rotatorenmanschette, meist der Sehne des M. supraspinatus, oder für eine adhäsive Kapsulitis/Bursitis subakromial.

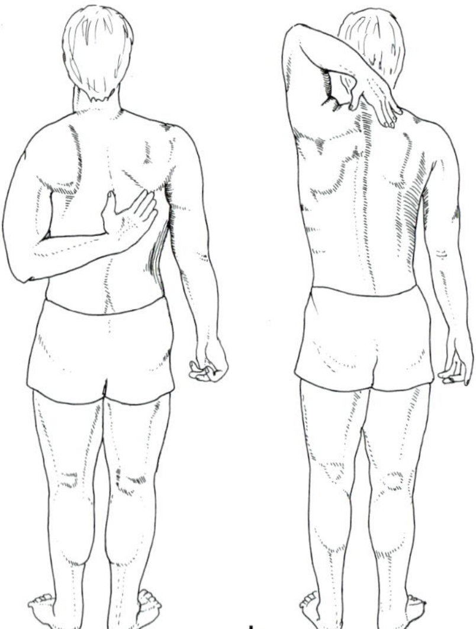

a b

Abb. 2.**5 a u. b** **Kombinationsbewegungsschnelltest:**
a Nackengriff,
b Skapula-(Schürzenbund-)Griff.

Codman-Griff

Passive Bewegungsprüfung am Schultergelenk.

Vorgehen: Der Untersucher steht hinter dem Patienten und umfasst mit seiner Hand dessen Schulter. Der Daumen fixiert die Skapula, knapp unterhalb der Spina scapulae, der Zeigefinger befindet sich über dem ventralen Rand des Akromions in Richtung Korakoidspitze. Die restlichen Finger greifen den vorderen Rand des Akromions.

Die andere Hand führt den Arm des Patienten in alle Bewegungsrichtungen.

Beurteilung: Erfasst werden Krepitationen im Glenohumeralgelenk, Schnappphänomene (z.B. Luxationen der langen Bizepssehne) oder Bewegungseinschränkungen.

Die wichtigsten Knochendruckpunkte, wie Tuberculum majus und minus humeri, der Processus coracoideus, das Sternoklavikular- und das Akromioklavikulargelenk, werden auf Druckschmerz, die Gelenke zusätzlich auf Stabilität geprüft und Schmerzen im Verlauf der Sehnen der Rotatorenmanschette durch Tasten erfasst.

Das Ausmaß der Beweglichkeit wird nach der Neutral-0-Methode bestimmt.

Beurteilt werden das aktive und passive Bewegungsausmaß und der Bereich bzw. der Punkt, bei denen es zum Auftreten von Beschwerden kommt.

Eine Einschränkung der aktiven und passiven Beweglichkeit der Schulter in allen Ebenen liegt bei der sog. Frozen Shoulder vor.

Im Frühstadium der Rotatorenmanschettenruptur ist nur die aktive, nicht jedoch die passive Beweglichkeit eingeschränkt; bei älteren Rupturen oder fortgeschrittenen Impingementsyndromen finden sich Bewegungseinschränkungen wie bei der sog. Frozen Shoulder.

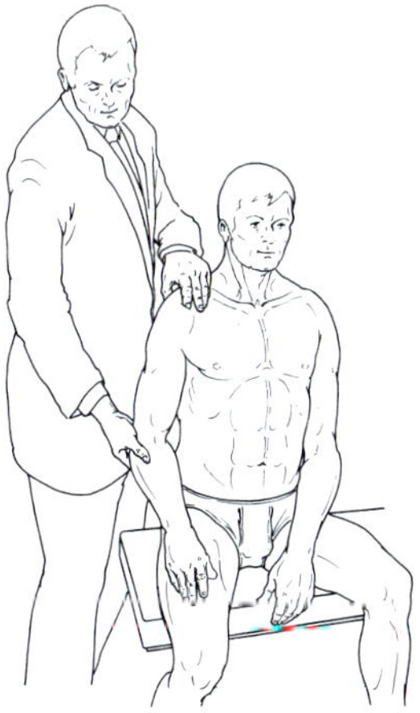

Abb. 2.6 **Codman-Griff.**

Handflächenzeichen-Test und Fingerzeichen-Test

Der typische Schulterschmerz beginnt im Schultergelenk und strahlt in den Oberarm aus. Der Patient beschreibt dies meist auf zwei Arten. Für die glenohumeralen und subakromialen Schmerzen ist das Handflächenzeichen typisch. Der Patient legt die Handfläche des gesunden Armes direkt unterhalb des Akromions.

Für Schmerzen im Akromioklavikulargelenk ist das Fingerzeichen typisch. Der Patient führt den Zeigefinger der gegenüberliegenden Hand direkt auf das betroffene Akromioklavikulargelenk.

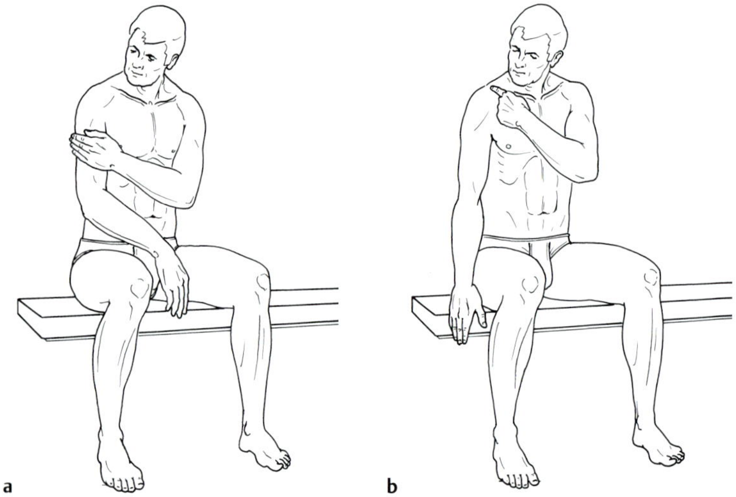

Abb. 2.**7 a u. b** **Handflächenzeichen- und Fingerzeichen-Test:**
a Handflächenzeichen,
b Fingerzeichen.

Bursitistests

Bursae (Schleimbeutel)

Im Bereich der Schulter finden sich eine Reihe von Gleitbeuteln (Bursae). Sie sind teilweise untereinander kommunizierend. Die Bursa subacromialis und die nahe gelegene Bursa subdeltoidea sind die wichtigsten. Sie sichern eine „geschmeidige Bewegung“ zwischen der Rotatorenmanschette und dem darüber liegenden Akromion und Akromioklavikulargelenk. Bei pathologischen Prozessen in der Schulter verursachen sie meist erhebliche Schmerzen. Oft bilden diese Bursae zusammen einen Schleimbeutel.

Bursitiszeichen

Abklärung von unklaren Schulterschmerzen.

Vorgehen: Mit dem Zeige- und Mittelfinger wird gezielt von lateroventral die subakromiale Zone palpiert.

(Durch Extension oder leichte Hyperextension des Armes mit der nicht untersuchenden Hand und Vordrücken des Humeruskopfes mit dem dorsal liegenden Daumen der untersuchenden Hand lässt sich der subakromiale Raum erweitern. Die kranial liegenden Anteile der Rotatorenmanschette und deren Ansatz am Tuberculum majus lassen sich zusätzlich palpieren.)

Beurteilung: Ein lokalisierter Druckschmerz des subakromialen Raumes deutet auf einen Reizzustand der Bursa subacromialis hin, aber auch auf eine Erkrankung der Rotatorenmanschette.

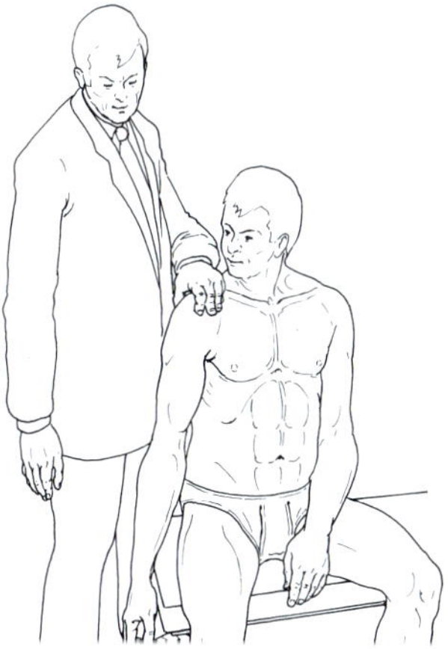

Abb. 2.**8** **Subakromiales Bursitiszeichen.**

Dawbarn-Test

Hinweis auf eine subakromiale Bursitis.

Vorgehen: Während die eine Hand des Untersuchers den Arm des Patienten aus mittlerer Abduktionsstellung weiter abduziert, palpiert die andere Hand den subakromialen Raum von ventrolateral.

Während der passiven Abduktion des Armes bis 90° übt der Untersucher zusätzlich punktuellen Druck subakromial aus.

Beurteilung: Subakromiale Schmerzen, die bei Abduktion nachlassen, sprechen für eine Bursitis.

Mit der Abduktion legt sich der M. deltoideus über den Randbereich der Bursa subacromialis. Dies lindert den Schmerz.

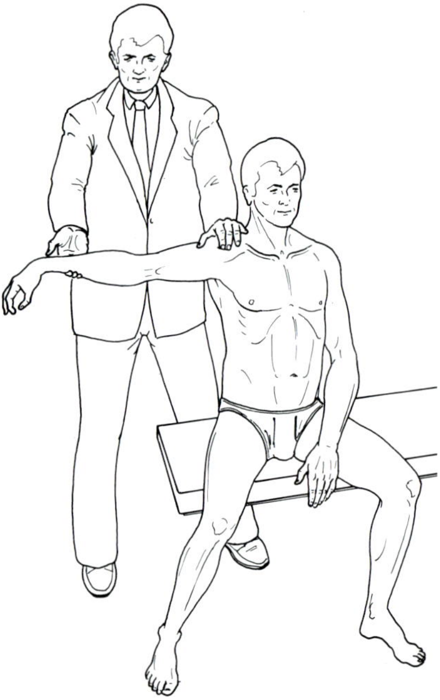

Abb. 2.**9** **Dawbarn-Test.**

Rotatorenmanschette (Impingement-Symptomatik)

Das übliche Symptombild einer Läsion der Rotatorenmanschette wird beherrscht von Schmerzen und einer mehr oder weniger ausgeprägten Funktionsschwäche.

In der akuten Schmerzphase ist es oft schwierig, aus der Untersuchung Informationen zu bekommen, die uns erlauben, zwischen einer schmerzhaften Schulter durch Verkalkungen, Tendinitis, ein Subskapularissyndrom oder eine Rotatorenmanschettenruptur zu unterscheiden.

Schwieriger ist die Abgrenzung zwischen einer Rotatorenmanschettensehnenruptur und einer erkrankten, degenerativ veränderten, nicht rupturierten Sehne.

Die klinische Zuordnung von Schulterschmerzen und Muskelschwäche ist erst dann besser möglich, wenn die Schmerzen der akuten Phase abgeklungen sind.

Bei Rupturen des M. supraspinatus ist die aktive Beweglichkeit insgesamt vermindert, bei Läsionen des vorderen oberen Anteils und mehr noch bei solchen des hinteren Anteils und am meisten bei kompletten Rupturen. Dabei handelt es sich aber nur um einen Hinweis; der Bewegungsumfang erlaubt nicht die Beurteilung der Art der Läsion.

Abzugrenzen von der sog. Frozen Shoulder ist die Pseudoversteifung der Schulter. Sie wird oft verursacht durch eine fortgeschrittene gering schmerzhafte Arthrose im Sternoklavikulargelenk.

Bezieht man diese Veränderung nicht mit ein, so besteht die Gefahr, dass die Bewegungseinschränkung mit Veränderungen im glenohumeralen Gelenk verbunden wird.

Die Untersuchung des Achselzuckens (Anheben der Schultern) ist für diese Differenzierung ein guter Test, denn das glenohumerale Gelenk darf nur dann als Ursache für eine Bewegungseinschränkung gelten, wenn das Achselheben normal ist. In gleicher Weise muss eine skapulothorakale Pathologie ausgeschlossen werden. Weniger wichtig erscheint eine „knarrende" Schulter durch einen knöchernen Vorsprung, z.B. eine Exostose des Schulterblatts oder der Rippen, als die Skapula, die sich fixiert in einer Einbuchtung des hinteren Thorax, wie z.B. nach einer Thorakoplastik oder Rippenserienfraktur. Ebenso wichtig ist es, eine Dysfunktion der Schultermuskulatur auszuschließen, sei es der skapulothorakalen oder der glenohumeralen Muskulatur. Insbesondere ist auf eine mögliche Serratuslähmung zu achten, indem man sich vergewissert, ob sich das Schulterblatt beim Abstoßen der nach vorne gestreckten Arme abhebt. Ebenso muss eine Paralyse des M. trapezius ausgeschlossen werden, welche eine Einschränkung der Schulterbeweglichkeit dadurch bewirkt, dass die Skapula nicht fixiert werden kann.

Die Elevation, aber auch das Achselzucken, erlaubt es, diese Paralyse auszuschließen.

Für die unter dem Schulterdach liegenden Strukturen ist schon unter normalen Verhältnissen wenig Raum. Wenn bei der Elevation das Tuberculum majus unter das Schulterdach tritt, wird das Raumangebot noch geringer.

Besonders betroffen von Platznot ist der M. supraspinatus. Sein Verkehrsraum wird vom vorderen Akromion, dem korakoakromialen Band, dem Akromioklavikulargelenk und dem Processus coracoideus allseitig begrenzt (Supraspinatus-Outlet).

Beim Impingementsyndrom handelt es sich um eine schmerzhafte Funktionsstörung der Schulter, die durch ein Anstoßen der Rotatorensehnen am Vorderrand des Schulterdachs und/oder Akromioklavikulargelenks entsteht.

Bei der Elevation kann die Rotatorenmanschette mit der dazwischen liegenden Bursa am vorderen Akromionrand, bei der Innenrotation am Processus coracoideus lokal komprimiert werden. Es kann zu einem subakromialen bzw. subkorakoidalen Impingementsyndrom kommen.

Außer an der Rotatorenmanschette können Impingementläsionen auch an anderen in der Impingementzone liegenden Strukturen vorkommen, wie der langen Bizepssehne und der Bursa subacromialis.

Nach Neer unterscheidet man ein primäres Impingement (Outlet-Impingement) und sekundäres Impingement (Non-Outlet-Impingement). Beim primären Impingement kommt es zu einer Supraspinatusreizung infolge einer mechanischen Raumeinengung (Supraspinatus Outlet) durch angeborene Formveränderungen des Akromions, erworbene Spornbildungen am vorderen Akromionrand, kaudalen Osteophyten am Akromioklavikulargelenk und bei posttraumatischen Fehlheilungen von Processus coracoideus, Akromion und Tuberculum majus. Beim sekundären Impingement (Subakromialsyndrom) kommt es zu einer relativen subakromialen Raumeinengung durch eine Volumenzunahme der unter dem Schulterdach durchziehenden Strukturen. Eine Verdickung der Rotatorenmanschette und der Bursa (Kalkdepot, chronische Bursitis) sowie ein posttraumatischer Hochstand des Tuberculum majus sind die häufigsten Ursachen.

Nach Keyl ist die Hauptsache des sekundären Impingements der Ausfall der Kopfdepressoren bei Ruptur der Rotatorenmanschette oder der langen Bizepssehne. Kann durch einen Rotatorenmanschettendefekt die kranialisierende Kraftkomponente des M. deltoideus nicht mehr kompensiert werden, so kommt es bei der Elevation des Armes zu einem Hochsteigen des Schulterkopfs und damit zu einem Impingement. Das gleiche gilt auch für die Schulterinstabilität, wenn vor allem bei multidirektionalen Dislokationen der Kopf verstärkt gegen das Pfannendach gezogen und damit ein Impingement ausgelöst wird. Ein funktioneller Engpass kann auch entstehen, wenn die Skapula

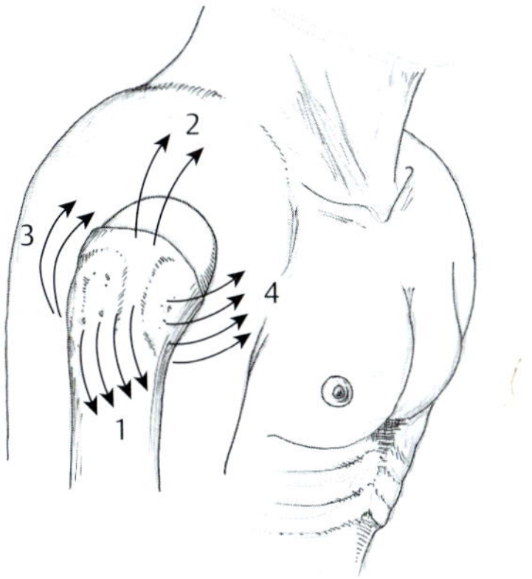

Abb. 2.**10**
Muskelfunktionen der Schulter.
1 Adduktoren (M. pectoralis major, M. latissimus dorsi, M. teres major, M. teres minor)
2 Abduktoren (M. deltoideus, M. supraspinatus)
3 Außenrotatoren (M. infraspinatus, M. teres minor)
4 Innenrotatoren (M. subscapularis, M. pectoralis major, M. latissimus dorsi, M. teres major)

bei einer Lähmung und Schwäche der Muskulatur an der Gesamtelevation des Armes nicht beteiligt ist oder wenn bei Sprengung des Akromioklavikulargelenks ihre Aufhängung verloren gegangen ist. Nicht zuletzt ist auch an die pathogenetische Bedeutung der geschrumpften dorsalen Kapsel zu denken. Wenn der Humeruskopf bei der Flexion nicht genügend nach hinten gleiten kann, wird er vermehrt gegen den vorderen Akromionrand gepresst, und es entsteht ein Impingement.

Im chronischen Stadium eines Impingementsyndroms kann sich eine Atrophie des Deltamuskels sowie der Mm. supra- und infraspinatus bemerkbar machen. Die Sehnenansätze am Tuberculum majus und am Tuberculum minus sind oft druckempfindlich, die Beweglichkeit des Glenohumeralgelenks kann endgradig eingeschränkt sein. Die aktive Elevation ist schmerzhafter als die passive.

Kann der Patient den Arm trotz Schmerzen gegen Widerstand abduzieren, spricht dies nicht für eine rupturierte, sondern eher für eine erkrankte, degenerativ veränderte Sehne.

Eine genauere klinische Abgrenzung zwischen rupturbedingter und schmerzbedingter Abduktionsschwäche erlaubt der Impingement-Injektionstest nach Neer.

Liegt eine Sehnenruptur vor, so ist zu erwarten, dass trotz Schmerzfreiheit (Linderung) durch die Infiltration in den subakromialen Raum die Abduktionsschwäche des Armes verbleiben wird.

Bei einer sog. „Pseudoparalyse“ ist der Patient unfähig, den betroffenen Arm zu heben. Dieses globale Zeichen spricht für eine Schädigung der Rotatoren-Manschette. Zur genaueren Eingrenzung des geschädigten Sehnenanteils sollte weitergehend untersucht werden. Dabei können Provokationstests sehr hilfreich sein. Es werden die Außen- und Innenrotation in verschiedenen Stellungen des Schultergelenks gegen Widerstand geprüft. Eine Schwäche ist eher auf ein funktionelles Defizit (z. B. Ruptur) der Sehnen, Schmerz eher auf eine entzündliche Komponente der Sehnenansätze oder der angrenzenden Bursen zurückzuführen.

Null-Grad-Abduktionstest

Vorgehen: Die Untersuchung erfolgt am stehenden Patienten. Die Arme des Patienten hängen locker am Körper herab. Der Untersucher greift die Arme im distalen Unterarmdrittel. Der Patient versucht, die Arme gegen den Widerstand des Untersuchers zu abduzieren.

Beurteilung: Die Abduktion des Armes wird durch den M. supraspinatus und den M. deltoideus „gestartet“. Schmerzen, insbesondere Schwäche beim Abduzieren und Halten des Armes, müssen an eine Ruptur der Rotatorenmanschette denken lassen.

Die fehlende Zentrierung des Humeruskopfes, der sog. Humeruskopfhochstand bei Ruptur der Rotatorenmanschette, bewirkt eine relative Insuffizienz der äußeren Schultermuskulatur. Kleine Rupturen, die funktionell noch kompensiert werden können, bieten geringe Funktionsverluste bei gleichen Schmerzen. Größere Rupturen sind in jedem Fall von Schwäche und Funktionsverlust gekennzeichnet.

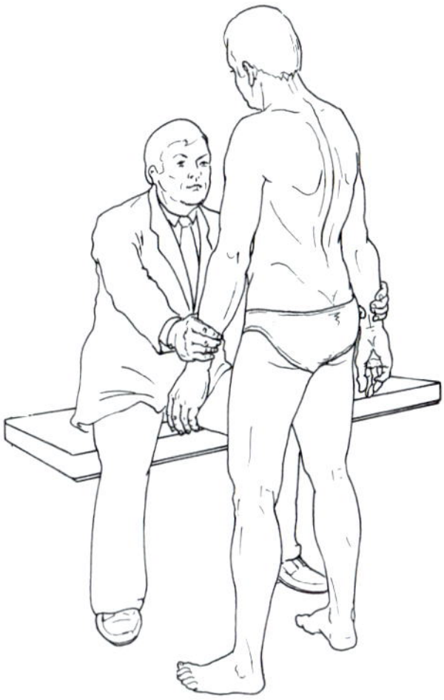

Abb. 2.11
Null-Grad-Abduktionstest.

Musculus-supraspinatus-Test nach Jobe (Empty-Can-Test)

Vorgehen: Dieser Test kann beim stehenden und sitzenden Patienten durchgeführt werden. Bei gestrecktem Ellenbogengelenk wird der Arm des Patienten in 90° Abduktion, 30° Horizontalflexion und Innen- oder Außenrotation gehalten. Während der Abduktions-/Horizontalflexionsbewegung übt der Untersucher Druck von oben auf den Unterarm aus. Nach EMG-Untersuchungen lässt sich dabei die Funktion des M. supraspinatus weitgehend isoliert testen. Es ist wichtig, den Druck zunächst sanft vorzunehmen und erst dann zu steigern, wenn keine Schmerzen im bisherigen Testverlauf auszulösen sind.

Beurteilung: Löst der Test einen mehr oder weniger ausgeprägten Schmerz aus und ist der Patient nicht in der Lage, den Arm auf 90° abduziert und gegen die Schwerkraft zu halten, so spricht man von einem positiven „Drop Arm Sign".

Bei Innenrotation (Daumen zeigt bodenwärts – wie beim Ausschütten einer Getränkedose: Empty Can) werden speziell die kranialen Anteile der Rotatorenmanschette (M. supraspinatus), bei Außenrotation eher die ventralen Anteile der Rotatorenmanschette überprüft.

Zur weiteren Differenzierung kann der Test bei nur 45° Abduktion wiederholt werden. Wenn der Impingementanteil eine wesentliche Ursache darstellt, findet man nun eine geringere Schmerzsymptomatik und bessere Kraftentfaltung, sofern die Sehne in der Kontinuität intakt ist. Der Test kann bei pathologischen Veränderungen der langen Bizepssehne falsch positiv ausfallen.

Löst der Test Schmerzen aus und ist der Patient nicht in der Lage, den Arm auf 90° abduziert und gegen die Schwerkraft zu halten, so spricht dies für eine Läsion der Sehne (des Muskels) des Supraspinatus oder für eine Schädigung des N. suprascapularis.

Die „Kraft" im M. supraspinatus verschwindet erst komplett, wenn mehr als zwei Drittel der Sehne defekt sind.

Untersuchungen mit Anästhesie des N. suprascapularis und des N. axillaris zeigen, dass der M. supraspinatus und der M. deltoideus für die Abduktion des Armes verantwortlich sind (Abb. 2.**22**, S. 101). Der M. supraspinatus presst mit den anderen Muskeln der Rotatorenmanschette den Schulterkopf in die Pfanne und abduziert den Arm in den ersten 20°. Dann kommt der M. deltoideus „mit ins Spiel". Auch wenn die Sehne des M. supraspinatus komplett rupturiert ist, kann eine gute Beweglichkeit der Schulter möglich sein. Es besteht lediglich ein Defizit im Beginn der Abduktion und später über 90° hinaus. EMG-Untersuchungen zeigen keinen Unterschied der EMG-Werte beim Halten des Armes in maximaler Innenrotation (klassische „Empty Can"-Position nach Jobe) mit dem Daumen parallel zum Fußboden und der Rotation des Armes in maximaler Außenrotationsstellung („Full Can"-Position).

Die Kraft des M. supraspinatus kann auch beim gebeugten Ellenbogengelenk getestet werden. Für den Patienten bedeutet diese Stellung eine geringere Haltekraft und weniger Stress und ist damit auch weniger schmerzhaft.

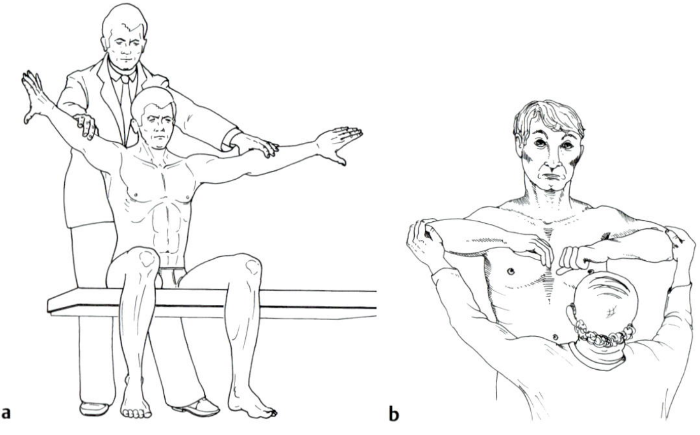

Abb. 2.**12 a u. b** **M.-supraspinatus-Test nach Jobe.**

Musculus-subscapularis-Test

Vorgehen: Dieser Test wirkt im Vergleich zum M.-infraspinatus-Test umgekehrt. Bei nicht ganz am Körper anliegendem Ellenbogen wird die passive Außenrotationsfähigkeit im Vergleich zur Gegenseite gemessen und die aktive Innenrotation des Schultergelenks gegen Widerstand geprüft.

Beurteilung: Eine im Vergleich zur Gegenseite vergrößerte schmerzfreie, passive Außenrotation sowie eine Schwäche der aktiven Innenrotation spricht für einen isolierten Riss der Subskapularissehne. Ein Riss des M. supraspinatus manifestiert sich durch eine verringerte Innenrotationskraft mit Schmerzen. Die Kraftminderung weist bei geringen Schmerzen eher auf eine Ruptur hin, bei stärkeren Schmerzen ist die Unterscheidung zwischen Ruptur und einer Tendopathie schwierig.

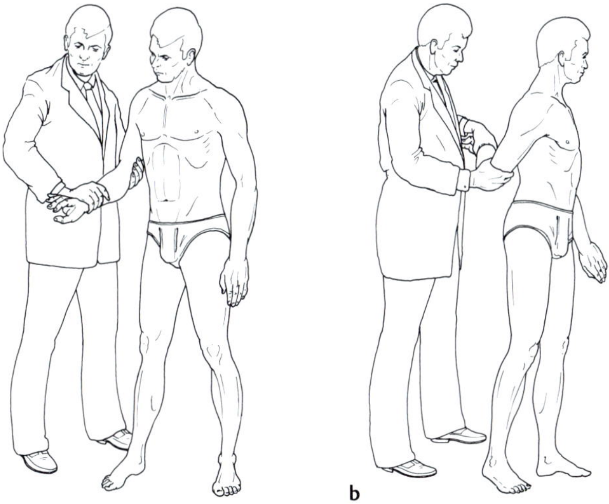

a b

Abb. 2.**13 a u. b M.-subscapularis-Test:**
a Außenrotation passiv,
b Innenrotation aktiv hinter dem Rücken.

Lift-off-Test nach Gerber

Vorgehen: Bei innenrotiertem Arm wird der Patient aufgefordert, die Handrückenfläche auf den Rücken zu legen bzw. dort zu bewegen. Danach wird er aufgefordert, die Hand bei Beibehaltung dieser Armstellung vom Rücken wegzubewegen. Ist dies möglich, führt der Untersucher einen steigenden Gegendruck auf die Hand des Patienten aus, um die Kraft des M. subscapularis zu testen.

Beurteilung: Liegt eine Ruptur der Sehne oder eine Insuffizienz des Muskels vor, ist es dem Patienten nicht möglich, den Handrücken aktiv oder gegen den Widerstand der Untersucherhand abzuheben. Ist schmerzbedingt eine maximale Innenrotationsstellung des Armes nicht möglich, empfiehlt sich die Durchführung des Belly-Press-Testes. Liegt ein Riss der Subskapularissehne vor, steigt die passive (und aktive) Außenrotation des Armes. In einer Testvariante wird der Patient passiv so weit wie möglich innenrotiert. Er wird dann aufgefordert, diese Position zu halten. Kommt es zu Schmerzen oder liegt eine Schwäche des M. supraspinatus vor, kann der Patient die Position nicht halten, die Hand bewegt sich vom Rücken weg (Subskapularis- oder medialer Rotationstest, „Spring back“- oder „Leg“-Test). Dieser Test wird auch als modifizierter Lift-off-Test bezeichnet. Eine kurze Verzögerung der Durchführung der aktiven (und passiven) Innenrotationsbewegung spricht für einen Teilriss der Subskapularissehne.

Dieser modifizierte Test ermöglicht eine differenzierte Untersuchung von Sehnenrissen der Rotatorenmanschette.

Der Test wird auch zur Untersuchung der Mm. rhomboidei verwendet. Besteht eine Scapula alata, so liegt eine Schädigung der Mm. rhomboidei vor. Differenzialdiagnostisch muss überlegt werden, ob nicht eine Schädigung (Lähmung) des M. serratus vorliegt. Die Krankheitsbilder unterscheiden sich dadurch, dass bei einer Lähmung des M. serratus auf der gelähmten Seite, im Gegensatz zu einer Schädigung der Mm. rhomboidei, eine Elevation des Armes über 90° nicht möglich ist.

Da viele Patienten mit einer Subluxationspathologie der Bizepssehne zusätzlich einen Teil- oder einen kompletten Riss der Subskapularissehne haben, muss bei einem Lift-off-Test auch an eine Bizepssehnenerkrankung gedacht werden.

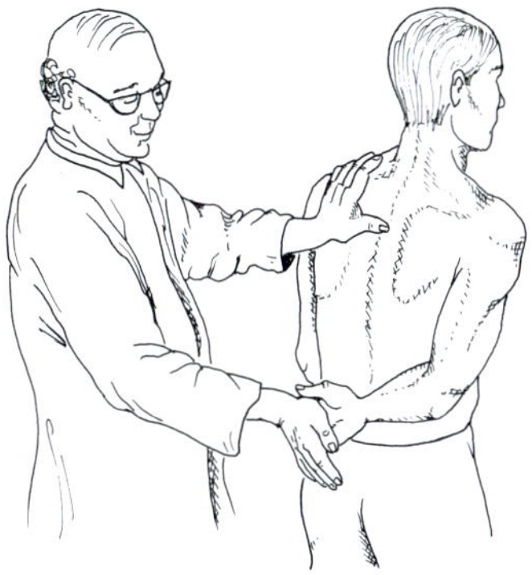

Abb. 2.**14** **Lift-off-Test.**

Belly-Press-Test (Abdominal-Drucktest)

Vorgehen: Die Untersuchung erfolgt am stehenden Patienten. Der Unterarm des Patienten wird bei gebeugtem Ellenbogen und maximal innenrotiertem Arm vom Untersucher auf den Bauch gelegt (**a**). Der Patient wird nun aufgefordert, diese Position zu halten.

Beurteilung: Bei einem Riss der Sehne des M. subscapularis gelingt es dem Patienten nicht, die Hand fest auf dem Bauch zu halten; sie weicht ab (**b**). Der Ellenbogen bewegt sich unter Wirkung des M. latissimus dorsi und des M. teres major seitlich nach dorsal. Zusätzlich kommt es zu einer Flexion im Handgelenk.

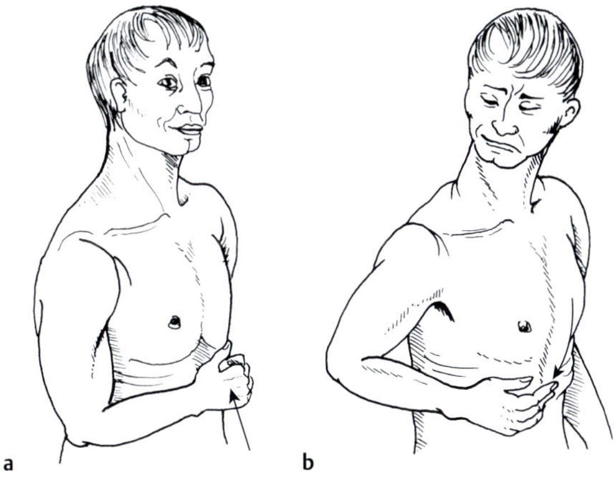

Abb. 2.**15a u. b** **Belly-Press-Test:**
a Der Unterarm liegt bei gebeugtem Ellenbogen der Bauchwand an.
b Abweichung des Armes im Ellenbogen seitlich dorsal, im Handgelenk flektiert.

Napoleon-Zeichen

Der aktive und passive Lift-off-Test ist nur vertretbar, wenn das verletzte Schultergelenk eine freie aktive und passive Innenrotation aufweist.

Vorgehen: Der Patient wird aufgefordert, beide im Ellenbogengelenk gebeugten Unterarme bei gestreckten Handgelenken mit ganzer Kraft gegen den Bauch zu drücken und dabei die Ellenbogengelenke vorn zu halten.

Beurteilung: Normalerweise tritt bei dieser Bewegung infolge der Anspannung der Subskapularismuskulatur eine Bewegung des Ellenbogens nach ventral auf. Bei Patienten mit einer Subskapularissehnenruptur bleibt die Stellung des Armes unverändert, bei einigen Patienten fällt darüber hinaus eine passive vermehrte Außenrotation auf. Zusätzlich kommt es zu einer Flexion im Handgelenk. Je nach Flexionsgrad ist eine Graduierung möglich (Burkhart u. Thereny). Bei einer Flexionsstellung im Handgelenk von 90° („positive result") muss von einer kompletten Ruptur der Subscapularissehne ausgegangen werden. Zeigt sich eine Flexionsstellung von 30–60° („intermediate result") liegt meist eine Läsion der oberen ⅔ der Sehne vor.

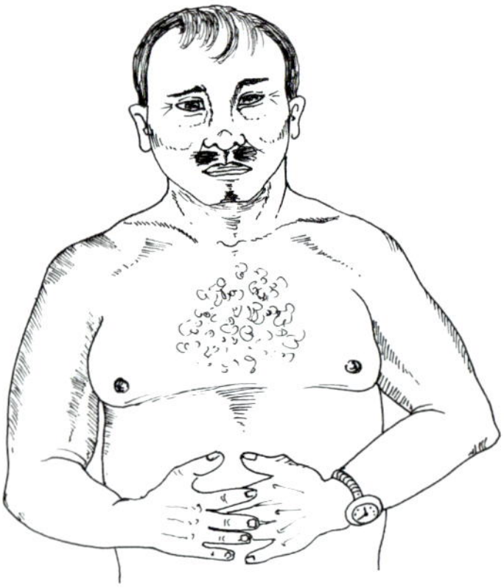

Abb. 2.**16** **Napoleon-Zeichen (positiv auf der rechten Seite).**

Musculus-infraspinatus-Test

Vorgehen: Der Test kann am sitzenden und am stehenden Patienten vorgenommen werden.

Am besten wird der Test im Seitenvergleich geprüft. Die Arme des Patienten hängen locker herab, die Ellenbogengelenke sind um 90° gebeugt, liegen aber dem Körper nicht ganz an. Der Untersucher legt seine Handinnenflächen auf die Handrücken des Patienten. Der Patient wird nun angewiesen, gegen den Widerstand der Hände des Untersuchers den Unterarm nach außen zu rotieren.

Beurteilung: Schmerzen oder Schwäche bei der Außenrotation weisen auf eine Erkrankung des M. infraspinatus (Außenrotator) hin. Da die Rupturen des M. infraspinatus meist schmerzfrei sind, spricht die Rotationsschwäche mit großer Wahrscheinlichkeit für dessen Ruptur. Um eine Beteiligung des M. deltoideus bei der Außenrotation auszuschalten, kann dieser Test auch in 90° Abduktion und 30° Flexion durchgeführt werden.

Die häufigste Ursache für die Atrophie des M. infraspinatus sind Risse der Sehne oder eine Schädigung des den M. infraspinatus versorgenden Anteils des N. subscapularis durch Kompression (Zyste, Exostose) oder durch eine Dehnungsverletzung (bei Überkopfsportarten, z. B. Volleyballspieler).

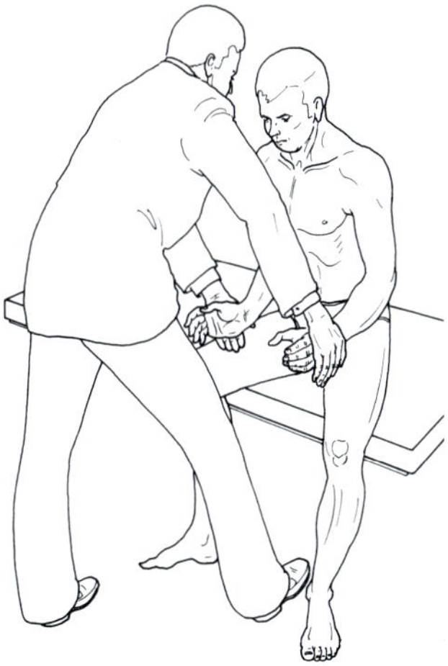

Abb. 2.**17** **M.-infraspinatus-Test.**

Abduktions-Außenrotations-Test

Vorgehen: Der Arm wird 90° abduziert und 30° flektiert. Dadurch kann die Beteiligung des M. deltoideus bei der Außenrotation ausgeschaltet werden. Der Patient versucht, gegen den Widerstand der Untersucherhand den Arm weiter nach außen zu rotieren.
Beurteilung: Die fehlende aktive Außenrotation in Abduktionsstellung des Armes spricht für eine klinisch relevante Ruptur der Sehne des M. infraspinatus.

Bei einer Außenrotation von mehr als 45° wird vorwiegend die Funktion des M. teres minor getestet.

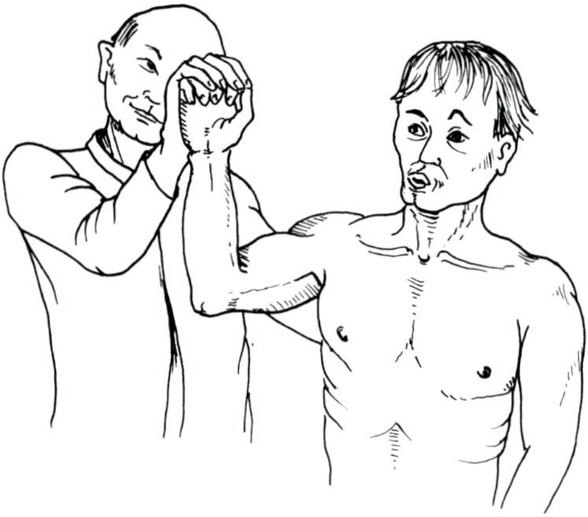

Abb. 2.**18** **Abduktions-Außenrotations-Test.**

Musculus-teres-Test

Vorgehen: Der Patient steht aufrecht und nimmt eine entspannte Haltung ein. Von hinten wird die Position der Hände beurteilt.
Beurteilung: Der M. teres major bewirkt eine Innenrotation des Armes. Liegt eine Muskelkontraktur vor, wird der betroffene Arm innenrotiert gehalten und die Handfläche zeigt im Seitenvergleich nach hinten.

Bei entspannter Haltung deutet dies auf eine Kontraktur im M. teres major hin.

Eine Rotatorenmanschettenschwäche oder eine Plexus-brachialis-Schädigung kann ebenfalls eine asymmetrische Stellung der Hand bewirken.

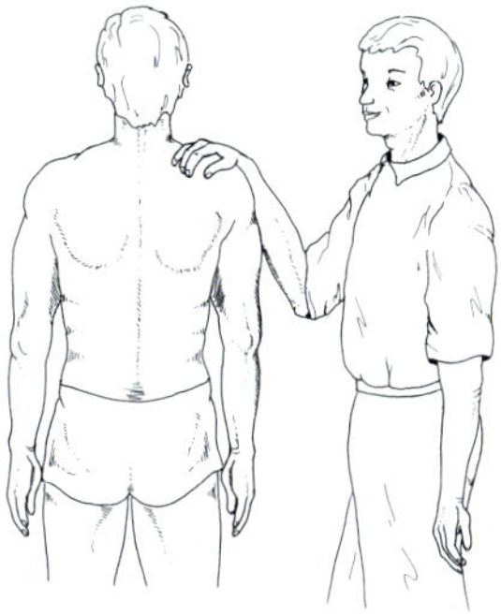

a

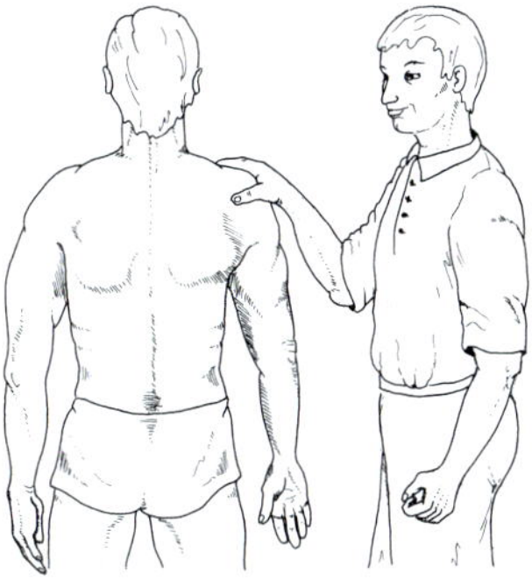

b

Abb. 2.**19 a u. b** **M.-teres-Test:**
a normale Haltung,
b Kontrakturstellung rechter Arm.

Unspezifischer Musculus-supraspinatus-Test

Vorgehen: Der sitzende Patient soll den 90° abduzierten Arm gegen Widerstand der Untersucherhand, die auf dem Unterarm liegt, weiter abduzieren.
Beurteilung: Eine Schwäche bei der weiteren Abduktion und/oder Schmerzen weisen auf eine Erkrankung der Sehne des M. supraspinatus hin.
Bemerkung: Eine weitere Abduktion ist auch unter Umständen mit Schmerzen im Akromioklavikulargelenk verbunden.

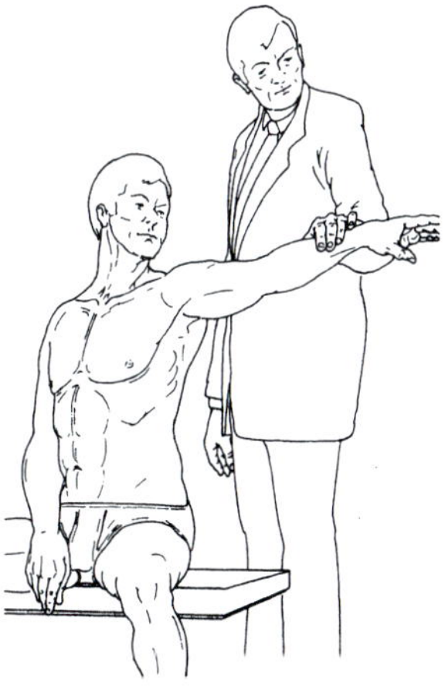

Abb. 2.**20** **Unspezifischer M.-supraspinatus-Test.**

Drop-Arm-Zeichen

Vorgehen: Am sitzenden Patienten wird der gestreckte Arm 90° passiv abduziert. Der Patient wird aufgefordert, den Arm in dieser Position ohne Unterstützung zu halten und dann langsam abzusenken.
Beurteilung: Halteschwächen mit oder ohne Schmerzen oder plötzliches Absinken des Armes sprechen für eine Rotatorenmanschettenläsion, die am häufigsten durch einen Defekt im M. supraspinatus bedingt ist. Bei Vorliegen einer sog. Pseudoparalyse ist der Patient unfähig, den betroffenen Arm zu heben. Dieses globale Zeichen spricht für eine eher komplette Schädigung der Rotatorenmanschette.

Ein positives Drop-Arm-Zeichen kann auch eine neurologische Ursache haben. Deshalb müssen Patienten sorgfältig eingehend untersucht werden (N.-subscapularis-Schädigung).

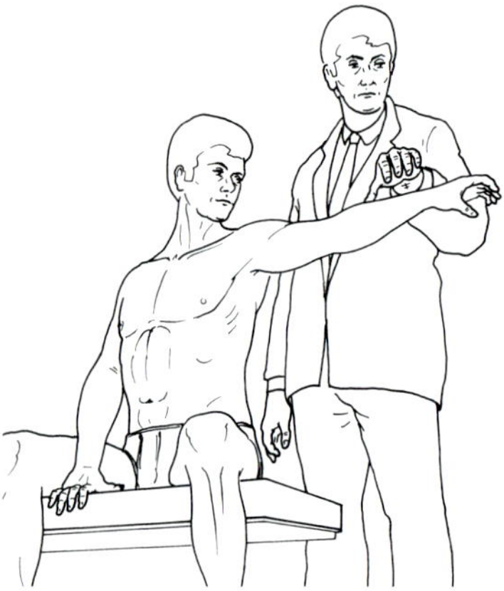

Abb. 2.**21** **Drop-Arm-Zeichen.**

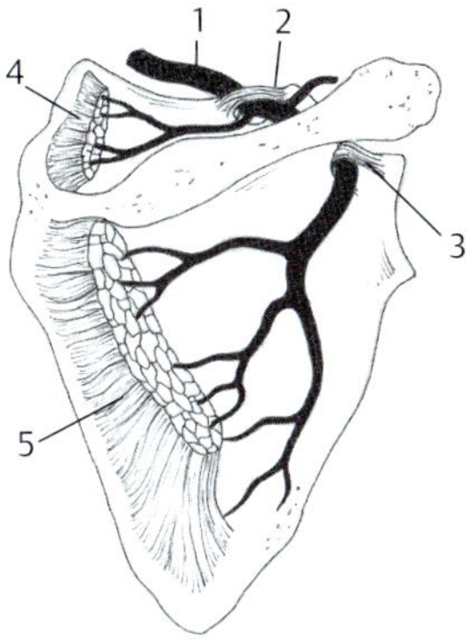

Abb. 2.**22** **Verlauf und Versorgungsgebiet des N. suprascapularis.**
1 N. suprascapularis
2 Lig. transversum scapulae superius
3 Lig. transversum scapulae inferius (Spinoglenoidligament)
4 M. supraspinatus
5 M. infraspinatus

Hornblower-Zeichen nach Walch

Vorgehen: Der Patient wird aufgefordert, die Hand des betroffenen Armes zum Mund zu führen.

Beurteilung: Liegt eine komplette Insuffizienz beider Außenrotatoren (nämlich des M. infraspinatus und des M. teres minor) vor, weicht der Arm in Innenrotation aus und der Patient muss den Ellenbogen höher heben als die Hand.

Um mit der Hand den Mund zu erreichen, muss der Patient den Arm zunächst 90° abduzieren. Aus dieser Position fällt der Arm in eine Innenrotationsstellung und ermöglicht nun, die Hand zum Mund zu führen.

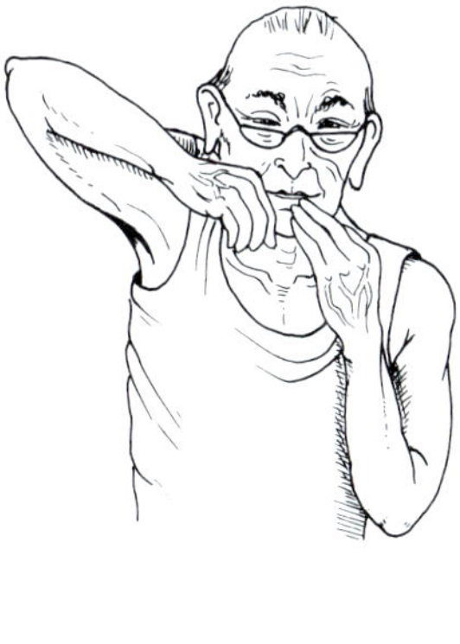

Abb. 2.**23** **Hornblower-Zeichen nach Walch.**

Apley's Scratch-Test

Vorgehen: Der sitzende Patient soll mit dem Zeigefinger versuchen, den gegenüberliegenden proximalen medialen Rand des Schulterblatts zu erreichen.
Beurteilung: Schmerzauslösung über der Rotatorenmanschette mit Nichterreichen des Schulterblatts infolge eingeschränkter Außenrotations-/Abduktionsbeweglichkeit weist auf eine Erkrankung der Rotatorenmanschette (vornehmlich des M. supraspinatus) hin (DD: Arthrose des Schulter-Schultereck-Gelenks, Gelenkkapselfibrose).

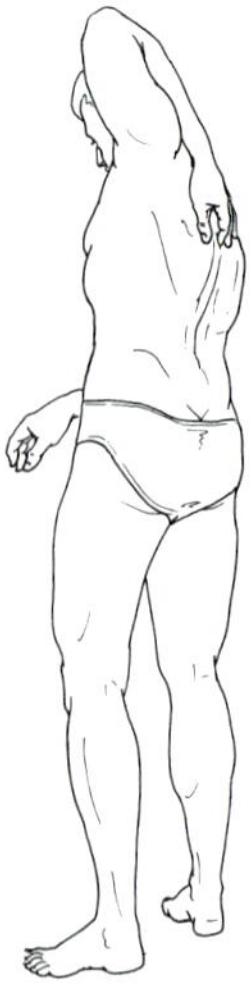

Abb. 2.**24** **Apley's Scratch-Test.**

Schmerzhafter Bogen I (Painful Arc)

Vorgehen: Aus einer angelegten Armstellung wird der Arm aktiv und passiv abduziert.

Beurteilung: Schmerzen, die bei einer Abduktion zwischen 70° und 120° (Abb. 2.25b) auftreten, weisen auf eine Läsion der Sehne des M. supraspinatus hin, die während dieser Phase zwischen Tuberculum majus und Akromion eingeengt wird (subakromiales Impingement). Über 120° besteht dann meist wieder Schmerzfreiheit. Im Unterschied dazu treten bei einer Akromioklavikulargelenkaffektion die Schmerzen erst bei einer Abduktion von 140° bis 180° auf (Abb. 2.25c).

In der aktiven und passiven Bewegungsprüfung lässt sich der schmerzhafte Bogen oft dadurch umgehen, dass der Arm in der Abduktionsbewegung gleichzeitig außenrotiert wird und dadurch der Raum zwischen Akromion und erkranktem Sehnenanteil der Rotatorenmanschette für die Passage erweitert und ein Impingement in dem Winkel zwischen 70° und 120° vermieden wird.

Neben den kompletten oder inkompletten Rupturen der Rotatorenmanschette sind Schwellungen und Entzündungszeichen durch Bursitiden und Akromionrandveränderungen sowie gelegentlich auch eine Akromioklavikulargelenkarthrose für ein Impingement ursächlich und führen zu einem schmerzhaften Bogen.

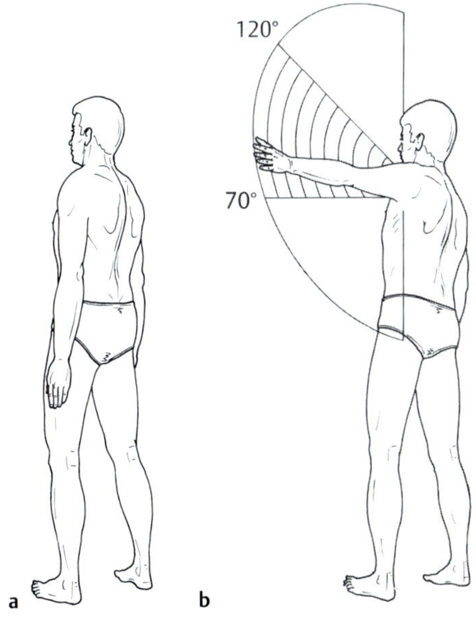

Abb. 2.**25 a u. b**
Schmerzhafter Bogen I:
a Ausgangsstellung,
b schmerzhafte Bewegung zwischen 70° und 120°.

Impingement-Test nach Neer

Vorgehen: Eine Hand des Untersuchers fixiert die Skapula, während die andere den Arm des Patienten ruckartig nach vorne medial in die Adduktions- bzw. Skapulaebene über die Horizontale hebt.

Beurteilung: Bei positivem Impingementsyndrom kommt es durch eine subakromiale Enge bzw. durch ein Anstoßen der erkrankten Zone am vorderen unteren Akromionrand zu einem ausgeprägten Bewegungsschmerz.

Der Test ist nicht spezifisch. Eine Vielzahl von anderen Erkrankungen kann ein positives Testergebnis bewirken (Bursitis, eingeschränkte Schultergelenkbeweglichkeit, anteriore Instabilität der Schulter, Kalkdepot, Knochentumoren, Ruptur der Rotatorenmanschette).

Ist der Test bei der Außenrotation des Armes positiv, so kann auch eine AC-Gelenkerkrankung ursächlich sein.

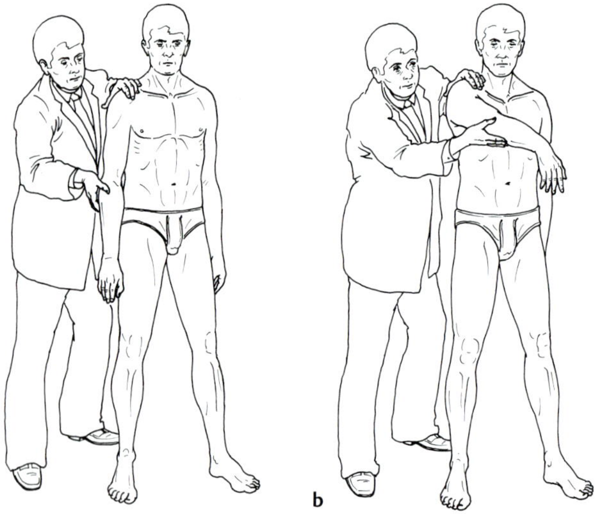

a b

Abb. 2.**26 a u. b** **Impingement-Test nach Neer:**
a Ausgangsstellung,
b forcierte Vorhebe-Adduktionsbewegung des gestreckten Armes.

Impingement-Test nach Hawkins und Kennedy

Vorgehen: Eine Hand des Untersuchers fixiert die Skapula, während die andere Hand den 90° antevertierten und innenrotierten Arm adduziert (zur Körpergegenseite bewegt).

Beurteilung: Schmerzen sprechen für eine Tendinitis oder ein Kalkdepot in der Sehne des M. supraspinatus oder für ein sekundäres Impingement (z. B. vordere Akromionrandveränderung).

Bei einem positiven Impingement-Syndrom kommt es durch Anstoßen des Tuberculum majus oder Einklemmen der Sehne des M. supraspinatus unter bzw. gegen das Lig. coracoacromiale zu einem ausgeprägten Bewegungsschmerz. Ein korakoidales Impingement zeigt sich bei der Adduktionsbewegung, wenn die Supraspinatussehne zusätzlich gegen den Processus coracoideus stößt.

Eine Variante des Impingement-Testes wurde von Jobe vorgestellt. Er führt in Abduktion eine Innenrotation des Armes durch. Hierdurch werden vornehmlich dorsale Anteile der Sehne des M. supraspinatus unter dem Schulterdach eingeengt.

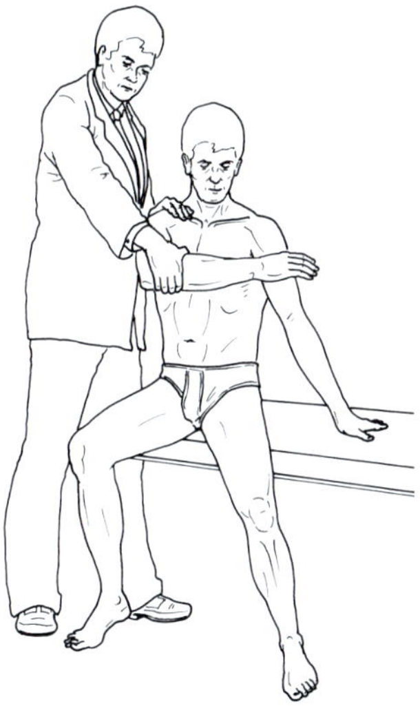

a

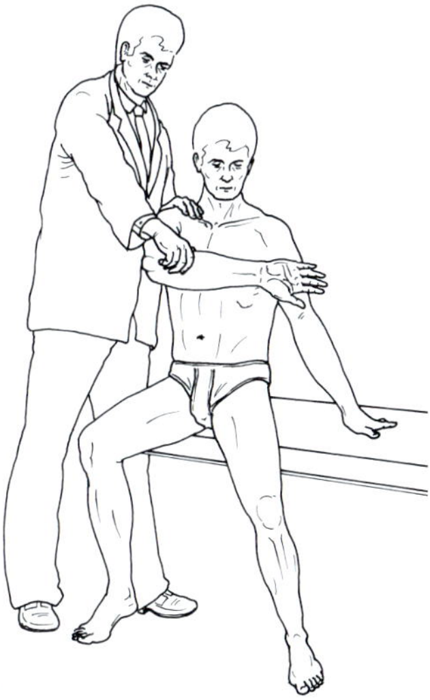

b

Abb. 2.**27 a u. b Impingement-Test nach Hawkins und Kennedy:**
a Ausgangsstellung,
b forcierte Innenrotation.

Impingement-Injektionstest nach Neer

Vorgehen: Unter sterilen Kautelen wird ein Anästhetikum, ggf. mit einem Kortikoid, unter die vordere Akromionecke bzw. in den subakromialen Raum injiziert.

Um den subakromialen Raum zu eröffnen, wird der Patient gebeten, den Arm locker und entspannt hängen zu lassen. Das Gewicht des Armes öffnet den subakromialen Raum allerdings nur, wenn der Patient ausreichend entspannt ist.

Bemerkung: Nach einer Injektion muss der Patient für eine gewisse Zeit beobachtet werden, um Kreislaufreaktionen medikamentös bedingt rechtzeitig zu erkennen und zu behandeln. Der Patient muss auch darauf hingewiesen werden, dass die Schulter nach einer Injektion vorübergehend deutlich schmerzen kann und die Bewegung schmerzhaft eingeschränkt ist. Zusätzlich kann es nach einer Injektion, insbesondere mit einem Kortikoid, zu entzündlichen, nichtbakteriellen Veränderungen in der Schulter kommen.

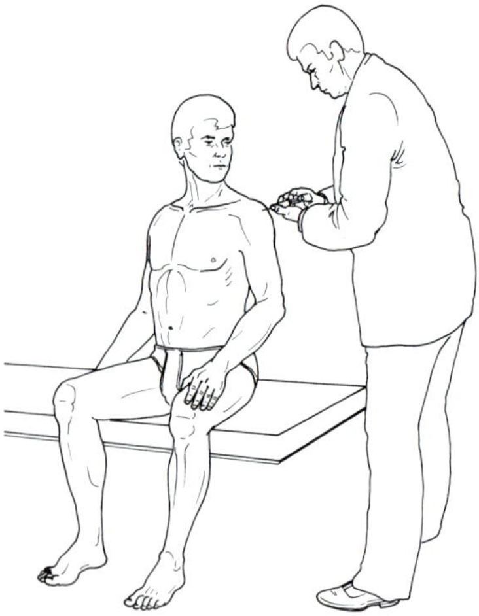

Abb. 2.**28** **Impingement-Injektionstest nach Neer.**

Akromioklavikulargelenk

Das akromiale Ende der Klavikula ist gelenkig mit dem Akromion verbunden. Die Gelenkkapsel dieses Gelenks wird durch das Lig. acromioclaviculare verstärkt. Das Gelenk ist funktionell ein Kugelgelenk, dessen Bewegungsumfang jedoch geringer ist als der des Sternoklavikulargelenks. Zwischen Skapula und Klavikula spannt sich noch ein weiteres, kräftiges Band aus, das Lig. coracoclaviculare. Es entspringt am Processus coracoideus und heftet sich an die Unterseite der Klavikula an.

Zur Beurteilung einer Schultergelenkerkrankung ist es hilfreich, im Seitenvergleich mögliche Asymmetrien der Schultereckgelenke zu beurteilen. Ursachen dafür können sein: asymptomatische Arthritis, Arthrose, Zustand nach Trauma, Tumor, Infektion, synoviale Zyste. Arthrotische Veränderungen des Akromioklavikulargelenks können zu Schmerzen und zu einer zusätzlichen subakromialen Raumeinengung führen. Neben Bewegungsschmerzen und einer Druckschmerzhaftigkeit über dem Schultereckgelenk tastet man oft knöcherne Gelenkrandverdickungen. Meist ist eine AC-Arthrose nicht symptomatisch und braucht daher keine Therapie.

Eine AC-Gelenkarthrose zeigt Befunde, die oft erst an andere Diagnosen denken lassen, wie z.B. an ein Zervikalsyndrom, welches über den M. trapezius in die Schultereckgelenkregion ausstrahlt, oder an eine Slap-Läsion oder einen Rotatorenmanschettenriss.

Akromioklavikulare Kapsel-Band-Verletzungen sind häufig, nach Rockwood erfolgt die Einteilung der Schultereckgelenkverletzungen in 6 Graden:

- Grad 1: AC-Gelenkzerrung.
- Grad 2: Teilweise Ruptur des Lig. acromioclaviculare und des Lig. coracoclaviculare und Subluxation im AC-Gelenk.
- Grad 3: Komplette Ruptur des Lig. acromioclaviculare und des Lig. coracoclaviculare, Luxation im AC-Gelenk.
- Grad 4: Luxation des AC-Gelenks, die Klavikula ist nach posterior in den M. trapezius verschoben.
- Grad 5: Luxation des AC-Gelenks, die Klavikula ist mindestens um die doppelte Klavikulabreite nach oben verschoben.
- Grad 6: Luxation des AC-Gelenks, die Klavikula ist nach inferior unter den Processus coracoideus verschoben.

Schmerzhafter Bogen II (Painful Arc)

Vorgehen: Aus einer angelegten Armstellung wird der Arm aktiv und passiv abduziert.

Beurteilung: Zwischen 140° und 180° Abduktion kommt es zum Auftreten von Schmerzen im Akromioklavikulargelenk.

- Die zunehmende Abduktion führt zu Druckerhöhung und Torquierung im Gelenk.
- (Beim Impingementsyndrom bzw. einer Rotatorenmanschettenruptur kommt es zwischen 70° und 120° zu einer Schmerzsymptomatik.)

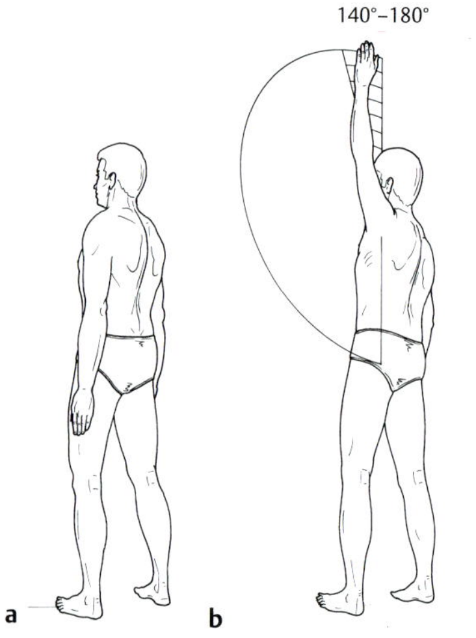

Abb. 2.**29 a u. b** **Schmerzhafter Bogen II:**
a Ausgangsstellung,
b Schmerz zwischen 140° und 180° (Hinweis auf eine Schultereckgelenkarthrose).

Forcierter Horizontaladduktionstest

Vorgehen: Der Arm der erkrankten Seite wird in 90° Abduktionsstellung horizontal zur gesunden Seite hinüber gedrückt (forcierte Adduktion).
Beurteilung: Schmerzen im Akromioklavikulargelenk sprechen für eine Gelenkveränderung oder für ein vorderes Impingement.

(Schmerzfreiheit nach Instillation eines Anästhetikums in das Akromioklavikulargelenk weist auf die Erkrankung des Gelenks hin.)

Forcierter Adduktionstest am hängenden Arm

Vorgehen: Der Untersucher fasst mit einer Hand den betroffenen Arm im Oberarmbereich, die andere Hand liegt auf der gegenüberliegenden Schulter und fixiert den Schultergürtel. Nachfolgend wird eine aktive Adduktionsbewegung des betroffenen Armes hinter den Rücken gegen Widerstand des Patienten beim hängenden Arm vorgenommen.
Beurteilung: Schmerzen über der Ventralseite der Schulter sprechen für eine Akromioklavikulargelenk-Veränderung oder ein subakromiales Impingement. (Durch Injektion eines Anästhetikums in das Akromioklavikulargelenk mit nachfolgendem Verschwinden oder Besserung der Beschwerden weist auf die Schmerzverursachung im Akromioklavikulargelenk hin.)

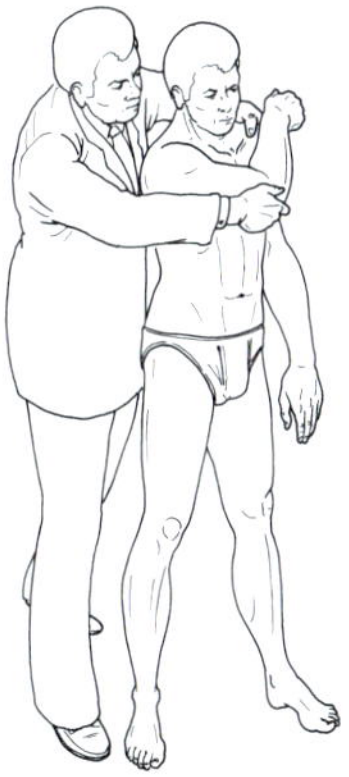

Abb. 2.**30** **Forcierter Horizontaladduktionstest.**

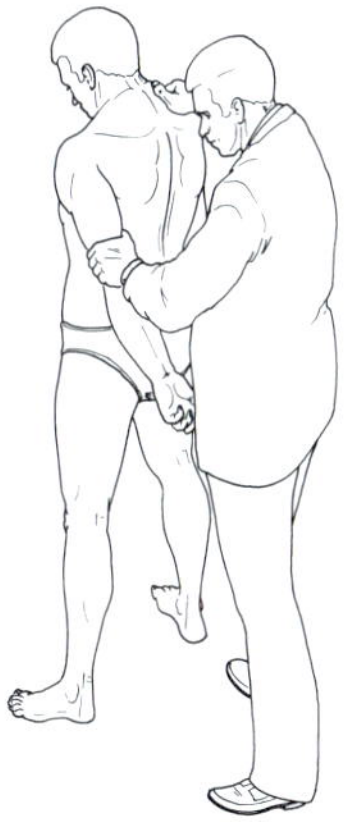

Abb. 2.**31** **Forcierter Adduktionstest am hängenden Arm.**

Horizontalverschiebetest der lateralen Klavikula

Vorgehen: Das laterale Klavikulaende wird zwischen zwei Finger genommen und in alle Richtungen bewegt.

Beurteilung: Eine vermehrte Beweglichkeit der lateralen Klavikula mit oder ohne Schmerzen weist auf eine Instabilität im Akromioklavikulargelenk hin. Bei einer alleinigen Gelenkarthrose findet sich ein umschriebener Druck- und Bewegungsschmerz. Bei einer Schultereckgelenksprengung (Akromioklavikulargelenk) mit Zerreißung der korakoklavikulären Bänder findet man ein sog. positives Klaviertastenphänomen. Das dislozierte (subluxierte) laterale freie Klavikulaende bewegt sich durch den Zug der Halsmuskulatur nach proximal und kann gegen elastischen Widerstand nach kaudal gedrückt werden.

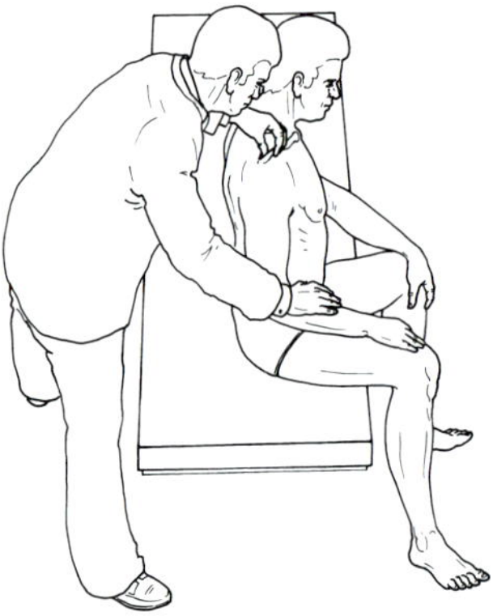

Abb. 2.**32** **Horizontalverschiebetest der lateralen Klavikula.**

Gekreuzter Adduktionstest (Cross Body Action – Dugas-Zeichen)

Vorgehen: Sitzend oder stehend führt der Patient den Arm der betroffenen Seite bei 90° flektiertem Arm zur gegenüberliegenden Schulter.
Beurteilung: Schmerzen im Akromioklavikulargelenk sprechen für eine Gelenkerkrankung (Arthrose, Instabilität). Ein vorderes subakromiales Impingement muss wegen der topographischen Nähe differenzialdiagnostisch abgegrenzt werden.

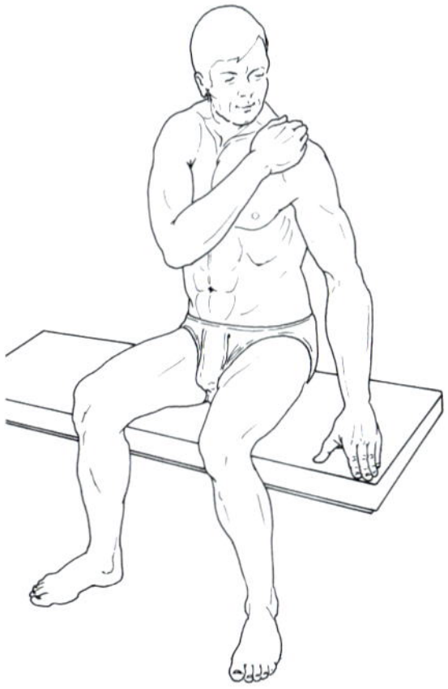

Abb. 2.33 **Gekreuzter Adduktionstest.**

Akromioklavikular-Injektionstest

Vorgehen: Infiltration eines Anästhetikums, ggf. mit einem Kortikoid in das Schultereckgelenk von proximal. Die Injektion muss unter sterilen Kautelen erfolgen. Größere Osteophyten, eine Gelenkarthrose oder ein defekter Diskus können die Injektion in den anatomisch engen Raum des Schultereckgelenks unmöglich machen.
Beurteilung: Ist das Gelenk nach der Injektion (zumindest vorübergehend) beschwerdefrei, so spricht dies für eine Erkrankung des Schultereckgelenks. Zur Absicherung der Diagnose ist es angebracht, noch während der Anästhesie klinisch das Gelenk mit den speziellen Tests nochmal zu untersuchen (forcierter Horizontal-Adduktionstest, Painful-Arc-Test).

Lange Bizepssehne

Rupturen der langen Bizepssehne imponieren als nach distal versetzte Muskelvorwölbungen im Verlauf des M. bizeps brachii. Die enge anatomische Nachbarschaft des intraartikulären Sehnenanteils zum Fornix humeri bedingt ihre Mitbeteiligung bei degenerativen Veränderungen des subakromialen Raumes. Eine Ruptur der Rotatorenmanschette ist nicht selten von einer Ruptur der langen Bizepssehne begleitet.

Isolierte Entzündungen der langen Bizepssehne (Tenosynovitis bicipitalis) sind entsprechend selten. Bei jüngeren Patienten können sie als Tennis-, Aufschlag- oder Wurfverletzung entstehen. Wenngleich Subluxationen der langen Bizepssehne im Sulcus bicipitalis meist schwer zu erfassen sind, ermöglicht doch eine Reihe spezifischer Tests, eine Bizepssehnenverletzung zu diagnostizieren; hier ist nicht ein distal verschobener Muskelbauch, sondern eine unvollständige Kontraktion und/oder „Sehnenspringen" typisch.

Unspezifischer Bizepssehnentest

Vorgehen: Der Patient hält den Arm abduziert in einer mittleren Rotationsstellung und im Ellenbogen rechtwinklig gebeugt. Der Untersucher fixiert mit einer Hand das Ellenbogengelenk des Patienten, die andere Hand liegt mit dem Handballen am distalen Unterarm an. Der Patient wird aufgefordert, gegen den Widerstand der am Unterarm liegenden Untersucherhand den Arm nach außen zu rotieren.

Beurteilung: Schmerzen im Sulcus intertubercularis oder am Bizepsansatz sprechen für eine Erkrankung der Sehne.

Schmerzen im ventrolateralen Schultergelenkbereich weisen oft aber auch auf eine Erkrankung der Rotatorenmanschette hin – insbesondere der Sehne des M. infraspinatus.

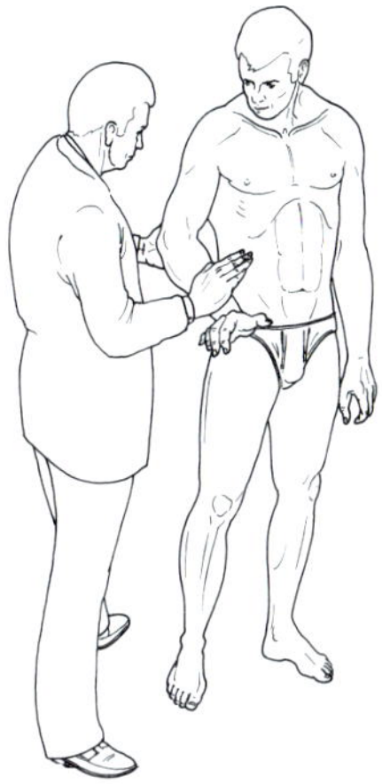

Abb. 2.**34** **Unspezifischer Bizepssehnentest.**

Abott-Saunders-Test

Subluxationsnachweis der langen Bizepssehne im Sulcus intertubercularis.
Vorgehen: Der um ca. 120° abduzierte außenrotierte Arm wird langsam abgesenkt bei zunehmender Innenrotation. Während die eine Hand des Untersuchers den Arm in der Bewegung führt, liegt die andere auf der Schulter und tastet mit Zeige- und Mittelfinger den Sulcus intertubercularis.
Beurteilung: Schmerzen in der Sulcus-intertubercularis-Region oder ein tast- oder hörbares Schnappgeräusch sprechen für eine Erkrankung der Bizepssehne (Subluxationszeichen). Auch eine entzündete Bursa kann gelegentlich ein „Schnappen" auslösen (Bursae subcoracoidea, subscapularis, subacromialis).

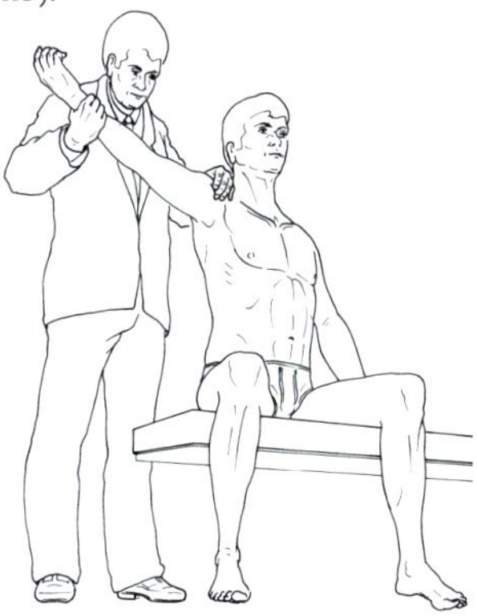

Abb. 2.**35** **Abott-Saunders-Test.**

2

Palm-up-Test (Speed-Biceps- oder gestreckter Armtest)

Vorgehen: Gegen den von kranial bodenwärts gerichteten Druck der Untersucherhand auf den supinierten Unterarm soll der Patient den gestreckten Arm in 90° Abduktion und 30° Horizontalflexion mit nach oben gerichteter Handfläche gegen den Widerstand der Untersucherhand halten oder weiter abduzieren.
Beurteilung: Eine seitendifferente Abduktionskraft mit Schmerzen in der Region des Sulcus intertubercularis spricht für eine Erkrankung der langen Bizepssehne (Tenosynovitis, Subluxationsphänomen).

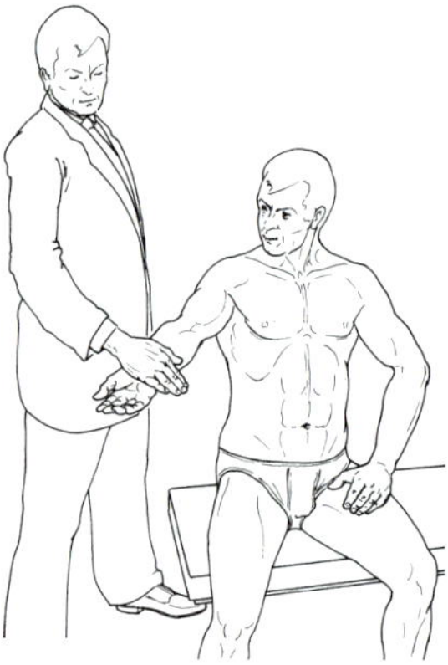

Abb. 2.**36** **Palm-up-Test.**

Schnapptest

Subluxationsprüfung der langen Bizepssehne.
Vorgehen: Zeige- und Mittelfinger einer Hand tasten den Sulcus intertubercularis, die andere Hand fasst das Handgelenk des 80° bis 90° abduzierten, im Ellenbogengelenk rechtwinklig gebeugten Armes und führt passive wechselnde Rotationsbewegungen im Schultergelenk durch.
Beurteilung: Bei einer Subluxation der langen Bizepssehne aus dem Sulcus intertubercularis tastet der Finger der untersuchenden Hand die schnappende Sehne.

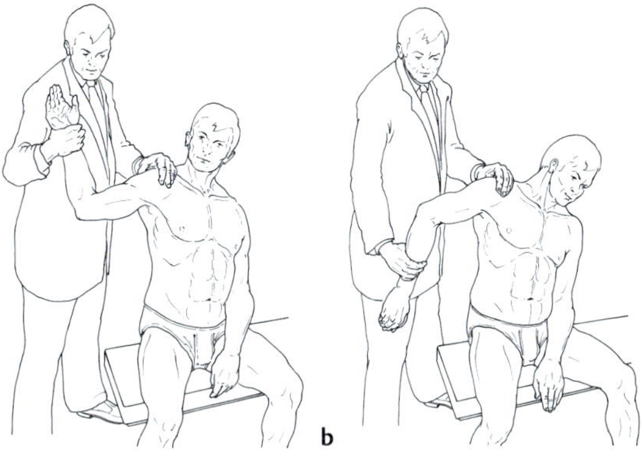

a b

Abb. 2.**37 a u. b**
Schnapptest:
a Außenrotation,
b Innenrotation.

Yergason-Test

Funktionsprüfung der langen Bizepssehne.
Vorgehen: Der Arm des Patienten liegt dem Körper an und ist im Ellenbogen rechtwinklig gebeugt. Die eine Hand des Untersuchers liegt auf der Schulter und tastet mit dem Zeigefinger den Sulcus intertubercularis, die andere Hand fasst den Unterarm des Patienten wie zum Gruß. Gegen den Widerstand der Hand des Untersuchers soll der Patient den Unterarm supinieren. Dabei kommt es zur isolierten Anspannung der langen Bizepssehne.
Beurteilung: Schmerzen im Sulcus intertubercularis weisen auf Läsionen der langen Bizepssehne, ihrer Sehnenscheide oder der ligamentären Verankerung durch das Lig. transversum hin. Die typischen Provokationsschmerzen können durch Druck auf die Sehne im Sulkus noch verstärkt werden.

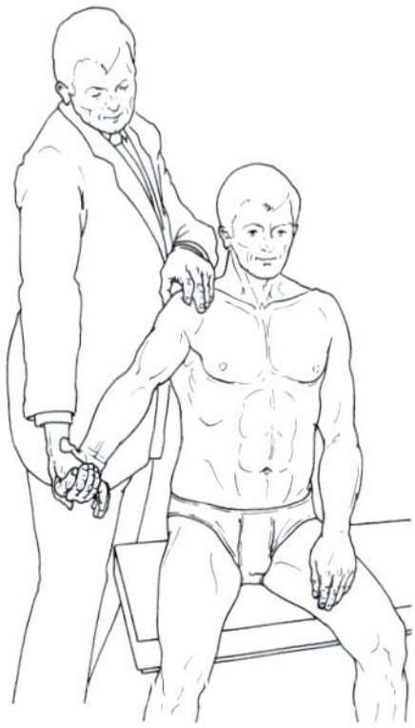

Abb. 2.**38** **Yergason-Test.**

Hueter-Zeichen

Vorgehen: Der Patient sitzt und hält den Arm im Ellenbogen gestreckt, im Unterarm supiniert. Der Untersucher umfasst mit einer Hand streckseitig den Unterarm des Patienten. Der Patient soll nun gegen Widerstand der Untersucherhand das Ellenbogengelenk beugen.
Beurteilung: Liegt eine Ruptur der langen Bizepssehne vor, so kann der nach distal verrutschte Muskelbauch bei Kontraktion der Oberarmmuskulatur als „Ball" direkt proximal des Ellenbogengelenks beobachtet werden.

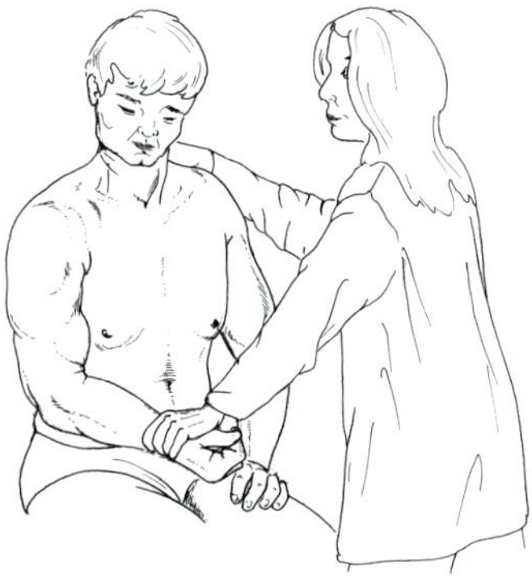

Abb. 2.**39** **Hueter-Zeichen.**

Ligamentum-transversum-humeri-Test

Vorgehen: Sitzender Patient. Der Arm wird 90° abduziert, innenrotiert und im Ellenbogen gestreckt. Aus dieser Position wird der Arm außenrotiert und gleichzeitig der Sulcus bicipitalis palpiert, um zu überprüfen, ob die Bizepssehne springt oder schnappt.
Beurteilung: Bei einer Bandinsuffizienz wird diese Bewegung eine spontane Dislokation der Bizepssehne aus dem Sulkus hervorrufen. Eine Schmerzangabe ohne Dislokation deutet auf eine Tendinitis der Bizepssehne hin.

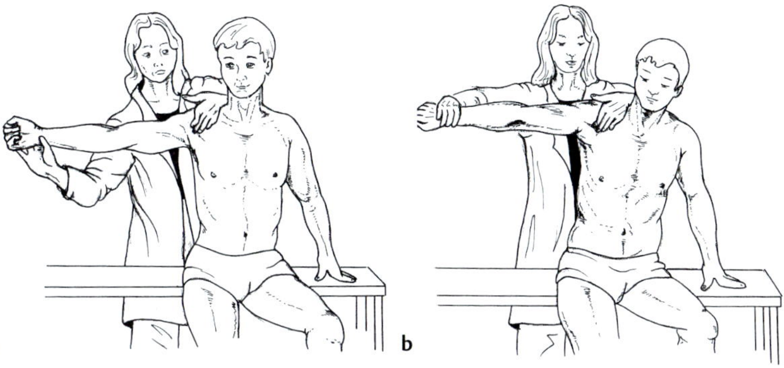

a b

Abb. 2.**40 a u. b Lig.-transversum-humeri-Test:**
a Ausgangsstellung,
b Tasten der Bizepssehne bei Innenrotation.

Horizontalflexionstest nach Thompson und Kopell (Cross Body Action)

Vorgehen: Der Patient steht. Er führt den 90° abduzierten Arm vor dem Körper in eine maximale Horizontalflexionsstellung.
Beurteilung: Dumpfe, tief sitzende Schmerzen über dem oberen Skapularand in der Fossa supraspinata und posterolateral am Schulterblatt mit Ausstrahlen der Schmerzen in den Oberarm können auf eine Kompression des N. suprascapularis unter dem Lig. transversum scapulae durch eine Distalisierung des Schulterblatts verursacht werden.
Bemerkung: Differenzialdiagnostisch muss an Schmerzen durch Akromioklavikulargelenkveränderungen gedacht werden, die ebenfalls durch dieses Testmanöver ausgelöst werden können.

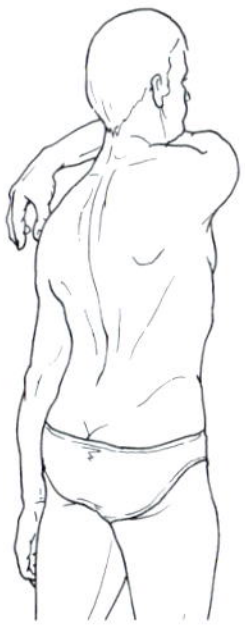

Abb. 2.**41 Horizontalflexionstest nach Thompson und Kopell.**

2

Ludington-Zeichen

Vorgehen: Der Patient sitzt. Er wird aufgefordert, beide Hände hinter dem Kopf zu verschränken. In dieser Position sind beide Arme entspannt. Der Patient wird nun aufgefordert, den Bizepsmuskel im Wechsel anzuspannen und zu entspannen. Gleichzeitig tastet der Untersucher den Sulcus intertubercularis.

Beurteilung: Tastet der Untersucher im Seitenvergleich eine Schmerzhaftigkeit oder ein „Verspringen" der Sehne, so spricht dies für eine instabile Sehne, eine Tendinitis oder gar für einen Defekt des Lig. transversum.

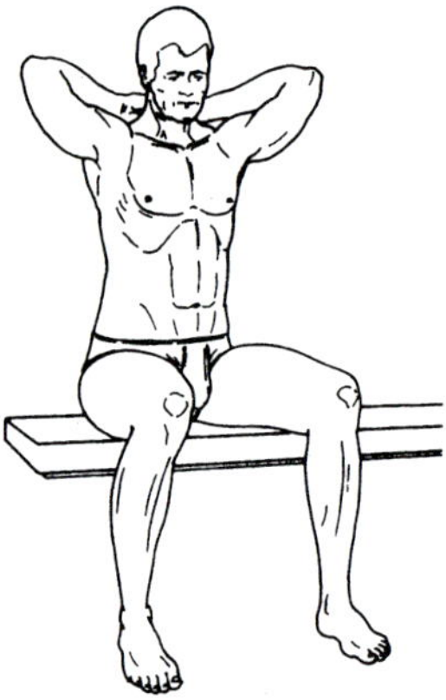

Abb. 2.**42** **Ludington-Zeichen.**

Lippman-Test

Vorgehen: Der Patient sitzt oder steht. Der Untersucher hält den Unterarm und beugt das Schultergelenk auf 90°. Der Untersucher tastet nun die Bizepssehne in Höhe des Sulcus intertubercularis und versucht, diese zu mobilisieren.

Beurteilung: Der Test ist positiv, wenn bei dieser Untersuchung Schmerzen im Sehnenverlauf auftreten.

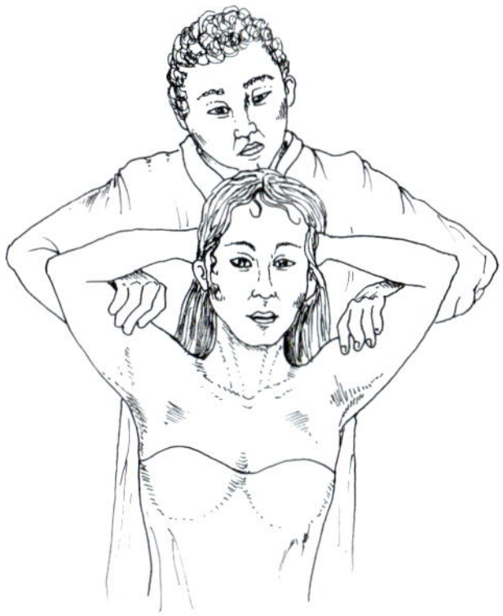

Abb. 2.**43** **Lippman-Test.**

SLAP-Läsion (Superior Labrum Anterior Posterior Läsion)

Das Labrum ist ein faserknorpeliger Ring, der ähnlich dem Meniskus die Gelenkfläche vergrößert und die Pfanne vertieft. Der intraartikuläre Ansatz der langen Bizepssehne erfolgt in enger Verbindung mit dem oberen Labrum glenoidale. Ein Sturz auf den ausgestreckten, leicht flektierten und abduzierten Arm, ein Außenrotations-Abduktionstrauma und Mikrotraumata (repetitive Wurfbewegung) können zu einer Slap-Läsion führen.

Begleitverletzungen sind häufig (Rotatorenmanschettenrisse, Bankart-Läsion).

Die Einteilung der SLAP-Läsionen erfolgt nach Snyder:

- Typ I: Degenerative Veränderungen des Labrumrandes ohne Beeinflussung der Verankerung von Bizeps und Labrum (11 %).
- Typ II: Abriss des Bizepssehnenankers vom Tuberculum supraglenoidale (41 %).
  Bizeps und Labrum sind gemeinsam abgelöst.
  Typ III: Korbhenkelriss des superioren Labrums, ohne dass der Bizepssehnenanker betroffen ist (33 %).
- Typ IV: Korbhenkelriss des superioren Labrums, der Riss reicht in den Bizepsanker hinein (15 %).

Active-Compression-Test nach O'Brien

Beurteilung einer SLAP-Läsion.

Vorgehen: Der stehende Patient führt seinen Arm bei gestrecktem Ellenbogen in 90° Flexion, 10° Adduktion und maximaler Innenrotation (Daumen bodenwärts).

Der Untersucher versucht gegen Widerstand den Arm des Patienten nach unten zu drücken (der gleiche Test wird in maximaler Außenrotation durchgeführt).

Beurteilung: Der Test ist positiv, wenn während des ersten Teils Schmerzen ausgelöst wurden, die dann bei Supination (maximale Außenrotation) gelindert oder verschwunden sind. Entscheidend ist, die Lokalisation der Schmerzsymptomatik zu hinterfragen, da der O'Brien-Test auch bei AC-Gelenkerkrankungen positiv sein kann. Gibt der Patient Schmerzen im Inneren der Schulter an, so spricht dies für das Vorliegen einer SLAP-Pathologie. Lokalisiert sich der Schmerz hingegen über dem AC-Gelenk, muss an eine AC-Gelenkarthrose gedacht werden.

Neben dem O`Brien-Test eignen sich zur klinischen Beurteilung des Bizepssehnenankers der „Internal Rotation Resistance Strength Test", kurz IRRS-Test. Dabei führt der Patient seinen Arm bei gebeugtem Ellenbogen in 90° Abduktion und 80° Außenrotation. Er wird dann aufgefordert, gegen den Widerstand des Untersuchers zunächst kraftvoll nach außen und im Anschluss daran nach innen zu rotieren. Zeigt sich bei Innenrotation im Vergleich zur Außenrotation eine deutliche Kraftminderung, so wird der Test als positiv gewertet.

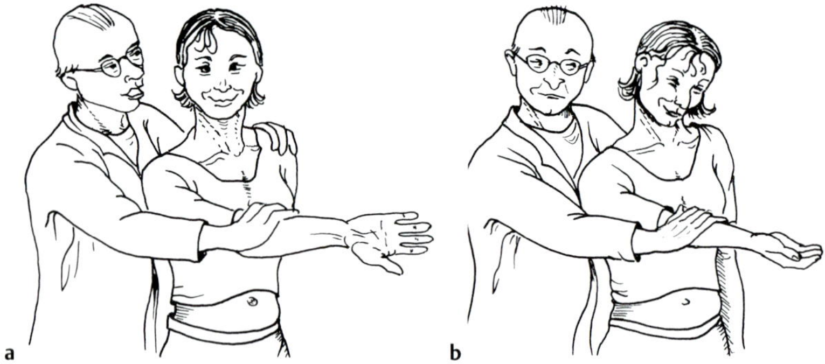

Abb. 2.**44 a u. b** **Active-Compression-Test nach O'Brien:**
a Ellenbogen gestreckt, Arm 10° adduziert, 90° flektiert und maximal innenrotiert.
b Bei gestrecktem Ellenbogen und 90° Flexion maximale Außenrotation des 10° adduzierten Armes.

Dehnungstest

Vorgehen/Beurteilung: Eine passive Retroflexion der Schulter, Extension des Ellenbogens und Pronation des Vorderarms oder der Versuch des Patienten, aus dieser Stellung heraus aktiv den Vorderarm zu supinieren, den Ellenbogen zu beugen oder die Schulter zu anteflektieren, führen zu Schmerzen im Bereich des vorderen M. deltoideus im Verlauf der Bizepssehne.

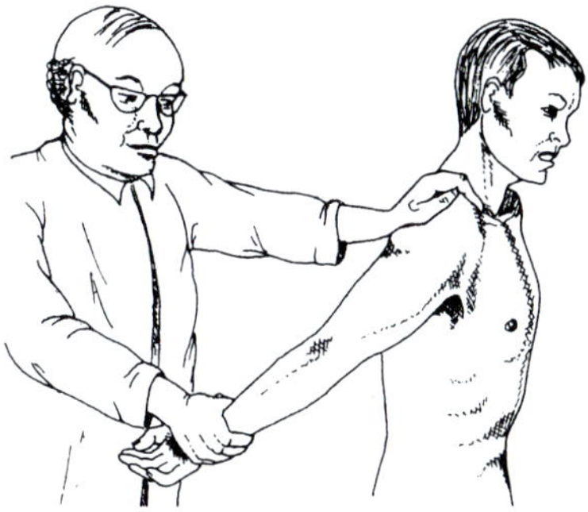

Abb. 2.**45** **Dehnungstest.**

Biceps-Load-Test I

Beurteilung einer superioren Labrumläsion bei Patienten mit einer anterioren Schulterinstabilität, verbunden mit einer Bankart-Läsion.

Vorgehen: Der Patient liegt auf dem Rücken mit 90° abduziertem Arm. Das Ellenbogengelenk wird 90° flektiert, der Arm befindet sich in einer mittleren Rotationsstellung. Aus dieser Position wird bei supiniertem Unterarm ein anteriores Apprehension-Manöver ausgeführt (Außenrotation des Armes).

Treten vordere Schulterschmerzen und ein Instabilitätsgefühl auf, wird die Außenrotationsbewegung gestoppt und der Patient aufgefordert, gegen Widerstand der Untersucherhand das Ellenbogengelenk weiter zu beugen und zu versuchen, mit der Hand sein Gesicht zu erreichen.

Während dieses Manövers wird der Patient gefragt, ob sich das Instabilitätsgefühl bessert, gleich bleibt oder verschlechtert.

Beurteilung: Verbessern sich die Schmerzen und das Instabilitätsgefühl, so liegt keine SLAP-Läsion vor. Unveränderte oder gar Zunahme der Beschwerden deuten auf eine SLAP-Läsion hin. Der Untersucher sollte darauf achten, dass der Unterarm im Testverlauf supiniert bleibt und er sich auf der Höhe des Patienten befindet, eventuell bei dem Test sitzt.

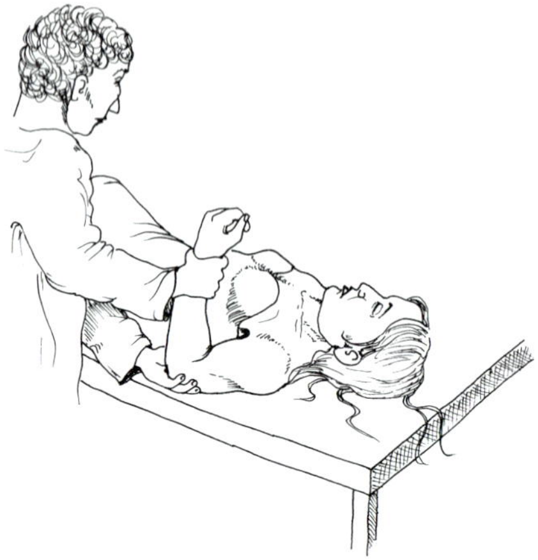

Abb. 2.**46** **Biceps-Load-Test I.1**

Biceps-Load-Test II

Beurteilung einer isolierten superioren Labrumläsion ohne Schulterinstabilität.

Vorgehen: Der Patient liegt auf dem Rücken. Der Arm wird um 120° gebeugt und maximal nach außen rotiert bei 90° flektiertem Ellenbogengelenk und supiniertem Unterarm. Der Patient wird aufgefordert, gegen den Widerstand der Untersucherhand das Ellenbogengelenk weiter zu beugen und mit der Hand seinen Kopf zu erreichen.

Beurteilung: Werden Schmerzen in der Tiefe des Gelenks oder entlang der Gelenklinie ausgelöst, so besteht der Verdacht auf eine SLAP-Läsion.

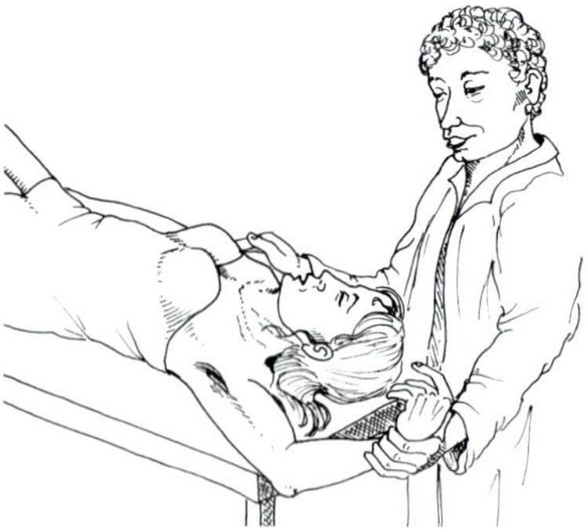

Abb. 2.**47** **Biceps-Load-Test II.2**

Supine-Flexion-Resistance-Test nach Habermeyer

Beurteilung einer Pathologie im Bereich des oberen Labrum-Bizepssehnen-Komplexes.

Vorgehen: Der Patient liegt auf dem Rücken und legt die Arme in maximaler Elevation gestreckt über dem Kopf ab, wobei die Handflächen nach oben zeigen. Der Patient wird aufgefordert, gegen den Widerstand der Untersucherhand den Arm von der Untersuchungsliege abzuheben. Dabei steht der Untersucher auf der Seite der zu untersuchenden Schulter seitlich neben dem Patienten und hält dessen Arm unmittelbar unterhalb des Ellenbogens.

Beurteilung: Gibt der Patient bei der Anspannung (Flexions-/Wurfbewegung) Schmerzen tief im Schultergelenk oder dorsal entlang der Gelenklinie an, so muss von einer SLAP-Läsion ausgegangen werden.

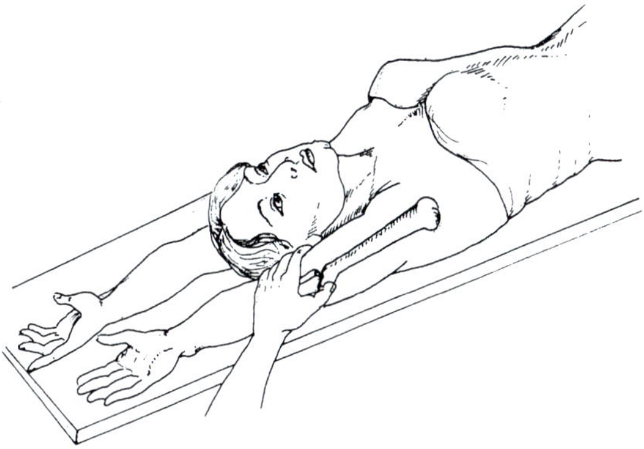

Abb. 2.**48** **Supine-Flexion-Resistance-Test nach Habermeyer.**

Schulterinstabilität

Die Gelenkkapsel des Schultergelenks kann zu weit sein und eine Schulterinstabilität hervorrufen. Häufig handelt es sich um eine angeborene allgemeine Bandlaxität (Hyperlaxität) mit einer vermehrten seitengleichen multidirektionalen Instabilität. Die instabile Schulter kann als Auslöser für lange bestehende Schulterschmerzen in Frage kommen.

Speziell das Krankheitsbild der Subluxation, das auch vom Patienten selbst meist nur ungenau beschrieben werden kann, bereitet häufig große diagnostische Schwierigkeiten.

Nach Neer sind in der Anamnese von Instabilitätspatienten immer eine Periode größerer Schulterbelastungen (z.B. Leistungssport), eine Episode wiederholter kleinerer Traumatisierungen (Überkopfarbeit) oder eine allgemeine Bandlaxität vorhanden. Junge Athleten sind ebenso betroffen wie nicht sporttreibende Männer und Frauen. Der Übergang einer Schultersubluxation zur Luxation ist fließend. Es gibt keinen bestimmten Punkt, ab dem man von einer „Noch-Subluxation“ oder „Bereits-Luxation“ sprechen kann. Abzugrenzen sind Patienten mit willkürlicher Instabilität.

Differenzialdiagnostisch müssen ein Impingementsyndrom, Rupturen der Rotatorenmanschette, Akromioklavikulararthrosen, aber auch ein HWS-Syndrom ausgeschlossen werden. In Zweifelsfällen ist die Infiltration eines Lokalanästhetikums am Punctum maximum des Schmerzes erforderlich.

Hinweise auf eine allgemeine Bandlaxität ergeben sich durch verstärkte Beweglichkeit in anderen Gelenken, insbesondere durch Überstreckbarkeit im Ellenbogengelenk oder durch Retroflexion im Daumengrundgelenk bei gestrecktem Unterarm.

Mit Hilfe verschiedener, spezifischer Tests kann dem Untersucher die Diagnosestellung erleichtert werden.

Bei Patienten mit Verdacht auf eine Schulterinstabilität ist die Untersuchung des Bewegungsausmaßes ganz entscheidend. Die Rotation sollte unbedingt sowohl in Adduktion als auch in 90° Abduktion erfolgen. Patienten mit anterioren Instabilitäten haben oftmals als ersten Hinweis auf die Instabilität eine eingeschränkte Außenrotation sowohl in Adduktion als auch in Abduktion. Flexion und Abduktion in der Skapularebene sind normalerweise nicht eingeschränkt.

Mit dem vorderen und hinteren Schubladentest lässt sich das Ausmaß der Instabilität (Translation) bestimmen. Die Einteilung der Translation erfolgt nach Hawkins in 4 Graden:

- Grad 0: keine Translation des Kopfes.
- Grad I: Translation des Kopfes bis zum Rand des Glenoids.
- Grad II: Translation des Kopfes über den Rand des Glenoids hinaus, jedoch spontane Reposition.
- Grad III: Translation mit kompletter Luxation ohne spontane Reposition.

Bei allen Laxitätstests sind zwei Fragen an den Patienten wichtig:

1. Spüren Sie die vermehrte Translation?
2. Haben Sie dieses Gefühl im Alltag (z. B. Sport, Arbeit)?

Die Untersuchung muss im Seitenvergleich erfolgen, um zu entscheiden, ob eine klinisch symptomatische Instabilität oder individuelle physiologische Hyperlaxität ohne klinische Relevanz vorliegt.

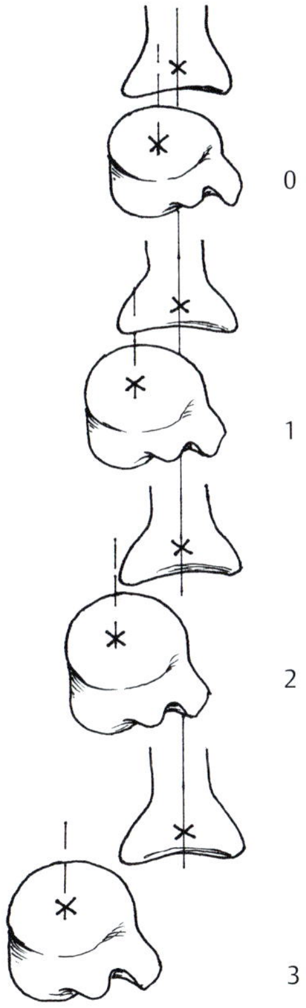

Abb. 2.**49** **Klassifikation nach Hawkins.**

2

Kompressionstest

Vorgehen/Beurteilung: Die passive Elevation des Armes bis zur Endstellung und der weiterhin nach dorsal geführte Druck verursachen Schmerzen der zwischen Akromion und Humeruskopf komprimierten Bizepssehne.

Bei Patienten mit Verdacht auf eine Schulterinstabilität ist die Untersuchung des Bewegungsausmaßes ganz entscheidend. Die Rotation sollte unbedingt sowohl in Adduktion als auch in 90° Abduktion erfolgen. Patienten mit anterioren Instabilitäten haben oftmals als ersten Hinweis auf die Instabilität eine eingeschränkte Außenrotation sowohl in Adduktion als auch in Abduktion. Flexion und Abduktion in der Skapularebene sind normalerweise nicht eingeschränkt.

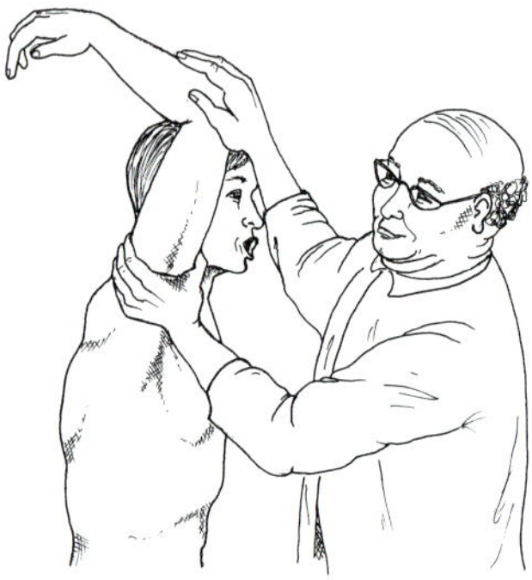

Abb. 2.**50** **Kompressionstest.**

Anteriorer Apprehension-Test

Stabilitätstest der Schulter.

Vorgehen: Die Untersuchung erfolgt zunächst beim sitzenden Patienten. Die eine Hand des Untersuchers tastet durch die Weichteile den Schulterkopf, die andere führt den Arm des Patienten. Die Schulter wird passiv abduziert bei gebeugtem Ellenbogengelenk und danach maximal außenrotiert, wobei der Arm in der ursprünglichen Position gehalten wird. Zur Prüfung der Ligg. glenohumerale superius, mediale und inferius wird der Test in 60°–90° und 120° Abduktion durchgeführt. Von dorsal drückt dann die den Schulterkopf führende Hand diesen in eine anteriorinferiore Richtung.

Dieser Test kann auch in liegender Stellung mit besserer muskulärer Entspannung durchgeführt werden. Das Schultergelenk liegt auf der Kante des Untersuchungstisches, welcher als Drehpunkt wirkt. In dieser Position kann das Apprehension-Zeichen in verschiedenen Außenrotations- und Abduktionsstellungen ausgelöst werden. Als Vergleich dient die gesunde Schulter.

Beurteilung: Schmerzen im vorderen Schulterbereich mit reflektorischem Anspannen der Muskulatur weisen auf ein vorderes Instabilitätssyndrom hin. Der Patient hat die Apprehension = Befürchtung, die Schulter würde luxieren. Schmerzbedingt versucht er, der Bewegung des Untersuchers auszuweichen.

Aber auch ohne Schmerzen kann das alleinige Anspannen der Muskulatur im vorderen Schulterbereich (M. pectoralis) ein Hinweis auf ein Instabilitätssyndrom sein.

Beim liegenden Patienten lässt sich der Apprehension-Test oft noch genauer spezifizieren. In der Apprehension-Position wird der Humeruskopf nach dorsal gedrückt. Dabei kommt es zu einer raschen Abnahme des Schmerzes wie auch der Angst vor einer Luxation (der Kopf reponiert sich, die Außenrotation kann gesteigert werden – Relocation-Test nach Jobe).

In einem weiteren Stadium des Apprehension-Tests kommt es nach Loslassen des posterior gerichteten Druckes zu einem plötzlichen Schmerzanstieg mit dem Apprehension-Phänomen (Release-Test).

In einer Modifikation von Jobe kann das Apprehension-Phänomen zusätzlich in 4 Impingement-Schweregrade eingeteilt werden:

- Grad I: Alleiniges Impingement ohne Instabilität.
- Grad II: Sekundäres Impingement und Instabilität, verursacht durch chronische Kapsel- und Labrumverletzungen.
- Grad III: Sekundäres Impingement und Instabilität, verursacht durch eine allgemeine Hypermobilität und Laxität.
- Grad IV: Primäre Instabilität ohne Impingement.

Durch zunehmenden Druck von dorsal auf den Humeruskopf kommt es zu einer Vermehrung des Schmerzes und des Luxationsgefühls, entsprechend der zunehmenden Außenrotation und Abduktion.

Bemerkung: Klagt der Patient beim anterioren Apprehension-Test über plötzlich einschießende Schmerzen mit gleichzeitiger oder nachfolgender lähmender Schwäche der betroffenen Extremität, so spricht man von einem „Dead-Arm-Sign". Dieses erklärt sich durch einen kurzzeitigen Druck des subluxierten Oberarmkopfes auf den Plexus.

Wichtig ist, zu wissen, dass bei 45° Abduktion eher das Lig. glenohumerale mediale und die Subskapularissehne überprüft werden. Bei einer Abduktion von 90° und darüber ist die stabilisierende Wirkung des M. subscapularis ausgeschaltet, es wird hauptsächlich das Lig. glenohumerale inferior überprüft.

Der Test muss langsam und vorsichtig vorgenommen werden, um die Gefahr einer testbedingten Schulterluxation zu vermeiden.

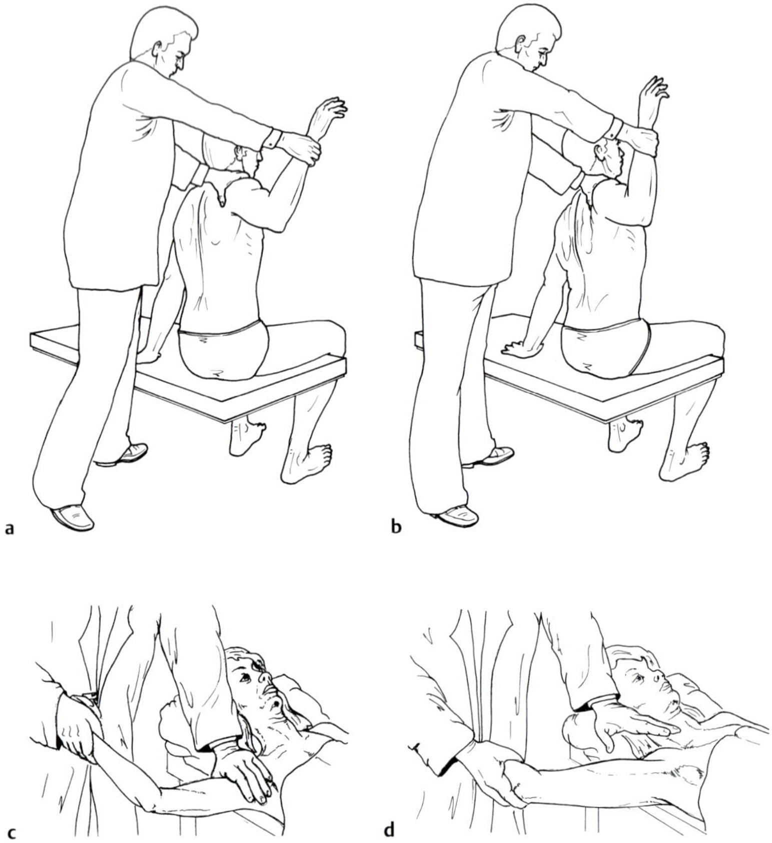

Abb. 2.**51 a–d** **Anteriorer Apprehension-Test:**
a Ausgangsstellung,
b Testposition,
c liegend, mit Druck des Humeruskopfes nach dorsal (schmerzlindernd),
d nach Lösen des dorsal gerichteten Druckes (schmerzverstärkend).

Fulcrum-Test

Vorgehen: Der Patient liegt. Der Arm ist abduziert und außenrotiert und im Ellenbogen gebeugt. Der Untersucher übt Druck von posterior aus, um den Humeruskopf nach anterior zu verschieben.

Die Stabilität sollte bei einer Abduktion von 60°, 90° und 120° getestet werden.

Beurteilung: Der Patient mit einer anterioren Instabilität erwartet den Schmerz, je weiter der Humeruskopf nach anterior in Richtung der potenziellen Dislokation das Labrum überschreitet. Er reagiert mit einer Ausweichbewegung.

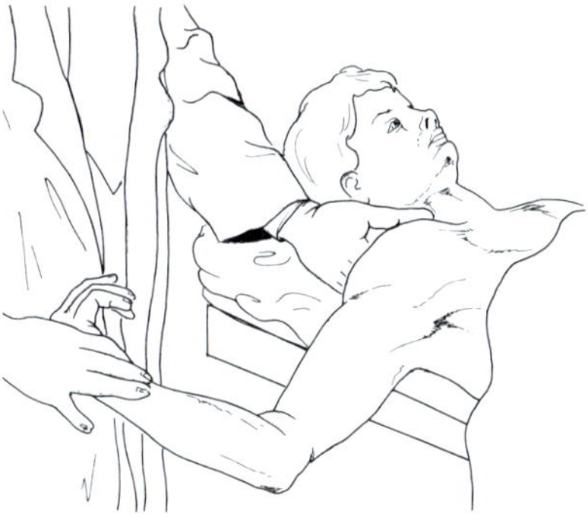

Abb. 2.**52** **Fulcrum-Test.**

Werfertest

Vorgehen/Beurteilung: Beim Werfertest führt der Patient ruckartig eine aktive Wurfbewegung gegen den Widerstand des Untersuchers aus. Hierdurch kann eine ventrale Subluxation bei der Wurfbewegung aufgedeckt werden.

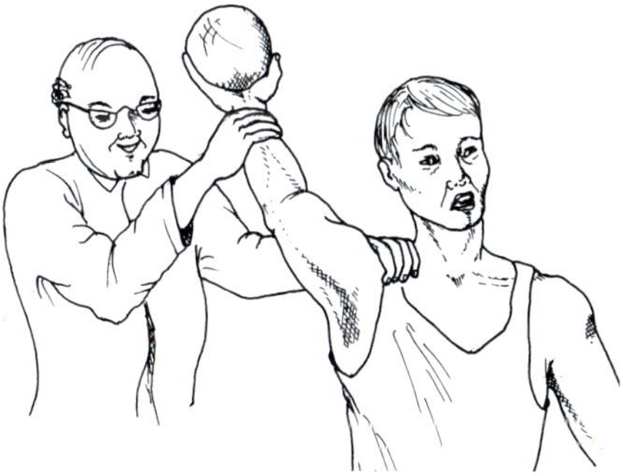

Abb. 2.**53** **Werfertest.**

Leffert-Test

Vorgehen/Beurteilung: Mit dem Leffert-Test ist ein Erfassen der quantitativen Schublade möglich. Hierbei wird beim Blick von kranial am sitzenden Patienten der Humeruskopf ventralisiert. Die Ventralisation des Zeigefingers in Relation zum Mittelfinger zeigt die Translation des Humeruskopfes an.

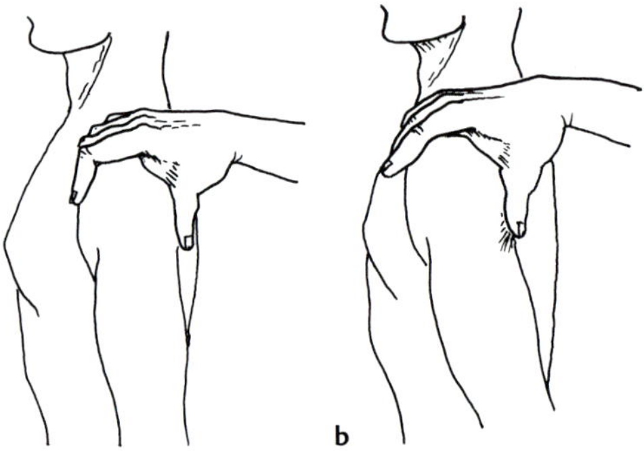

a b

Abb. 2.**54 a u. b** **Leffert-Test:**
a Ausgangsstellung,
b Ventralisation des Zeigefingers.

Vorderer und hinterer Load-and-Shift-Test (Schubladentest)

Vorgehen: Der Patient sitzt. Der Untersucher steht hinter dem Patienten. Bei der Untersuchung der rechten Schulter umgreift die linke Hand des Untersuchers zur Stabilisierung die Klavikula und den oberen Skapularrand, die rechte Hand bewegt die Schulter bzw. den Humeruskopf nach ventral und dorsal.
Beurteilung: Eine deutliche Ventral- bzw. Dorsalverschieblichkeit des Schulterkopfes mit oder ohne Schmerz deutet auf eine Instabilität hin.

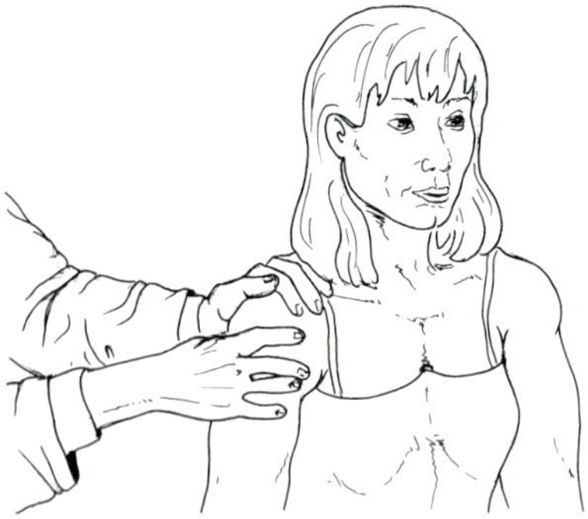

Abb. 2.**55** **Vorderer und hinterer Schubladentest.**

Anterior-Drawer-Test nach Gerber-Ganz (vordere Schublade)

Vorgehen: Der Patient liegt. Die zu untersuchende Schulter sollte möglichst etwas über dem Rand der Liege gelagert werden. Das betroffene Schultergelenk wird in 80° bis 120° Abduktion, 0° bis 20° Flexion und 0° bis 30° Außenrotation möglichst locker und schmerzfrei gehalten. Bei Untersuchung der linken Schulter fixiert der Untersucher mit der linken Hand die Skapula (Zeige-, Mittelfinger an der Spina scapulae, Daumen am Korakoid), mit der rechten Hand umgreift er fest den proximalen Oberarm und zieht ihn, vergleichbar wie beim Lachmann-Test, bei der vorderen Knieinstabilität nach ventral.

Beurteilung: Die relative Bewegung zwischen der fixierten Skapula und dem ventralisierbaren Humerus ist ein Maß für die vordere Instabilität und kann nach Graden eingeteilt werden.

Ein gelegentlich auftretendes hörbares „Klicken“ mit oder ohne Schmerzen kann auf einen vorderen Labrumdefekt hinweisen.

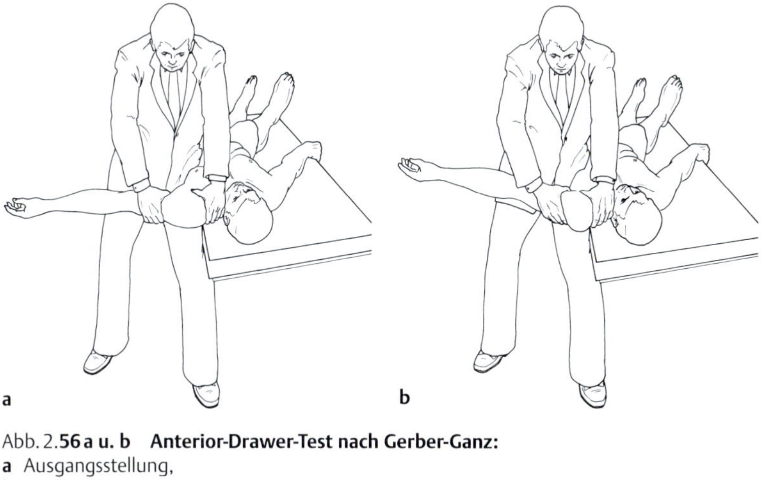

a b

Abb. 2.**56 a u. b** **Anterior-Drawer-Test nach Gerber-Ganz:**
a Ausgangsstellung,
b Luxationsmanöver.

Posteriorer Apprehension-Test (posteriorer Shift-and-Load-Test)

Vorgehen: Die eine Hand des Untersuchers liegt unter dem Schulterblatt, die andere fasst den Arm am Ellenbogengelenk. Durch Druck des abduzierten, horizontal flektierten und innenrotierten Armes nach dorsal, in axialer Richtung des Oberarms, versucht der Untersucher den Humeruskopf nach dorsal zu subluxieren.

Beurteilung: Bei einer Kapsel-Band-Laxität kommt es zur Subluxation des Humeruskopfes nach dorsal mit Schmerzen.

Indem der axiale Druck auf den Humeruskopf aufrechterhalten wird, wird der Arm zunehmend abduziert und rückwärts geführt. Der zuvor subluxierte (luxierte) Humeruskopf lässt sich durch dieses Manöver mit einem gut palpierbaren und hörbaren „Klick" wieder reponieren (Vorsicht – bei diesem Test besteht das Risiko einer Gelenkluxation!).

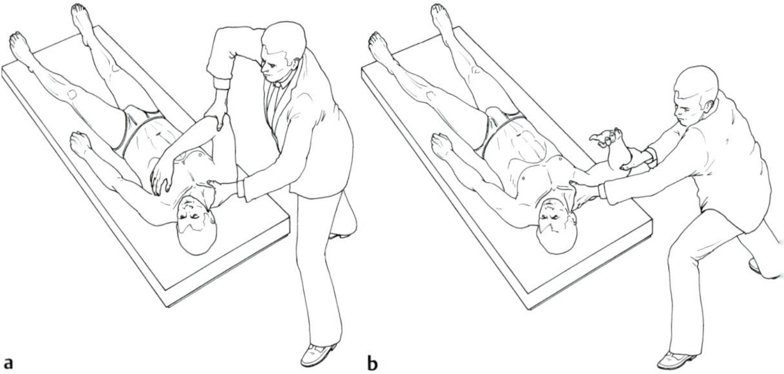

Abb. 2.**57 a u. b** **Posteriorer Apprehension-Test:**
a Luxationsmanöver,
b Repositionsmanöver.

Posterior-Drawer-Test nach Gerber-Ganz (hintere Schublade)

Vorgehen: Die Untersuchung erfolgt am liegenden Patienten. Während die eine Hand des Untersuchers den Schulterkopf führt (Daumen, ventraler Humeruskopfanteil, Langfinger, Spina scapulae, dorsaler Kopfanteil, eventuell Spina scapulae, hinteres Glenoid), hält die andere Hand den Arm in 90° Flexion (Anteversion) um 20°–30° horizontale Extension.

Der Daumen übt Druck auf den ventralen Humeruskopfanteil aus, bei gleichzeitiger Horizontalflexion und Stauchung des Armes nach dorsal in axialer Richtung bei leichter Innenrotationsstellung des Armes des Patienten.

Beurteilung: Bei einer Kapsel-Band-Laxizität lässt sich eine hintere Schublade (Subluxation/Luxation des Humeruskopfes) auslösen. (Durch eine horizontale Extension, leichte Außenrotation des Armes mit eventuell zusätzlichem Fingerdruck über den hinteren Humeruskopfanteil von dorsal nach ventral lässt sich der Humeruskopf reponieren. Das dann auftretende Schnappen der Reposition muss gut von einer ventralen Subluxation unterschieden werden.) Wichtig ist, die Relativbewegung des Oberarmkopfes zur Pfanne zu überprüfen, indem der Zeigefinger dorsal das Glenoid umgreift und der Daumen den Humeruskopf von ventral nach dorsal drückt.

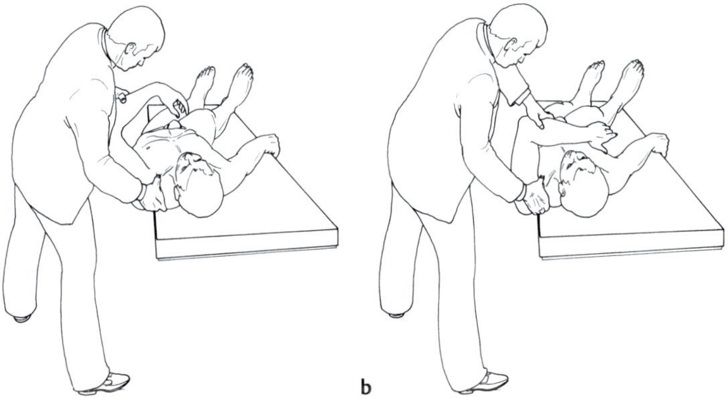

a b

Abb. 2.**58 a u. b** **Posterior-Drawer-Test nach Gerber-Ganz:**
a Ausgangsstellung,
b Luxationsmanöver.

Die Untersuchung kann auch am sitzenden Patienten vorgenommen werden. In einer entspannten, leicht nach vorne gebeugten Haltung bei hängendem Arm liegt der Daumen des Untersuchers auf der Spina scapulae oder dem hinteren Glenoid, die Langfinger fassen den Kopf von ventral. Durch eine Dreh-Druck-Bewegung der Hand über die Langfinger lässt sich der Kopf bei entsprechender Kapsel-Band-Laxizität nach dorsal subluxieren.

Bei dorsaler Instabilität gelingt eine Dislokation des Oberarmkopfes bis zu 50% des Kopfdurchmessers nach dorsal.

Hinterer Apprehension-Test im Stand

Vorgehen: Der Patient steht. Der betroffene Arm wird im Schultergelenk zwischen 90° und 110° abduziert und etwa 20–30° horizontal flektiert. Die andere Hand fixiert die Skapula von oben. Hierbei umgreifen die Langfinger die Spina und den Humeruskopf, während ventral der Daumen knapp lateral des Processus coracoideus zu liegen kommt.

Beurteilung: Der nach hinten gerichtete Schub entlang der Humeruslängsachse führt bei langsam zunehmender Horizontalflexion zur posterioren Subluxation im Glenohumeralgelenk. Sowohl der Daumen lateral des Processus coracoideus als auch die Langfinger können die Translation des Humeruskopfes erfassen. Gelegentlich ist der gering prominente Humeruskopf unterhalb des Akromions sichtbar. Eine Extension um 20–30° in derselben Horizontalebene führt zu einer fühlbaren Reposition des Humeruskopfes.

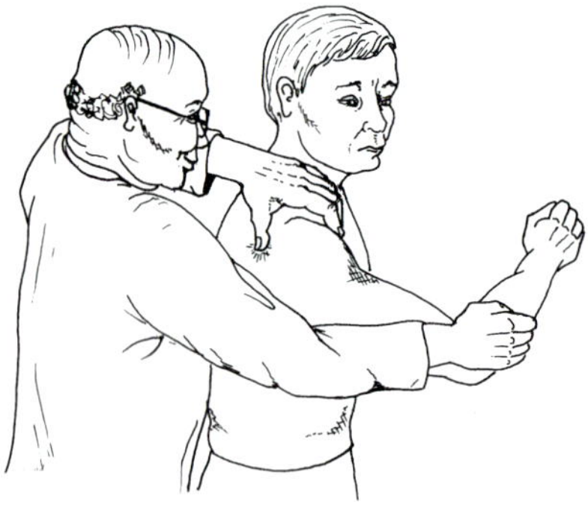

Abb. 2.**59**
Hinterer Apprehension-Test.

Fukuda-Test

Vorgehen/Beurteilung: Beim Fukuda-Test wird eine passive hintere Schublade ausgelöst. Der Patient sitzt, und die Daumen des Untersuchers stützen sich auf den beiden Spinae scapulae ab. Die Langfinger liegen ventral dem Humeruskopf auf und üben über einen Dorsaldruck eine hintere Schublade aus. Der Test sollte zum besseren Vergleich möglichst gleichzeitig an beiden Schultern vorgenommen werden.

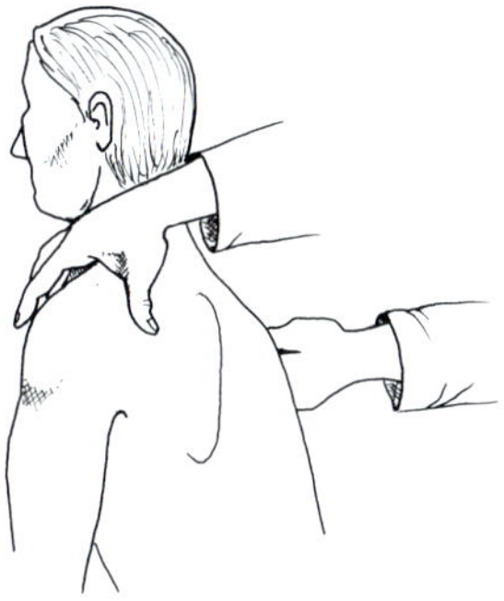

Abb. 2.**60** **Fukuda-Test.**

Sulkuszeichen, untere Schublade

Multidirektionaler Instabilitätstest.

Vorgehen: Die Untersuchung erfolgt am sitzenden oder stehenden Patienten. Die eine Hand stabilisiert die nicht betroffene Schulter, die andere zieht den entspannten Arm nach distal, am günstigsten über die Ellenbeuge bei leicht gebeugtem Ellenbogengelenk.

Beurteilung: Eine Instabilität mit Tiefertreten des Humeruskopfes zeigt unterhalb des Akromions eine deutlich nachweisbare Delle (Sulkuszeichen).

Die klinische Beurteilung der Gradeinteilung des Sulkuszeichens beruht auf Millimetern. Es besteht allerdings hinsichtlich der Beurteilung des Grades einer inferioren Instabilität eine große Variationsbreite (physiologisch/individuell). Ein hoher Grad des Sulkuszeichens (Grad II/III) spricht für eine multidirektionale Instabilität. Gradmäßig wird das Sulkuszeichen so beurteilt, dass der Abstand vom Unterrand des Akromions bis zum Oberrand des Humeruskopfes gemessen wird. Grad II/III bedeutet eine Distanz von etwa 2 bis 3 cm.

Der Test kann auch derart vorgenommen werden, dass der Arm in 90° Abduktion vom Untersucher unterstützend gehalten wird, durch Druck von oben auf das proximale Oberarmdrittel kann dann bei unterer Instabilität die Subluxation des Oberarmkopfes nach distal provoziert werden. Hier entsteht ebenfalls eine deutliche „Stufe“ unterhalb des Akromions.

Neben der Überprüfung des Sulkuszeichens in Neutralstellung empfiehlt es sich, die Untersuchung weiterführend auch bei außenrotiertem und innenrotiertem Arm durchzuführen. Bei einer vermehrten inferioren Translation in Außenrotation lässt sich eine Elongation des Rotatorenintervalls vermuten.

Kommt es bei innenrotiertem Arm zu einem positiven Sulkuszeichen, so liegt eine Laxizität der hinteren Kapselstrukturen vor. Eine Hyperlaxität der unteren Kapsel-Band-Ruptur lässt sich mit dem Hyperabduktionstest nach *Gagey* nachweisen. Der Untersucher steht hinter dem Patienten und fixiert mit einer Hand die Skapula. Kann der Arm rein glenohumeral über 105° abduziert werden, spricht dies für eine Hyperlaxität insbesondere des unteren glenohumeralen Bandes.

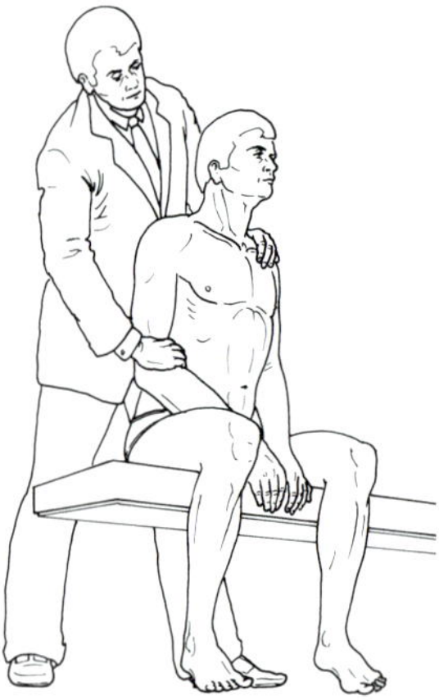

a

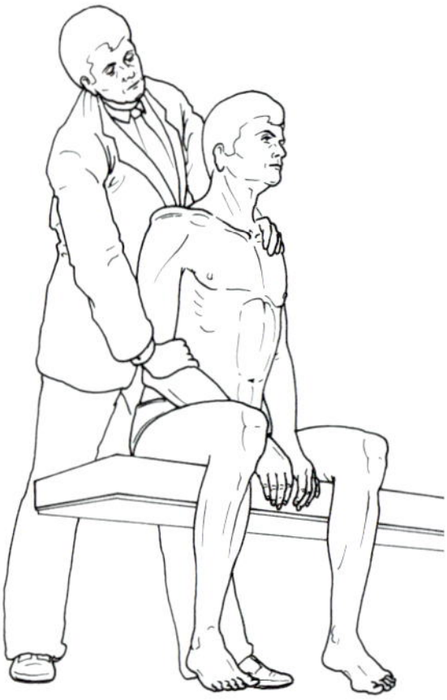

b

Abb. 2.**61 a u. b**
Sulkuszeichen:
a Ausgangsstellung,
b Sulkuszeichen bei Distraktion des Armes nach distal.

Rowe-Test

Vorgehen: Der stehende Patient beugt sich leicht vor und entspannt den Arm. Bei der Untersuchung der rechten Schulter fasst der Untersucher mit der linken Hand die Schulter, mit der rechten Hand führt er den Arm des Patienten etwas in anteriore-inferiore Richtung und zieht ihn gleichzeitig leicht nach distal.

Beurteilung: In dieser Position kann der Untersucher so eine sanfte anterio-inferiore Translation durchführen und die Stabilität der Schulter prüfen.

Zur Beurteilung einer vorderen Instabilität drückt der Untersucher mit den Daumen den Schulterkopf bei Extension des Armes um 20° bis 30° vermehrt nach ventral, zur Beurteilung einer hinteren Luxation den Schulterkopf mit dem Zeige- und Mittelfinger aus einer Flexionsstellung des Armes von 20° bis 30° nach dorsal.

Zur Beurteilung einer unteren Instabilität führt der Untersucher eine starke Traktion (Zugbewegung) nach distal aus (Sulkuszeichen).

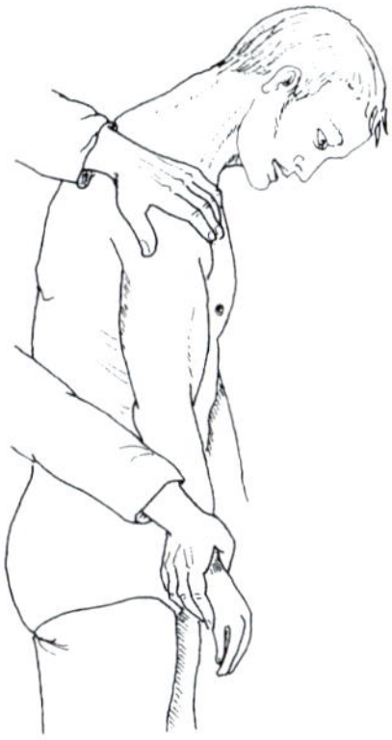

Abb. 2.**62** **Rowe-Test.**

3 Ellenbogengelenk

Schmerzen im Ellenbogengelenk können die verschiedensten Ursachen haben. Neben der exakten klinischen Untersuchung ermöglicht eine Reihe von Funktionstests, die Diagnose zu sichern. Besonders aufmerksam ist auf die Achse des gestreckten Armes zu achten. Die Achse beim Erwachsenen ist zwischen Humerus und Ulna bei supiniertem Unterarm leicht valgisch (bei Frauen 10–15°, bei Männern 5–10°). Bei einem Winkel über 15° liegt ein Cubitus valgus vor, bei einem Winkel unter 5° ein Cubitus varus. Bei einem Gelenkerguss, Synovialisverdickungen und einer Gelenkarthrose zeigt sich eine leichte Beugekontraktur.

Synovialisverdickungen, Gelenkergüsse und eine Bursitis olecrani sind am deutlichsten dorsal um den Olekranonfortsatz sicht- und tastbar.

Arthrosen führen zu tast- und hörbaren Reibegeräuschen. Bei freien Gelenkkörpern klagt der Patient über Einklemmungserscheinungen.

Die Stabilität des Ellenbogengelenks wird durch das Lig. collaterale ulnare und Lig. collaterale radiale gewährleistet. Instabilitäten lassen sich leicht durch entsprechende Untersuchungstechniken feststellen. Schwellungen, Kontrakturen und schmerzhafte Bewegungseinschränkungen können verschiedene Gründe haben. Osteochondrosen, Entzündungen (rheumatoide Arthritis, Gicht), Chondrokalzinose, Tumoren, Tendinosen und die Arthrose sind häufige Erkrankungen; aber auch die sog. Engpasssyndrome (z. B. Sulcus-ulnaris-Syndrom) können vom Ellenbogengelenk ihren Ausgang nehmen (osteophytäre Einengung des Sulcus nervi ulnaris). Verletzungen des Lig. collaterale mediale beim Erwachsenen (Unterarm – s. Valgusstresstest) entsprechen der Verletzung der Apophyse beim Jugendlichen. Ein Halswirbelsäulensyndrom kann unter Umständen ebenfalls ausstrahlende Schmerzen im Ellenbogengelenk hervorrufen.

Eine der häufigsten Beschwerden im Bereich des Ellenbogengelenks verursacht die Epicondylitis humeri lateralis (Tennisellenbogen). Ein Tennisellenbogen ist bei einer Vielzahl anderer Belastungen möglich, die wiederholende Aktivierungen der Handgelenkextensoren verursachen. Seltener sind Beschwerden am Epicondylus medialis lokalisiert – Epicondylitis humeri medialis (Werfer-/Golferellenbogen).

Neben dem lokalen Druckschmerz sind umschriebene lokale Schmerzen bei passiver Dehnung der Handstreckmuskulatur (Tennisellenbogen) bzw. Handbeugemuskulatur (Golferellenbogen) und Muskelanspannungsschmerzen typische Untersuchungszeichen. Schmerzen lateralseitig können auch durch einen Morbus Panner (Nekrose des lateralen Capitulum humeri) oder eine Arthrose des humeroradialen Gelenkbereichs oder eine Kompression des N. interosseus posterior hervorgerufen werden.

Spezielle Untersuchungstests helfen, epikondylopathische Beschwerden von anderen Krankheitsursachen zu unterscheiden.

Bewegungsumfang Ellenbogengelenk (Neutral-0-Methode)

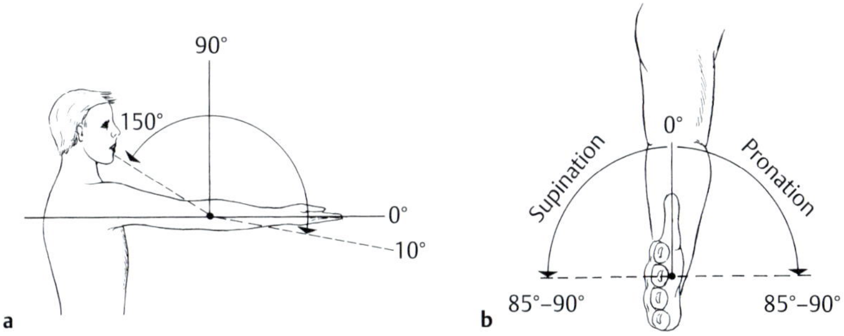

Abb. 3.**1 a** **Beugen/Strecken (Flexion/Extension).**
Abb. 3.**1 b** **Pronation/Supination des Unterarms (Unterarmumwendbewegung).**

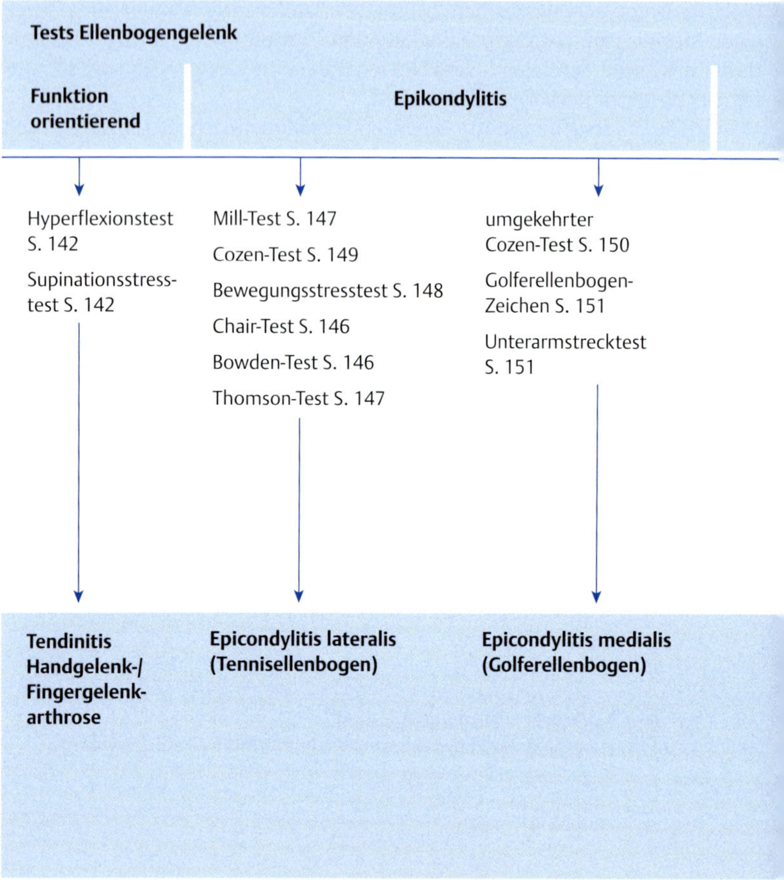

Abb. 3.**2** **Ellenbogengelenkschmerzen. Nervenläsionen.**

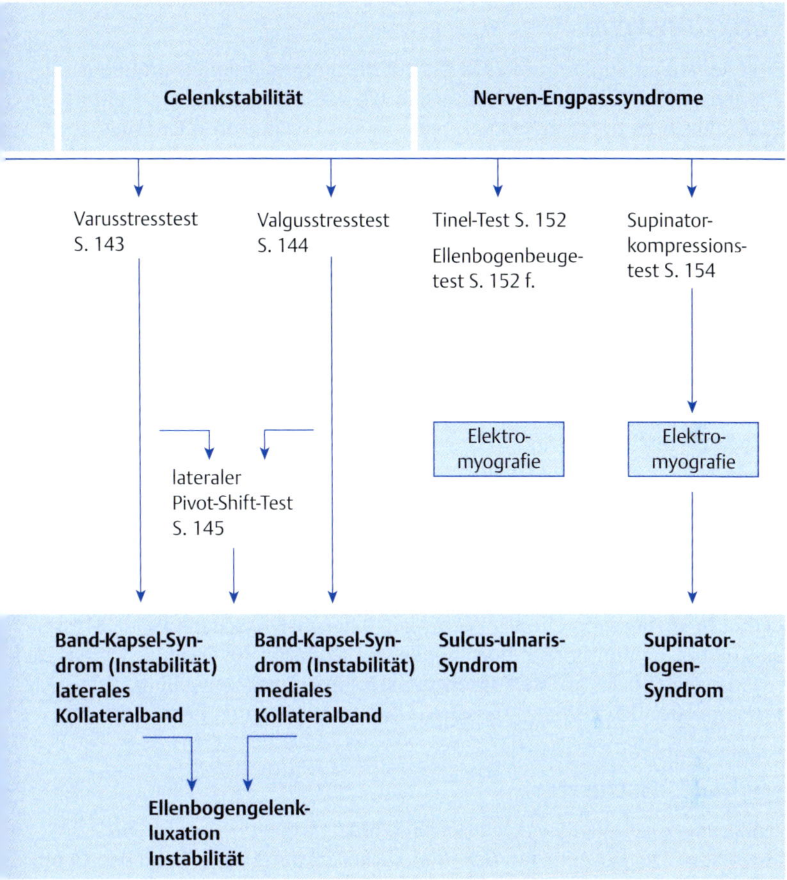
Gelenkstabilität
Nerven-Engpasssyndrome
Varusstresstest S. 143
Valgusstresstest S. 144
Tinel-Test S. 152
Ellenbogenbeugetest S. 152 f.
Supinatorkompressionstest S. 154
Elektromyografie
Elektromyografie
lateraler Pivot-Shift-Test S. 145
Band-Kapsel-Syndrom (Instabilität) laterales Kollateralband
Band-Kapsel-Syndrom (Instabilität) mediales Kollateralband
Sulcus-ulnaris-Syndrom
Supinatorlogen-Syndrom
Ellenbogengelenkluxation Instabilität

Funktionstests

Eine Reihe von Funktionstests weist auf bestimmte Läsionen im Bereich des Ellenbogens hin. Die aussagekräftigsten werden im Folgenden aufgeführt. Sie sind je nach zu untersuchender anatomischer Struktur in 4 Gruppen gegliedert:

1. Orientierungstests,
2. Stabilitätstests,
3. Epikondylitistests,
4. Engpasssyndromtests.

Orientierungstests

Hyperflexionstest

Hinweis auf eine Ellenbogengelenkerkrankung.
Vorgehen: Der Patient sitzt. Der Untersucher umfasst das Handgelenk und bringt den Ellenbogen in eine maximale Flexion. Geachtet werden muss auf jede Bewegungseinschränkung und Schmerzlokalisation.
Beurteilung: Eine vermehrte oder eingeschränkte Beweglichkeit im Gelenk deutet in Verbindung mit Schmerzen auf einen Gelenkschaden, eine Muskelkontraktur, Tendinitis oder eine Banddehnung hin. Bei 70° Beugung hat das Ellenbogengelenk das größte Kapselvolumen. Ein Erguss (Schwellung) zeigt sich meist im lateralen Recessus zwischen Olekranonspitze und Radiusköpfchen.

Supinationsstresstest

Abklärung einer Ellenbogengelenkerkrankung.
Vorgehen: Der Patient sitzt. Der Untersucher fasst mit einer Hand den Unterarm, mit der anderen hält er das Ellenbogengelenk von medial. Aus dieser Stellung übt er eine kräftige, abrupte supinatorische Bewegung aus.
Beurteilung: Dieser Test überprüft die Integrität des Ellenbogengelenks, einschließlich der knöchernen und ligamentären Strukturen. Schmerzen oder eine Bewegungseinschränkung deuten auf eine Gelenkdysfunktion hin, die näher untersucht werden sollte.

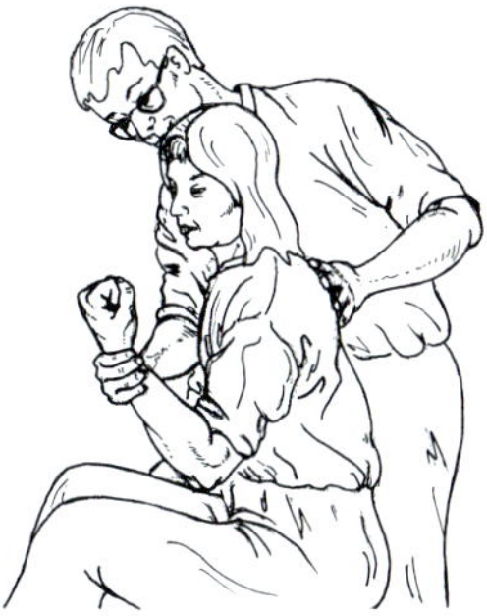

Abb. 3.**3** **Hyperflexionstest.**

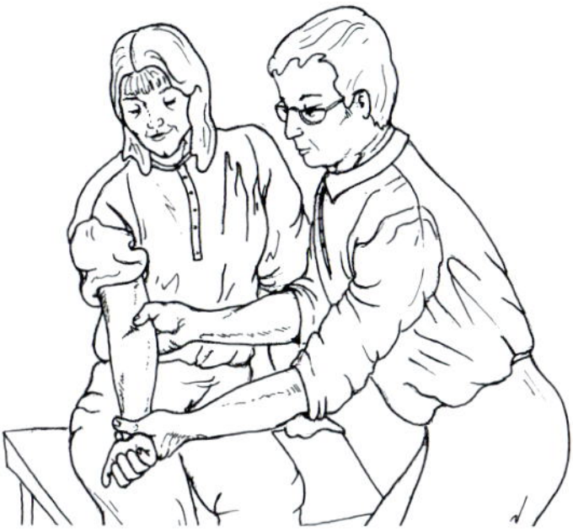

Abb. 3.**4** **Supinationsstresstest.**

Stabilitätstests

Varusstresstest

Hinweis auf eine Bandinstabilität.

Vorgehen: Der Patient sitzt. Das Ellenbogengelenk wird leicht gebeugt. Mit der einen Hand stabilisiert der Untersucher von medial den Oberarm, mit der anderen adduziert er (Varusstress) den Unterarm gegen den Oberarm im Ellenbogen.

Beurteilung: Bei diesem Test wird die Stabilität der lateralen Kollateralbänder im Ellenbogengelenk überprüft. Man achtet auf Schmerzen sowie auf ein außergewöhnliches Bewegungsausmaß im Seitenvergleich (s. lateraler Pivot-Shift-Test).

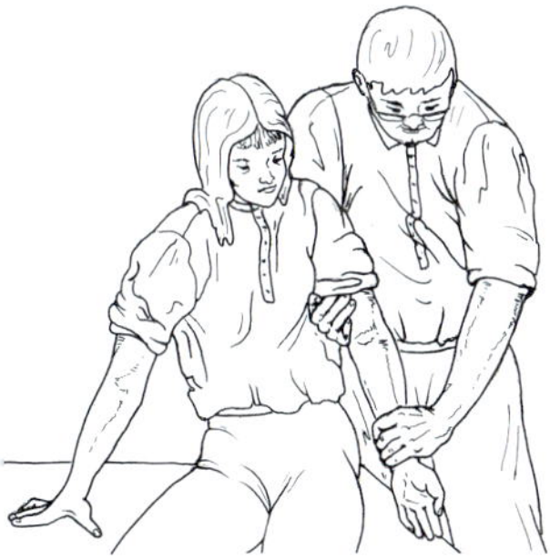

Abb. 3.**5** **Varusstresstest.**

Valgusstresstest

Hinweis auf eine Bandinstabilität.

Vorgehen: Der Patient sitzt. Das Ellenbogengelenk wird leicht gebeugt. Der Untersucher stabilisiert mit einer Hand von lateral den Oberarm, mit der anderen Hand abduziert er (Valgusstress) den Unterarm des Patienten gegen den Oberarm im Ellenbogengelenk.

Beurteilung: Bei diesem Test wird die Stabilität der medialen Kollateralbänder am Ellenbogen überprüft. Es wird auf Schmerzen und ein außergewöhnliches Bewegungsausmaß im Seitenvergleich geachtet.

Eine Valgusinstabilität tritt posttraumatisch (mediale Kollateralbandverletzung, Radiusköpfchenfraktur) oder durch chronische Belastung des medialen Kapsel-Band-Apparats auf (Werferarm). Verletzungen des medialen Lig. collaterale betrifft häufig Werfer (Speerwerfer, Handballer). Eine Werfbewegung führt zu einer Valgus- und Extensionsbelastung. Überlastungen können zu einer Arthrose, Neuritis des N. ulnaris und Ansatztendinose der Mm. pronator teres und flexor carpi radialis et ulnaris führen.

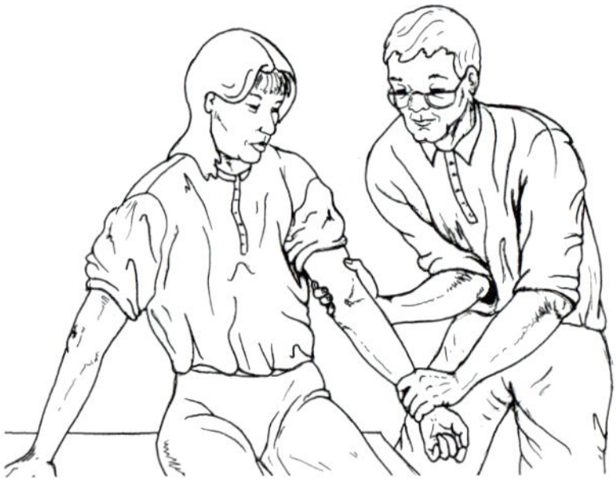

Abb. 3.**6** **Valgusstresstest.**

Lateraler Pivot-Shift-Test (posterior-lateraler Apprehension-Test)

Eine Varusinstabilität des Ellenbogengelenks begründet sich akut auf einer Ruptur des Lig. collaterale laterale aufgrund einer Ellenbogengelenkluxation oder durch eine Instabilität bei fehlender Ausheilung einer lateralen Kollateralbandverletzung, selten findet man eine Instabilität bei Menschen, die dauernd auf Gehstützen angewiesen sind oder bei Patienten im Rahmen einer Epicondylitis-radialis-Operation oder operativen Versorgung einer Radiusköpfchenfraktur. Eine posterior-laterale Instabilität tritt bei einer Ruptur des lateralen Kollateralbandes auf. Da der Arm aufgrund anatomischer Gegebenheiten valgisch ausgerichtet ist und belastet wird, bleiben leichte Instabilitäten meist klinisch stumm. Geringe Valgusinstabilitäten (s. Valgusstresstest) sind klinisch eher präsent.

Vorgehen: Der Patient liegt auf dem Rücken. Der Untersucher steht am Kopfende und umgreift mit einer Hand das Handgelenk, mit der anderen Hand das leicht gebeugte Ellenbogengelenk des Patienten. Der Unterarm ist supiniert. Aus dieser Armstellung wird das Ellenbogengelenk zunehmend gebeugt und axialer Druck auf das Ellenbogengelenk ausgeübt.

Beurteilung: Liegt eine posterior-laterale Instabilität vor, kommt es bei 20° bis 30° Beugung zu einer posterior-lateralen Subluxation des Ellenbogengelenks mit Schmerzen und einer Ausweichbewegung des Patienten. Bei zunehmender Beugung des Ellenbogengelenks auf 40° bis 70° reponiert sich das Gelenk mit einem tast- und hörbaren „Schnappen“.

Drei Instabilitätsgrade werden unterschieden.

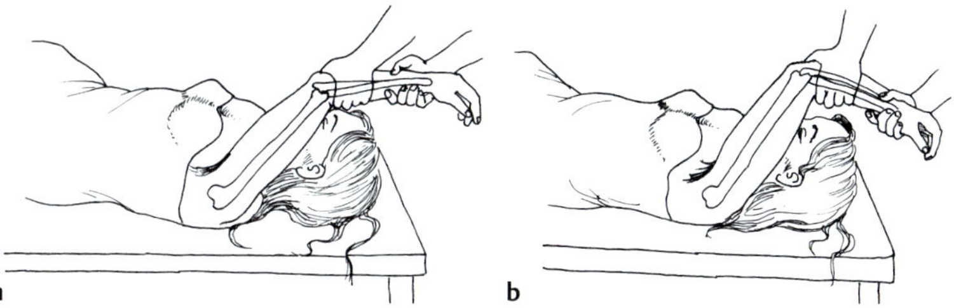

a b

Abb. 3.**7 a u. b** **Lateraler Pivot-Shift-Test:**
a Subluxationsmanöver: Beugung des Ellenbogens auf 20–30°,
b Repositionsmanöver: zunehmende Beugung des Ellenbogens auf 40–70°.

Epikondylitistests

Chair-Test

Hinweis auf eine Epicondylitis lateralis.
Vorgehen: Der Patient wird aufgefordert, einen Stuhl anzuheben; dabei soll der Arm gestreckt, der Unterarm proniert sein.
Beurteilung: Auftreten oder Zunahme der Beschwerden über dem Epicondylus lateralis und der einstrahlenden Unterarmstreckmuskulatur weisen auf eine Epikondylitis hin.

Bowden-Test

Hinweis auf einen Tennisellenbogen (Epicondylitis lateralis).
Vorgehen: Der Patient wird aufgefordert, eine bis ca. 4,0 kPa (= 30 mm Hg) aufgepumpte Blutdruckmanschette zusammenzupressen bzw. einen bestimmten Druck, den der Untersucher vorgibt, durch Zusammenpressen der Manschette zu halten.
Beurteilung: Das Auftreten sowie die Zunahme der Beschwerden im Bereich des Epicondylus lateralis und der einstrahlenden Unterarmstreckmuskulatur weisen auf eine Epikondylitis hin.

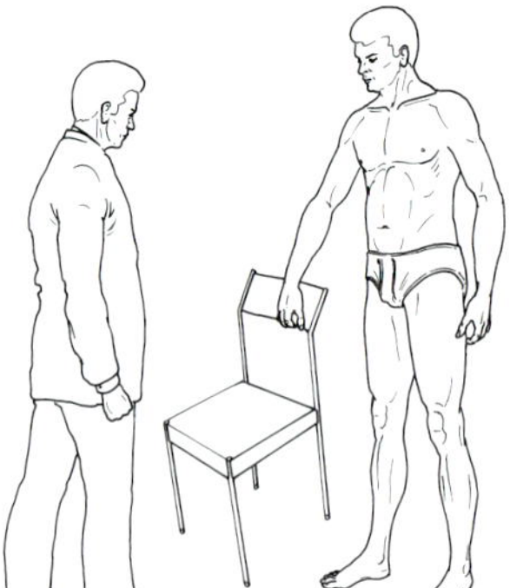

Abb. 3.**8** **Chair-Test.**

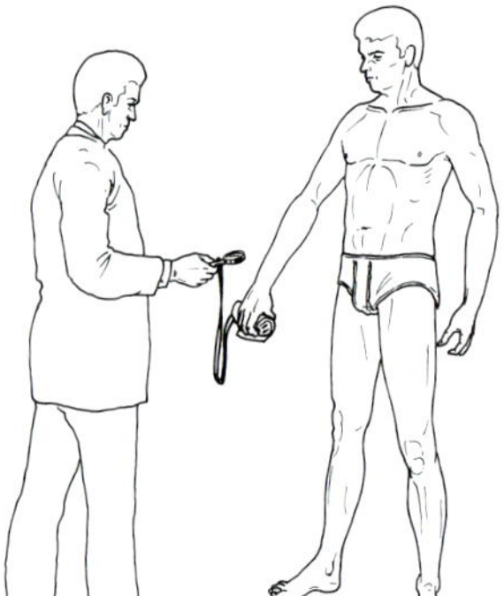

Abb. 3.**9** **Bowden-Test.**

Thomson-Test (Tennisellenbogen-Zeichen)

Hinweis auf eine Epicondylitis lateralis.

Vorgehen: Der Patient wird aufgefordert, in leichter Dorsalextension der Hand eine Faust zu machen und das Ellenbogengelenk zu strecken. Die eine Hand des Untersuchers fixiert von streckseitig das Handgelenk, die andere greift die Faust des Patienten. Der Patient soll nun die Faust gegen Widerstand der Untersucherhand weiter extendieren, bzw. der Untersucher versucht, die dorsal extendierte Fauststellung gegen den Widerstand des Patienten in Richtung Flexion zu drücken.

Beurteilung: Starke Schmerzen über dem lateralen Epikondylus und in der radialseitigen Muskelstreckerloge sprechen für eine Epicondylitis lateralis.

Mill-Test

Hinweis auf Epicondylitis lateralis.

Vorgehen: Die Untersuchung erfolgt am stehenden Patienten. Der Arm des Patienten ist leicht proniert, im Handgelenk dorsalextendiert und im Ellenbogengelenk gebeugt. Mit der einen Hand greift der Untersucher das Ellenbogengelenk, die andere liegt lateralseitig dem distalen Unterarm des Patienten auf bzw. umfasst ihn. Der Patient wird nun aufgefordert, gegen den Widerstand der Untersucherhand den Unterarm zu supinieren.

Beurteilung: Schmerzen über dem Epicondylus humeri lateralis und/oder in der lateralseitigen Streckmuskulatur deuten auf eine Epikondylitis hin.

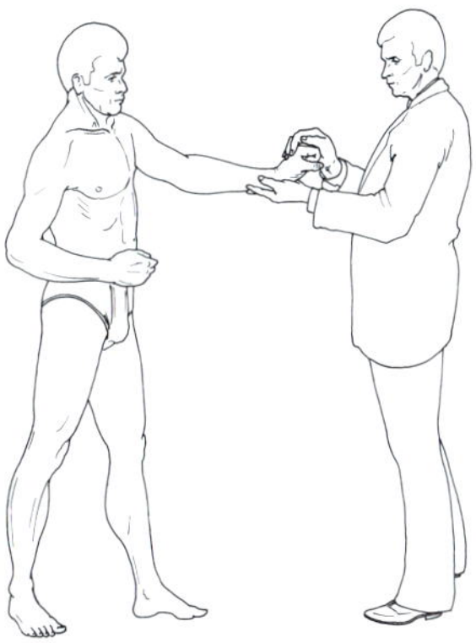

Abb. 3.**10** **Thomson-Test.**

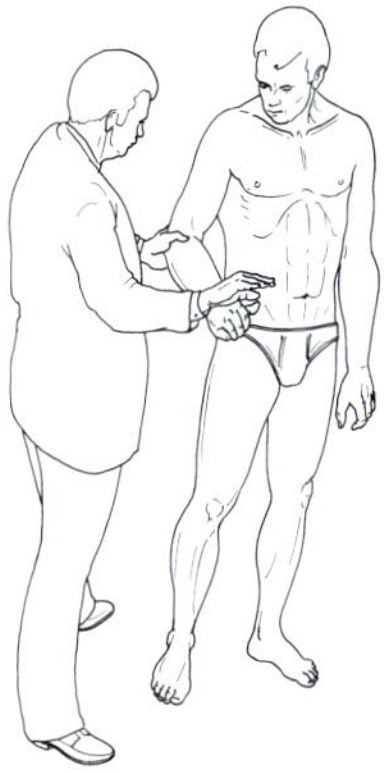

Abb. 3.**11** **Mill-Test.**

Bewegungsstresstest

Hinweis auf eine Epicondylitis lateralis.

Vorgehen: Der Patient sitzt. Der Untersucher palpiert den Epicondylus lateralis, während der Patient in einer flüssigen Bewegung Handgelenk und Ellenbogen flektiert, den Unterarm proniert und anschließend den Ellenbogen wieder streckt.

Beurteilung: Pronation und Handgelenkflexion stellen eine größere Belastung für die am Epicondylus lateralis ansetzenden Sehnen der Unterarmstreckmuskulatur dar. Das Auftreten von Schmerzen bei diesen Bewegungsmanövern im Bereich des Epicondylus lateralis und/oder in der radialseitigen Streckmuskulatur deutet auf eine Epikondylitis hin. Es können jedoch ebenfalls Schmerzen und Parästhesien als Folge einer Einengung des N. medianus auftreten, da der Nerv bei diesem Manöver in seinem Verlauf durch die Pronatoren unter Druck geraten kann.

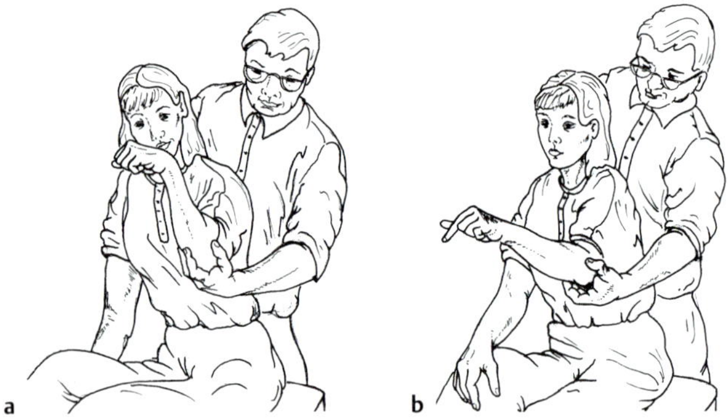

Abb. 3.**12 a u. b** **Bewegungsstresstest:**
a Ausgangsstellung,
b Streck-/Pronationsbewegung.

Cozen-Test

Hinweis auf eine Epicondylitis lateralis.

Vorgehen: Die Untersuchung wird am sitzenden Patienten vorgenommen. Der Untersucher fixiert mit einer Hand das Ellenbogengelenk, die andere Hand liegt der dorsal extendierten Faust des Patienten flach auf. Der Patient wird aufgefordert, die Faust gegen Widerstand der Untersucherhand dorsal zu extendieren, bzw. der Untersucher versucht, die fixierte dorsal extendierte Fauststellung gegen den Widerstand des Patienten in Richtung Flexion zu drücken.

Beurteilung: Lokalisierter Schmerz am Epicondylus lateralis humeri oder ziehende Schmerzen in der radialseitigen Streckerloge sprechen für eine Epikondylitis.

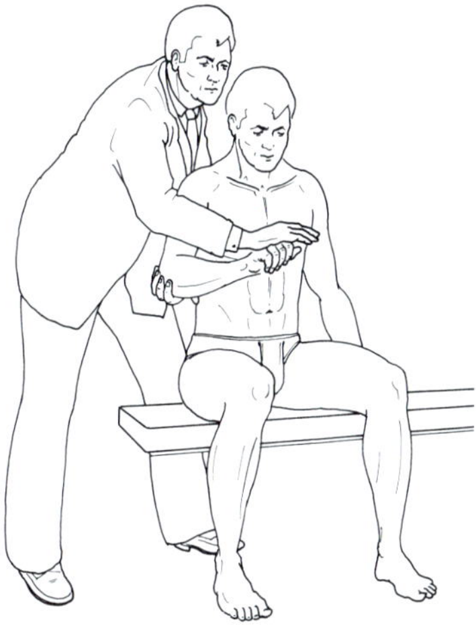

Abb. 3.**13** **Cozen-Test.**

Umgekehrter Cozen-Test

Hinweis auf eine Epicondylitis humeri medialis.

Vorgehen: Der Patient sitzt. Der Untersucher palpiert mit einer Hand den Epicondylus medialis. Die andere Hand liegt auf dem Handgelenk des supinierten Unterarms. Der Patient versucht, die gestreckte Hand gegen den Widerstand der Untersucherhand im Handgelenk zu flektieren.

Beurteilung: Die Unterarm- bzw. Handbeuger und der M. pronator teres haben ihren Ursprung am Epicondylus medialis. Ein akuter, stechender Schmerz am Epicondylus medialis deutet auf eine Epicondylitis medialis hin.

Bei diesem Test ist es besonders wichtig, den Ellenbogen zu stabilisieren, anderenfalls könnte eine forcierte Ausweich-/Pronationsbewegung ein Engpasssyndrom im Bereich der Pronator-Muskulatur verstärken (Pronator-Logen-Syndrom).

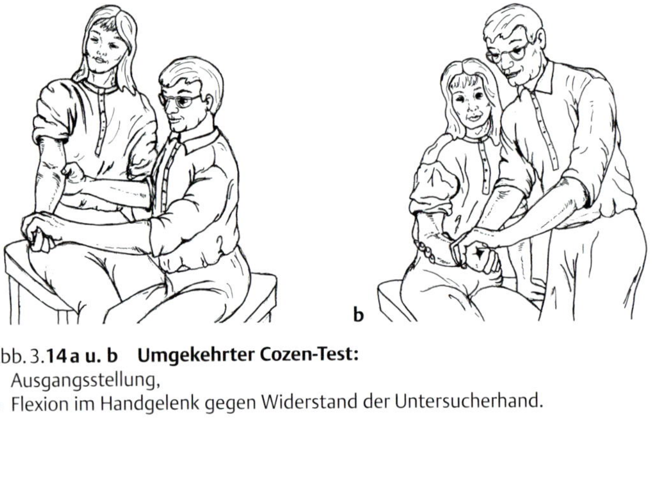

Abb. 3.**14 a u. b** **Umgekehrter Cozen-Test:**
a Ausgangsstellung,
b Flexion im Handgelenk gegen Widerstand der Untersucherhand.

Golferellenbogen-Zeichen

Hinweis auf eine Epicondylitis medialis.
Vorgehen: Der Patient beugt den Ellenbogen und flektiert die Hand nach palmar. Der Untersucher greift die Hand des Patienten. Mit der anderen Hand fixiert er den Oberarm. Der Patient soll nun versuchen, gegen den Widerstand der Untersucherhand den Arm im Ellenbogengelenk zu strecken.
Beurteilung: Schmerzen über dem medialen Epikondylus sprechen für eine Epikondylopathie (Golferellenbogen).

Unterarmstrecktest

Hinweis auf eine Epicondylitis medialis.
Vorgehen: Der Untersucher umgreift den distalen Unterarm. Der Patient versucht nun, gegen den Widerstand der Untersucherhand den Arm im Ellenbogengelenk zu strecken.
Beurteilung: Schmerzen am medialen Epikondylus sowie über der einstrahlenden Unterarmbeugemuskulatur deuten auf eine Epikondylopathie hin.

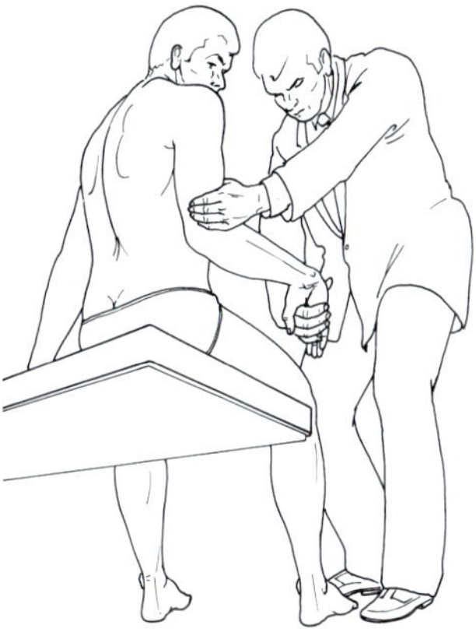

Abb. 3.**15** **Golferellenbogen-Zeichen.**

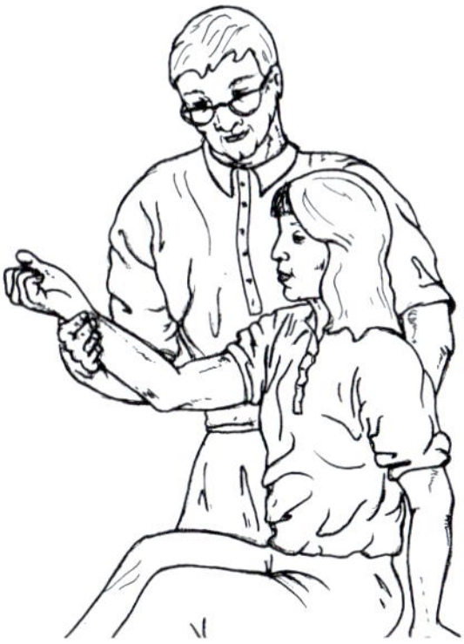

Abb. 3.**16** **Unterarmstrecktest.**

Engpasssyndromtests

Tinel-Test

Hinweis auf ein Sulcus-ulnaris-Syndrom.
Vorgehen: Der Patient sitzt. Der Untersucher fasst den Arm des Patienten und klopft vorsichtig mit dem Reflexhammer auf den Sulcus nervi ulnaris.
Beurteilung: Der N. ulnaris verläuft in einem knöchernen Sulkus hinter dem Epicondylus medialis. Aufgrund seiner relativ oberflächlichen Lage kommt es in diesem Bereich häufig zu einer Druckschädigung des Nervs. Gewebevernarbungen oder Kallus- bzw. Exostosenbildung nach per- oder suprakondylären Humerusfrakturen, ein chronischer Reizzustand im Rahmen einer rheumatoiden Arthritis oder Epicondylitis und eine chronische mechanische Druckschädigung (dauerndes Abstützen des Ellenbogens auf harter Unterlage) sind die häufigsten Ursachen für eine N.-ulnaris-Schädigung. Auch eine anlagebedingte Dysplasie des knöchernen Nervenkanals kann der Grund für ein Ulnaris-Syndrom sein. Treten beim vorsichtigen Beklopfen des Sulcus ulnaris Schmerzen und Parästhesien im Unterarm auf, so spricht dies für eine chronische Druckschädigung.

Bei diesem Test ist insbesondere darauf zu achten, dass ein nicht zu kräftiger Schlag auf den Nerv ausgeübt wird, da auch beim gesunden Nerv dies natürlich zu einer Schmerzsymptomatik führt. Ebenso kann ein wiederholtes Beklopfen des Nervs eine Schädigung verursachen.

Ellenbogenbeugetest

Hinweis auf ein Sulcus-ulnaris-Syndrom.
Vorgehen: Der Patient sitzt. Das Ellenbogengelenk wird stark gebeugt, die Hand im Handgelenk flektiert. Diese Position soll vom Patienten 5 Minuten beibehalten werden.
Beurteilung: Der N. ulnaris verläuft durch den Kubitaltunnel, gebildet von den ulnaren Kollateralbändern und dem M. flexor carpi ulnaris. In der oben beschriebenen Position besteht eine maximale Dehnung des N. ulnaris.

Das Auftreten von Parästhesien entlang des Verlaufs des Nervs spricht für eine Druckschädigung des Nervs. Bei einem positiven Testergebnis sollte zur Diagnoseabsicherung eine Elektromyografie oder eine Nervenleitgeschwindigkeitsmessung durchgeführt werden.

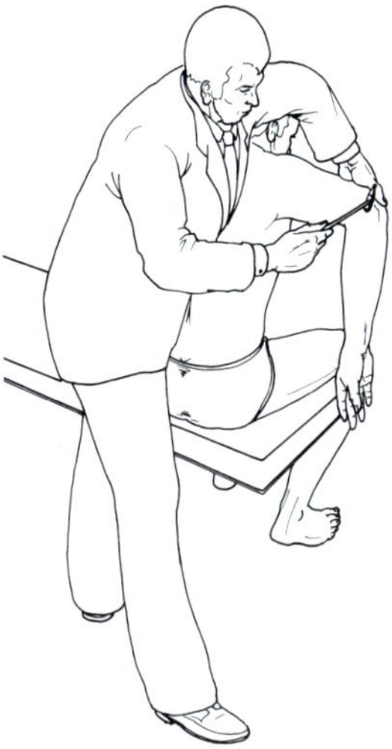

Abb. 3.**17** **Tinel-Test.**

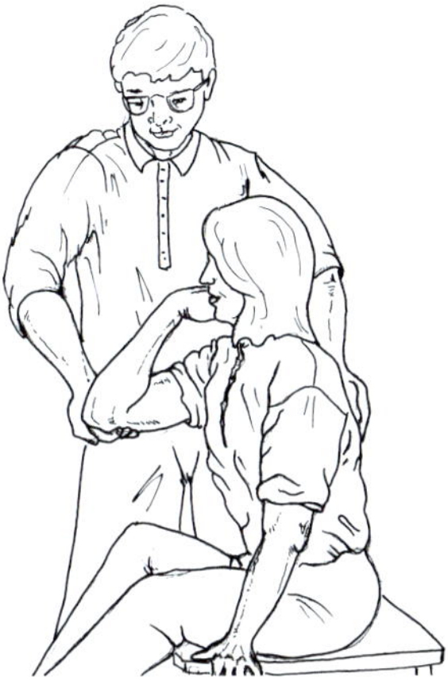

Abb. 3.**18** **Ellenbogenbeugetest.**

Supinatorkompressionstest

Hinweis auf ein Supinatorlogensyndrom (Frohse-Syndrom) mit Schädigung des R. profundus nervi radialis.

Vorgehen: Der Patient steht. Der Untersucher tastet mit der einen Hand distal des lateralen Epikondylus die Rinne radial des M. extensor carpi radialis longus, die andere Hand setzt der aktiven Pronation und Supination Widerstand entgegen.

Beurteilung: Konstanter Druckschmerz in der Muskelrinne oder Schmerzen am proximalen radialen Unterarm, die sich unter Pro- und Supination verstärken, deuten auf eine Kompression des R. profundus nervus radialis im M. supinator hin (oberhalb des Speichenkröpfchens teilt sich der Radialisnerv in seine beiden Endäste. Der motorische R. profundus gelangt nach Perforation des M. supinator aus der Ellenbeuge auf die Dorsalseite des Unterarms).

Der Druckschmerzpunkt liegt weiter ventral als der Schmerzpunkt bei der typischen Epicondylitis lateralis. Die Druckstörung des Nervs kann durch bindegewebige Veränderungen des Muskels, Radiusköpfchenfrakturen oder durch Weichteiltumoren verursacht sein. Eine unmittelbare Schädigung der Nerven kann auch iatrogen im Rahmen einer (intramuskulären) Injektion bei einer Epicondylitis radialis auftreten. Besteht eine abgeschwächte oder aufgehobene Streckung der Langfinger in den Metakarpal-/Phalangealgelenken, so liegt eine Lähmung des durch den R. profundus nervus radialis versorgten M. extensor digitorum vor.

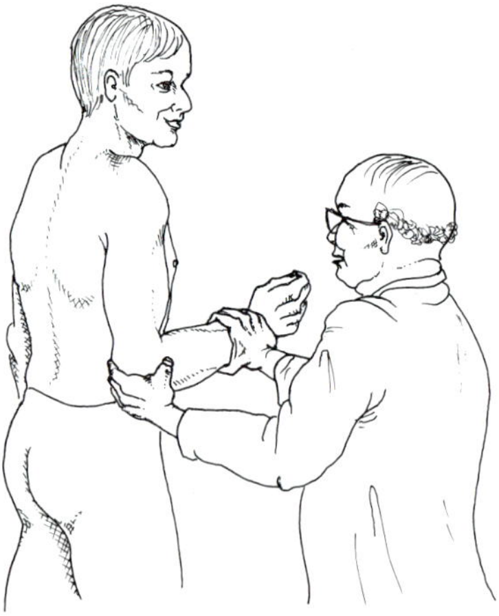

Abb. 3.**19** **Supinatorkompressionstest.**

4 Handgelenk, Handwurzel und Finger

Verletzungen und Schäden an der Hand spielen sowohl im Alltag als auch beim Sport eine bedeutende Rolle. Die Untersuchung der Hand erfordert gute Kenntnisse in der funktionellen Anatomie und beginnt mit der Inspektion etwaiger Defekte und Stellungsanomalien. Das Handgelenk befindet sich in Ruhe bei passiver Haltung der Hand in einer Mittelstellung zwischen Flexion und Extension, wobei die Finger eine leichte Beugestellung aufweisen (Fingerbeuger 4-mal so stark wie die Fingerstrecker).

Gelenkentzündungen verursachen umschriebene Schwellungen über den Gelenken, Sehnenscheidenentzündungen machen sich durch Schwellung und Rötung der Haut im Sehnenverlauf bemerkbar. Bei Frauen nach der Menopause finden sich häufig Schwellungen der Fingerendgelenke mit schmerzhafter Beugekontraktur (Heberden-Arthrose). Die Fingergrund- und -mittelgelenke sind oft der erste Manifestationsort chronisch-entzündlicher Erkrankungen (rheumatoide Arthritis).

Auch Ganglien, die entweder von den Sehnen, dem Sehnengleitgewebe oder den Gelenken ihren Ausgang nehmen, können Ursache einer Schwellung sein. Lähmungen führen zu Kontrakturen. So hat eine Radialislähmung die sog. Fallhand zur Folge. Bei einer Medianuslähmung entsteht die sog. Affenhand, bei einer Parese des N. ulnaris die Krallenhand (gestreckte Grundphalangen und gebeugte Mittel- und Endphalangen).

Bei der Palpation orientiert man sich über die Beschaffenheit der Haut, Muskeln und Sehnenscheiden, beurteilt Schwellungen und Entzündungen sowie Tumoren und bestimmt die genaue Lokalisation der Schmerzen.

Durch die passive Bewegungsprüfung lassen sich Bewegungseinschränkungen (Arthrosen) und Instabilitäten feststellen. Bei schmerzhaften Erkrankungen der Sehnenscheiden finden sich Krepitationen im Sehnenverlauf sowohl bei aktiver als auch passiver Bewegung.

Neurologische Veränderungen (z.B. Muskelatrophien), meist verursacht durch sog. Engpasssyndrome, zeigen bestimmte Funktionseinschränkungen, die durch eine entsprechende Funktionsdiagnostik beurteilt werden können.

Bewegungsumfang Hand (Neutral-0-Methode)

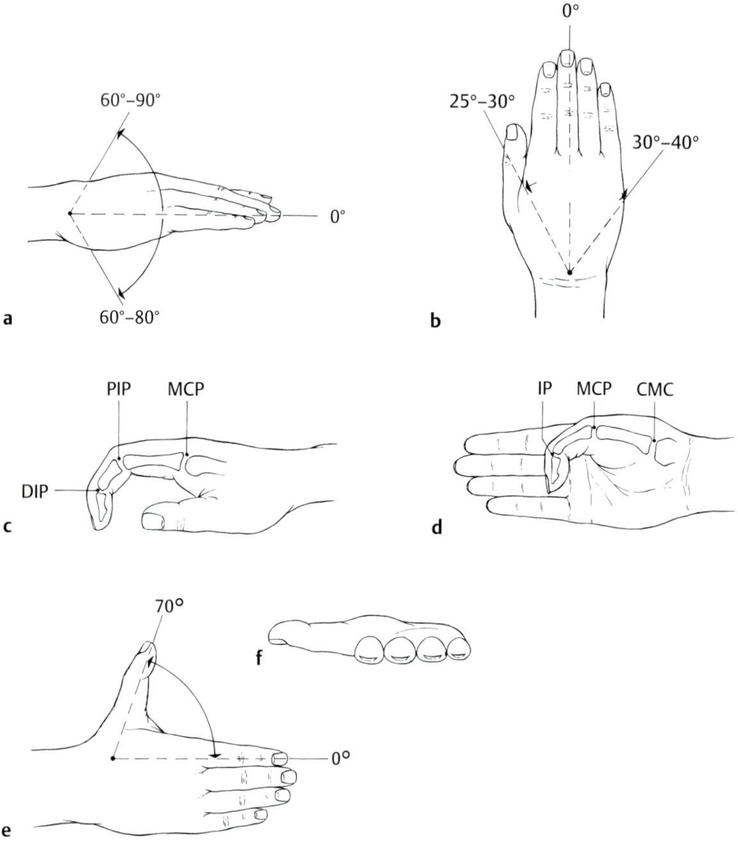

Abb. 4.**1 a–f**

a Flexion/Extension des Handgelenks einschließlich der Interkarpalgelenke.
b Radial-/Ulnarabduktion der Hand.
c–d Bezeichnung der Fingergelenke (c) und Daumengelenke (d):
DIP = distales Interphalangealgelenk,
PIP = proximales Interphalangealgelenk,
MKP = Metakarpophalangealgelenk,
IP = Interphalangealgelenk des Daumens,,
MKP = Metakarpophalangealgelenk des Daumens,
MKP = Metakarpophalangealgelenk des Daumens.
e–f Abduktion und Adduktion des Daumens zur Palmarebene.

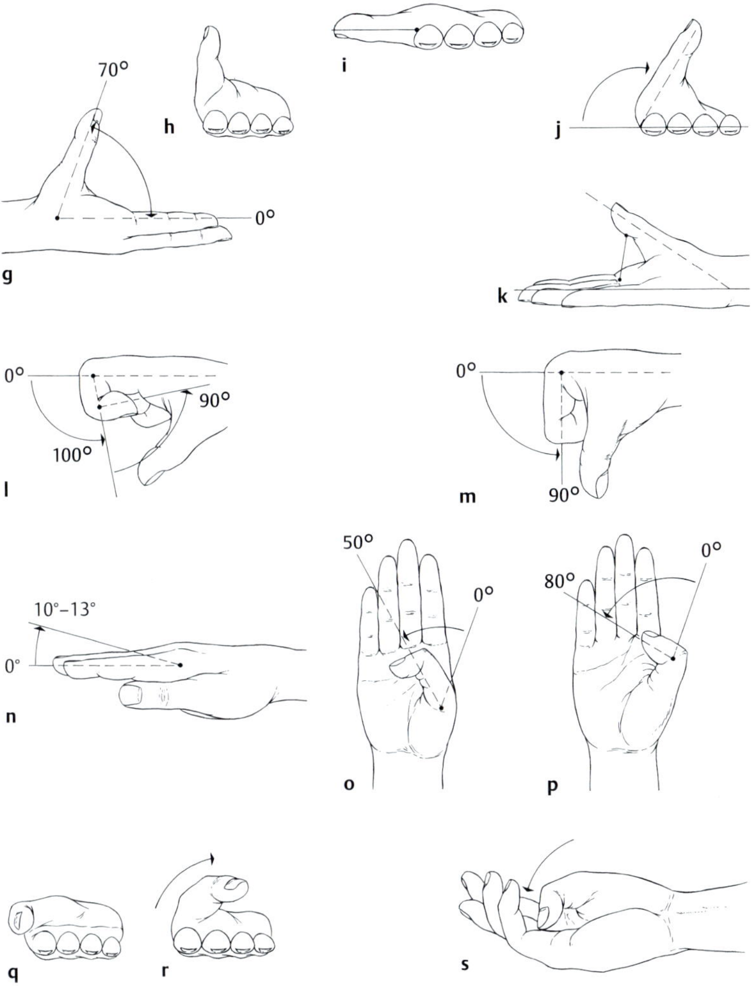

Abb. 4.**1 g–s**

g–h Palmare Ab-/Adduktion des Daumens senkrecht zur Palmarebene.

i–k Zirkumduktion des gestreckten Daumens.

l–m Beugung der Fingergelenke: im DIP- und PIP-Gelenk (l), im MKP-Gelenk (m).

n Überstreckung im MKP-Gelenk.

o–p Beugung der Daumengelenke: im MKP-Gelenk (o), im IP-Gelenk (p).

q–s Oppositionsbewegung des Daumens: Ausgangsstellung (q), während der Bewegung (r), Oppositionsstellung (s).

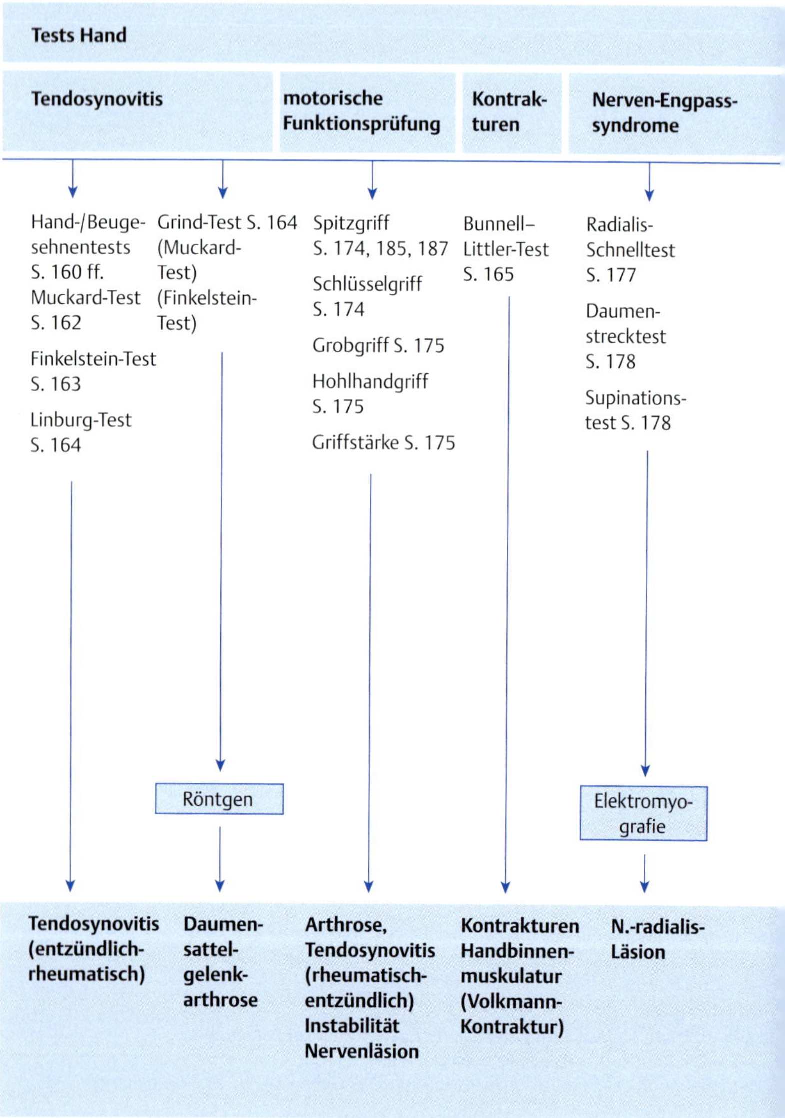

Abb. 4.2 **Hand-, Handwurzel-, Fingergelenksbeschwerden.**

Nerven-Engpasssyndrome

- Hoffmann-Tinel-Zeichen S. 179
  Medianus-Schnelltest S. 180
  Ochsner-Test S. 181
  Karpaltunnelzeichen S. 181
  Phalen-Test S. 182
  Zirkelzeichen (Nagelzeichen) S. 182
  Flaschentest nach Lüthy S. 183
  Umgekehrter Phalen-Test S. 184
  Provokationstest Handgelenkbeugetest S. 188
  → Elektromyografie → **N.-medianus-Läsion**
- Froment-Zeichen S. 185
  Ulnaris-Schnelltest S. 186
  Intrinsic-Test S. 186
  O-Test S. 187
  → Elektromyografie → **N.-ulnaris-Läsion**

Handgelenk (Stabilitätsprüfung)

- Watson-Test S. 166
  Skapholunarer Ballottement-Test S. 167
  → **Skapholunare Instabilität**
  → Dorsaler OS-capitatum-Verschiebe-(Apprehension-)Test S. 168 → **Instabilität Arthrose OS capitatum**
- Reagen-Test S. 169 → **lunotriquetrale Instabilität**
- Stabilitätstest bei ulnarer Kollateralbandruptur S. 169 → **„Skidaumen“**
- Fingerextensions-(Shuck-)Test S. 167 → **Radiokarpale, interkarpale skapoidale Instabilität**

4

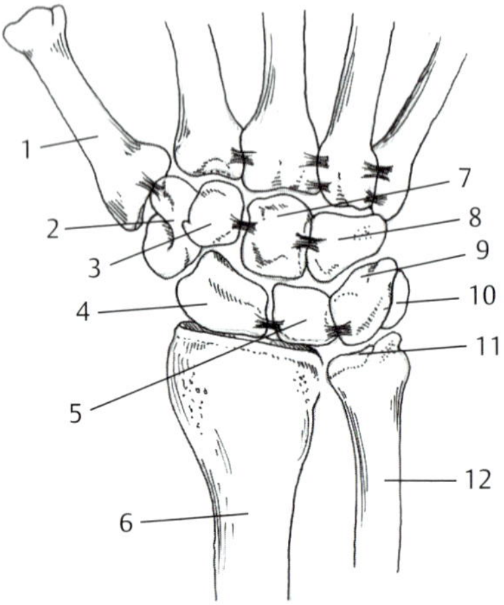

Abb. 4.**3** **Anatomie der Hand von volar.**
1 Os metacarpale 1
2 Os trapezium
3 Os trapezoideum
4 Os scaphoideum
5 Os lunatum
6 Radius
7 Os capitatum
8 Os hamatum
9 Os triquetrum
10 Os pisiforme
11 Discus articularis
12 Ulna

Funktionstests

Hand-/Beugesehnentests

Musculus flexor digitorum profundus

Vorgehen: Der Untersucher legt zwei Finger seiner Hand (Zeige- und Mittelfinger) beugeseits so auf den betroffenen Finger des Patienten, dass der Finger im Mittelgelenk gestreckt bleibt. Der Patient wird nun aufgefordert, den Finger im Endgelenk isoliert zu beugen. Die Untersuchung erfolgt für jeden Finger einzeln.

Beurteilung: Der M. flexor digitorum profundus gehört zur tiefen Schicht der Beugemuskeln des Unterarms. Der Ansatz der Sehne liegt an der Palmarseite der Endphalangen der 2.–5. Finger.

Kann das Endgelenk nicht gebeugt werden, so liegt eine Sehnenverletzung vor (Sehnenriss); ist die Beugung mit Schmerzen verbunden, so muss an eine Tendosynovitis gedacht werden.

Abzugrenzen ist eine Endgelenkarthrose (Heberden) mit einer meist schmerzhaften Beugekontraktur.

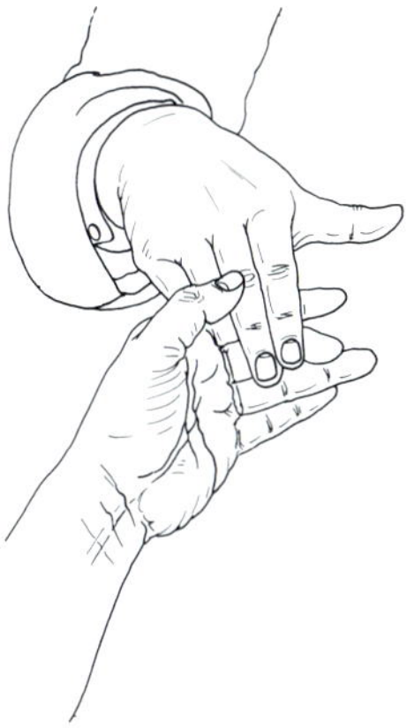
a

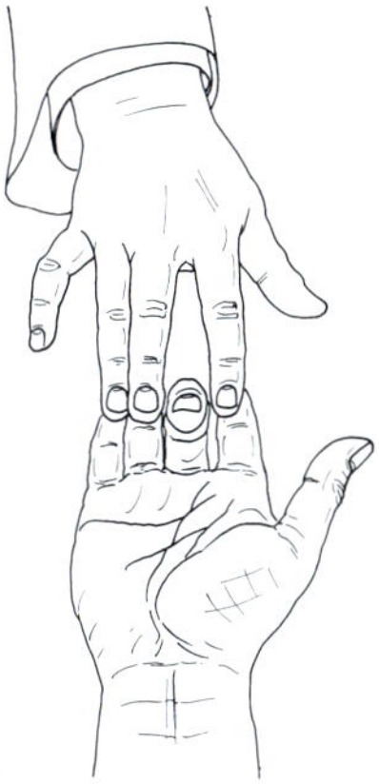
b

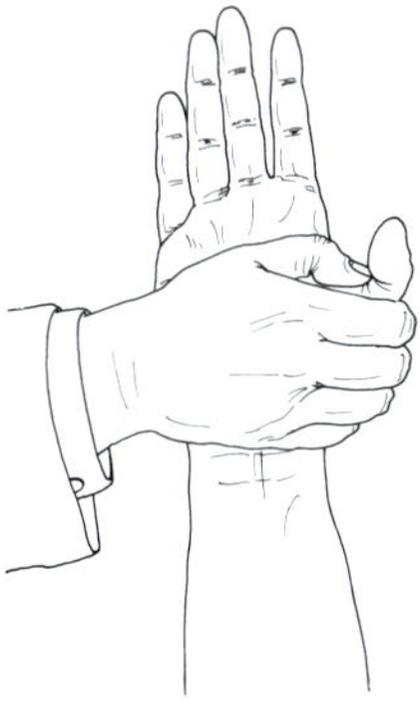
c

Abb. 4.**4 a–c** **Hand-/Beugesehnentests:**
a M. flexor digitorum profundus,
b M. flexor digitorum superficialis,
c M. flexor pollicis longus und M. extensor pollicis longus.

Musculus flexor digitorum superficialis

Vorgehen: Der Patient wird aufgefordert, den zu untersuchenden Finger im Mittelgelenk zu beugen, die jeweils nicht zu untersuchenden Finger werden durch den Untersucher in Streckstellung gehalten, um die Funktion der Sehne des M. flexor digitorum profundus auszuschalten. Da die Profundussehnen der drei ulnaren Finger einen gemeinsamen Muskelbauch haben, setzt die freie Beugung eines Fingers bei den in Streckstellung fixierten übrigen Fingern eine intakte Funktion der Sehnen des M. flexor digitorum superficialis voraus. Die Untersuchung wird für jeden einzelnen Finger getrennt durchgeführt.
Beurteilung: Der M. flexor digitorum superficialis ist ein breiter, kräftiger Muskel, der mit seinen Sehnen an den Seiten der Mittelphalangen ansetzt.

Ist der Patient in der Lage, den Finger im proximalen Interphalangealgelenk (Mittelgelenk) zu beugen, so ist die Sehne des M. flexor digitorum superficialis intakt. Liegen Verletzungen der Sehne vor, so ist eine Beugung nicht möglich, Schmerzen deuten auf eine Tendosynovitis der Sehne hin.

Musculus flexor pollicis longus und Musculus extensor pollicis longus

Vorgehen: Der Untersucher greift den Daumen des Patienten und fixiert ihn im Grundgelenk. Der Patient wird aufgefordert, das Daumenglied zu beugen und zu strecken. Der M. flexor pollicis longus gehört zu den tiefen Flexoren, der M. extensor zu den tiefen Extensoren, sie setzen an der Endphalanx des Daumens an.

Beurteilung: Beuge- und Streckbehinderungen im Daumenendgelenk sprechen für eine Verletzung (Sehnenriss) oder Erkrankung (Tendosynovitis) der entsprechenden Sehne.

Muckard-Test

Abklärung einer akuten oder chronischen Tendosynovitis der Sehnen des M. abductor pollicis longus und des M. extensor pollicis brevis (Quervain-Krankheit).

Vorgehen: Der Patient „kippt“ die Hand im Handgelenk nach ulnar ab; die Finger sind dabei gestreckt, der Daumen wird adduziert.

Beurteilung: Heftige Schmerzen über dem Processus styloideus radii mit Ausstrahlung in Daumen und Unterarm deuten auf eine Tendosynovitis der Sehnen des M. abductor pollicis longus und des M. extensor pollicis brevis hin.

Zusätzlich besteht meist eine Schwellung und Druckschmerzhaftigkeit über dem 1. Strecksehnenfach. Die Abduktion des Daumens gegen Widerstand ist schmerzhaft.

Zur Tendosynovitis der Sehnen kommt es durch entzündliche Veränderungen des Gleitgewebes, oft verursacht durch Überanstrengung oder durch entzündlich-rheumatische Erkrankungen. Aber auch stumpfe Traumen können diese Erkrankungen auslösen.

Differenzialdiagnostisch muss an eine Arthrose (Rhizarthrose) des Karpometakarpalgelenks (Daumensattelgelenk) oder eine Styloiditis radii gedacht werden.

Finkelstein-Test

Hinweis auf eine Tendovaginitis stenosans de Quervain.

Vorgehen: Der in die Hohlhand eingebeugte Daumen wird von den Langfingern gefasst und das Handgelenk nach ulnar abgekippt – aktiv oder passiv vom Untersucher.

Beurteilung: Schmerzen und Krepitation über dem Processus styloideus radii sprechen für eine unspezifische Tendosynovitis des M. abductor pollicis longus und des M. extensor pollicis brevis (Ätiologie siehe Muckard-Test).

Es ist wichtig, zwischen der Quervain-Tendosynovitis und der Arthrose im Daumensattelgelenk zu unterscheiden. Die gezielte Untersuchung des Daumensattelgelenks und ein Röntgenbild ermöglichen eine schnelle Diagnoseabklärung.

Der Test sollte immer im Seitenvergleich geprüft werden.

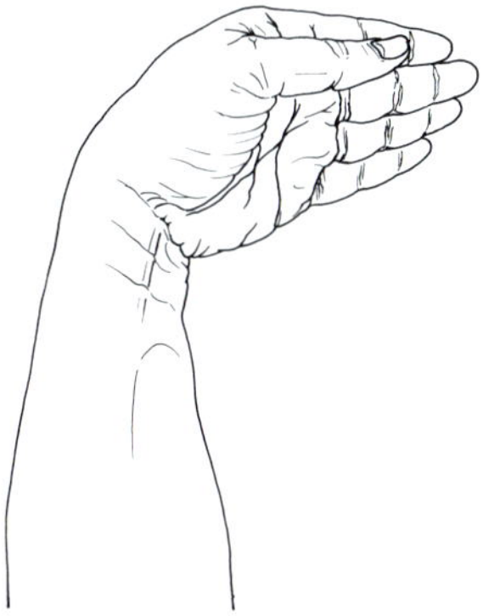

Abb. 4.**5** **Muckard-Test.**

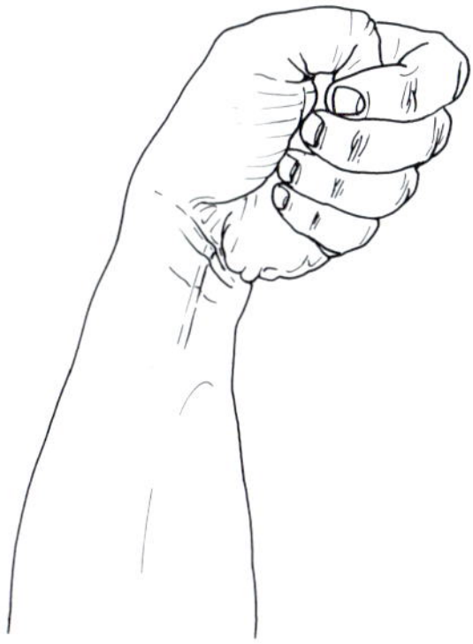

Abb. 4.**6** **Finkelstein-Test.**

Grind-Test

Beurteilung einer Daumensattelgelenkarthrose (Rhizarthrose).
Vorgehen: Der Untersucher fasst den schmerzhaften Daumen und führt malende Bewegungen des in seiner Längsachse gestauchten Daumens durch.
Beurteilung: Klagt der Patient über Schmerzen im Bereich des Daumensattelgelenks, so handelt es sich in der Regel um eine Daumensattelgelenkarthrose (DD Bennett- bzw. Rolando-Fraktur). Ein zusätzlicher Druckschmerz und eine schmerzhafte Instabilität in diesem Gelenk sind zusätzlich Zeichen, die auf einen Verschleiß hinweisen. Auch klagt der Patient über Schmerzen im Daumensattelgelenk, wenn er gegen Widerstand der Untersucherhand den Daumen opponieren soll.

Linburg-Test

Hinweis auf eine angeborene Sehnenfehlbildung (M. flexor pollicis longus/M. flexor digitorum profundus, bei 10–15°) der Hände.
Vorgehen: Der Patient wird aufgefordert, bei gestreckten Fingern den Daumen durch eine kombinierte Flexions-Adduktions-Bewegung in die Handfläche zu legen.
Beurteilung: Bei einer angeborenen ligamentären Verbindung zwischen der Sehne des M. flexor pollicis longus und der Sehne des M. flexor digitorum profundus (indicis) beugt sich das Endgelenk des Zeigefingers während der kombinierten Daumenbewegung.

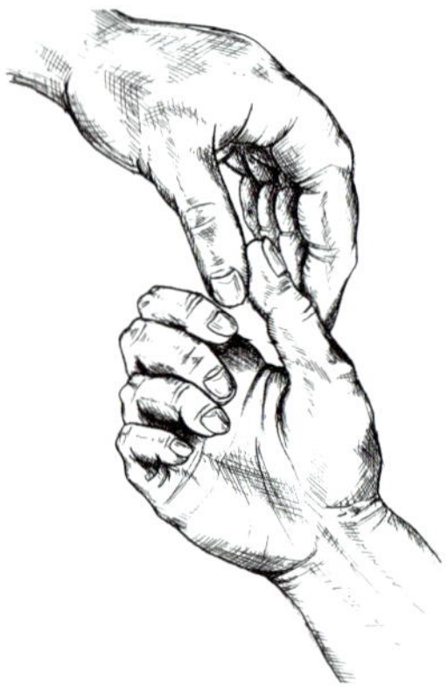

Abb. 4.7 **Grind-Test.**

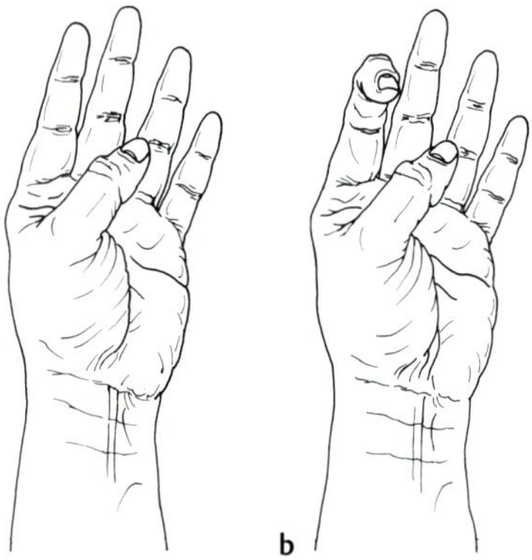

a b

Abb. 4.**8 a u. b Linburg-Test.**

Bunnell-Littler-Test

Beurteilung einer ischämischen Kontraktur der Handbinnenmuskulatur.

Vorgehen: Die Hand des Patienten ist gestreckt. Im 1. Teil der Untersuchung beurteilt der Untersucher an einem Finger die aktive und passive Beugung aller drei Fingergelenke. Im 2. Teil fixiert er das Grundgelenk in Streckstellung und überprüft erneut die Beugung im Mittel- und Endgelenk des Fingers.

Beurteilung: Liegt eine ischämische Kontraktur der Handbinnenmuskeln vor, so kann bei passiver Fixation des Grundgelenks in Streckstellung das Mittel- und Endgelenk weder aktiv noch passiv gebeugt werden. Die Ursache ist eine Verkürzung der Mm. interossei. Bei aktiv oder passiv gebeugtem Handgelenk können aktiv das Mittel- und Endgelenk gebeugt werden. In der Regel sind mehrere Finger von der Kontraktur betroffen. Der Test erlaubt, eine ischämische Kontraktur von anderen Gelenkveränderungen wie Gelenksteifen, Sehnenverwachsungen und Sehnenscheidenentzündungen abzugrenzen.

Infolge Drucksteigerung in den Faszienräumen der Hand kommt es zu einer leichten Beugestellung der Fingergrundgelenke mit Streckstellung der Mittel- und Endgelenke, Verstärkung des queren Hohlhandbogens und Adduktionsstellung des gestreckten Daumens (pathologische Intrinsic-plus-Stellung).

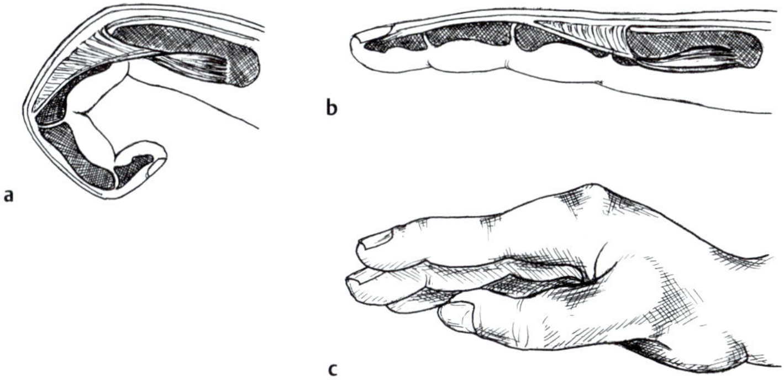

Abb. 4.**9 a–c** **Funktionstest nach Bunnell:**
a aktiv und passiv, Beugung aller Fingergelenke möglich (1. Teil),
b Grundgelenkfixation in Streckstellung – Beugung Mittel-/Endgelenk nicht möglich (2. Teil),
c Intrinsic-plus-Stellung.

Watson-Test (Skaphoid-Shift-Test)

Stabilitätstest der Handwurzel.

Vorgehen: Dieser Test wird am sitzenden Patienten mit aufgelegtem Ellenbogen durchgeführt. Das Os scaphoideum wird in maximaler Ulnarabduktion des Handgelenks zwischen Daumen und Zeigefinger des Untersuchers fixiert, wobei der Daumen auf das Tuberculum ossis scaphoidei (distaler Pol) drückt und so das Os scaphoideum in Extension hält. Das Handgelenk wird nun radial abduziert, was normalerweise von einer Flexion des Os scaphoideum begleitet wäre. Durch den Daumendruck des Untersuchers wird diese Flexion jedoch verhindert.

Beurteilung: Bei positivem Test verschiebt sich der proximale Pol des Os scaphoideum zum dorsalen Rand der Fossa scaphoidea, subluxiert und stößt dabei gegen den Zeigefinger. Dieses Schnappen geht mit Schmerzen einher und zeigt eine Läsion des skapholunaren Bandapparats an, gibt allerdings keine Auskunft über das Ausmaß der Läsion.

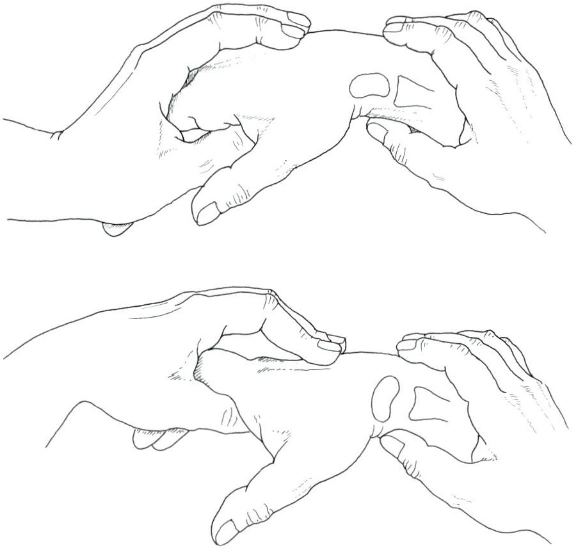

a

b

Abb. 4.**10 a u. b** **Watson-Test (Skaphoid-Shift-Test):**
a In Ulnarabduktion wird das Os scaphoideum in Extension gehalten.
b Radialabduktion des Handgelenks.

Skapholunarer Ballottement-Test

Stabilitätstest der Handwurzel.

Vorgehen: Os scaphoideum und Os lunatum werden jeweils fest zwischen Daumen und Zeigefinger beider Hände des Untersuchers gefasst und gegenläufig nach dorsal respektive palmar bewegt.

Beurteilung: Ist die Widerstandsfähigkeit des skapholunaren Bandapparats gegen diese Scherkräfte vermindert, liegt eine Instabilität vor. Eine schmerzhafte Scherbewegung spricht ebenfalls für eine Bandverletzung. Die skapholunare Instabilität entsteht oft als Folge eines Sturzes auf den Daumen bei proniertem Unterarm und extendiertem und ulnarabduziertem Handgelenk oder eines Anpralltraumas beim Ballsport. Hierbei kommt es zur Zerreißung des Bandapparats zwischen Os scaphoideum und Os lunatum. Eine chronische skapholunare Instabilität kann auch ohne Trauma entstehen, z. B. nach Ganglionexstirpation oder durch degenerative Veränderungen. Die Patienten beklagen einen starken Druck- und Bewegungsschmerz in der radioproximalen Handwurzel, besonders beim Aufstützen, sowie Kraftverlust und beschreiben gelegentlich ein Knacken bei Ulnarabduktion des Handgelenks.

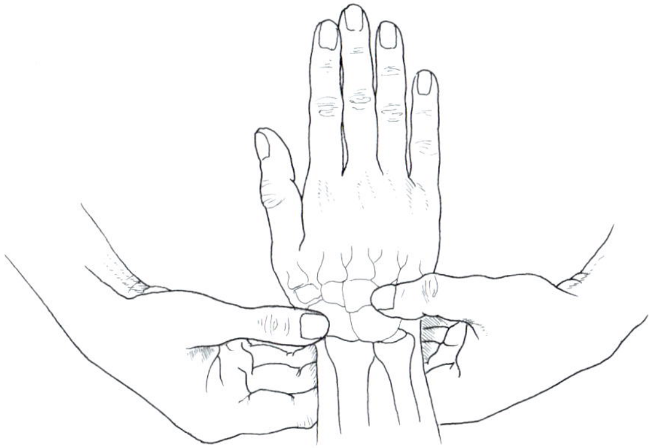

Abb. 4.**11** **Skapholunarer Ballottement-Test.**

Fingerextensions-(Shuck-)Test

Vorgehen: Der Untersucher fixiert das Handgelenk des sitzenden Patienten in Beugestellung und fordert ihn dann auf, die Finger gegen den Widerstand der anderen Untersucherhand zu strecken. Dabei kommt es zu einer Stressbewegung in den Radiokarpal- und Interkarpalbereichen.
Beurteilung: Schmerzen in der Handwurzel deuten auf eine radiokarpale, interkarpale und/oder skaphoidale Instabilität oder eine Lunatumnekrose (Morbus Kienböck) hin.

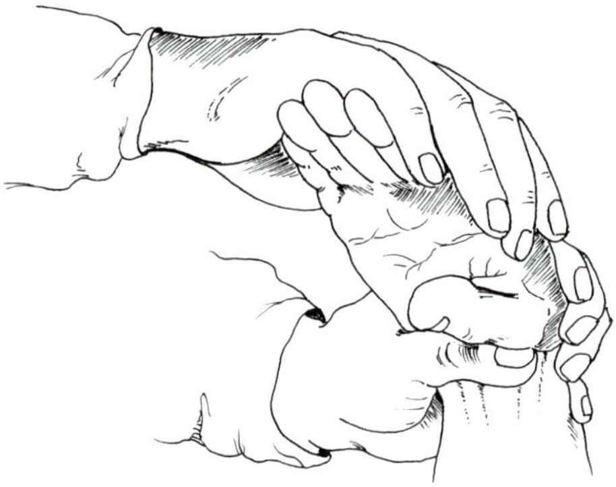

Abb. 4.**12** **Fingerextension-(Shuck-)Test.**

Dorsaler Os-capitatum-Verschiebe-(Apprehension-)Test

Stabilitätstest der Handwurzel.
Vorgehen: Der Untersucher hält mit einer Hand den Unterarm des Patienten, mit dem Daumen der anderen Hand tastet er das Os capitatum, die übrigen Finger fixieren die Finger des Patienten in Neutralstellung.

Der Untersucher führt danach mit dem Daumen Druck auf das Os capitatum in posteriorer (handrückenwärtiger) Richtung aus.
Beurteilung: Klagt der Patient über Schmerzen oder weicht er der Untersucherhand aus, so liegt eine Instabilität des Os capitatum oder eine Arthrose des Interkarpal-Skaphophalangealgelenks vor. Bei einer ausgeprägten Instabilität ist unter Umständen auch ein tast- und hörbares „Schnappen" feststellbar.

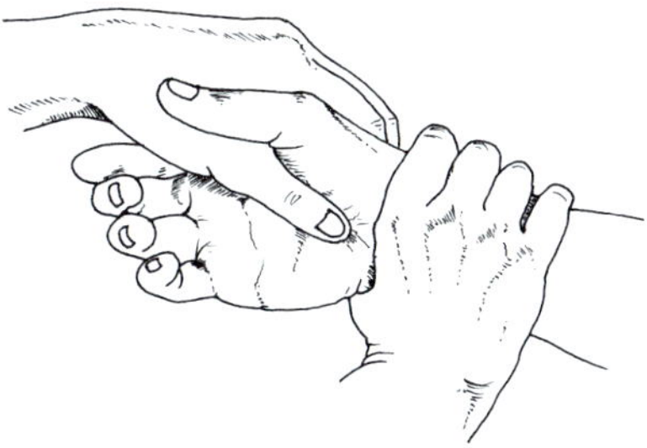

Abb. 4.**13** **Dorsaler Os-capitatum-Verschiebe-(Apprehension-) Test.**

Reagen-Test (lunotriquetraler Ballottement-Test)

Stabilitätstest der Handwurzel.

Vorgehen: Der Untersucher fasst das Os lunatum zwischen Daumen und Zeigefinger der einen Hand und das Os triquetrum zwischen den Fingern der anderen Hand. Der Untersucher bewegt nun bei fixiertem Os triquetrum das Os lunatum mehrmals in dorsopalmarer Richtung.

Beurteilung: Bei positivem Test ist die Scherbewegung schmerzhaft, auch wenn sich eine Instabilität nicht immer nachweisen lässt.

Die lunotriquetrale Instabilität kann als Folge eines Hyperpronationstraumas oder eines Hyperextensionstraumas entstehen. Die Patienten klagen über Schmerzen im Handgelenk. Während ein Druckschmerz über dem lunotriquetralen Gelenk sowie ein Bewegungsschmerz provozierbar sind, verursachen Pronation und Supination keine Schmerzen. Die Verletzung geht nicht zwingend mit Kraftverlust einher. Die Instabilität beschreiben die Patienten gelegentlich als ein Klicken, welches bei Bewegung des Handgelenks auftritt.

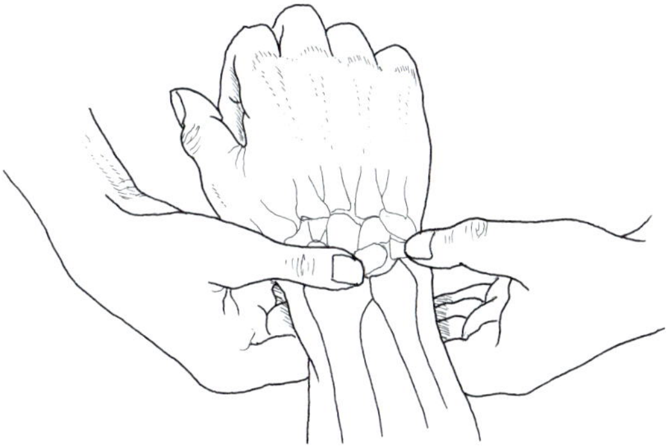

Abb. 4.**14** **Reagen-Test (lunotriquetraler Ballottement-Test).**

Stabilitätstest bei ulnarer Kollateralbandruptur am Daumengrundgelenk

Vorgehen: Der Patient beugt den betroffenen Daumen im Grundgelenk um 20–30°. Aus dieser Stellung führt der Untersucher eine Radialabduktion des Daumens durch.

Beurteilung: Kann der Daumen abduziert werden, so spricht dies für eine Ruptur des ulnaren Seitenbands. Diese auch als Skidaumen bekannte häufige Verletzung des ulnaren Kollateralbands am Daumengrundgelenk entsteht durch eine forcierte Radialduktion des gestreckten Daumens bei einem Sturz auf die Hand. Die Stabilitätsprüfung erfolgt in 20°- bis 30°-Beugestellung des Daumens, da anderenfalls bei Anspannung des möglicherweise intakt gebliebenen accessorischen Seitenbands in Extension eine Ruptur des Kollateralbands maskiert werden kann. Bei zusätzlich in Streckstellung aufklappbarem Gelenk kann eine komplexe Kapsel-Band-Verletzung angenommen werden.

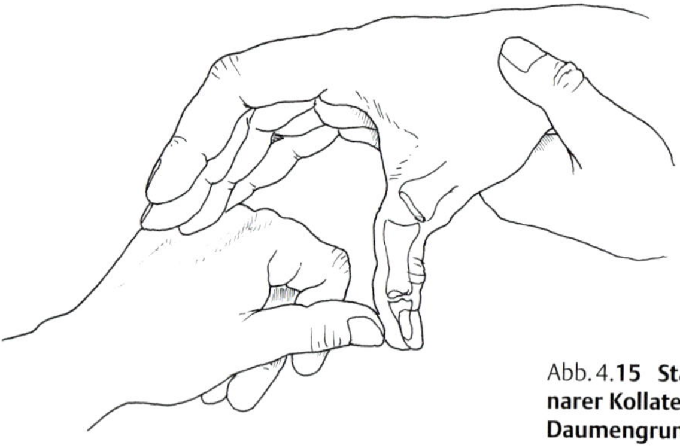

Abb. 4.**15** **Stabilitätstest bei ulnarer Kollateralbandruptur am Daumengrundgelenk.**

Supination-Lift-Test

Beurteilung einer Erkrankung des Discus articularis.
Vorgehen: Der Patient sitzt mit 90° gebeugtem Ellenbogengelenk und supiniertem Unterarm. Der Untersucher legt seine Handflächen auf die des Patienten. Der Patient wird danach aufgefordert, über die Handgelenke gegen Widerstand der Untersucherhand Druck auszuüben.
Beurteilung: Schmerzen über der Ulnarseite des Handgelenks und fehlende Kraftentfaltung der Handwurzel des Handgelenks sprechen für eine Läsion des Discus articularis.

(Das proximale Handwurzelgelenk ist ein Eigengelenk, das einerseits vom Radius und Discus articularis und andererseits von der proximalen Handwurzelreihe gebildet wird.)

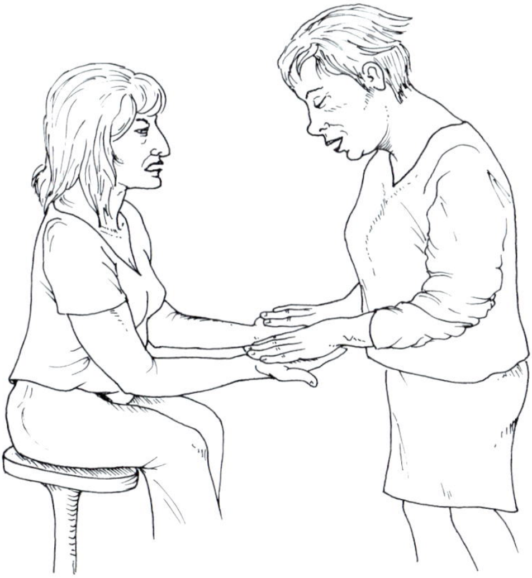

Abb. 4.**16**
Supination-Lift-Test.

Kompressionssyndrome der Armnerven

Im Bereich der Arme findet sich eine Reihe von Störungsmöglichkeiten der Armnerven. Klinische Tests erlauben, diese zu differenzieren.

Pronatorlogensyndrom

Der N. medianus verläuft im Bereich der Ellenbeuge unter der Bizepssehnenaponeurose und kann im Pronatorkanal (zwischen Caput humerale und Caput ulnare des M. pronator teres) komprimiert werden.

Eine Reihe von Ursachen für ein Pronatorlogensyndrom kommt in Frage wie Druck von außen auf den Unterarm, trainingsbedingte muskulöse Hypertrophie des M. pronator teres, ein direktes Trauma oder Druckschädigung durch einen Tumor. Schmerzen, Brennen und Gefühlsstörungen der Hand, eine Schwäche der Daumenopposition und der Beugung der Finger I–III (Schwurhand) sind typische Befunde. Die Pronation gegen Widerstand verstärkt die Beschwerden.

Kompressionssyndrom der Loge de Guyon

In der Loge de Guyon (gebildet vom Retinaculum flexorum, dem Lig. pisohamatum und der Palmaraponeurose) verlaufen die A. und V. ulnaris mit dem N. ulnaris.

Die Ursachen für eine Kompression des N. ulnaris sind z. B. Bewegungsabläufe, die mit einer länger persistierenden Dorsalextension des Handgelenks einhergehen (Radfahrerlähmung), eine Ganglionbildung, ein Lipom, Frakturen des Os pisiforme oder des Hamulus ossis hamati und Folgen von Verletzungen.

Sensible (Gefühls-)Störungen der Ulnarseite des Ring- und Kleinfingers und motorische Störungen (Hypothenarmuskulatur) sind typische Zeichen des Kompressionssyndroms.

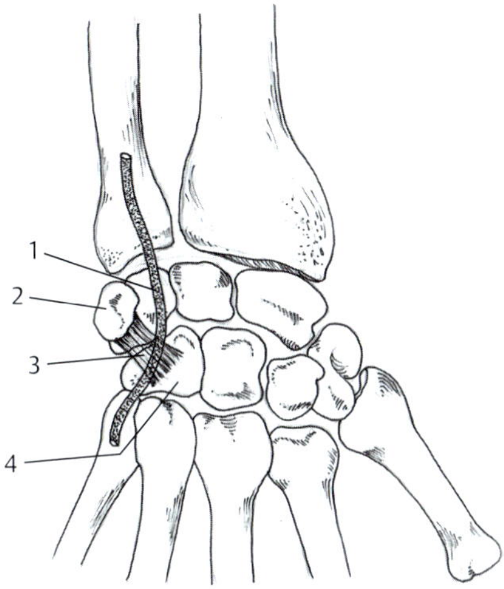

Abb. 4.**17** **Anatomie der Guyon-Loge.**
1 N. ulnaris
2 Os pisiforme
3 Lig. pisohamatum
4 Os hamatum (Hamulus)

Karpaltunnelsyndrom (KTS)

Eine Kompression des N. medianus kann im Karpaltunnel erfolgen. Durch den Karpaltunnel (gebildet durch die Handwurzelknochen und das Retinaculum musculorum flexorum = Lig. carpi transversum) verlaufen alle Fingerbeugesehnen und der N. medianus. Die Ursachen für ein KTS mit Einengung des Tunnels (Druckerhöhung im Tunnel) finden sich infolge lokal entzündlicher Prozesse z.B. bei einer rheumatoiden Arthritis bei einer vorausgegangenen Fraktur der Speichenbasis oder von Handwurzelknochen, bei Tendovaginitiden der langen Beugesehnen und mechanischen Überlastungen am Arbeitsplatz und beim Sport. Stoffwechselstörungen (Gicht, Diabetes mellitus, Amyloidose) und hormonelle Umstellungen (Gravidität) können ebenfalls zu dem KTS führen (Schwellungen im Karpaltunnel).

Nächtliche Parästhesien und Brachialgien (die Patienten wachen mitten in der Nacht schmerzbedingt einige Stunden nach dem Einschlafen auf), eine morgendliche Steifigkeit sowie persistierende sensible und motorische Störungen im Spätstadium (Atrophie der lateralen Thenarmuskulatur mit konsekutivem Kraftverlust beim Faustschluss) im Versorgungsgebiet des N. medianus sind typische Zeichen einer Kompression (Spitzgriff kraftgemindert bis unmöglich).

Differenzialdiagnostisch sind Läsionen des Halsmarks, des Plexus brachialis, ein Pronator-Logen-Syndrom, ein Kompressionssyndrom der Loge de Guyon, ein Thoracic-Outlet-Syndrom sowie eine Rhizarthrose zu beachten.

Zur Diagnose des KTS sind das EMG und die Bestimmung der Nervenleitgeschwindigkeit (Elektroneurographie) wichtige Untersuchungen.

Sulcus-ulnaris-(Kompressions-)Syndrom

Der N. ulnaris verläuft in einem knöchernen Sulkus hinter dem Epicondylus medialis. Aufgrund seiner relativ oberflächlichen Lage kommt es in diesem Bereich häufig zu einer Druckschädigung des Nervs. Verletzungen, Überdehnungen, Entzündungen, Narben oder eine chronische Druckschädigung sind die häufigsten Ursachen für eine N.-ulnaris-Schädigung.

Sensible (Taubheit des Kleinfingers) und motorische Störungen im Versorgungsgebiet des N. ulnaris sind typische Befunde einer Schädigung.

Durch das EMG und die sensible Neurographie ist der Ort der Druckschädigung festzustellen.

Motorische Funktionstests an der Hand

Nachweis von motorischen und sensiblen Ausfällen bei Nervenläsionen.

Prüfung des Spitzgriffs

Vorgehen: Der Patient soll einen kleinen Gegenstand zwischen den Kuppen von Daumen und Zeigefinger aufnehmen.

Beurteilung: Für eine zufriedenstellende Ausführung ist ein intaktes Gefühl notwendig; der Test soll vom Patienten mit geschlossenen Augen wiederholt werden. Hinsichtlich der Motorik ist eine volle Funktionsfähigkeit der Mm. lumbricales und Mm. interossei unerlässlich. Im Spätstadium eines Karpaltunnelsyndroms oder einer Daumensattelgelenksarthrose ist der Spitzgriff kraftgemindert bis unmöglich.

Prüfung des Schlüsselgriffs

Vorgehen: Der Patient wird aufgefordert, einen Schlüssel zwischen dem Daumen und der Seite des Zeigefingers zu halten.

Beurteilung: Bei Sensibilitätsausfällen an der medialen Seite des Zeigefingers, z. B. bei Läsion des N. radialis, und einer Daumensattelgelenksarthrose ist der Schlüsselgriff nicht möglich.

Prüfung des Grobgriffs

Vorgehen: Der Patient wird aufgefordert, einen Bleistift unter Einsatz von Daumen und Langfingern in der Hand festzuhalten, während der Untersucher versucht, den Bleistift wegzuziehen.

Ist die Fingerbeugung eingeschränkt, so wiederholt man den Test unter Verwendung eines Gegenstands mit größerem Durchmesser.

Beurteilung: Bei Verletzungen des N. medialis oder ulnaris ist die volle Fingerbeugung nicht möglich und die Kraft eingeschränkt, so dass der Test positiv ausfällt.

Prüfung des Hohlhandgriffs

Vorgehen: Das Umschließungsvermögen der Hand des Patienten wird geprüft, indem man ihm einen kleinen Ball in die Hand gibt und festhalten lässt.

Beurteilung: Prüfung der Adduktionskraft des Daumens und der Fingerbeugefähigkeit und damit Beurteilung der Nn. medianus und ulnaris.

Prüfung der Griffstärke

Vorgehen: Der Untersucher pumpt eine Blutdruckmanschette bis zu 26,7 kPa (= 200 mm Hg) auf und fordert den Patienten dazu auf, sie so stark wie möglich zusammenzudrücken.

Beurteilung: Bei normaler Handfunktion sollte ein Ergebnis von 26,7 kPa (= 200 mm Hg) oder darüber erreicht werden, wobei Kraftunterschiede zwischen männlichen und weiblichen sowie kindlichen Patienten zu bedenken sind. Der Test muss im Seitenvergleich beurteilt werden.

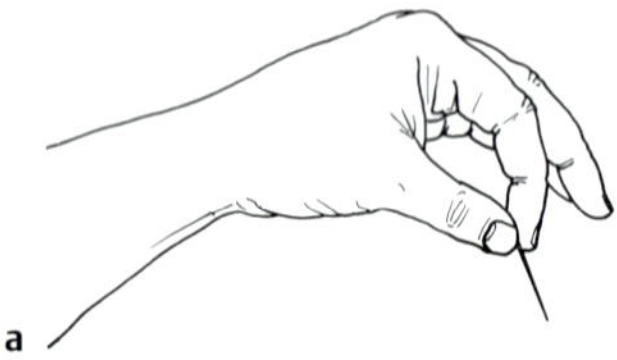

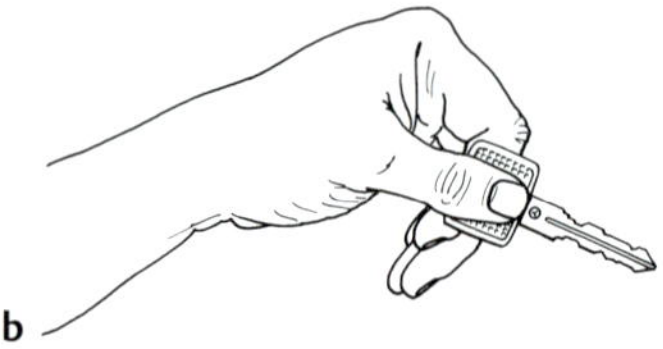

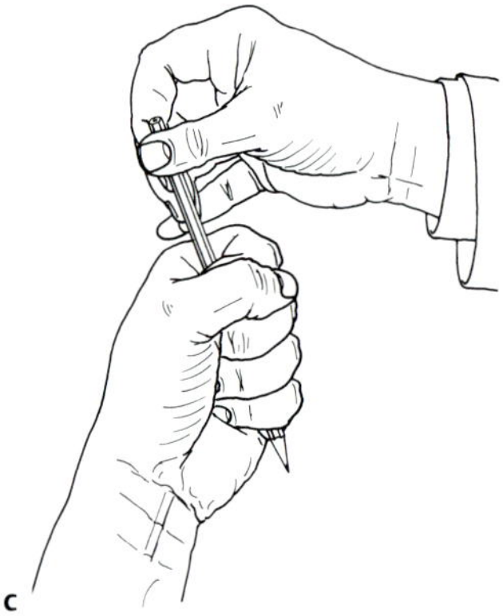

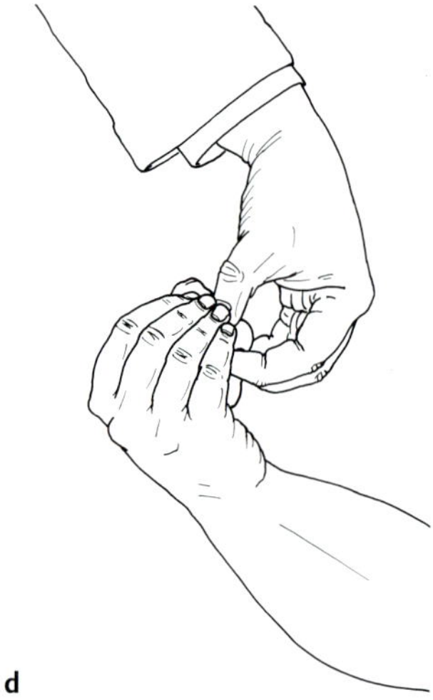

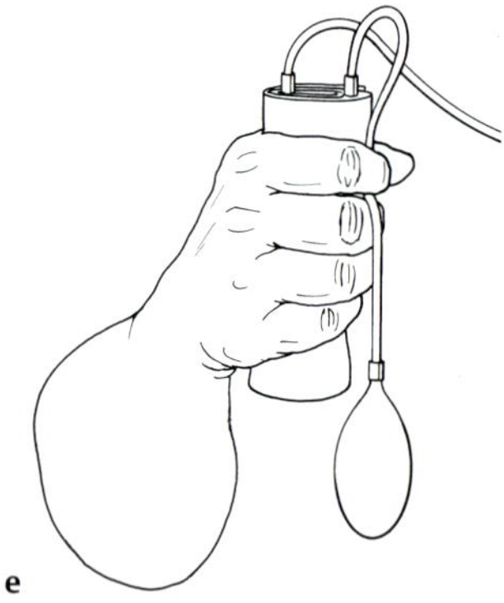

Abb. 4.**18 a–e Motorische Funktionstests an der Hand:**
a Spitzgriff,
b Schlüsselgriff,
c Grobgriff,
d Hohlhandgriff,
e Prüfung der Griffstärke.

Radialis-Schnelltest

Screening-Methode zur Beurteilung einer Radialislähmung.

Vorgehen: Der Patient wird aufgefordert, bei 90° gebeugtem Ellenbogengelenk das Handgelenk zu strecken.

Beurteilung: Liegt eine Lähmung des N. radialis vor mit Betroffensein der Handgelenkstrecker, so ist die Handgelenkstreckung (Extension) nicht möglich. Die Hand hängt „schlaff" herab. Diese Stellung wird auch als sog. Fallhand bezeichnet. In einem 2. Testschritt wird der Patient gebeten, den Daumen zu abduzieren. Bei Vorliegen einer Radialislähmung ist aufgrund der Parese des M. abductor pollicis longus (M. extensor pollicis brevis) die Abduktion des Daumens nicht möglich.

Radialisläsionen treten vor allem bei einer Humerusschaftfraktur auf. Andere Gründe sind eine Schlafparese (Saturday Night Pelsy) bzw. Parkbanklähmung (günstige Prognose).

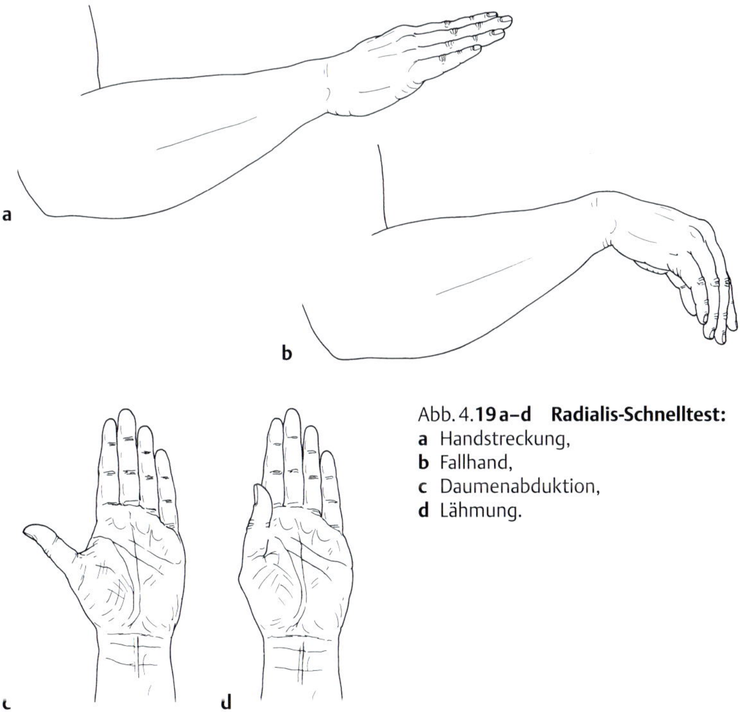

Abb. 4.**19 a–d** **Radialis-Schnelltest:**
a Handstreckung,
b Fallhand,
c Daumenabduktion,
d Lähmung.

Daumenstrecktest

Beurteilung einer N.-radialis-Läsion.

Vorgehen: Der Patient sitzt. Die eine Hand des Untersuchers fasst den Unterarm im Handgelenk, die andere drückt den Daumen in eine Adduktionsstellung. Nachfolgend wird der Patient gebeten, den Daumen sowohl im Grund- als auch im Mittelgelenk zu strecken bzw. zu abduzieren.

Beurteilung: Dieser Test erfordert einen intakten N. radialis. Ist dieser geschädigt, so liegt eine Schwäche oder Unfähigkeit der Daumenstreckung vor, bedingt durch eine Parese der Mm. extensor pollicis longus und brevis. Bei Patienten mit Arthrose oder chronischer Polyarthritis im Bereich der Daumengelenke erzeugt dieser Test neben einer Schwäche in der Regel meist zusätzlich Schmerzen. Liegt eine reine Lähmung vor, ohne degenerative Veränderungen, so finden sich keine Gelenkbeschwerden.

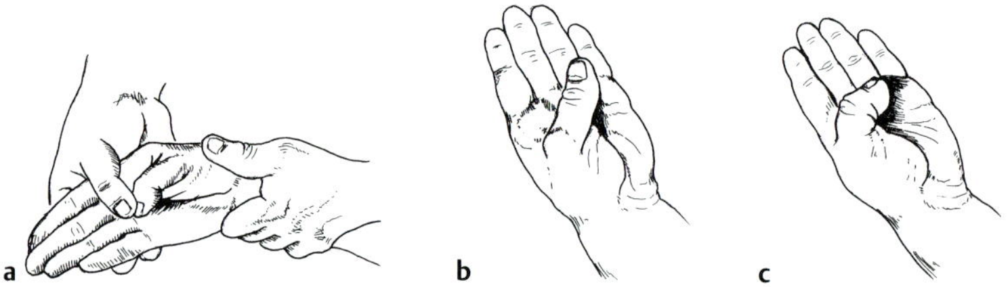

Abb. 4.**20 a–c** **Daumenstrecktest:**
a Ausgangsstellung,
b normale Funktion,
c pathologisch mit Streckschwäche des Daumens.

Supinationstest

Beurteilung eines Kompressionssyndroms des tiefen Radialisastes.

Vorgehen: Der Patient sitzt. Das Ellenbogengelenk hält er leicht gebeugt, den Unterarm proniert. Der Ellenbogen wird am Körper angelegt, um Mitbewegungen im Schultergelenk zu vermeiden. Nachfolgend wird der Patient gebeten, den Unterarm zu supinieren, zunächst frei, dann gegen den Widerstand der Untersucherhand.

Beurteilung: Eine Schwäche oder Unfähigkeit, den Unterarm zu supinieren, zeigt eine Parese des M. supinator an. Der Muskel wird versorgt durch den tiefen Ast des N. radialis (R. profundus n. radialis).

Es ist darauf zu achten, dass bei der Ausführung dieses Testes der Ellenbogen nicht zu stark gebeugt wird, bei stärkerer Beugung wird der M. biceps brachii bei der Supination miteinbezogen. Wenngleich natürlich beide Muskeln an der Supinationsbewegung mitbeteiligt sind, so würde dies doch zu einem falsch-negativen Testergebnis führen, da in stärkerer Beugung der M. biceps brachii, in Streckung mehr der M. supinator für die Supination des Unterarms verantwortlich ist.

Ursachen für ein Supinatorlogensyndrom sind Weichteilverhärtungen, Traumafolgen (z.B. Luxation des Speichenköpfchens, Monteggia-Fraktur) und selten Folge einer intramuskulären Injektion.

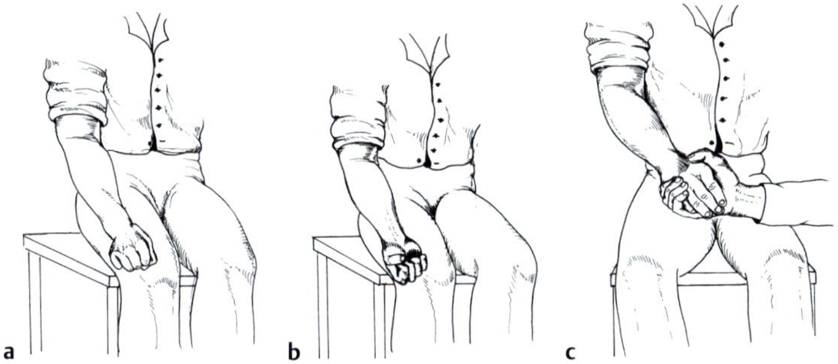

Abb. 4.**21 a–c** **Supinationstest:**
a Ausgangsstellung,
b freie Supination,
c Supination gegen Widerstand.

Hoffmann-Tinel-Zeichen

Hinweis auf eine N.-medianus-Läsion.

Vorgehen: Die Hand liegt leicht dorsalflexiert, mit Unterstützung einer Unterlage, dem Tisch auf. Mit einem Reflexhammer oder mit dem Zeigefinger wird der N. medianus in Höhe der Handgelenkbeugefalte vorsichtig beklopft.

Beurteilung: Bis in die Hand und zum Teil auch in den Unterarm ausstrahlende Parästhesien und Schmerzen weisen auf ein Kompressionssyndrom des N. medianus hin (Karpaltunnelsyndrom). Die Missempfindungen und Parästhesien treten distal der Kompressionsregion der Nerven auf. Der Test kann auch als Maßstab für die Rückbildung einer Nervenschädigung eingesetzt werden. Das Zeichen ist falsch negativ, wenn die Nervenkompression schon sehr lange besteht und die Leitfähigkeit des Nervs bereits deutlich reduziert ist.

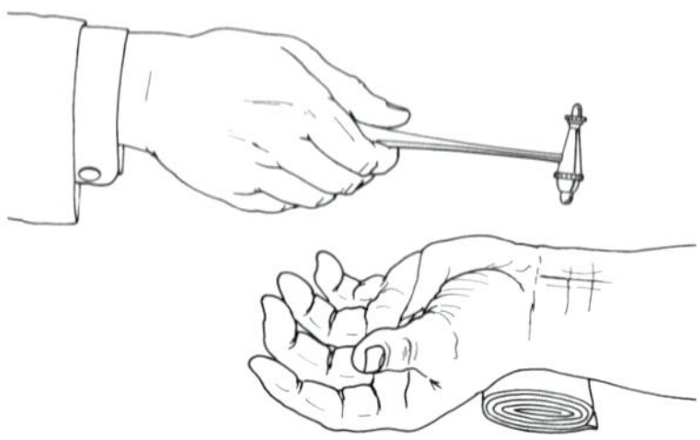

Abb. 4.**22** **Hoffmann-Tinel-Zeichen.**

Medianus-Schnelltest

Screening-Methode bei Verdacht auf N.-medianus-Parese.

Vorgehen: Der Patient wird aufgefordert, Daumen- und Kleinfingerkuppen zusammenzuführen. Im nächsten Schritt wird er gebeten, eine Faust zu machen. Schließlich soll er bei gestreckten Fingern die Hand leicht palmar flektieren.

Beurteilung: Aufgrund des Ausfalls des M. opponens pollicis ist ein Zusammenführen der Daumen- und Kleinfingerkuppen nicht möglich.

Aufgrund der Schwäche der Daumenopposition sowie der Beugung der Finger I–III ist ein voller Faustschluss nicht möglich. Es lassen sich nur die Finger IV und V zum Faustschluss bewegen. Die übrigen Finger bleiben gestreckt. Es entsteht die sog. Schwurhand.

Durch den Ausfall der Mm. opponens, abductor pollicis brevis und flexor pollicis brevis mit Überwiegen des M. adductor pollicis liegt der Daumen in der Fingerebene bzw. der Daumennagel liegt auf gleicher Ebene wie die Langfingernägel und kann nicht opponiert werden (sog. Affenhand).

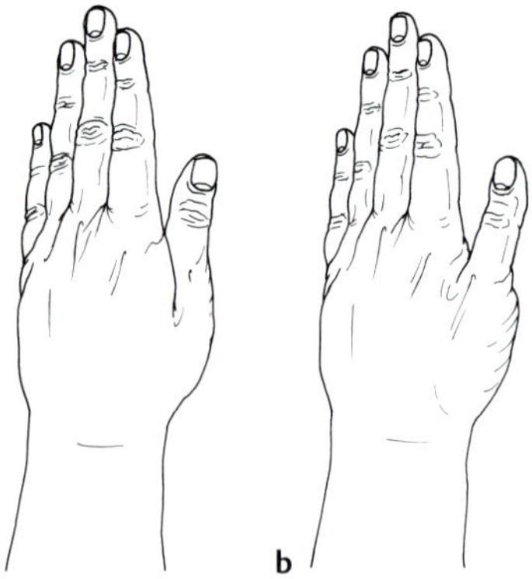

a b

Abb. 4.**23** **a u. b** **Medianus-Schnelltest:**
a Normalstellung,
b „Affenhand"-Stellung.

Ochsner-Test

Hinweis auf eine Lähmung des N. medianus.
Vorgehen: Der Patient wird aufgefordert, die Hände wie zum Beten zu falten.
Beurteilung: Liegt eine Lähmung des N. medianus vor, so können die Finger II und III nicht gebeugt werden (Teillähmung des M. flexor digitorum profundus – Caput radiale).

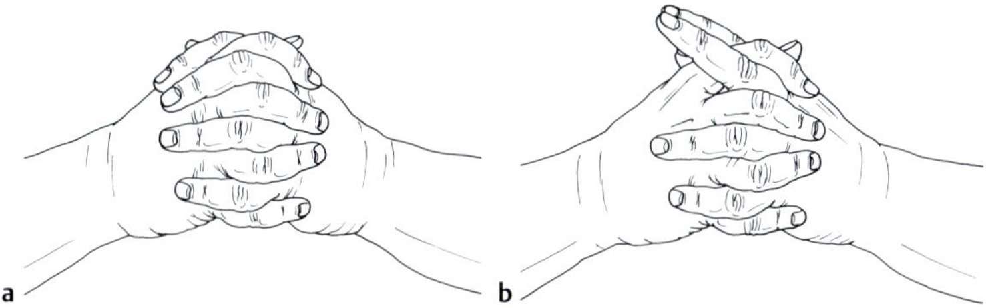

Abb. 4.**24 a u. b** **Ochsner-Test:**
a Normalstellung,
b Streckstellung der Finger II und III aufgrund einer Beugeschwäche.

Karpaltunnelzeichen

Hinweis auf eine Schädigung des N. medianus.
Vorgehen: Der Patient wird aufgefordert, die Handgelenke für 1–2 Minuten in voller Beugestellung zu halten.
Beurteilung: Kommt es zum Auftreten oder zur Verschlimmerung von Parästhesien im Ausbreitungsgebiet des N. medianus, so spricht dies für ein Karpaltunnelsyndrom.

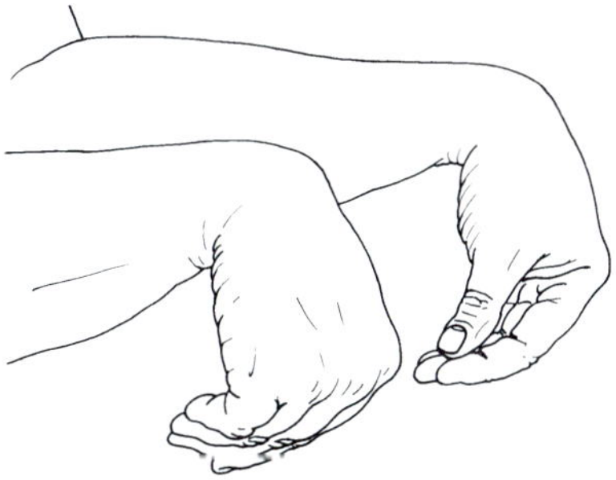

Abb. 4.**25** **Karpaltunnelzeichen.**

Phalen-Test

Hinweis auf eine Schädigung des N. medianus.

Vorgehen: Das sog. Handgelenkbeugezeichen wird geprüft, indem der Patient die Hände in eine Palmarflexion fallen lässt und diese Stellung für ca. 1–2 Minuten hält. Durch das Aneinanderlegen der Handrücken wird der Druck im Karpaltunnel erhöht.

Beurteilung: Durch das Aneinanderlegen der Handrücken kommt es nicht nur bei Vorliegen eines Karpaltunnelsyndroms, sondern auch bei Gesunden, häufig zu Parästhesien im Gebiet des N. medianus. Besteht bereits ein Karpaltunnelsyndrom, so verschlechtern sich die Symptome unter dem Phalen-Test. Ähnlich dem Hoffmann-Tinel-Zeichen kann der Test bei längerer Erkrankungsdauer falsch negativ ausfallen.

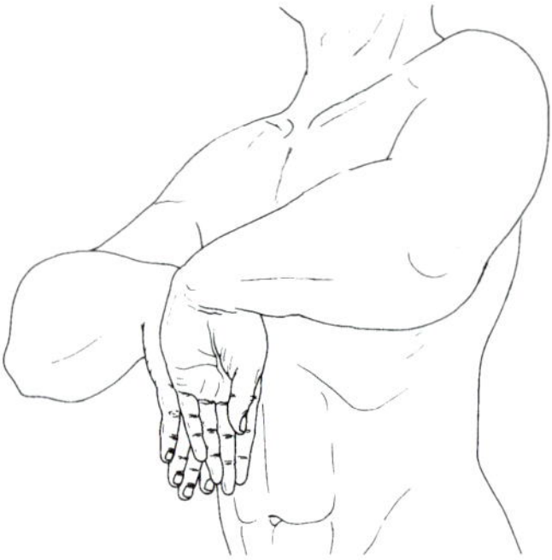

Abb. 4.**26** **Phalen-Test.**

Zirkelzeichen (Nagelzeichen)

Hinweis auf eine Lähmung des N. medianus.

Vorgehen: Der Patient wird aufgefordert, mit dem Daumen die Kleinfingerkuppe zu berühren.

Beurteilung: Liegt eine N.-medianus-Lähmung vor, kommt es zum Ausfall des M. opponens pollicis. Der Daumen kann nicht mehr opponiert werden und bewegt sich lediglich auf einem Kreisbogen, der eine Adduktionsbewegung in Richtung Hohlhand darstellt.

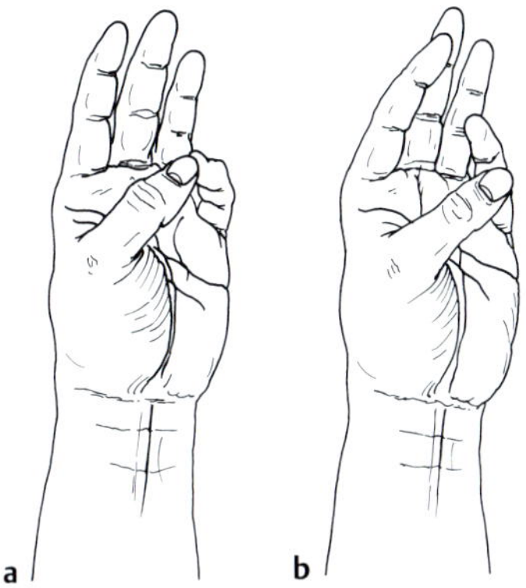

Abb. 4.**27 a u. b**
Zirkelzeichen:
a normal,
b pathologisch mit Oppositionsschwäche des Daumens.

Flaschentest nach Lüthy

Hinweis auf eine Lähmung des N. medianus.

Vorgehen: Der Patient wird aufgefordert, mit jeder Hand eine Flasche zwischen Daumen einerseits und Zeigefinger andererseits zu fassen.

Beurteilung: Bei einer Lähmung des M. abductor pollicis brevis liegt die Schwimmfalte zwischen Daumen und Zeigefinger der Flasche nicht an. Die Flasche kann somit nicht zwischen Daumen und Zeigefinger randständig gefasst werden.

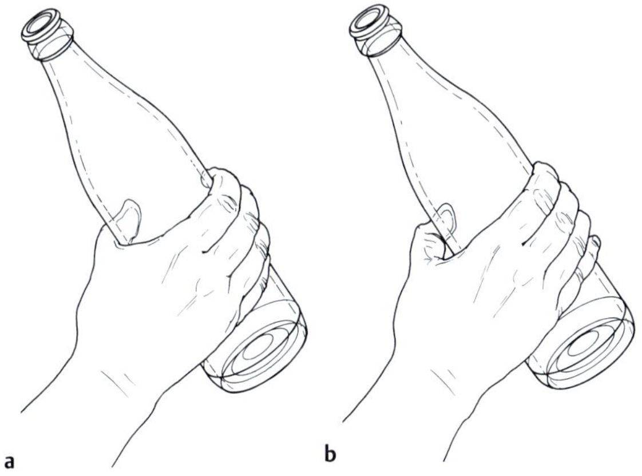

Abb. 4.**28 a u. b**
Flaschentest nach Lüthy:
a normal,
b pathologisch.

Umgekehrter Phalen-Test

Hinweis auf ein Karpaltunnelsyndrom (N. medianus).

Vorgehen: Der Patient sitzt. Er wird gebeten, beide Hände im Handgelenk maximal dorsal zu extendieren und diese Stellung für eine Minute beizubehalten.

Beurteilung: Durch diese Stellung erhöht sich der Druck im Karpaltunnel. Parästhesien im Gebiet des N. medianus deuten auf ein Karpaltunnelsyndrom hin. Der umgekehrte Phalen-Test ist weniger zuverlässig als der Phalen-Test.

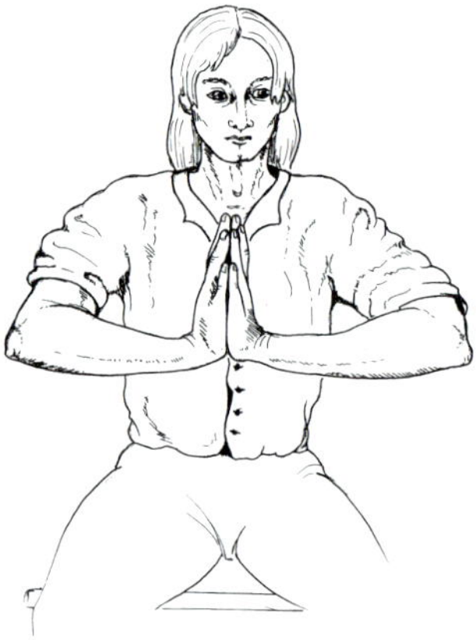

Abb. 4.**29** **Umgekehrter Phalen-Test.**

Pronationstest

Beurteilung einer Störung der Mm. pronator teres und pronator quadratus.

Vorgehen: Der Patient sitzt. Beide Hände und Unterarme liegen in Supinationsstellung auf dem Tisch. Man bittet den Patienten, die Unterarme zu pronieren, zunächst frei, dann gegen Widerstand der Untersucherhände.

Beurteilung: Eine Schwäche der aktiven Pronation gegen Widerstand an einem Unterarm im Seitenvergleich zeigt eine Läsion des N. medianus an. Die Läsion liegt normalerweise auf Höhe des Ellenbogens. Liegt die Läsion des N. medianus distal vom Ellenbogen, kann der Patient in der Lage sein, den Unterarm aktiv gegen Widerstand zu pronieren, da dann der M. pronator teres noch weitgehend funktionsfähig ist.

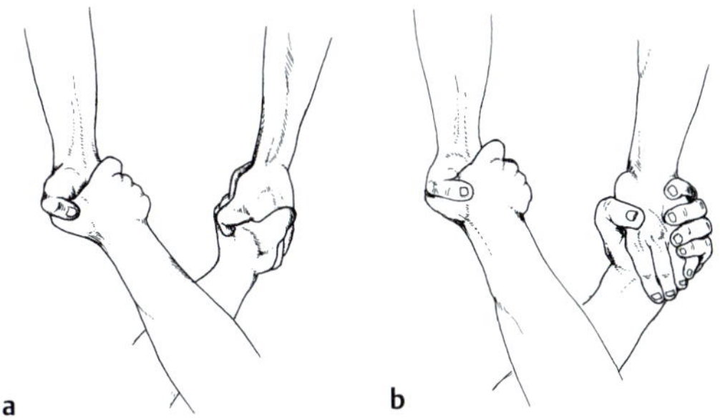

Abb. 4.**30 a u. b** **Pronationstest:**
a Ausgangsstellung,
b Pronationsschwäche rechter Arm.

Froment-Zeichen

Hinweis auf ein Sulcus-ulnaris-Syndrom.

Vorgehen: Der Patient wird aufgefordert, ein Blatt Papier zwischen Daumen und Zeigefinger (Spitzgriff) im Gegenzug der Gegenhand oder des Untersuchers festzuhalten. Der Muskel für dieses Vorgehen ist der M. adductor pollicis, der vom N. ulnaris versorgt wird.

Beurteilung: Bei Schwäche oder Funktionsausfall (Lähmung) dieses Muskels wird das Interphalangealgelenk des Daumens gebeugt (durch eine Kontraktion des vom N. medianus versorgten M. flexor pollicis brevis). Zusätzliche Schwäche oder Parese der Mm. interossei bzw. der Mm. lumbricales III und IV mit typischer Krallenhand. Wegweisend sind gelegentlich hinzukommende palmare Hypästhesien am 5. und 4. Finger ulnar.

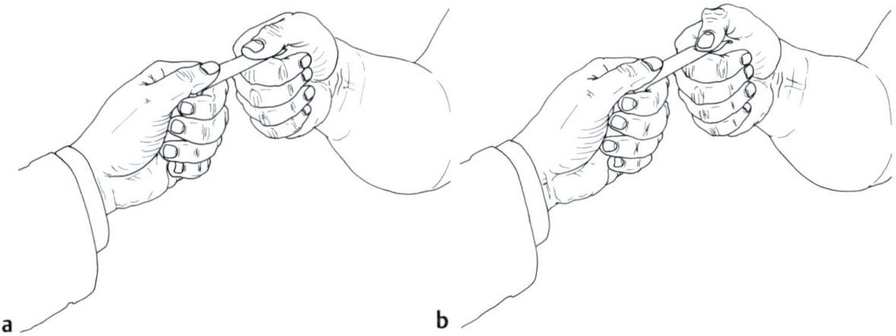

Abb. 4.**31 a u. b** **Froment-Zeichen:**
a normal,
b pathologisch.

Ulnaris-Schnelltest

Hinweis auf eine Lähmung des N. ulnaris.
Vorgehen: Der Patient wird aufgefordert, eine Faust zu machen.
Beurteilung: Bleiben der 4. und 5. Finger gestreckt, ist also eine Beugung im Grund- und Mittelgelenk dieser Finger nicht möglich, so liegt eine Lähmung der Mm. interossei vor. Handelt es sich um eine schon lange zurückliegende Ulnarisparese, so zeigt sich eine deutliche Muskelatrophie zwischen dem 4., 5. und dem 1. und 2. Strahl der Hand.

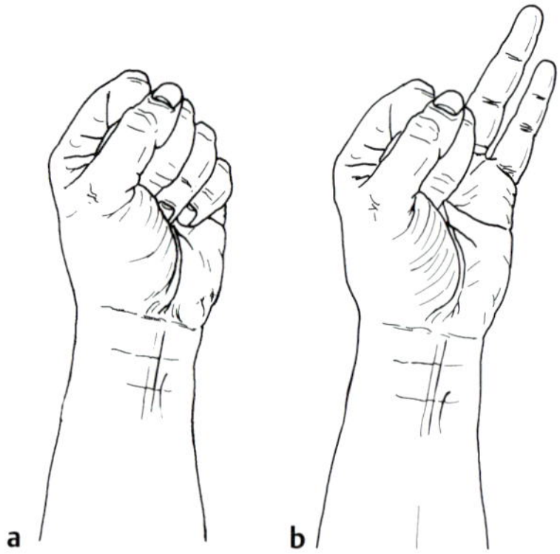

Abb. 4.**32 a u. b** **Ulnaris-Schnelltest:**
a normal,
b pathologisch mit Beugeverlust des 4. und 5. Fingers.

Intrinsic-Test

Hinweis auf ein Kompressionssyndrom des N. ulnaris.
Vorgehen: Der Patient wird aufgefordert, zwischen 4. und 5. Finger ein Blatt Papier zu fixieren. Der Untersucher versucht, das Blatt dem Patienten zu entziehen.
Beurteilung: Liegt eine Affektion des N. ulnaris vor, ist die Adduktionskraft des Kleinfingers eingeschränkt. Der Patient kann das Papier nicht ausreichend festhalten. Der Test sollte im Seitenvergleich durchgeführt werden. Der N. ulnaris kann im Bereich des Karpaltunnels, am Ellenbogen und im Guyon-Kanal am Handgelenk komprimiert sein. Ein positives Hoffmann-Tinel-Zeichen und Parästhesien an Ring- und Kleinfinger sind zusätzlich Kompressionszeichen. Bei Vorliegen einer kompletten N.-ulnaris-Lähmung kommt es zu einem Ausfall der Handbinnenmuskulatur. Die Finger sind in den Grundgelenken überstreckt, in den Mittel- und Endgelenken gleichzeitig gebeugt.

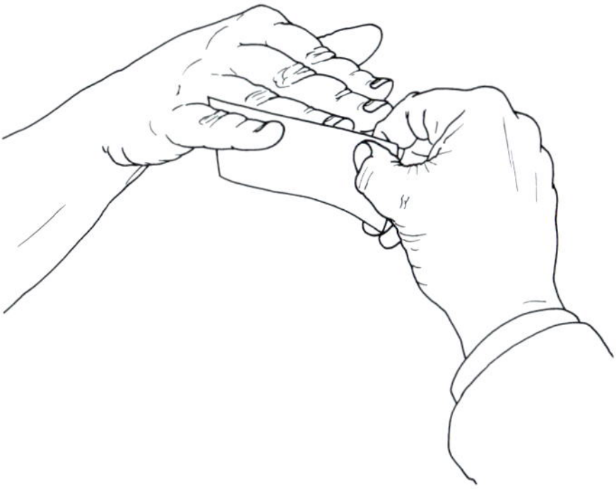

Abb. 4.**33** **Intrinsic-Test.**

O-Test (Pinch Sign)

Vorgehen: Der Spitzgriff ist eine kombinierte Bewegung, an der mehrere Muskeln beteiligt sind. Normalerweise entsteht dabei zwischen Daumen und Zeigefinger die Form eines „O“. Bei regelrechter Funktion der beteiligten Muskeln kann der Untersucher auch bei stärkerem Zug seines in den zwischen Daumen und Zeigefinger eingehakten eigenen Zeigefingers die Form des „O“ nicht verändern.

Beurteilung: Beim N.-interosseus-anterior-Syndrom, bei dem es u. a. zu einer Lähmung des M. flexor digitorum profundus II und des M. flexor pollicis longus kommt, bleiben Daumen und Zeigefinger im Endgelenk gestreckt, so dass kein „O“ mehr gebildet werden kann.

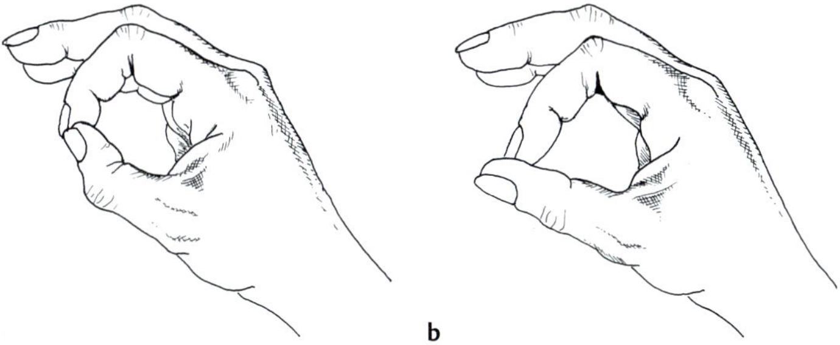

a b

Abb. 4.**34 a u. b** **O-Test:**
a normal,
b pathologisch bei Lähmung des M. digitorum profundus II/M. flexor pollicis longus.

Handgelenkbeugetest

Beurteilung einer peripheren Nervenläsion am Unterarm.

Vorgehen: Der Patient sitzt mit beiden Unterarmen supiniert. Man bittet ihn, die Handgelenke zu beugen, zunächst frei, dann gegen den Widerstand der Untersucherhände.

Beurteilung: Eine Schwäche der aktiven Beugung gegen Widerstand zeigt eine Parese oder Paralyse der Beugemuskeln im Unterarm an, besonders des M. flexor carpi radialis. Eine Schwäche der Bewegung ohne Widerstand deutet auf eine vollständige Parese hin. Eine Schwäche der aktiven Beugung gegen Widerstand zeigt ein Problem des N. medianus auf Höhe des Ellenbogens oder weiter proximal an. Eine völlige Unfähigkeit, das Handgelenk gegen Widerstand zu beugen, könnte eine Läsion anzeigen, die den N. medianus und N. ulnaris betrifft.

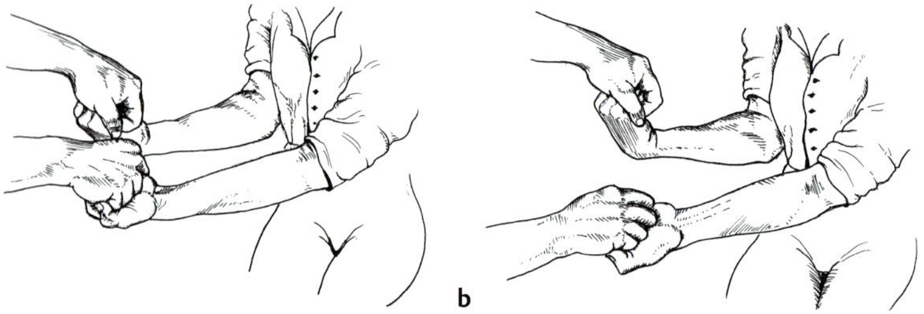

a b

Abb. 4.**35 a u. b** **Handgelenkbeugetest:**
a normal,
b pathologisch mit Schwäche der aktiven Beugefähigkeit im linken Unterarm.

5 Hüftgelenk

Hüftschmerzen können sehr vielfältige Ursachen haben. Bei Kindern und Jugendlichen bedeuten sie meist eine ernsthafte Erkrankung und bedürfen deshalb auf jeden Fall einer ausführlichen Abklärung.

Hüftschmerzen werden meist in der Leiste oder retrotrochantär angegeben, zeitweise mit Ausstrahlung in die Innenseite des Oberschenkels bis hin zum Kniegelenk. Daher kann, insbesondere bei Kindern, eine Erkrankung des Hüftgelenks leicht als Erkrankung des Kniegelenks fehlgeleitet werden. Differenzialdiagnostisch sind Insertionstendopathien im Adduktorenbereich, Affektionen der Lendenwirbelsäule und insbesondere der Iliosakralgelenke zu berücksichtigen.

Viele der mit Schmerzen einhergehenden Hüftgelenkerkrankungen können einem bestimmten Lebensalter zugeordnet werden. Sind im Kindesalter die angeborene Hüftluxation, der Morbus Perthes und im jugendlichen Alter der Hüftkopfabrutsch (Epiphysiolysis capitis femoris) oft Ursache von Hüftproblemen und Hüftgelenkbeschwerden, sind die Hüftdysplasie und die Koxarthrose im Erwachsenenalter der Hauptgrund für Schmerzen im Hüftgelenk.

Die meist nicht (aus-)behandelte angeborene Hüftluxation mit Verbleiben einer Dysplasie der Hüftpfanne ist eine der häufigsten Ursachen für einen späteren Gelenkverschleiß (Dysplasiekoxarthrose). Belastungsabhängige Schmerzen – meist von den Betroffenen als Leistenschmerz empfunden – beruhen oft auf einer Hüftdysplasie.

Die aseptische Hüftkopfnekrose, Verletzungen, der „normale" Alterungsprozess, Rheuma- und Stoffwechselstörungen sind weitere Erkrankungen, die zu einem Hüftgelenkverschleiß führen. Das Hüftgelenk ist von einem kräftigen Muskelmantel umgeben. Die Inspektion allein gibt nur wenige Befunde über den Zustand des Gelenks. Selbst ein erheblicher Gelenkerguss wird nicht ohne weiteres wahrgenommen. Für die Beurteilung der Beckenstellung sind die Haltung der Beine (Hüftbeugekontraktur, Rotationsfehler, Beinverkürzung) und Wirbelsäulenfehlstellungen (Skoliose, Lordose) von Bedeutung. Fehlstellungen von Becken und Wirbelsäule können durch pathologische Zustände des Hüftgelenks bedingt sein und ermöglichen Rückschlüsse über den Zustand des Gelenks.

Da das Becken in seiner Normalstellung nach vorn geneigt ist, entsteht hierdurch eine Lendenlordose. Kontraktur und Hüftgelenk haben eine pathologische Stellung der Beine, des Beckens und des Rückens zur Folge, die man beim Stehen meist deutlicher als beim Liegen wahrnehmen kann. Eine verstärkte Lendenlordose kann die Folge einer Beugekontraktur der Hüfte sein, die durch eine vermehrte Vorwärtsneigung des Beckens und Verstärkung der Lordose aufgehoben werden kann. Die wirkliche und die scheinbare Beinverkürzung haben ebenfalls einen deutlichen Einfluss auf die Beinstellung und das Gangbild. Bei der Beinlängenuntersuchung muss an eine scheinbare Verlängerung oder Verkürzung durch eine Abduktions- bzw. Adduktionskontraktur gedacht werden.

Besteht eine Abduktionskontraktur des Beines im Hüftgelenk, kann der Kranke nur dann die Beine parallel stellen, wenn er das Becken neigt. Die gesunde Hüfte schiebt sich dadurch in die Höhe, so dass dieses Bein relativ verkürzt erscheint. Analoge Folgen hat auch eine Adduktionskontraktur der Hüfte, jetzt aber für das kranke Bein, das scheinbar verkürzt erscheint. Will der Kranke sich nicht auf der einen Seite auf die Zehen stellen, um die Verkürzung zu kompensieren, so muss das Bein der anderen Seite im Knie gebeugt werden. Dadurch entsteht zusätzlich eine Beugestellung der Hüfte, die der Kranke durch eine Vorwärtsneigung des Beckens kompensieren kann.

Fehlstellungen des Beckens, die durch Hüftgelenkerkrankungen bedingt sind, haben meist Veränderungen der Wirbelsäule in Form einer Lumbalskoliose und Torsion der Wirbelsäule oder einer kompensatorischen Verkrümmung des lumbodorsalen Abschnitts zur Folge.

Die Beurteilung des Gangbildes des Patienten ermöglicht, Gangstörungen und -behinderungen artikulärer (Arthrose, Entzündungen) und/oder muskulärer Ursachen zu unterscheiden. Mit dem Schmerzhinken (Duchenne-Hinken) versucht der Patient, die den Schmerz auslösende Belastung des Hüftgelenks zu reduzieren. Beim Insuffizienzhinken (Trendelenburg-Hinken) kommt es in der Standbeinphase des Gehens, bedingt durch eine Insuffizienz der Hüftabduktoren, also im Wesentlichen der Glutäalmuskulatur, zu einem Absinken des Beckens zur gesunden Seite. Beim Verkürzungshinken kommt es in der Standphase zu einer leichten Verlagerung des Oberkörpers über das Standbein; das Gangbild ist ansonsten noch relativ harmonisch. Beim Versteifungshinken nach Arthrodese im Hüftgelenk fehlt das eigentliche Hinken mit dem Abkippen des Beckens in der Standbeinphase. Vielmehr wird in der Schwungbeinphase die Anteversion des Oberschenkels durch eine verstärkte Beckenkippung in der Sagittalebene aus der Hyperlordose heraus in die Lendenkyphose bewirkt.

Funktionstests helfen, eine Hüftgelenkerkrankung näher zu beurteilen und ggf. die Ursache (Diagnose) zu klären.

Bewegungsumfang Hüftgelenk (Neutral-0-Methode)

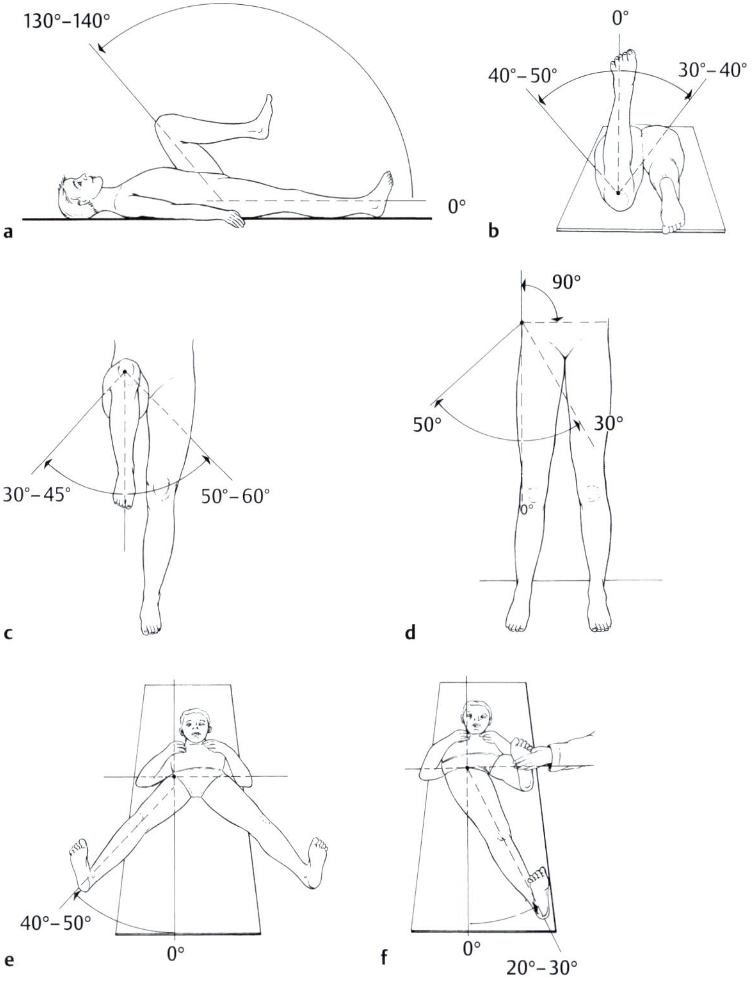

Abb. 5.**1 a–f**

a Beugen/Strecken Hüftgelenk; in Rückenlage (Überstreckung 10°).

b–c Innen-/Außenrotation im Hüftgelenk: bei gestrecktem Hüftgelenk in Bauchlage (**b**), bei gebeugtem Hüftgelenk in Rückenlage (**c**).

d Ab-/Adduktion im Hüftgelenk.

e–f Ab-/Adduktion im Hüftgelenk.

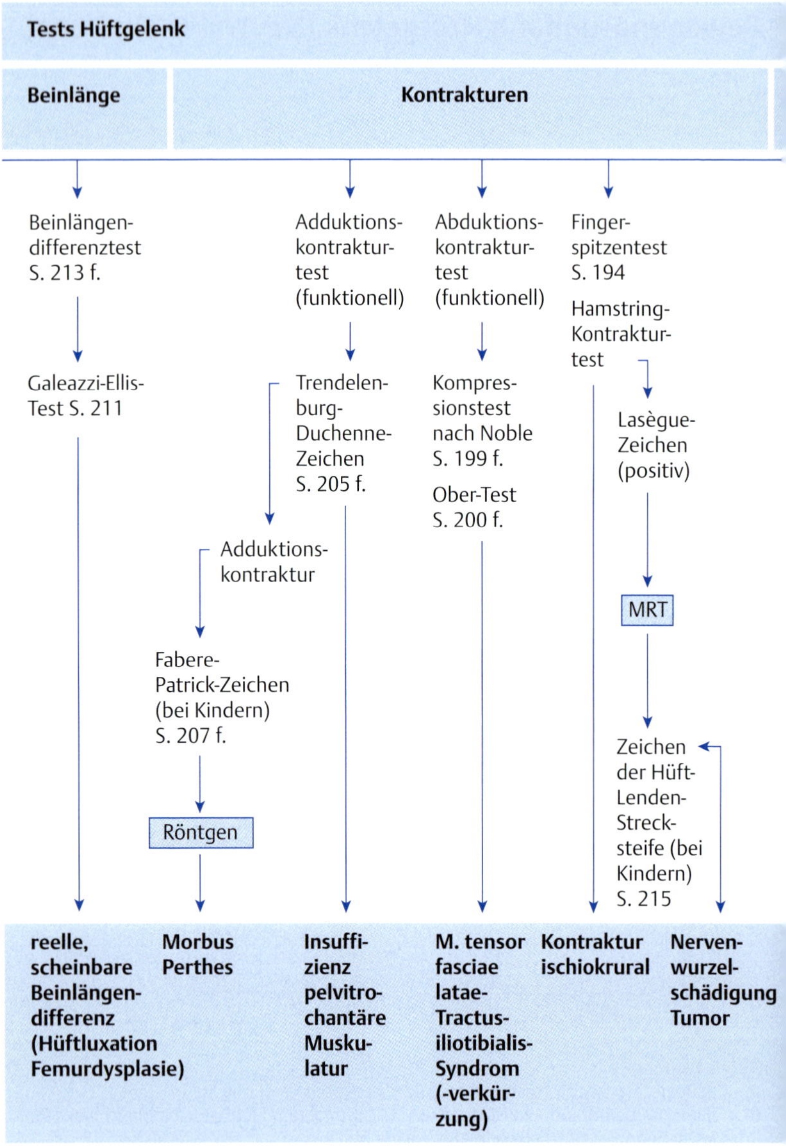

Abb. 5.2 **Hüftgelenkschmerzen.**

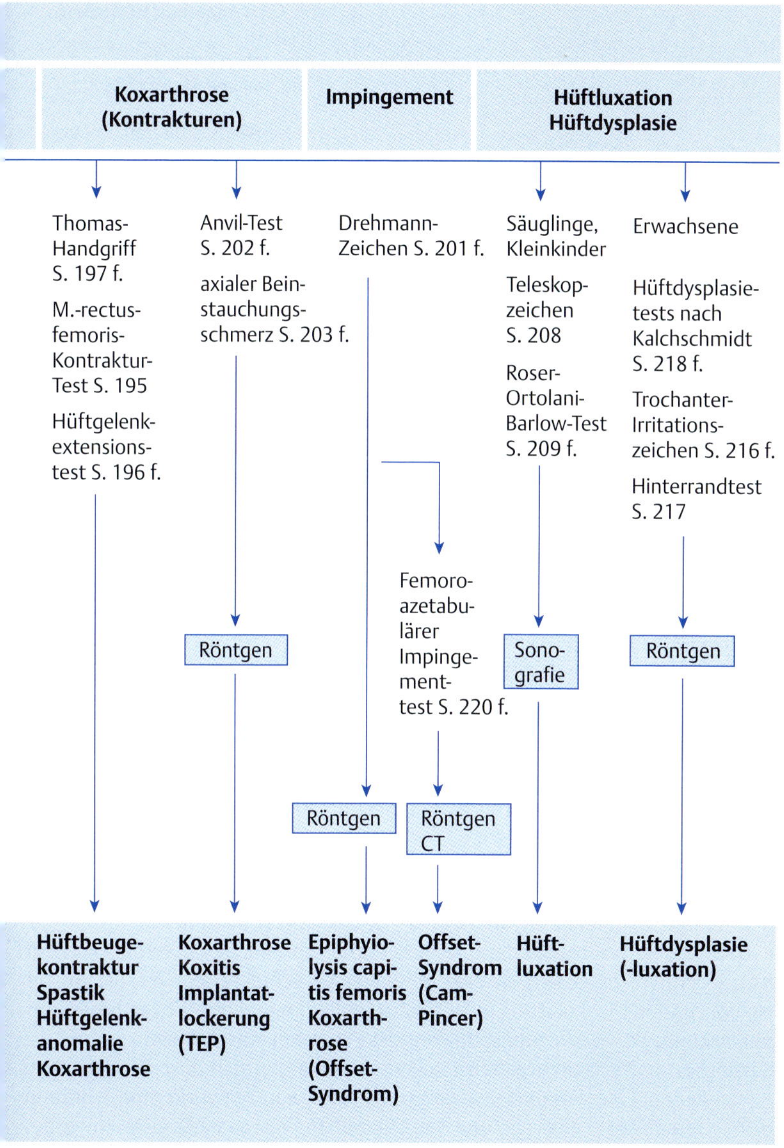
Koxarthrose
(Kontrakturen)
Impingement
Hüftluxation
Hüftdysplasie
Thomas-Handgriff S. 197 f.
M.-rectus-femoris-Kontraktur-Test S. 195
Hüftgelenkextensionstest S. 196 f.
Anvil-Test S. 202 f.
axialer Beinstauchungsschmerz S. 203 f.
Drehmann-Zeichen S. 201 f.
Säuglinge, Kleinkinder
Teleskopzeichen S. 208
Roser-Ortolani-Barlow-Test S. 209 f.
Erwachsene
Hüftdysplasietests nach Kalchschmidt S. 218 f.
Trochanter-Irritationszeichen S. 216 f.
Hinterrandtest S. 217
Femoroazetabulärer Impingementtest S. 220 f.
Röntgen
Sonografie
Röntgen
Röntgen
Röntgen
CT
Hüftbeugekontraktur
Spastik
Hüftgelenkanomalie
Koxarthrose
Koxarthrose
Koxitis
Implantatlockerung (TEP)
Epiphyiolysis capitis femoris
Koxarthrose (Offset-Syndrom)
Offset-Syndrom (Cam-Pincer)
Hüftluxation
Hüftdysplasie (-luxation)

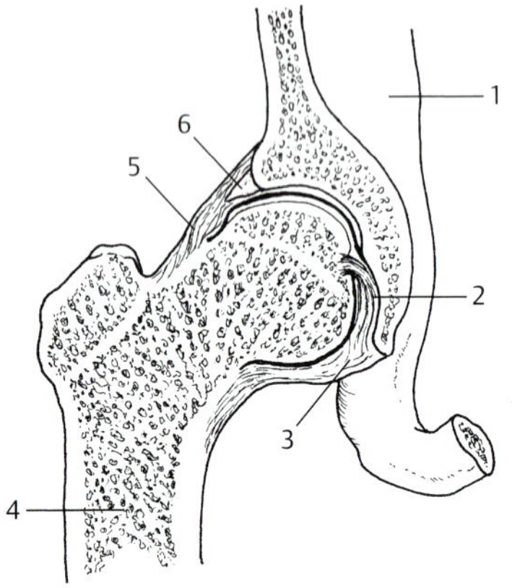

Abb. 5.**3** **Anatomie Hüftgelenk.**
1 Ileum
2 Lig. capitis femoris
3 Lig. transversum acetabuli
4 Femur
5 Gelenkkapsel mit Ligg. iliofemorale, ischiofemorale
6 Labrum acetabulare

5

Funktionstests

Fingerspitzentest

Beurteilung einer Kontraktur der ischiokruralen Muskulatur.

Vorgehen: Der Patient sitzt. Er beugt ein Bein im Hüft- und Kniegelenk und zieht es mit dem gleichseitigen Arm an seinen Oberkörper. Das andere Bein bleibt gestreckt. Der Patient wird aufgefordert, mit dem freien Arm die Zehen des ausgestreckten Beines mit den Fingerspitzen zu erreichen. Der Test wird auf der Gegenseite wiederholt.

Beurteilung: Liegt eine Kontraktur der ischiokruralen Muskulatur vor, so erreicht der Patient mit den Fingerspitzen nur die Nähe des Fußes und klagt über einen „ziehenden" Schmerz in der Oberschenkelrückseite.

Der Test ist positiv, wenn eine Seitendifferenz mit Beschwerden vorliegt. Anlagebedingt findet sich oft eine seitengleiche, schmerzfreie Verkürzung der ischiokruralen Muskulatur. Ein Wirbelsäulenleiden und eine Koxarthrose können sekundär die Bewegungsfähigkeit des Patienten einschränken.

Bemerkung: Nervenwurzelreizerscheinungen lassen sich durch andere Tests ausschließen. Eine verkürzte ischiokrurale Muskulatur bewirkt eine Erhöhung des retropatellaren Druckes und kann damit für retropatellare Beschwerden verantwortlich sein.

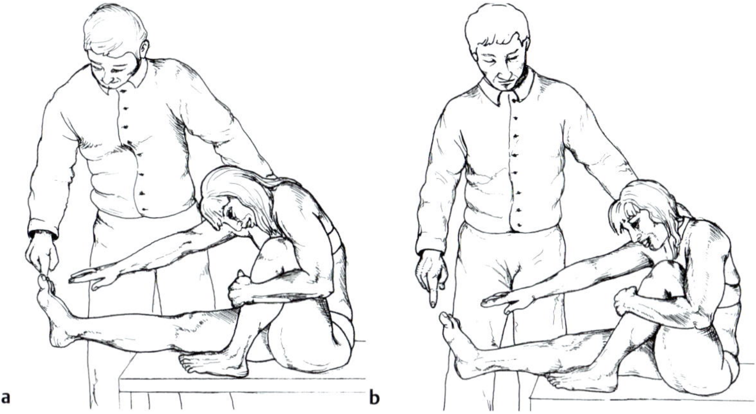

Abb. 5.**4 a u. b Fingerspitzentest:**
a normal,
b pathologisch bei Kontraktur der ischiokruralen Muskulatur.

Musculus-rectus-femoris-Kontrakturtest (Beurteilung einer Kontraktur des M. quadriceps)

Vorgehen: Der Patient liegt auf dem Rücken, die Unterschenkel hängen über das Tischende. Der Patient wird gebeten, ein Knie zu greifen und an die Brust zu ziehen. Man beobachtet den Winkel, den das hängende Bein einnimmt. Der Test wird auf der Gegenseite wiederholt.

Beurteilung: Liegt eine Kontraktur des M. rectus femoris vor, so kommt es bei zunehmendem Heranziehen des Kniegelenks an den Oberkörper zu einer Beugebewegung des zunächst auf dem Tisch aufliegenden Beines, je nach Kontraktur des M. rectus femoris. Der Test ist ebenfalls positiv bei einer Hüftbeugekontraktur, bedingt durch ein Hüftgelenkleiden, bei einer Psoasirritation (Psoasabszess), bei einem LWS-Leiden mit verstärkter Lordose und bei einer veränderten Beckenkippung.

Bemerkung: Ein kontrakter, nicht dehnbarer M. quadriceps führt zur Erhöhung des retropatellaren Druckes und kann damit für retropatellare Beschwerden verantwortlich sein.

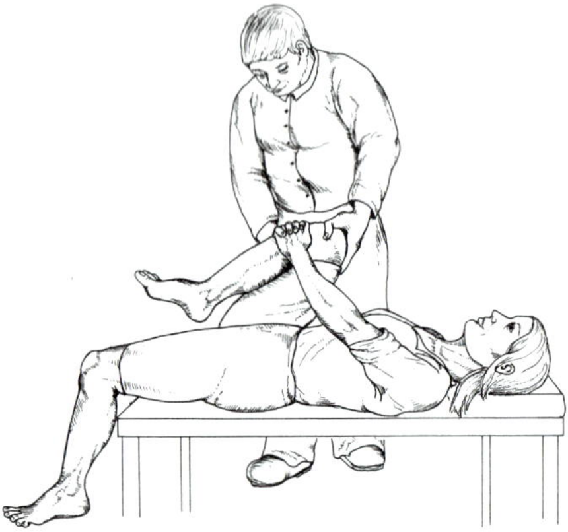

a

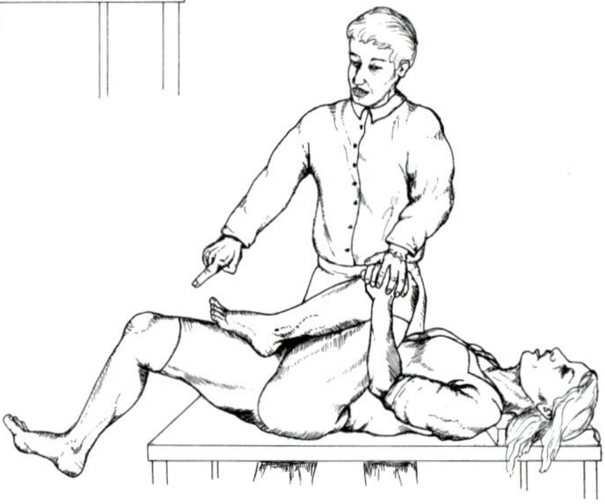

b

Abb. 5.**5 a u. b M.-rectus-femoris-Kontrakturtest:**
a freie Streckung (linke Hüfte),
b pathologisch mit Vorliegen einer Beugekontraktur (rechte Hüfte).

Hüftgelenkextensionstest

Beurteilung einer Hüftbeugekontraktur.

Vorgehen: Der Patient liegt auf dem Bauch mit über dem Rand der Untersuchungsliege gebeugten Hüftgelenken. Das nicht zu untersuchende Bein wird zwischen den Beinen des Untersuchers gehalten, auf einen Stuhl gelagert oder einfach hängen gelassen.

Der Untersucher fixiert mit einer Hand das Becken, mit der anderen streckt er langsam das zu untersuchende Bein in der Hüfte. Die Lendenlordose ist durch die Bauchlagerung voll ausgeglichen.

Beurteilung: Der Punkt, wo sich das Becken mitbewegt bzw. die LWS sich in eine Lordose ausrichtet, zeigt das Ende der Streckfähigkeit der Hüfte an. Der Winkel zwischen der Oberschenkelachse und der Horizontalen (Untersuchungsliege) zeigt in etwa die Beugekontraktur der Hüfte an. Bei diesem Test lässt sich eine Beugekontraktur gut beurteilen, besonders bei beidseitigen Kontrakturen (z. B. Spastik).

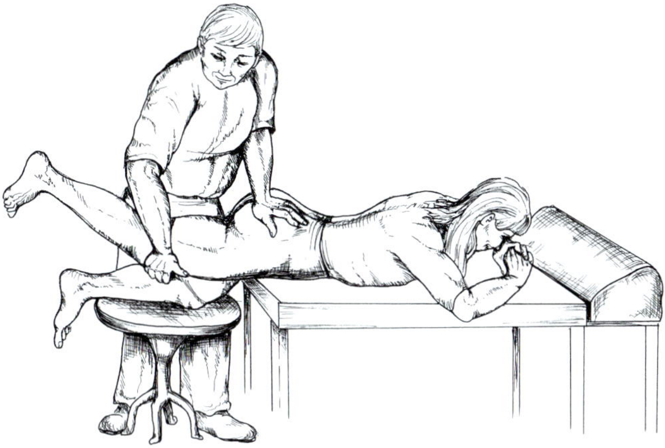

Abb. 5.6 **Hüftgelenkextensionstest.**

Thomas-Handgriff

Beurteilung der Streckbarkeit des Beines im Hüftgelenk.

Vorgehen: Rückenlage. Das nicht betroffene Bein wird im Hüftgelenk so weit gebeugt, bis die Lendenlordose aufgehoben ist. Dies kontrolliert man durch die zwischen Lendenwirbelsäule und Untersuchungstisch gelegte Hand. In dieser Position ist das Becken in seiner Normalstellung fixiert. Das Becken zeigt eine Kippung nach vorne von ca. 12°. Hierdurch entsteht die Lendenlordose. Eine vermehrte Hüftbeugekontraktur kann durch eine Verstärkung der Lendenlordose kompensiert werden. Der Kranke nimmt daher nur scheinbar eine normale Haltung ein.

Beurteilung: Die Extension ist bis zur Neutral-0-Stellung möglich, der Oberschenkel liegt auf der Unterlage flach auf. Durch eine weitere Beugung kann das Becken weiter aufgerichtet werden. Bleibt das untersuchte Bein dabei auf der Unterlage liegen, entspricht der erreichte Aufrichtewinkel des Beckens der Überstreckbarkeit des Hüftgelenks.

Bei einer Beugekontraktur bleibt die zu untersuchende Hüfte nicht gestreckt auf der Unterlage liegen, sondern folgt der fortschreitenden Hüftbeugung bzw. Beckenbewegung in einer zunehmenden Beugestellung. Die Beugekontraktur kann bestimmt werden, indem man den Winkel misst, den das gebeugte, erkrankte Bein mit dem Untersuchungstisch bildet.

Hüftbeugekontrakturen finden sich bei Arthrosen, Entzündungen und Gelenkfehlstellungen der Hüftgelenke und können auch Ursache einer Wirbelsäulenerkrankung sein.

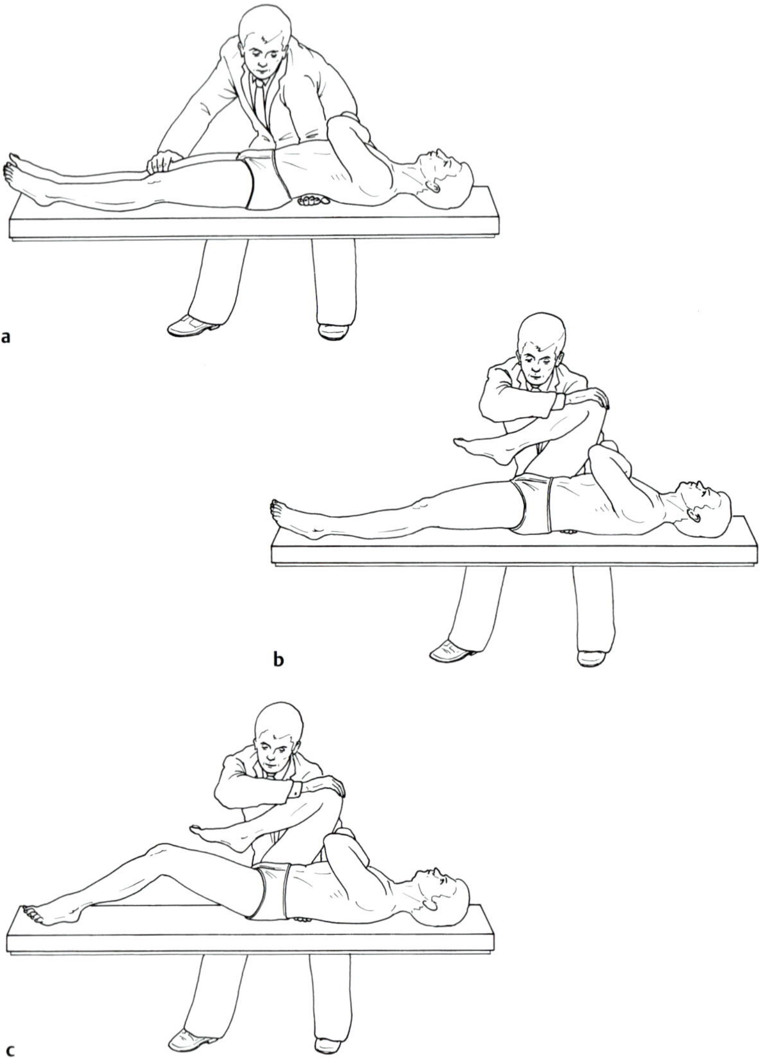

Abb. 5.**7 a–c** **Thomas-Handgriff:**
a Ausgangsstellung,
b normal,
c Beugekontraktur im linken Hüftgelenk.

Kompressionstest nach Noble

Beurteilung einer Kontraktur des M. tensor fasciae latae.

Vorgehen: Rückenlage. Das Bein wird vom Untersucher im Knie 90° und im Hüftgelenk ca. 50° gebeugt gehalten. Die Langfinger der linken, am Oberschenkel liegenden Hand üben einen leichten Druck auf den lateralen Femurkondylus aus. Das Kniegelenk wird bei Beibehaltung der Hüftbeugung und Druck am lateralen Femurkondylus zunehmend, zunächst passiv, gestreckt. Aus einer Kniebeugung von 40° wird der Patient dann aufgefordert, das Knie langsam voll zu strecken.

Beurteilung: Der M. tensor fasciae latae entspringt am ventrolateralen Rand des Darmbeins (Spina iliaca anterior superior). Er ist eine ventrale Abspaltung des M. glutaeus medius. Seine Sehne tritt von vorne her an einen Verstärkungszug der Fascia lata des Oberschenkels, den Tractus iliotibialis, heran.

Über den Tractus iliotibialis setzt der M. tensor fasciae latae an der Tuberositas tractus iliotibialis (Tuberculum Gerdy) an. In seinem distalen Anteil überspannt er den lateralen Epikondylus. Der Tractus iliotibialis wird maximal belastet, wenn das Knie aus 30° Beugung voll gestreckt wird.

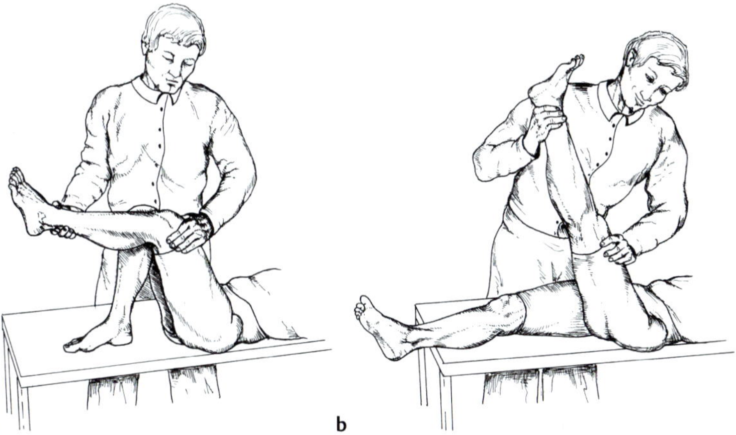

a b

Abb. 5.**8 a u. b Kompressionstest nach Noble:**
a Ausgangsstellung,
b Streckstellung.

Schmerzen im Verlauf des Tractus iliotibialis proximal und distal deuten auf eine Kontraktur des Muskels bzw. des Traktus hin. Tritt bei der zunehmenden Streckung ein Schmerz auf der Rückseite des Oberschenkels auf, so spricht dies eher für eine Kontraktur der ischiokruralen Muskulatur und sollte nicht mit einer Kontraktur des M. tensor fasciae latae verwechselt werden.

Dieser Test ist häufig positiv bei dem sog. Iliotibial-Band-Friktionssyndrom bei Läufern.

Ober-Test

Ein kontrakter, nicht dehnbarer M. quadriceps und eine verkürzte ischiokrurale Muskulatur bewirken eine Erhöhung des retropatellaren Druckes. Verkürzungen des Tractus iliotibialis können zu chronischen Schmerzen der Lateralseite und über die Verbindung des lateralen Retinakulums auch zu Funktionsstörungen im Femuropatellargelenk führen.

Vorgehen: Der Patient liegt in Seitenlage. Das zu untersuchende, leicht adduzierte Bein wird im Hüftgelenk gering überstreckt. Liegt eine sehr starke Verkürzung des Tractus iliotibialis vor, ist eine Adduktion kaum möglich.

Der Untersucher legt eine Hand auf den distalen Traktusbereich und kann somit den Tonuszustand des Tractus iliotibialis erfassen. Mit dem Unterarm registriert er Ausweichbewegungen des Beckens, mit der anderen Hand umfasst er den Unterschenkel sprunggelenknah. Um den Traktus anzuspannen, wird der Unterschenkel des Patienten bodenwärts gedrückt und das Kniegelenk in verschiedenen Flexionsgraden untersucht.

Beurteilung: Eine Tonuserhöhung ist in extensionsnaher Stellung leicht festzustellen, wird das Kniegelenk dagegen gebeugt, nimmt der Spannungszustand des Tractus iliotibialis ab, da sich hierdurch Ansatz und Ursprung einander nähern.

Durch sorgfältige Palpation lassen sich unter Umständen im Ansatzbereich des Traktus Fluktuationen feststellen, die beim Tractus-iliotibialis-Friktionssyndrom oder einer Bursitis auftreten können.

Der Patient berichtet oft spontan, dass die Art der Schmerzen genau die gleiche sei, die er zum Beispiel beim Joggen verspüre (siehe Kompressionstest nach Noble).

Bei einer ausgeprägten Verkürzung des Tractus iliotibialis bzw. des Tensor fasciae latae findet sich eine Schmerzhaftigkeit auch bei Flexionsgraden von 30–60°.

Bemerkung: Bei einer Lateralisation der Patella mit lateraler Hyperpression hilft häufig eine Aufdehnung des Tractus iliotibialis.

Wenngleich bei gestrecktem Kniegelenk die Spannung auf den Tractus iliotibialis groß ist, beschreibt Ober den Test mit gebeugtem Kniegelenk. Auch wenn das Knie gebeugt ist, kann es im Testverlauf zu einer Dehnung des N. femoralis kommen. Treten neurologische Symptome auf, wie Parästhesien und/oder ausstrahlende Schmerzen, so besteht der Verdacht einer Wurzelreizung L3/L4.

Schmerzen über dem Trochanter major sprechen für eine Trochantertendopathie oder eine Bursitis trochanterica.

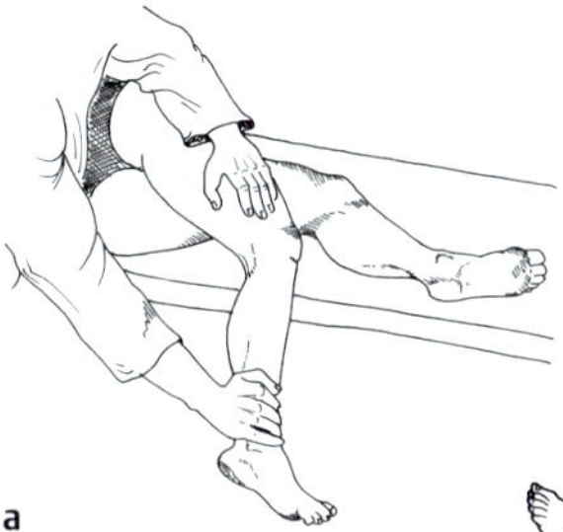
a

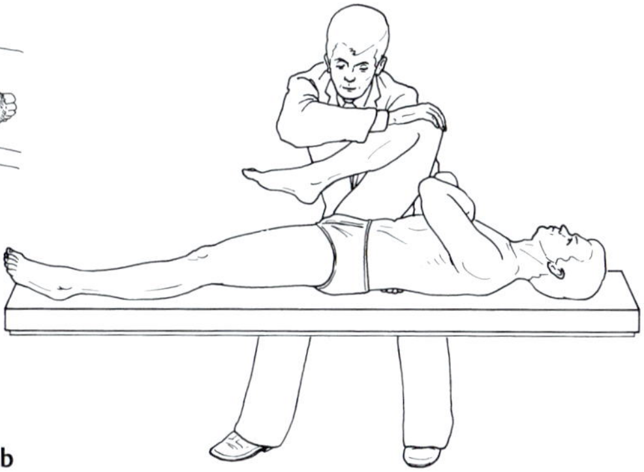
b

Abb. 5.**9 a u. b** **Ober-Test:**
a Ausgangsstellung,
b der Unterschenkel wird bodenwärts gedrückt.

Drehmann-Zeichen

Hinweis auf eine Hüftgelenkerkrankung.

Vorgehen: Rückenlage. Der Untersucher fasst das Bein am Fuß und in Höhe des Kniegelenks und beugt es. Kommt es bei der Beugung zu einer zunehmenden Außenrotation des Beines im Hüftgelenk, so liegt eine Hüftgelenkerkrankung vor. Die Bewegung kann schmerzfrei, aber auch schmerzhaft sein.

Beurteilung: Bei Jugendlichen findet sich ein positives Drehmann-Zeichen in erster Linie bei einer Hüftkopfepiphysenlösung. Infolge der Epiphysiolyse kommt es bei Beugung des Hüftgelenks zu einer zunehmenden Außenrotation.

Aber auch eine Hüftgelenkinfektion, eine beginnende Hüftarthrose oder ein Tumor können einen positiven Test ergeben.

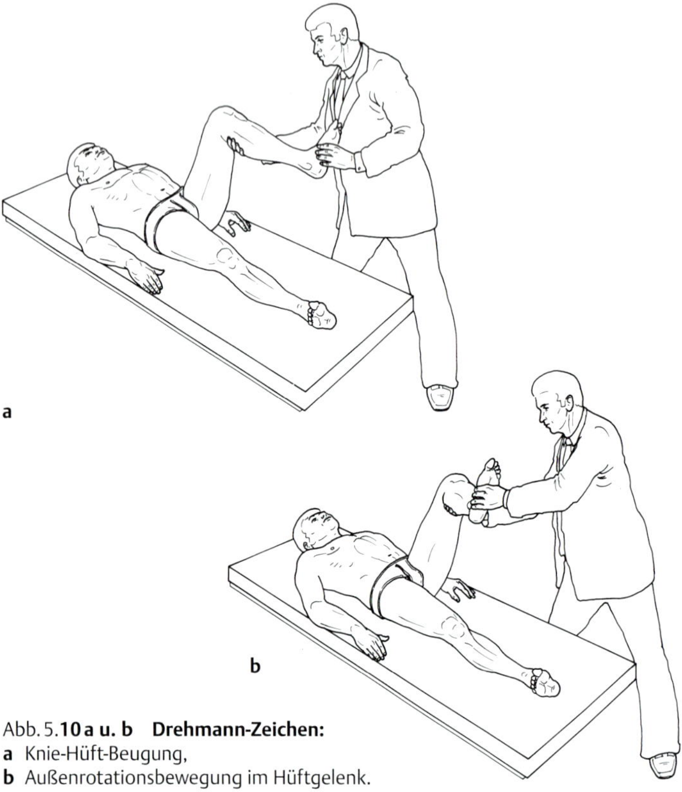

Abb. 5.**10 a u. b Drehmann-Zeichen:**
a Knie-Hüft-Beugung,
b Außenrotationsbewegung im Hüftgelenk.

Anvil-Test

Hinweis auf ein Hüftgelenkleiden.

Vorgehen: Der Patient liegt auf dem Rücken. Die Beine sind gestreckt. Der Untersucher hebt mit einer Hand das gestreckte Bein leicht an, mit der anderen schlägt er mit der Faust in axialer Richtung gegen die Ferse.

Beurteilung: Die Kraft des Schlags setzt sich fort bis in das Hüftgelenk. Schmerzen in der Leiste oder im hüftgelenknahen Abschnitt des Oberschenkels deuten auf ein Hüftleiden hin (z.B. Koxarthrose, Koxitis, Schenkelhalsfraktur), bei einer Hüftendoprothese auf eine Implantatlockerung (Schmerzen in der Leiste deuten auf eine Pfannenlockerung hin, über der Lateralseite des Oberschenkels auf eine Schaftlockerung).

Beschwerden im Lendenwirbelsäulenbereich treten bei Bandscheibenerkrankungen oder bei rheumatischen Wirbelsäulenleiden auf.

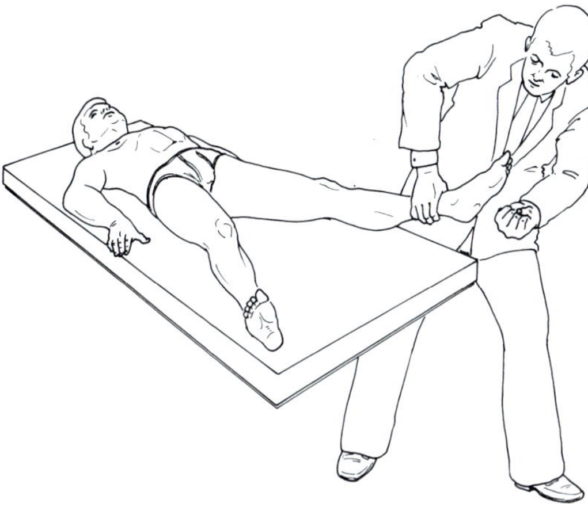

Abb. 5.**11** **Anvil-Test.**

Axialer Beinstauchungsschmerz

Variante des Anvil-Tests mit Hinweis auf eine Hüftgelenkerkrankung.

Vorgehen: Der Patient befindet sich in Rückenlage, ein Bein ist gestreckt, das andere im Knie gebeugt und im Hüftgelenk außenrotiert. Der Außenknöchel des gebeugten Beines liegt oberhalb der Kniescheibe des anderen Beines. Der Untersucher umfasst mit beiden Händen den distalen Oberschenkel und staucht ihn in axialer Richtung.

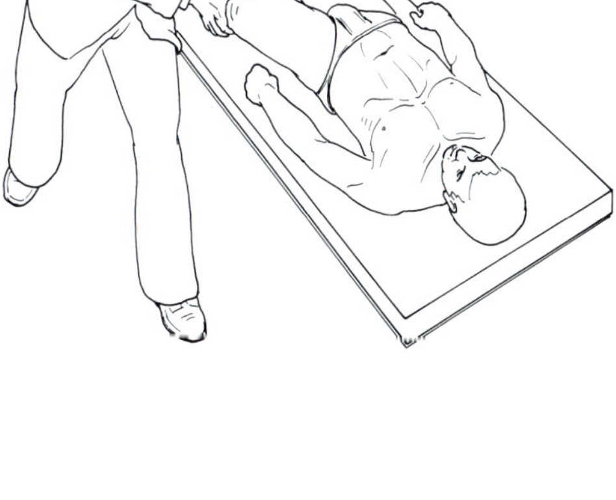

Abb. 5.**12** **Axialer Beinstauchungsschmerz.**

Beurteilung: Durch diese Bewegung kommt es zu einer Stauchung im Hüftgelenk und der betroffenen Beckenseite.

Schmerzen in der Leiste deuten auf eine Hüftgelenkerkrankung hin, z. B. auf eine Koxarthrose; Schmerzen nach Implantation einer Hüftendoprothese auf eine Implantatlockerung.

Beschwerden im LWS-Bereich treten bei Bandscheibenaffektionen oder rheumatischen Wirbelsäulenleiden auf.

Piriformis-Test (Beurteilung einer Kontraktur des M. piriformis)

Vorgehen: Der Patient liegt auf der gesunden Seite. Das betroffene Bein wird vom Patienten im Hüft- und Kniegelenk um 60° gebeugt. Der Untersucher stabilisiert mit einer Hand das Becken. Mit der anderen Hand übt er über das Kniegelenk einen bodenwärts gerichteten Druck aus.

Beurteilung: Schmerzen im M. piriformis sprechen für eine Muskelkontraktur. Ausstrahlende Schmerzen mit neurologischen Symptomen sprechen für eine Nervenirritation des N. ischiadicus.

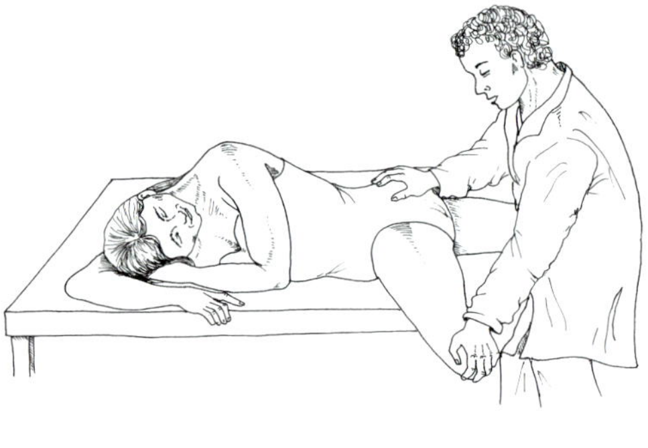

Abb. 5.**13** **Piriformis-Test.**

Bei ca. 15% der Menschen wird der M. piriformis durch den N. ischiadicus oder andere Äste des Plexus sacralis in mehrere Teile gespalten. Diese Menschen leiden häufiger unter dem eher selten vorkommenden Piriformis-Syndrom.

Eine eingeschränkte Innenrotation des Hüftgelenks kann auch durch einen schmerzhaft verkürzten M. piriformis verursacht werden.

Trendelenburg-Duchenne-Zeichen

Funktionsprüfung der pelvitrochantären Muskulatur.

Vorgehen: Der Untersucher befindet sich hinter dem aufrecht stehenden Patienten. Der Patient wird aufgefordert, ein Bein unter Beugung im Knie und Hüftgelenk anzuheben.

Beurteilung: Beim Einbeinstand kontrahiert sich die Becken- und Trochantermuskulatur (Mm. glutaei medius et minimus) auf der Standseite und hebt das Becken auf der nicht unterstützten Seite bzw. hält es in nahezu horizontaler Stellung.

Dieser Vorgang ermöglicht ein harmonisches Gehen. Sind die Mm. glutaei erkrankt (Muskelschwäche aufgrund einer Hüftluxation, Lähmung, Zustand nach mehreren Hüftgelenkoperationen), mit einem entsprechenden Funktionsverlust, so sind sie nicht mehr in der Lage, das Becken auf der Standseite zu halten. Das Becken neigt sich zur gesunden, nicht belasteten Seite (Trendelenburg-Zeichen positiv). Im Gehen findet sich der typische Watschelgang (Entengang), besonders bei beidseitigem Befall (doppelte Hüftluxation).

Das Abkippen des Beckens zur gesunden Seite und damit des Körperschwerpunkts wird in der Regel dadurch kompensiert, dass der Oberkörper zur Standbeinseite hin verlagert wird (Duchenne-Zeichen).

Gründe einer Insuffizienz der pelvitrochantären Muskulatur:

- echte „Schwäche" (Parese-Paralyse),
- Distanz Ursprung–Ansatz vermindert (Hüftluxation, Trochanterhochstand, Varusosteotomie, Morbus Perthes),
- veränderte Hebelverhältnisse (Schenkelhalsverkürzung, erhöhte Antetorsion),
- Schmerzen.

5

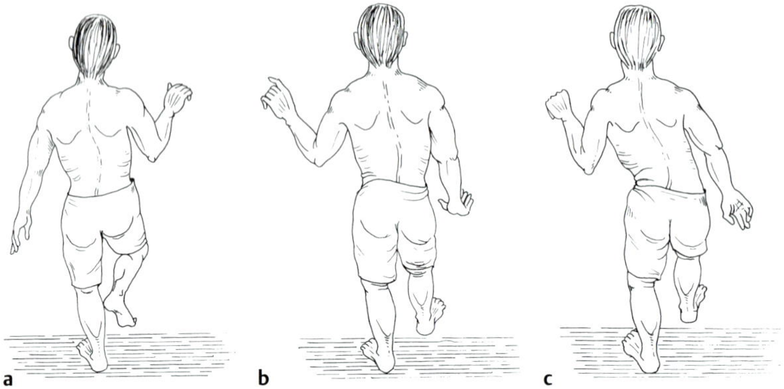

Abb. 5.**14 a–c** **Trendelenburg-Duchenne-Zeichen:**

a Normalzustand mit Anheben des Beckens durch Kontraktion der pelvitrochantären Muskulatur auf der Standbeinseite.

b Bei Insuffizienz der pelvitrochantären Muskulatur sinkt das Becken zur gesunden, nicht belasteten Seite (Trendelenburg-Zeichen positiv).

c Die Insuffizienz der pelvitrochantären Muskulatur kann teilweise durch Verlagerung des Körperschwerpunkts auf die Standbeinseite kompensiert werden (Duchenne-Zeichen).

Tab. 5.**1** Graduelle Einteilung des Trendelenburg-Zeichens (nach Hoppenfeld 1982).

Negativ	Das Becken auf der Spielbeinseite kann kraftvoll gehoben werden.
Schwach positiv	Das Becken auf der Spielbeinseite kann gerade noch gehalten, aber nicht mehr angehoben werden.
Positiv	Das Becken auf der Spielbeinseite sinkt ab.

Fabere-Patrick-Zeichen (Hinweis auf einen Morbus Perthes)

Vorgehen: Das Kind liegt auf dem Rücken, ein Bein ist gestreckt, das andere im Knie gebeugt. Der Außenknöchel des gebeugten Beines liegt oberhalb der Kniescheibe des anderen Beines. Die Ausführung kann auch so erfolgen, dass der Fuß des gebeugten Beines innen am Knie des anderen Beines aufgesetzt wird. Das gebeugte Bein wird dann nach außen fallen gelassen bzw. gedrückt.

Beurteilung: Normalerweise erreicht das Knie des abgespreizten Beines fast die Unterlage. Im Seitenvergleich messen wir den Abstand zwischen Knie und Unterlage. Auf der Seite des positiven Patrick-Zeichens ist die Bewegung behindert. Die Adduktoren sind gespannt, und das Kind empfindet Schmerzen, wenn aus der eingeschränkten Abduktionsbewegung das Bein weiter abduziert wird. Schmerzen in der Leistenregion können auf einen beginnenden Morbus Perthes hinweisen.

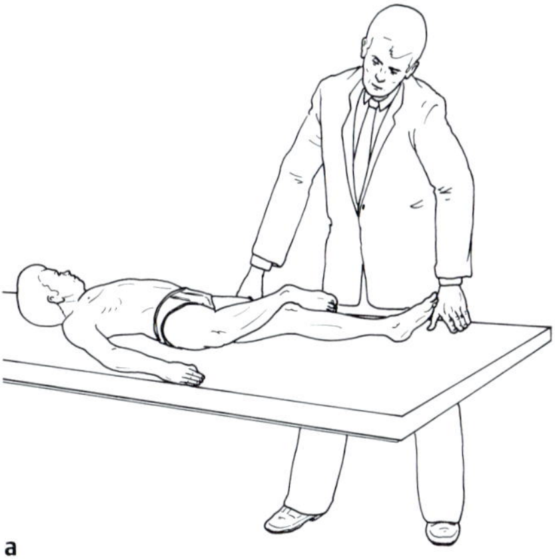

a

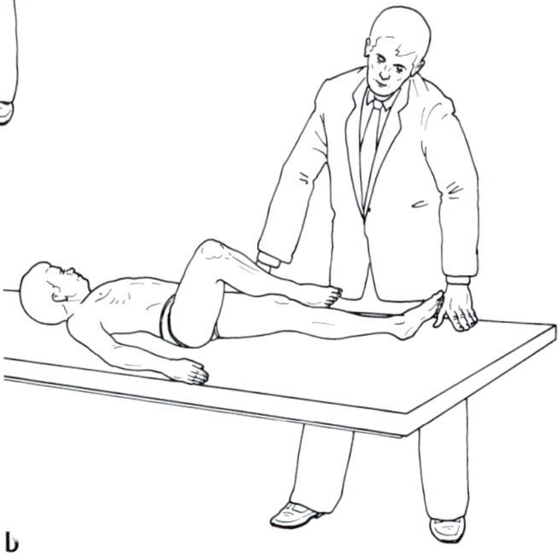

b

Abb. 5.**15 a u. b Fabere-Patrick-Zeichen:**
a normal,
b pathologisch-schmerzhafte Abspreizbehinderung.

Das Krankheitsbild Morbus Perthes wird zu den aseptisch-ischämischen Nekrosen gezählt. Das Leiden manifestiert sich an der Epiphyse, Metaphyse und Apophyse der langen Röhrenknochen und an den enchondral verknöchernden Fuß- und Handwurzelknochen. Die Perthes-Erkrankung ist die häufigste aseptische Knochennekrose. Sie tritt hauptsächlich zwischen dem 3. und 12. Lebensjahr auf, wobei die meisten Erkrankungsfälle im Alter zwischen 4 und 8 Jahren liegen. Bei Beginn der Erkrankung ermüden die Kinder rasch und beginnen, leicht zu hinken. Sie klagen über geringe Schmerzen im Hüftgelenk, manchmal aber auch nur über Knieschmerzen.

Teleskopzeichen

5

Hinweis auf eine angeborene Hüftluxation.

Vorgehen: Der Untersucher umfasst das betroffene Bein mit einer Hand und bringt es in eine Hüft- und Kniebeugung. Die andere Hand liegt dorsolateral der Hüfte und tastet mit dem Daumen den Trochanter und mit dem Zeigefinger die Bewegung des Hüftkopfes. Die das Bein führende Hand schiebt das Femur in Richtung der Femurachse durch abwechselnden Zug und Druck.

Beurteilung: Bei einer Hüftluxation besteht der Eindruck, dass das Bein sich scheinbar verkürzt oder verlängert. Die tastende Hand folgt den Verschiebungen des Femurkopfes bzw. des Trochanter major, jeweils in die luxierte Position und in die Repositionsrichtung.

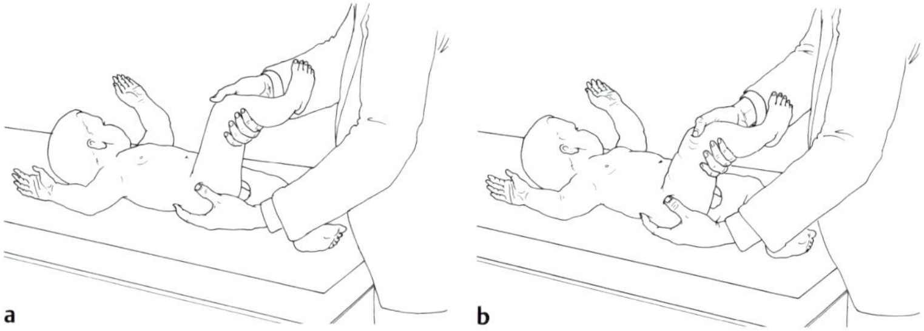

Abb. 5.**16 a u. b** **Teleskopzeichen:**
a nach dorsal gerichteter axialer Druck – scheinbare „Beinverkürzung",
b Längszug des Beines – scheinbare „Verlängerung".

Roser-Ortolani-Barlow-Test

Beurteilung einer Hüftgelenkinstabilität (Säuglingsalter).

Vorgehen: In Rückenlage wird das eine Bein des Kindes mit einer Hand im Hüftgelenk stark gebeugt und das Becken damit fixiert. Die andere Hand fasst das Knie und den Oberschenkel der zu untersuchenden Seite, so dass die Finger auf dem Trochanter und der Daumen unterhalb der Inguinalfalte zu liegen kommen.

Bei zunächst starker Adduktion des Oberschenkels erfolgt ein vorsichtiger axialer Druck, während gleichzeitig der Daumen den Oberschenkel von der Innenseite nach außen drückt. Diesem Druck nach außen bieten die Finger kontrollierten, federnden Widerstand, so dass eine Instabilität des Gelenks durch die wechselnde Schubrichtung, Daumen einerseits und Langfinger andererseits, zu spüren ist (Barlow-Dislokationstest).

In der zweiten Untersuchungsphase wird bei anhaltendem axialen Druck der Oberschenkel langsam abduziert. Ist der Kopf in der ersten Phase aus dem Pfannenzentrum herausgedrängt worden, so kann er nun durch den Andruck der Finger gegen den Trochanter major bei gleichzeitiger zunehmender Abduktion mit einem spürbaren Schnappen in die Pfanne zurückrutschen (Reposition; Ortolani-Schnapp-Phänomen).

Die Untersuchung sollte für jede Seite einzeln durchgeführt werden.

Beurteilung: Die Untersuchung erlaubt zum einen die Feststellung einer Hüftgelenkinstabilität, bietet zum anderen eine Möglichkeit, den Grad der Instabilität genauer zu bestimmen. Zu unterscheiden sind nach Tönnis vier Grade:

- I: Leicht instabile Hüftgelenke ohne Hüftschnappen.
- II: Subluxierbare Hüfte. Sie ist voll oder weitgehend und nur durch Abduktion zu reponieren (Schnappgeräusch).
- III: Aus- und einrenkbare Hüfte.
- IV: Luxierte, nicht mehr einrenkbare Hüfte. Die Pfanne ist leer, der Kopf dorsal zu tasten, die Abduktion ist deutlich eingeschränkt, das Reponieren ist nicht möglich.

Beachte: Ein trockenes Klicken (Dry Click) ohne Luxation ist oft in den ersten Lebenstagen auszulösen, verschwindet aber danach wieder!

Der Roser-Ortolani-Barlow-Test hat vor allem in den ersten 2–3 Lebenswochen eine besondere praktische Bedeutung. Sind die Kinder etwas älter, so bietet sich alternativ der **Ludloff-Hohmann-Test** an. Bei einem gebeugten und abgespreizten Hüftgelenk erfolgt normalerweise eine spontane Kniebeugung aufgrund der physiologischen, gelenkmechanischen ischiokruralen Muskelspannung. Lässt sich jedoch bei einer solchen Beuge-/Abspreizbewegung das Kniegelenk komplett strecken, so besteht der Verdacht auf ein instabiles Hüftgelenk.

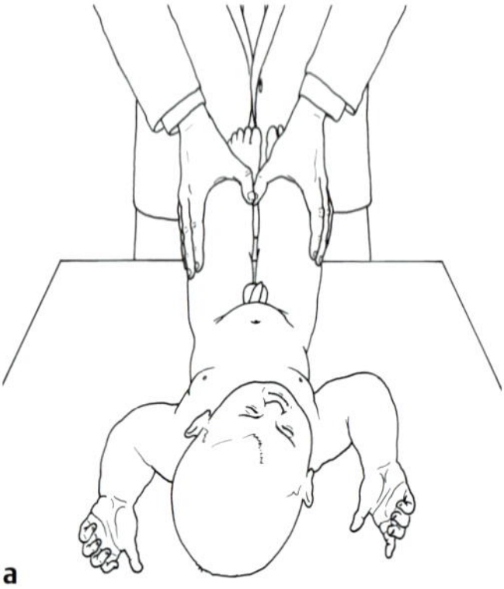

a

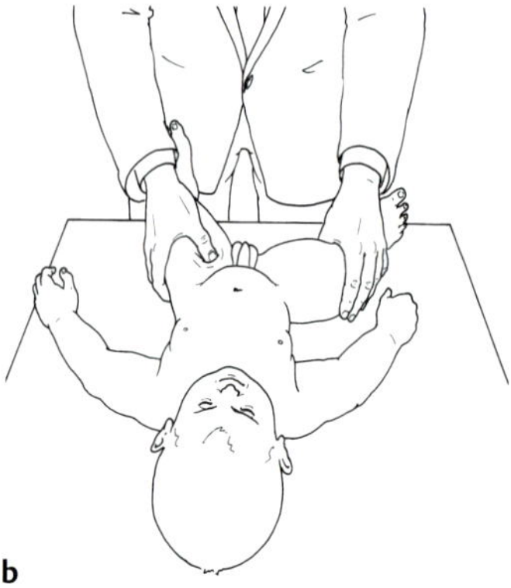

b

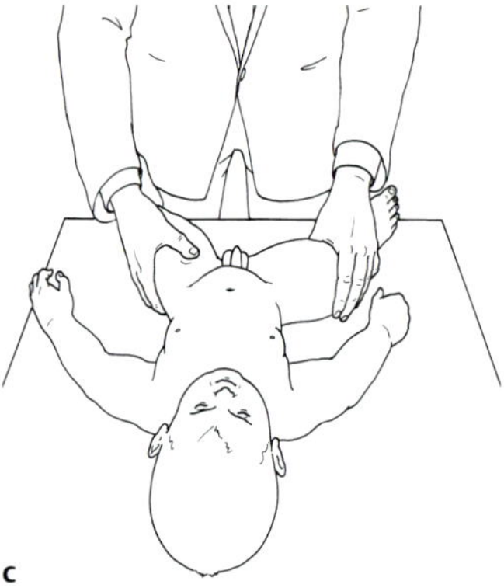

c

Abb. 5.**17 a–c** **Roser-Ortolani-Barlow-Test (rechtes Hüftgelenk):**
a Ausgangsstellung,
b leichte Abspreizung,
c aus Abspreizstellung Reposition.

Galeazzi-Ellis-Test

Beurteilung einer Beinlängendifferenz.
Vorgehen: Rückenlage mit rechtwinklig gebeugten Kniegelenken und flach aufgesetzten Füßen. Der Untersucher beurteilt vom Untersuchungstischende und von der Seite her beide Kniepositionen.
Beurteilung: Normalerweise stehen beide Knie in gleicher Höhe. Steht eines der Knie höher als das andere, so ist die Tibia dieser Extremität länger bzw. die Gegenseite kürzer. Steht ein Knie weiter nach vorn, so ist der Femur dieser Extremität länger bzw. die Gegenseite kürzer. Der Test mit Beurteilung der Oberschenkellängen ist als Zusatzuntersuchung in der Beurteilung einer Hüftgelenkluxation angezeigt. Hier handelt es sich allerdings um eine sog. scheinbare Längendifferenz, da beide Beine im Oberschenkel gleich lang sind, durch die Hüftluxation der eine Oberschenkel allerdings zur Gegenseite verkürzt erscheint.

Zu beachten ist, dass bei einer beidseitigen Luxation der Galeazzi-Test ein falsch negatives Ergebnis zeigt.

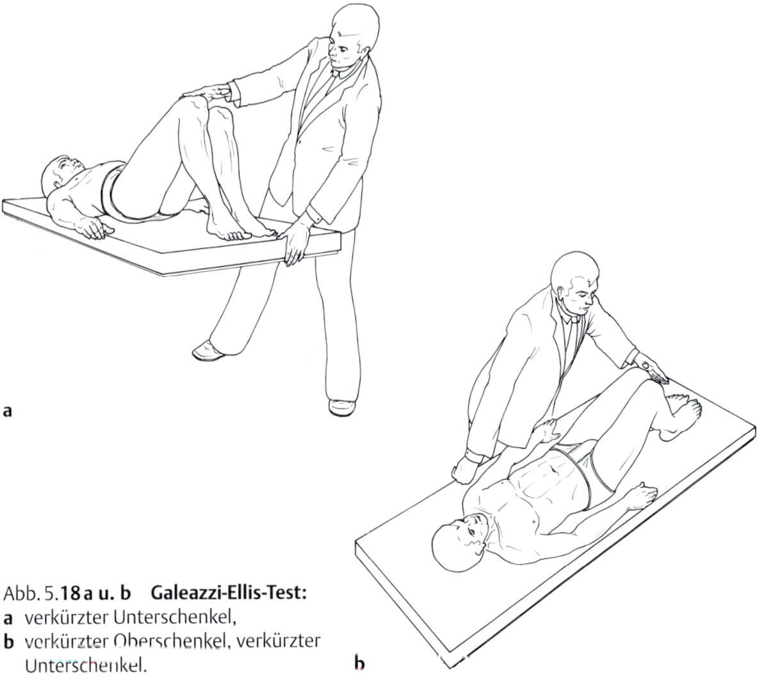

Abb. 5.**18 a u. b Galeazzi-Ellis-Test:**
a verkürzter Unterschenkel,
b verkürzter Oberschenkel, verkürzter Unterschenkel.

Antetorsionstest

Vorgehen: Die Untersuchung erfolgt in Bauchlage. Mit einer Hand wird der Unterschenkel rotiert (Kniegelenk in Flexion), die andere Hand des Untersuchers tastet den Trochanter major und spürt bei der Drehung, wann er lateral am stärksten vorsteht.

Beurteilung: Bei maximaler Lateralisation des Trochanter major kann die Antetorsion anhand der Abweichung des Unterschenkels von der Senkrechten direkt abgelesen werden. In dieser Stellung liegt der Schenkelhals in der Horizontalebene, die Kniekondylen und der Unterschenkel zeigen den Antetorsionswinkel an.

Die Genauigkeit dieser Messung ist in geübten Händen mit der Röntgenmessung vergleichbar. Die Antetorsion beträgt bei der Geburt etwa 40°, korrigiert sich im Alter auf 8° bis 15°. Eine erhöhte Antetorsion führt zu einem innenrotierten Gangbild mit medial ausgerichteter Kniescheibe.

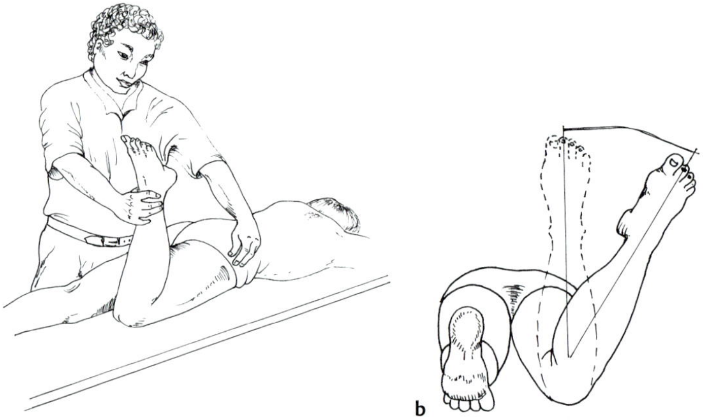

a b

Abb. 5.**19 a u. b** **Antetorsionstest:**
a Kniebeugung auf 90°,
b Abweichung des Unterschenkels von der Senkrechten (Winkelmaß).

Beinlängendifferenztest

Beurteilung einer reellen und funktionellen Beinlängendifferenz.

Vorgehen: Die Messung einer reellen Beinlängendifferenz erfolgt orientierend im Stand (von dorsal die Beckenkämme tastend) durch Unterlage von unterschiedlich dicken (0,5 cm, 1 cm und 2 cm) Holzbrettchen unter das kürzere Bein bis zum Ausgleich des Beckenschiefstands.

Beurteilung: Die Beurteilung des Ausgleichs des Beckenschiefstands ist meist gut zu erkennen, vor allem wenn der Patient vornübergeneigt steht. Bei horizontalem Becken entspricht die Beinlängendifferenz der Höhe des untergelegten Brettchenstapels. Die Beurteilung der Beinlängendifferenz über die Palpation beider Beckenkämme von dorsal ist oft ungenau, häufig stehen die Darmbeinschaufeln (Beckenkämme) unterschiedlich hoch, bei röntgenologisch gleich langen Beinen und senkrechter Wirbelsäule.

Asymmetrische Darmbeinschaufeln sind z.B. häufig bei Dysplasiehüften zu finden. Die Darmbeinschaufel auf der Dysplasieseite ist meist kleiner, oft ermöglicht erst eine Röntgenübersicht im Stand mit sichtbarem Sakrum und unterer Lendenwirbelsäule eine absolut sichere Aussage über Art und Ausmaß der Beinlängendifferenz.

Kann der Beckenschiefstand mit Brettchenunterlage nicht ausgeglichen werden, so liegt eine fixierte Fehlstellung in einem oder mehreren Gelenken oder eine fixierte Skoliose vor und führt zu einer funktionellen Beinlängendifferenz. Sie entsteht durch eine Hüftbeuge- oder Adduktionskontraktur. Das Becken neigt sich zur gesunden Seite, das gesunde Bein erscheint verlängert, das kranke Bein verkürzt.

Eine Abduktionskontraktur im Hüftgelenk verursacht eine funktionelle Beinverlängerung, das Becken neigt sich zur kranken Seite, das gesunde Bein erscheint verkürzt, das kranke Bein verlängert. Eine reelle Beinlängendifferenz lässt sich am besten im Stehen, eine funktionelle Beinlängendifferenz besser im Liegen beurteilen und messen.

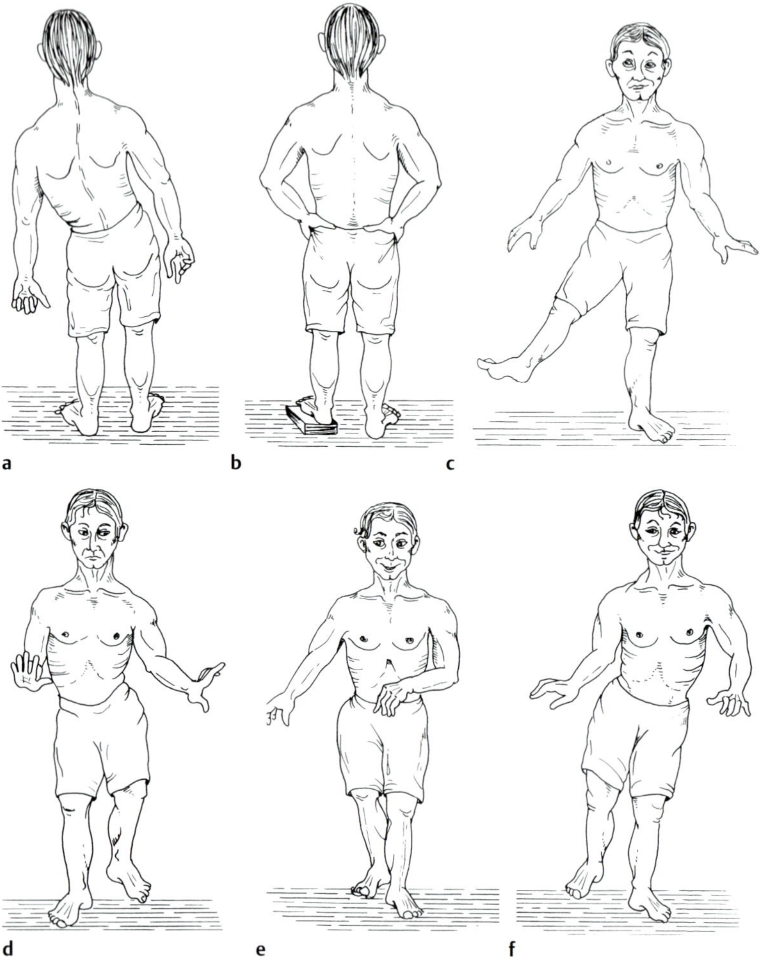

Abb. 5.**20 a–f** **Beinlängendifferenztest:**

a–b Reelle Beinverkürzung: Die Beine erscheinen im Stehen gleich lang. Die Verkürzung links ist durch Beckenschiefstand und skoliotische Haltung ausgeglichen (a). Durch Unterlage von Holzbrettchen in verschiedenen Höhen sind Beckenschiefstand und skoliotische Haltung ausgleichbar (b).

c–d Funktionelle Beinverlängerung: Abduktionskontraktur rechts (c). Beckenneigung zur kranken Seite. Das gesunde Bein erscheint verkürzt, das kranke Bein verlängert (d).

e–f Funktionelle Beinverkürzung: Adduktionskontraktur rechts (e). Das kranke Bein erscheint verkürzt, das gesunde Bein verlängert (f).

Zeichen der Hüft-Lenden-Strecksteife

Hinweis auf eine Rückenmarkerkrankung und einen Bandscheibenschaden bei Kindern.

Vorgehen: Das Kind befindet sich in Rückenlage. Der Untersucher hebt die gestreckten Beine an.

Beurteilung: Kommt es beim Anheben der Beine zu einer reflektorischen Beibehaltung der Hüftgelenkstreckung, so ist dies ein Hinweis auf eine Rückenmarkschädigung (z.B. Tumor), eine Rückenmarkeinengung (z.B. Spondylolisthese) oder eine Wurzelkompression durch einen Bandscheibenvorfall.

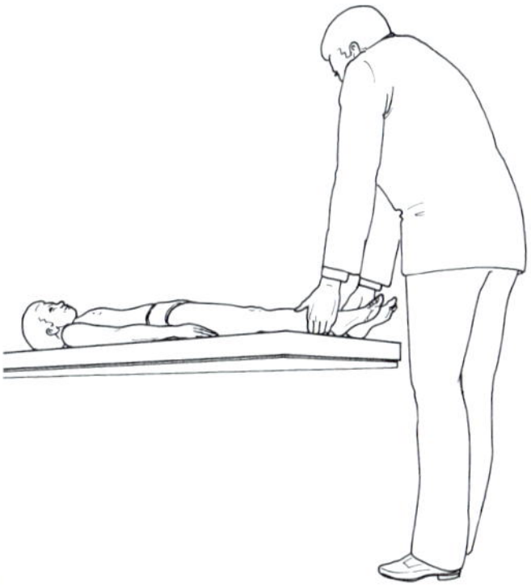

a

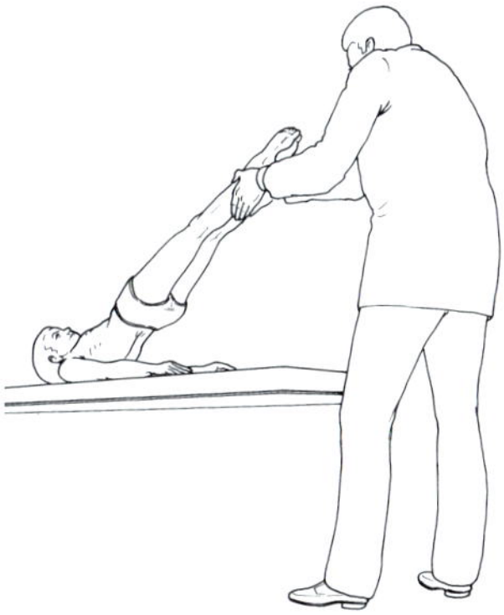

b

Abb. 5.**21 a u. b** **Zeichen der Hüft-Lenden-Strecksteife:**
a Ausgangsstellung,
b pathologisch.

Trochanter-Irritationszeichen (Bicycle-Test)

Funktionsprüfung der Abduktoren – Hinweis auf eine Hüftdysplasie.

Vorgehen: Der Patient liegt auf der gesunden Seite. In der Seitlage führt er in leichter Abduktionsstellung Fahrradtretbewegungen durch.

Beurteilung: Verspürt der Patient Schmerzen über dem Trochanter und der Glutealmuskulatur, weist dies auf Überlastungsschmerzen der Abduktoren hin, die wiederum auf eine Hüftdysplasie hindeuten können. Dieser Test wird nur bei anamnestischer Angabe von Belastungsschmerzen der Abduktoren vorgenommen. Neben einem Druckschmerz über dem Trochanter major kann die Schwäche der Abduktoren zusätzlich zu einem positiven Trendelenburg-Zeichen bzw. Hüftentlastungshinken führen. Das gelegentliche Auftreten eines asymptomatischen oder schmerzhaften „Hüftschnappen" kann durch eine Labrumläsion oder die Psoassehne, die über den vorstehenden Hüftkopf „rutscht", hervorgerufen werden.

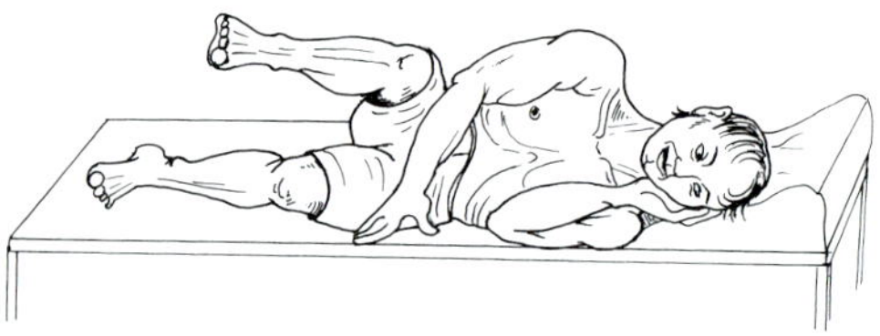

Abb. 5.**22** **Trochanter-Irritationszeichen.**

Hinterrandtest

Hinweis auf eine dorsale Labrumläsion des Hüftgelenks.

Vorgehen: In Rückenlage wird das Hüftgelenk zuerst in eine forcierte Flexion, Abduktion und Außenrotationsstellung gebracht. Anschließend erfolgt die Extension in die Adduktion und Innenrotation.

Beurteilung: Bei diesem Manöver kommt es durch den Femurkopf zu Druck- und Scherstress auf den dorsalen Kapsel-Labrum-Komplex. Beklagt der Patient Beschwerden im dorsolateralen Hüftgelenkbereich, so weist dies auf eine dorsale Kapsel-Labrum-Läsion hin.

Durch einen diagnostischen Infiltrationstest (10 ml Xylocain, 1 %-ig intraartikulär) lässt sich differenzialdiagnostisch zwischen intra- und extraartikulärem Schmerzmuster unterscheiden. Bei Vorliegen einer Labrumläsion sollten die schmerzhaft eingeschränkte Beweglichkeit in der Flexion und Rotation sowie das Kapselmuster und die positiven Labrum-Provokationstests unmittelbar nach der Infiltration völlig normal oder deutlich gebessert sein.

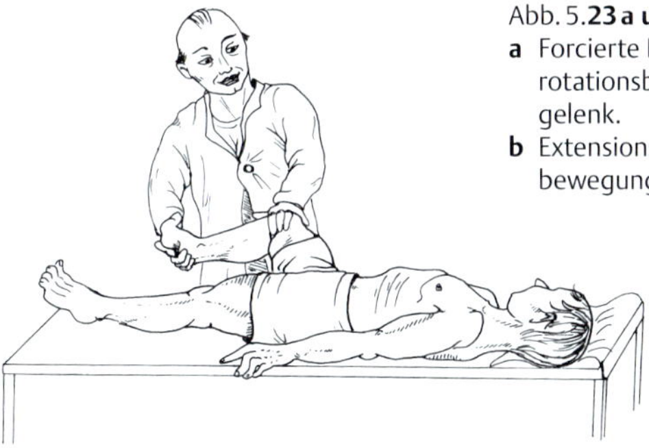
a

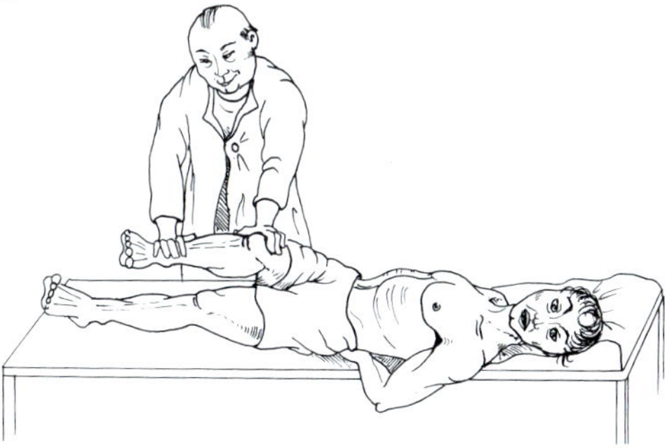
b

Abb. 5.**23 a u. b** **Hinterrandtest:**
a Forcierte Flexions-/Abduktions-/Außenrotationsbewegung des Beines im Hüftgelenk.
b Extensions-/Adduktions-/Innenrotationsbewegung des Beines im Hüftgelenk.

Hüftdysplasietests nach Kalchschmidt

Beurteilung von Beschwerden, die durch eine Hüftdysplasie bedingt sind.

Die meisten Patienten, die aufgrund einer Hüftdysplasie Beschwerden haben, berichten über belastungsabhängige Schmerzen und projizieren diese in die Leiste, manchmal auch in die Umgebung des Trochanter major oder in beide Regionen.

Es gibt aber auch Patienten, die ihre Beschwerden nicht klar der anatomischen Region zuordnen können und über Schmerzen im Kreuz, Gesäßbereich und Oberschenkel klagen.

Bei klinischem und röntgenologischem Verdacht auf eine schmerzhafte Dysplasie helfen folgende Tests weiter:

Test 1: Der Patient steht auf dem schmerzenden Bein. Nun wird der Körper des Patienten durch Führung an den Schultern so gedreht, dass das Hüftgelenk in die maximale Außenrotation gerät, bei Rückneigung des Oberkörpers kommt das Hüftgelenk in eine zusätzliche Überstreckung.

Bei hüftdysplasiebedingten Beschwerden entstehen Schmerzen in der Leiste. Wenn sich der Patient danach nach vorne beugt und das Hüftgelenk durch Führung an den Schultern in eine leichte Innenrotation gebracht wird, verschwinden die Beschwerden.

Test 2: Der Patient liegt auf dem Bauch (eventuell Sandsack unter dem Knie). Unter Druck auf das Gesäß wird das im Knie rechtwinklig gebeugte Bein mit langsam zunehmendem federnden Druck außenrotiert.

Bei hüftdysplasiebedingten Beschwerden gibt der Patient Schmerzen in der Leistenregion an. Dieser Test ist aussagekräftig (Seitenvergleich) und leicht durchführbar.

Test 3: Der Patient liegt auf dem Rücken. Zunächst tastet man unter der Spina iliaca inferior das Hüftgelenk. Mit dem Kleinfingerballen des gestreckten Armes wird nun ein langsam zunehmender Druck auf den Hüftkopf erzeugt.

Bei hüftdysplasiebedingten Beschwerden gibt der Patient Schmerzen an. Dieser Test ist aussagekräftig, besonders im Seitenvergleich. Nicht selten kann man bei der Durchführung des Tests feststellen, dass ein nach vorn dezentriert stehender Hüftkopf sich in das Gelenk zurückdrücken lässt.

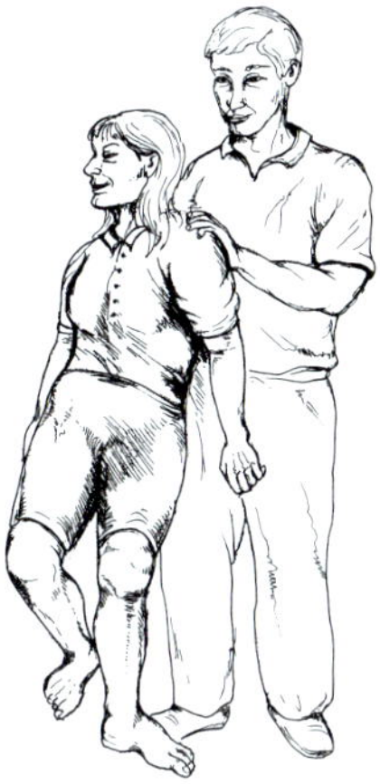

a

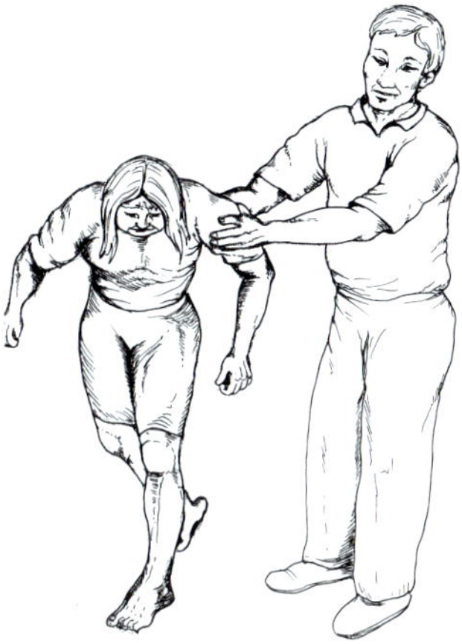

b

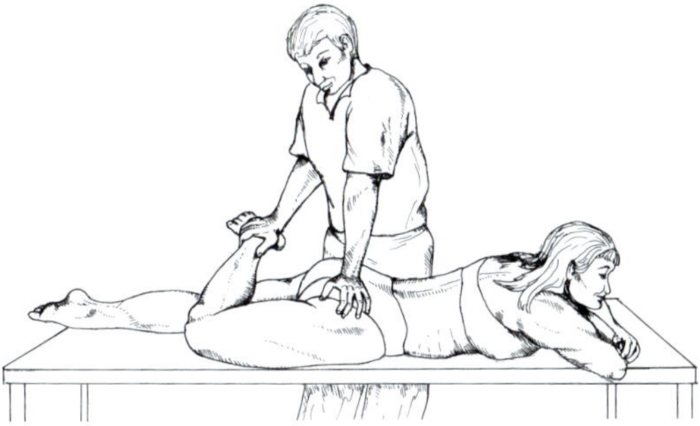

c

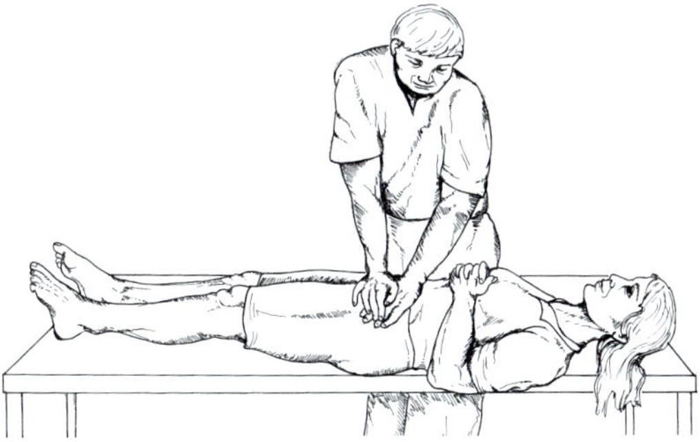

d

Abb. 5.**24 a–d** **Hüftdysplasietests nach Kalchschmidt:**
a–b Test 1,
c Test 2,
d Test 3.

Femoro-azetabulärer Impingementtest

Vorgehen: Der Patient liegt auf dem Rücken. Der Untersucher fasst das betroffene Bein im Bereich der Ferse und am Kniegelenk. Hüft- und Kniegelenk werden gebeugt. Danach wird die Beugung im Hüftgelenk forciert, kombiniert mit einer Innenrotations- und Adduktionsbewegung.

Beurteilung: Leistenschmerzen mit Einschränkung der Beugung und Innenrotation bedeuten ein positives Testergebnis. Eine forcierte Beuge-, Adduktions- und Innenrotationsbewegung bringt den Schenkelhals in Kontakt mit dem ventrolateralen Pfannenerker. Knochenanbauten im Schenkelhals-Hüftkopf-Übergang (Cam Impingement) und/oder am vorderen Pfannenrand und bei tiefen Hüftpfannen (Protrusio) (Pincher Impingement) führen zu einem früheren Kontakt von Schenkelhals und vorderem Pfannenrand. Sie verursachen Labrumläsionen und Gelenkknorpelläsionen. Dies betrifft meist junge und sportlich aktive Menschen (z. B. Fußballspieler) (klin. Leistenschmerzen beim Sitzen und sportlicher Aktivität).

5

Bei einer Beuge-/Außenrotationsbewegung kommt es meist zu einem deutlichen Rückgang oder gar Sistieren der Beschwerden. Bei dieser Bewegung bewegt sich der Schenkelhals lateral des vorderen Pfannendachs vorbei, ohne zu „impingen“. Eine Einschränkung der Innenrotation und Beugung findet sich bei einer Vielzahl von anderen Erkrankungen und muss differenzialdiagnostisch mit in Betracht gezogen werden, Morbus Perthes, Epiphysenlösung, verminderte Antetorsion).

Bemerkung: Eine forcierte passive Hyperextension/Außenrotation kann zu einer schmerzhaften ventralen Subluxation des Hüftkopfes führen. Hierbei tritt der Hüftkopf an das ein- oder abgerissene Labrum (bei einer Hüftdysplasie). Tief sitzende Gelenkschmerzen deuten auf ein dorsokaudales Impingement hin.

Sowohl die Verminderung des femoralen Offset (Cam-Impingement) als auch eine vermehrte Überdachung können zu strukturellen Veränderungen des Hüftgelenks führen mit Entwicklung einer Koxarthrose.

Die forcierte Bewegungskombination aus Hüftbeugung, Abduktion und Innenrotation führt bei Kontakt des Schenkelhalses mit dem ventrolateralen Pfannenerker auch dann zu Schmerzen, wenn eine Labrumläsion vorliegt (Einklemmtest).

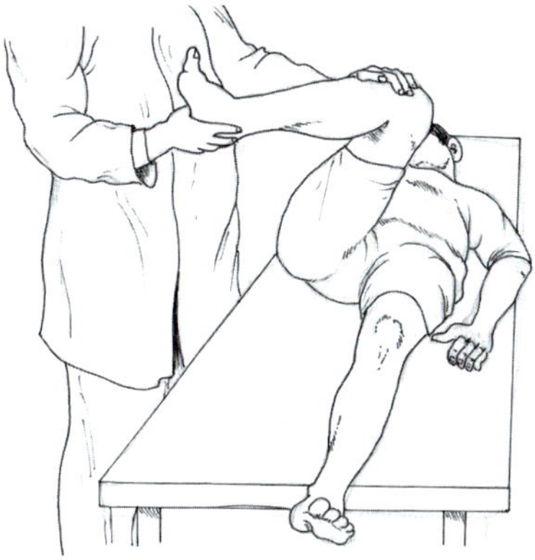

Abb. 5.**25 Femoro-azetabulärer Impingementtest.**

6 Kniegelenk

Neue Erkenntnisse über Anatomie, Biomechanik und Pathophysiologie verbesserten das Erkennen und Behandeln von Kniegelenkerkrankungen. Das verletzte Kniegelenk, besonders im Zusammenhang mit Sporttreiben, steht heute im Blickpunkt des Interesses.

Nichtinvasive Untersuchungsmethoden wie Sonografie, Computertomografie und Kernspintomografie erlauben heute eine exakte Beurteilung erkrankter und verletzter Kniegelenkstrukturen. Aus der diagnostischen Arthroskopie wurde eine operative Behandlungsmethode.

In der diagnostischen Beurteilung von Kniegelenkbeschwerden stehen zu Beginn die Anamneseerhebung und die körperliche Untersuchung. Ein Röntgenbild des Kniegelenks a.-p. und seitlich sowie eine axiale Aufnahme der Patella mit Femurgleitlager sind ergänzend notwendig, um knöcherne Veränderungen von vornherein zu erkennen.

Das Wissen um Ort und Art des Schmerzes, seine Dauer bzw. der Zeitpunkt seines Auftretens (Belastungsschmerzen, Gelenkblockierungen u. a. m.) sind von großer Bedeutung. Die Inspektion mit Beurteilung von Achsenabweichungen (Genu valgum, varum, flexum und recurvatum), Kniegelenkschwellungen und Muskelatrophien geben Hinweise für Ursachen von Gelenkbeschwerden; die anschließende Palpation erlaubt dann, gezielter die erkrankten Gelenkstrukturen zu lokalisieren und zu beurteilen. Klinische Tests in Form von statischen und dynamischen, teils komplexen Gelenkbewegungen helfen zusätzlich der Diagnosefindung. Bei Kniegelenkverletzungen ist die Kenntnis des Verletzungsablaufs für die Diagnostik wichtig. Art und Ausmaß der Läsion sind abhängig von Richtung, Dauer und Stärke der Gewalteinwirkung sowie von der jeweiligen Gelenkstellung während der Verletzung.

Im Kindesalter und frühen Erwachsenenalter kommen meist Sportverletzungen, anlagebedingte Fehlstellungen (Achsenfehler, Patellafehlformen u. a. m.) als Ursachen für Kniegelenkbeschwerden in Betracht. Klagt ein Jugendlicher z. B. beim Schulsport in Sprungdisziplinen über Schmerzen im Bereich der Tuberositas tibiae, so besteht der Verdacht auf eine Schlatter-Erkrankung, beim älteren Jugendlichen auf ein Patellaspitzensyndrom (Jumper's Knee). Die degenerative Meniskusschädigung kann bereits beim jungen Erwachsenen zu einer plötzlichen Meniskussymptomatik mit Einklemmungserscheinungen ohne adäquaten Anlass führen. Bei älteren Patienten ist der beginnende oder fortgeschrittene Verschleiß des Gelenks durch Alterungsprozesse, Spätzustände nach Verletzungen, Beruf und angeborene oder erworbene Fehlstellungen für Kniegelenkbeschwerden verantwortlich. Der diffuse Knieschmerz ohne stattgehabtes Trauma beim älteren Menschen weist fast immer auf eine Meniskusdegeneration oder einen Gelenkverschleiß hin. Meist finden sich zusätzlich eine Schwellung und Knieüberwärmung. Bei der Retropatellararthrose klagt der Patient über Schmerzen beim Treppensteigen und Bergabgehen, gelegentlich verbunden mit einem Instabilitätsgefühl. Kniekehlenschmerzen werden vom Patienten bei zystischen Veränderungen (Baker-Zyste) angegeben.

Neben diesen charakteristischen Schmerzbeschreibungen sollten die vom Patienten beklagten uncharakteristischen Schmerzangaben sorgfältig abgeklärt werden. Insbesondere ist die Differenzialdiagnose zur Erkrankung benachbarter Gelenke zu stellen. Es werden nicht selten bei der Koxarthrose Oberschenkelschmerzen mit Ausstrahlung ins Kniegelenk angegeben. Des Weiteren können Veränderungen im Bereich der Iliosakralfuge und der Lendenwirbelsäule sowie eine Beinverkürzung, Achsen- und Sprunggelenkdeformitäten zu Kniebeschwerden führen.

Die Beurteilung von Durchblutungs- und Sensibilitätsstörungen und Erkrankungen anderer Organsysteme sind zu berücksichtigen. Bei der chronischen Polyarthritis ist das Kniegelenk in über 60% der Fälle betroffen. Eine Monarthritis, z.B. im Rahmen einer Borreliose, muss ebenfalls in Erwägung gezogen werden. Eine exakte Anamnese und ausgedehnte Labordiagnostik helfen bei diesen Kniegelenkerkrankungen zur differenzialdiagnostischen Abklärung.

Tests des Kniegelenks

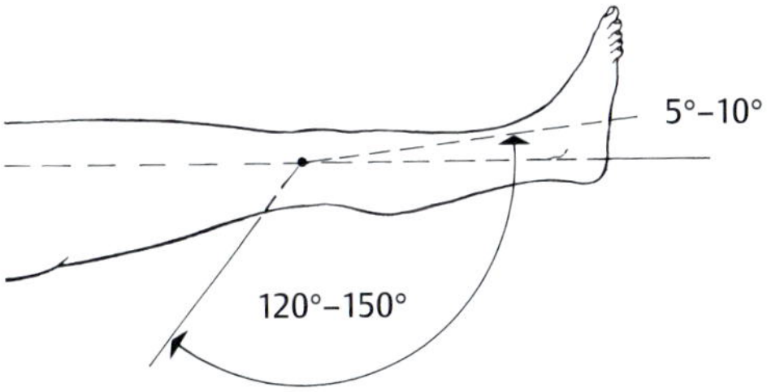

Abb. 6.1 **Flexion/Extension (Beugung/Streckung).** Innen-/Außenrotation: Sie ist in Streckstellung aufgehoben. In 90° Kniebeugestellung bei freihängendem Unterschenkel ergibt sich eine Innenrotation von 10° und eine Außenrotation bis 25°.

Tests Kniegelenk

Gelenk	Patella		Meniskus	Plica	Quadrizeps	Kondylus
„Tanzende Patella"-Test S. 230 Brush-Test S. 230	Subluxationssuppressionstests S. 240 Tilt-Test S. 241 Apprehensiontest nach Fairbank S. 237 f.	Zohlen-Zeichen S. 235 McConnell-Test S. 235 f. Facetten-Druckschmerztest S. 236 Apprehensiontest nach Fairbank S. 237	Steinmann-Zeichen I/II S. 250 ff. McMurray-Test S. 246 f. Bragard-Test S. 246 f. Payr-Zeichen S. 249 Cabot-Test S. 255 Rotationskompressionstest nach Pässler S. 260 f. Böhler-Krömer-Test S. 252 f. Merke-Test S. 253 f.	Mediopatellarer Plica-Test S. 242 f. Hughston-Plica-Test S. 243	Dreyer-Test S. 242	Wilson-Test S. 26
Gelenkschwellung	**Patellainstabilität**	**Retropatellararthrose (Chondromalazie)**	**Meniskusläsion**	**Plica-Läsion**	**Quadrizepssehnenriss**	**Osteochondros dissecans**

Abb. 6.2 **Kniegelenksschmerzen.**

Bandapparat

Kreuzbänder		Seitenbänder	
Lachmann-Test S. 264 f. stabiler Lachmann-Test S. 267 aktiver Lachmann-Test S. 269 f. vorderer Schubladentest S. 270 f. maximaler Schubladentest nach Jakob S. 272 Pivot-Shift-Test S. 273 ff. modifizierter Pivot-Shift-Test S. 276 f. Graded Pivot-Shift-Test nach Jakob S. 274 ff. Martens-Test S. 280	hinterer Schubladen-Test S. 286 Reversed Pivot-Shift-Test nach Jakob S. 287 dorsaler Durchhangtest S. 288 f. Gravity-Sign-Rekurvatum-Test S. 290 Godfrey-Test S. 292 Loomers Rotations-Instabilitätstest S. 293 f.	Valgusstress-Test S. 262 f.	Varusstress-Test S. 262 f.
vordere Kreuzbandläsion	**hintere Kreuzbandläsion posteriore Rotationsinstabilität**	**mediale Kniebandinstabilität Tendopathie**	**laterale Kniebandinstabilität Tendopathie**

Muskeldehnungstests

Zusammen mit der Beweglichkeitsprüfung wird die muskuläre Situation überprüft. Hierbei ist neben der Definition einzelner Muskelgruppen auf Verkürzung und Kontrakturen von Ober- und Unterschenkelmuskulatur zu achten.

Quadrizeps-Dehnungstest (Rigiditätstest)

Vorgehen: In Bauchlage des Patienten wird vom Untersucher die Ferse passiv unter Beugung des Kniegelenks zum Gesäß geführt.
Beurteilung: Normalerweise lässt sich die Ferse beidseitig zum Gesäß führen. Eine Verkürzung der Quadrizepsmuskulatur geht mit einem erhöhten Fersen-/Gesäß-Abstand einher.

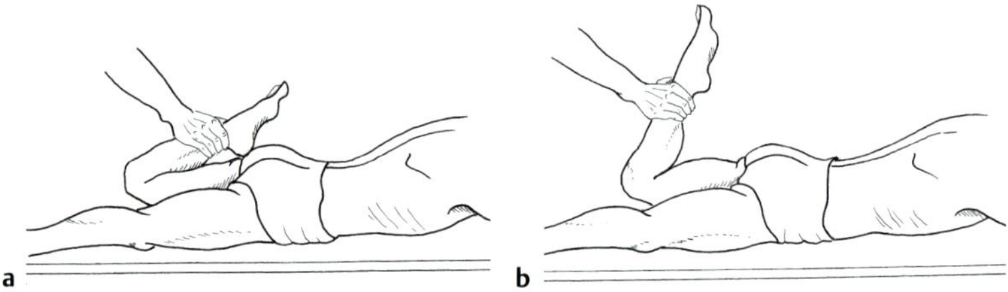

Abb. 6.**3 a u. b** **Quadrizeps-Dehnungstest (Rigiditätstest):**
a Fersenführung zum Gesäß.
b Eingeschränkte Beweglichkeit bei verkürztem Quadrizeps.

Musculus-rectus-Dehnungstest

Vorgehen: Die Prüfung der Rektusmuskulatur erfolgt in Rückenlage des Patienten. Das nicht betroffene Bein wird vom Patienten in maximaler Beugung gehalten. Im Beinüberhang wird das Kniegelenk auf der betroffenen Seite gebeugt.
Beurteilung: Im Normalfall erfolgt die Kniebeugung leicht über 90° unter Beachtung der Hüftstreckung. Eine Verkürzung der femoralen Rektusmuskulatur weist Kniebeugedefizite von unter 90° auf.

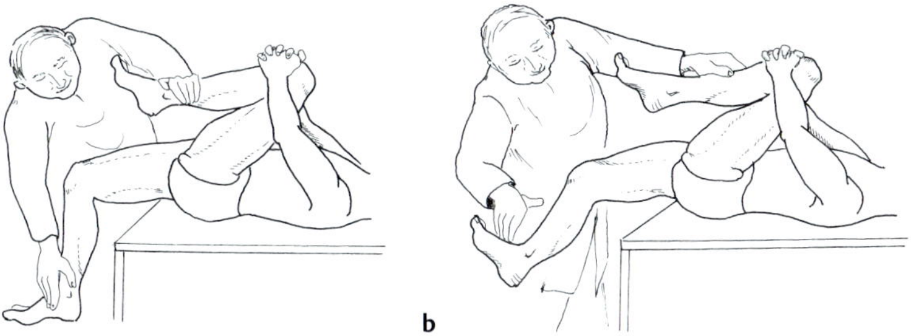

a b

Abb. 6.**4 a u. b M.-rectus-Dehnungstest:**
a 90° Kniebeugung bei Streckung des Hüftgelenks.
b Eingeschränkte Kniebeugung bei Verkürzung der Muskulatur des M. rectus femoris.

Hamstring-Dehnungstest (ischiokrurale Muskulatur)

Vorgehen: Die Prüfung der ischiokruralen Muskulatur erfolgt in Rückenlage des Patienten. Das gestreckte Bein wird vom Untersucher angehoben und die erreichbare Hüftbeugung unter Ausschluss der Lendenlordose registriert.
Beurteilung: Als pathologischer Befund gelten Winkel von unter 90°, bei Verkürzung der ischiokruralen Muskulatur ist eine weitere Beugung nur unter Einnahme der Kniebeugung möglich.

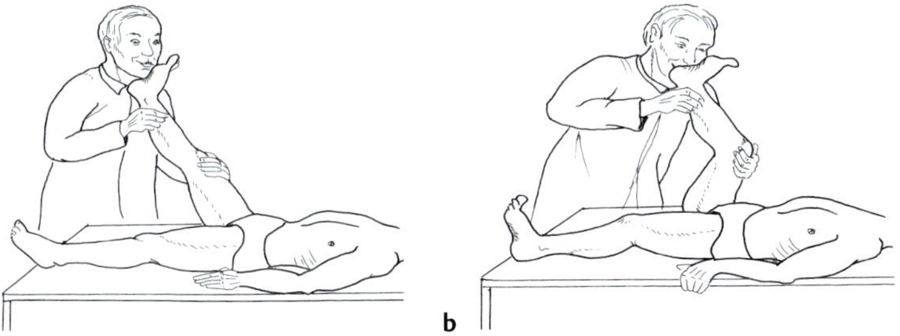

a b

Abb. 6.**5 a u. b Hamstring-Dehnungstest (ischiokrurale Muskulatur):**
a Eingeschränkte Hüftbeugung bei verkürzter ischiokruraler Muskulatur.
b 90° Hüftbeugung bei Kniegelenkbeugung.

Kniegelenkschwellung

Bei Beurteilung einer Kniegelenkschwellung muss der Untersucher Umfang und Art der Schwellung bestimmen. Er muss differenzieren zwischen einem Gelenkerguss oder einer synovialen Gelenkschwellung. Das Kniegelenk enthält normalerweise ca. 2 ml synovialer Gelenkflüssigkeit. Ein blutiger Gelenkerguss (Hämarthros) entsteht meist traumatisch und wird durch eine Fraktur, eine Bandverletzung (meist vordere Kreuzbandverletzung) oder durch einen basisnahen Meniskusriss verursacht. Ein Hämarthros entsteht meist sehr schnell (innerhalb von 1–2 Stunden). Die Palpation zeigt eine pralle, schmerzhafte Schwellung. Die Haut ist überwärmt.

Synoviale Gelenkergüsse, die sich nicht traumatisch durch chronische Gelenkerkrankungen entwickeln, treten meist erst nach mehreren Stunden oder auch Tagen auf. Der Untersucher tastet einen fluktuierenden Gelenkerguss. Die Haut fühlt sich leicht überwärmt an. Ein synovialer Gelenkerguss entsteht meist durch eine Überlastung des Kniegelenks und bildet sich in Ruhe wieder zurück.

Bei einer Gelenkinfektion tritt der Gelenkerguss ebenfalls verzögert auf. Die Gelenkhaut ist stark gerötet und überwärmt. Palpatorisch zeigt sich eine pralle und erheblich schmerzhafte Gelenkergussbildung. Die Bewegung ist deutlich schmerzhaft eingeschränkt.

Tab. 6.1 Kniegelenkschwellung – Differenzialdiagnose-Untersuchung.

			Schwellung („Tanzende Patella"-Brush-Test)		
Verletzung			keine Verletzung (spontan, chronisch)		
↓	↓	↓	eingelenkig ↔		mehrgelenkig
			↓	↓	↓
Instabilität	Fehlstellung Blockierung	Blockierung Drehschmerz	Fieber, Rötung Schwellung, Schmerzen +++	Überwärmung Schwellung, Schmerzen +	Überwärmung, Schmerzen +
↓	↓	↓	↓	↓	↓
Lachmann-Test Pivot-Shift-Test	Beweglichkeit gem.Krepitation	Steinmann-Zeichen Apley-Test McMurray-Test	Beweglichkeit schmerzhaft eingeschränkt +++	Beweglichkeit eingeschränkt schmerzhaft +	Beweglichkeit schmerzhaft ++ Morgensteifheit, Krepitation Achsfehlstellung
↓	↓	↓	↓	↓	↓
ACL-Ruptur (Erguss: blutig) (Röntgen: normal) (Labor: ohne Befund)	Fraktur (Erguss: blutig/ Fettaugen) (Röntgen: Fraktur) (Labor: ohne Befund)	Meniskusriss (Erguss: blutig/ serös) (Röntgen: normal) (Labor: ohne Befund)	Infektion (Erguss: eitrig) (Röntgen: normal, chronische Osteomyelitis) (Labor: CRP ↑) (Leuko ↑) (Bakterien ↑) DD: Gicht, RA, aktivierte Arthrose	Gicht/Pseudogicht Chondrokalzinose (Erguss: serös) (Röntgen: normal, Arthrose, Chondrokalzinose) (Labor: Harnsäure ↑)	Rheumatoide Arthritis Kollagenosen Borreliose (Erguss: serofibrös) (Röntgen: subchondrale Zysten, Erosionen, Osteopenie) (Labor: Leuko ↑) (CRP ↑) (Rheumafaktoren ↑) (Borreliosetiter ↑)

Brush-Test

Beurteilung eines geringen Gelenkergusses.
Vorgehen: Der Patient liegt auf dem Rücken. Der Untersucher legt eine Hand mit Daumen und Zeigefinger seitlich und distal medial der Patella auf, mit der anderen Hand streicht er den oberen Rezessus von proximal-lateral beginnend nach distal-medial aus.
Beurteilung: Bei einem geringen Gelenkerguss von einigen Millilitern weichen Daumen und Zeigefinger durch das „Eintreffen" des Gelenkergusses etwas auseinander.

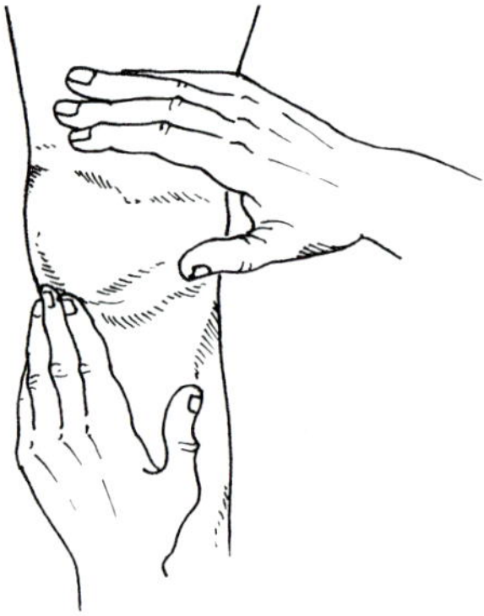

Abb. 6.**6** **Brush-Test.**

„Tanzende Patella"-Test

Hinweis auf einen Kniegelenkerguss.
Vorgehen: Der Patient liegt auf dem Rücken oder steht. Mit einer Hand wird von kranial her der Recessus suprapatellaris ausgestrichen, mit der anderen Hand die Patella gegen das Femur gedrückt oder die Patella nach medial und lateral unter leichtem Druck bewegt.
Beurteilung: Federnder Widerstand (tanzende Patella) ist pathologisch und spricht für einen Kniegelenkerguss.

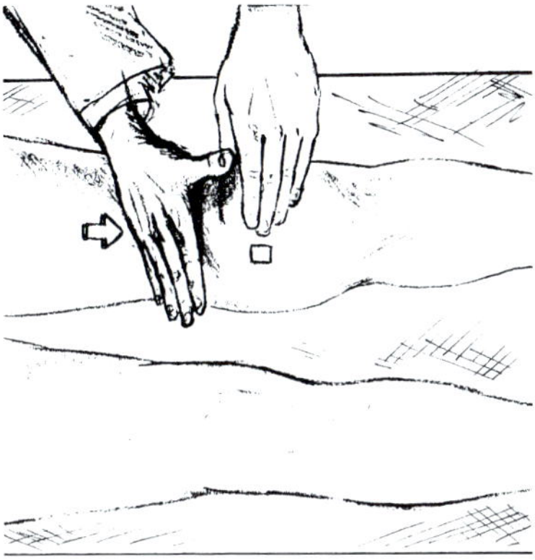

a

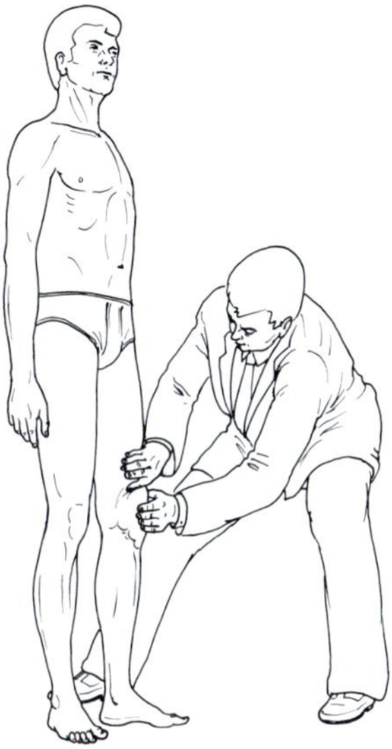

b

Abb. 6.**7 a u. b** **„Tanzende-Patella"-Test:**
a im Liegen,
b im Stehen.

Patella

Patellofemorale Knieschmerzen werden meist diffus über der Vorderseite des Kniegelenks vom Patienten angegeben. Man spricht in diesem Zusammenhang von einem peripatellären oder vorderen Knieschmerzsyndrom. In der Regel nehmen die Schmerzen unter Belastung zu, insbesondere beim Treppenhinabsteigen und langen Sitzen verschlimmern sich die Schmerzen. Schmerzen, die sich kontinuierlich mit der Belastung verschlechtern, sprechen für einen Knorpelschaden, während Symptome, die sich mit der Aktivität zunächst bessern, sich später aber verschlechtern, auf ein Muskel-/Sehnenproblem hindeuten (Tendopathie der Patellasehne des M. quadrizeps und des iliotibialen Bandes).

Ein „Giving-Way" ist ebenfalls ein typisches Syndrom, welches reflektorisch bei retropatellaren Schmerzen auftreten kann.

Abzugrenzen davon sind Meniskus- und Kreuzbanderkrankungen sowie eine Patellasubluxation oder Patellaluxation.

Retropatellares Reiben spricht für eine beginnende Retropatellararthrose und ist häufiger mit einer leichten Kniegelenkschwellung verbunden.

Ausgeprägtere Gelenkergüsse treten nach Luxationen mit Zerreißung des medialen Retinakulums auf.

Die klinische Untersuchung beginnt mit einer sorgfältigen Beurteilung der Beinachse hinsichtlich eines Genu valgum oder Genu varum, der Tibia- und Femurtorsion und Fußpronation. Beurteilt wird zusätzlich die Position der Kniescheibe, die als eine Patella baja, alta oder Patellalateralisation vorkommen kann.

Eine stärkere Fußpronation ist mit einer Innenrotation der Tibia verbunden und damit tritt ein erhöhter Stress auf die peripatellären Weichteilstrukturen auf und verursacht damit einen vorderen Knieschmerz.

Beurteilt wird nachfolgend die Beweglichkeit der Kniescheibe. Normal ist die Kniescheibe bei Kniestreckung leicht lateral positioniert. Die Patella medialisiert bei zunehmender Beugung und tritt in das trochleare Gleitlager. Instabile Kniescheiben und eine Patella alta treten erst bei einer stärkeren Kniebeugung in das Patellagleitlager auf.

Eine Überlastung des patellofemoralen Gelenks bei falsch orientiertem Streckapparat (Maltrecking) führt zu einem vorderen und peripatellären Knieschmerz mit Tendopathien und retropatellaren Knorpelveränderungen.

Eine Fehlstellung der Beinachse (Malalignement) ist mit einem erhöhten Q-Winkel vergesellschaftet, der wiederum ein Maß für patellofemorale Erkrankungen sein kann.

Q-Winkel

Der Q-Winkel definiert sich als Winkel zwischen dem Quadrizepsmuskel (insbesondere des M. rectus femoris) und der Patellasehne. Er entspricht damit dem physiologischen Valguswinkel des Femurschaftes. Daraus resultiert eine seitliche Kraft, welche die Patella nach lateral zieht. Diese Tendenz spielt eine Rolle bei der habituellen Patellaluxation, auch beim Patellasyndrom (vorderer Knieschmerz).

Vorgehen: Es wird eine Linie gezogen zwischen der Spina iliaca anterior superior und der Patellamitte (Quadrizepszugrichtung) und der Patellamitte und der Tuberositas tibiae (Verlauf der Patellasehne). Hüftgelenk und Fuß sollten sich in Neutralposition befinden. Eine starke Innenrotationsstellung des Beines und Fußpronation verändern den Q-Winkel.

Beurteilung: Normal beträgt der Q-Winkel bei Männern 13°, bei Frauen 18° bei gestrecktem Kniegelenk. Winkel kleiner als 13° sind mit einer patellofemoralen Dysfunktion oder einer Patella alta verbunden. Q-Winkel über 18° deuten auf eine Patellasubluxation hin oder auf eine erhöhte femorale Antetorsion, ein Genu valgum oder eine erhöhte laterale Tibiatorsion.

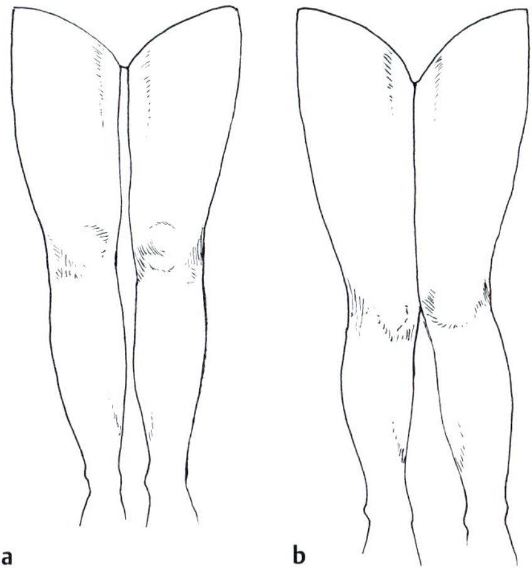

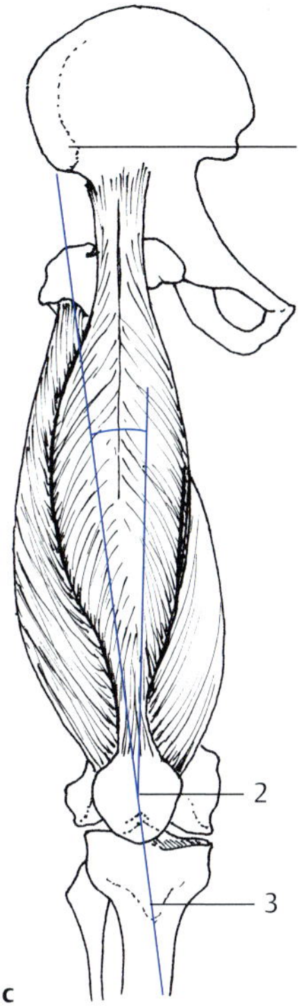

Abb. 6.**8 a–c** **Q-Winkel:**
a gerade Beinachse,
b Genu valgum mit erhöhtem Q-Winkel des linken Beines,
c Definition des Q-Winkels.
1 Spina iliaca anferior superior
2 Patellamitte
3 Tuberositas tibiae

Patella-Verschiebetest (Glide-Test)

Vorgehen: Der Patient liegt auf dem Rücken, der Untersucher steht seitlich in Höhe der Kniegelenke und umfasst mit Daumen und Zeigefinger beider Hände jeweils von kranial und kaudal die obere bzw. untere Hälfte der Kniescheibe. Beim Lateralgleiten schieben die beiden Daumen die Kniescheibe über den lateralen Femurkondylus und die dort angelegten Zeigefinger nach lateral. Beim Medialgleiten schieben die beiden Zeigefinger die Kniescheibe in umgekehrte Richtung. Mit Zeigefinger bzw. Daumen kann dabei jeweils die überragende Patellahinterfläche palpiert werden. Bei Verdacht auf vermehrte Lateralverschieblichkeit wird der gleiche Test bei Anspannung des M. quadriceps femoris zur Prüfung der Stabilität durchgeführt. Der Patient wird gebeten, seinen Fuß von der Untersuchungsliege zu heben. Die resultierende Patellabewegung wird vom Untersucher registriert. Mit dem medialen und lateralen Vorschieben der Patella erhält man Angaben über den Spannungszustand oder eine Auslockerung des medialen bzw. lateralen Retinakulums. Die Untersuchung erfolgt immer im Seitenvergleich.

Bei gleicher Handstellung kann auch eine Traktion der Patella durch Anheben von den Kondylen ausgeführt werden.

Beurteilung: Physiologisch ist eine schmerzfreie, etwa seitengleiche Verschieblichkeit der Patella ohne Krepitation und Luxationstendenz. Eine vermehrte Lateral- bzw. Medialverschieblichkeit der Patella spricht für einen lockeren Bandapparat bzw. für eine habituelle Patellasubluxations- bzw. Luxationstendenz. Ein Krepitieren (retropatellares Reiben) bei Verschiebung der Patella spricht für eine Chondropathie oder eine Retropatellararthrose.

Bemerkung: Aus gleicher Handanlage kann der Test erweitert werden, indem die Kniescheibe nach kaudal bewegt wird. Eine verminderte Kaudalverschiebung der Patella spricht für eine Verkürzung des M. rectus femoris oder aber für einen Patellahochstand.

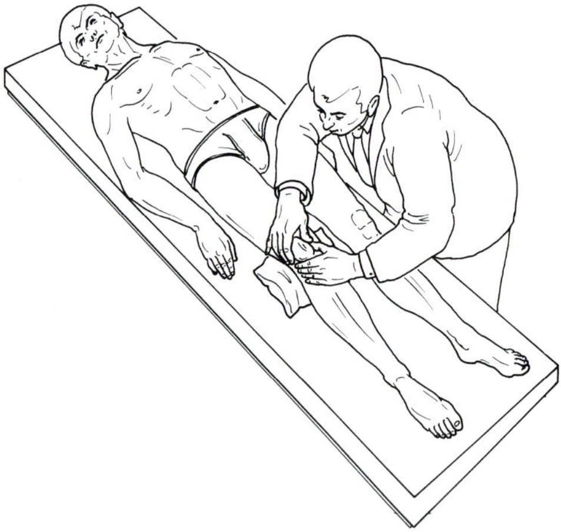

Abb. 6.**9**
Patella-Verschiebetest.

Zohlen-Zeichen

Vorgehen: Der Patient liegt auf dem Rücken, der Untersucher presst die Patella bei gestrecktem Bein von proximal medial und lateral mit den Daumen auf ihr Gleitlager und fordert den Patienten auf, das Bein weiter zu strecken bzw. den M. quadriceps anzuspannen. In der zweiten Phase des Tests drückt der Untersucher die Patella direkt in das Patellagleitlager, während der Patient den M. quadriceps anspannt. Dieser Test wird als Clarke-Zeichen oder Patella-Grind-Test bezeichnet.

Beurteilung: Der M. quadriceps zieht die Patella nach kranial und presst sie damit fester in das Femurgleitlager. Im Falle von retropatellaren Knorpelschäden treten Schmerzen retropatellar und/oder parapatellar auf.

Bemerkung: Da dieser Test auch beim Gesunden häufig positiv ausfällt, sollte die Untersuchung bei zunehmendem Druck auf die Patella mehrmals wiederholt und im Seitenvergleich beurteilt werden. Zur Lokalisierung des Retropatellarschadens sollte der Test in Kniestreckung und bei einer Beugung von 30°, 60° und 90° vorgenommen werden.

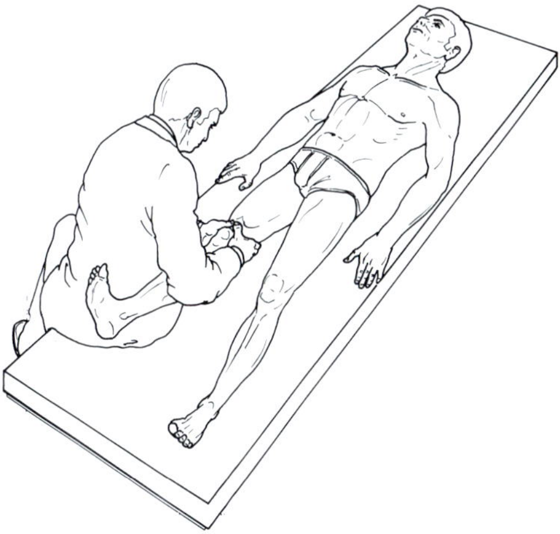

Abb. 6.**10** **Zohlen-Zeichen.**

Facettendruckschmerztest

Vorgehen: Der Patient liegt auf dem Rücken. Bei gestrecktem Kniegelenk wird mit beiden Daumen zunächst von medial, dann mit den Zeigefingern von lateral die Patella nach lateral bzw. medial aufgekippt und die mediale bzw. laterale Facette mit dem Zeigefinger bzw. Daumen auf Druckschmerzhaftigkeit palpiert. Die Kippung der Patella erlaubt, retropatellare Anteile abzutasten, z.B. hinsichtlich einer Chondromalazie. Druckschmerz am distalen Patellapol kann auf ein Patellaspitzensyndrom hindeuten (Jumper's Knee).
Beurteilung: Bei einer Retropatellararthrose, einer Ansatztendopathie oder einer Synovitis werden vom Patienten Schmerzen angegeben, besonders bei Palpation der medialen Gelenkfacette.

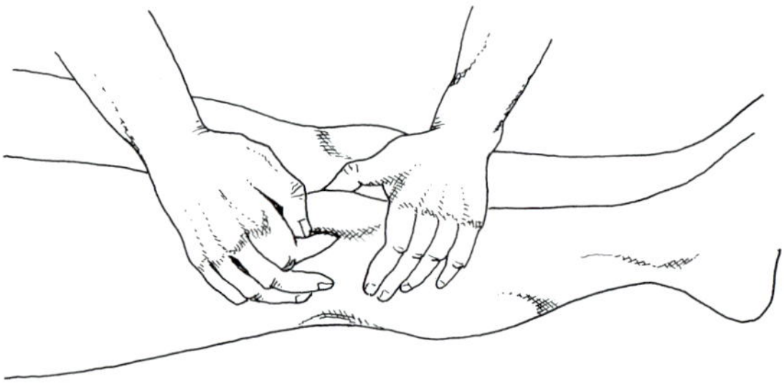

Abb. 6.**11** **Facettendruckschmerztest.**

Krepitationstest („Knirschtest")

Vorgehen: Der Untersucher kniet vor dem Patienten und bittet ihn, in die Hocke zu gehen bzw. eine Kniebeuge zu machen. Dabei versucht er, mit seinem Ohr die Geräusche hinter der Kniescheibe wahrzunehmen.
Beurteilung: Ein Knirschen (Schneeballknirschen) spricht für eine höhergradige Chondromalazie (Grad II und III). Schmerzfreie Knackgeräusche, wie sie häufig während der ersten und zweiten Kniebeuge auftreten, haben keine Bedeutung. Daher wird der Patient vor diesem Knirschtest aufgefordert, einige Kniebeugen zu machen.

Danach nimmt die Intensität der bedeutungslosen Knackgeräusche meist ab. Ist kein retropatellares Knirschen hörbar, kann mit großer Sicherheit ein tiefgreifender retropatellarer Knorpelschaden ausgeschlossen werden. Zu weitreichenden therapeutischen Konsequenzen darf der Krepitationstest nicht führen. Er informiert lediglich über den retropatellaren Knorpelzustand. Auch bei einer Anzahl von „kniegesunden" Probanden ist ein positiver Knirschtest zu finden.

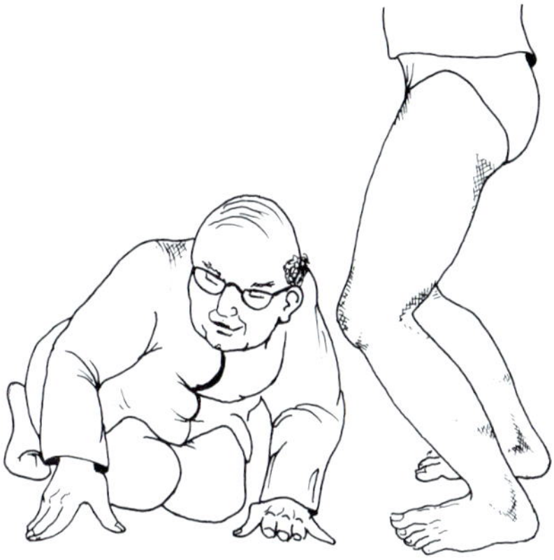

Abb. 6.**12** **Krepitationstest („Knirschtest").**

Apprehensiontest nach Fairbank (Smilie-Test)

Vorgehen: In Rückenlage des Patienten bei gestrecktem Kniegelenk und entspannter Oberschenkelmuskulatur versucht der Untersucher den Luxationsvorgang ähnlich dem Apprehensiontest bei vorderer Schulterinstabilität nachzuahmen, indem er die Patella mit beiden Daumen nach lateral drückt. Der Patient wird dann gebeten, das Kniegelenk zu beugen.

Beurteilung: Hat eine Patellaluxation stattgefunden, treten starke Schmerzen und Angst vor einer erneuten Luxation in Streckstellung, spätestens aber in Beugung auf.

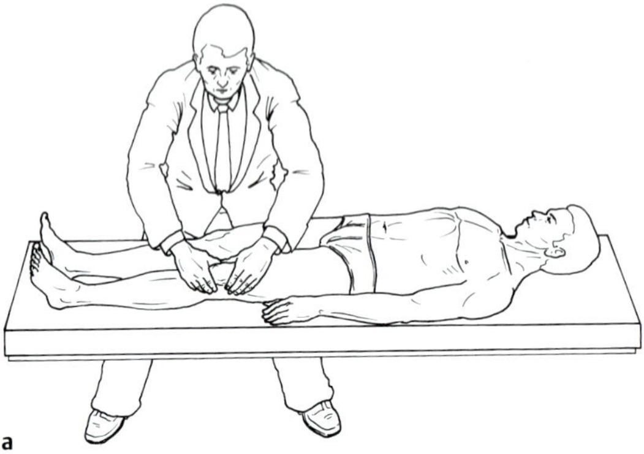
a

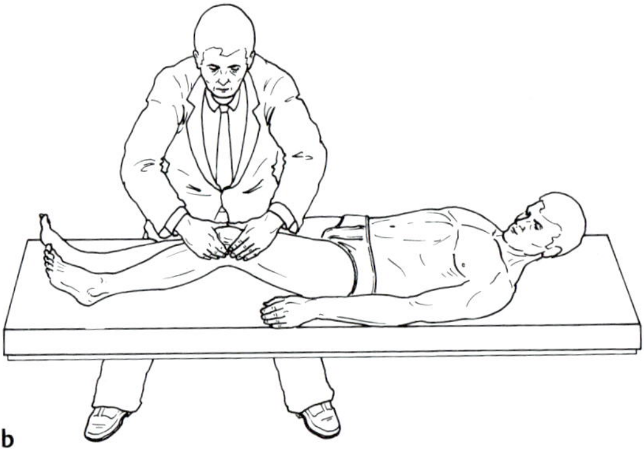
b

Abb. 6.**13 a u. b**
Apprehensiontest nach Fairbank:
a Ausgangsstellung mit passiver Lateralisation der Patella.
b Patient führt eine zunehmende Beugung durch.

McConnell-Test

Vorgehen: Der Patient sitzt auf einer Untersuchungsliege und lässt die Beine locker über die Liegenkante herabhängen. Durch isometrische Anspannung des M. quadriceps wird bei diesem Test versucht, die femoropatellaren Schmerzen zu provozieren. Hierzu wird das Kniegelenk in verschiedene Flexionsgrade gebracht (0°, 30°, 60° und 120°). In jeder Position wird der Unterschenkel vom Untersucher auf dem eigenen Unterschenkel fixiert und der Patient aufgefordert, das Bein gegen Widerstand zu strecken (entspricht der Quadrizepskontraktion).

Beurteilung: Treten Schmerzen oder ein subjektives „Engegefühl" beim Patienten auf, medialisiert der Untersucher die Patella mit Hilfe seiner Daumen. Dieses Manöver führt bei positivem Testausfall zur Schmerzreduktion. Die Untersuchung sollte immer im Seitenvergleich erfolgen. Die Besserung des Schmerzes durch Medialverlagerung der Patella stellt ein diagnostisches Kriterium von retropatellaren Schmerzen dar.

Bemerkung: Bei einem positiven McConnell-Test kann in vielen Fällen der Schmerz reduziert werden, wenn die Patella mit einem Tapeverband nach medial gezogen wird. Dieser sog. McConnell-Tape beinhaltet einen Zügel von lateral nach medial, um die Patella nach medial zu ziehen. Ein kleiner Pflasterzügel wird von der Mitte der Patella nach medial geklebt, wenn ein lateraler Patella-Tilt zu korrigieren ist. Durch einen von medial in Richtung der Patellaspitze dann wieder nach lateral laufenden Zügel (Rotationszügel) kann die Patella, falls erforderlich, auch in eine Neutralposition gebracht werden. Bei der Physiotherapie sollten der M. vastus medialis gekräftigt, der M. rectus femoris und der Tractus iliotibialis gedehnt werden.

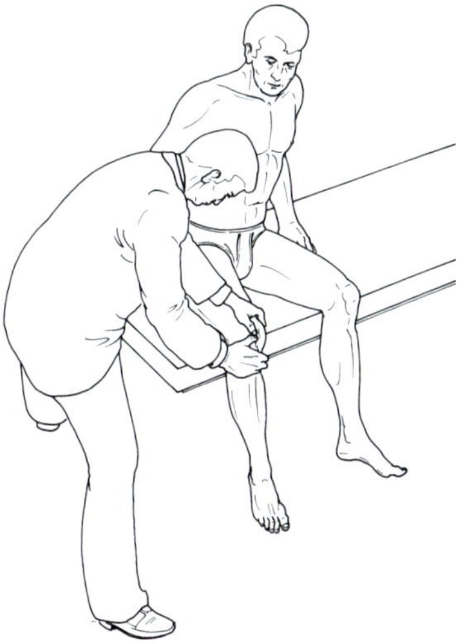

Abb. 6.**14** **McConnell-Test.**

Subluxationssuppressionstest

Nachweis einer lateralen oder medialen Patellasubluxation.

Lateraler Subluxationssuppressionstest

Vorgehen/Beurteilung: Zum Nachweis einer lateralen Subluxation legt der Untersucher seinen Daumen an die proximale Hälfte der lateralen Patellafacette. Der Patient wird gebeten, das Kniegelenk zu beugen. Dabei zeigt sich eine Verhinderung der lateralen Subluxation durch den Daumen bzw. der Untersucher spürt den Lateraldrang der Patella. Flexion des Kniegelenks ohne Subluxationsverhinderung führt zur lateralen Patellasubluxation.

Medialer Subluxationssuppressionstest

Vorgehen/Beurteilung: Zum Nachweis einer medialen Subluxation legt der Untersucher seinen Zeigefinger an die proximale Hälfte der medialen Patellafacette. Der Patient wird gebeten, das Kniegelenk zu beugen. Hierbei zeigt sich dann ein Fehlen der medialen Subluxation, bedingt durch den Finger des Untersuchers. Eine Flexion des Kniegelenks ohne diese Subluxationsverbindung führt dagegen zur medialen Patellasubluxation (kommt extrem selten vor).

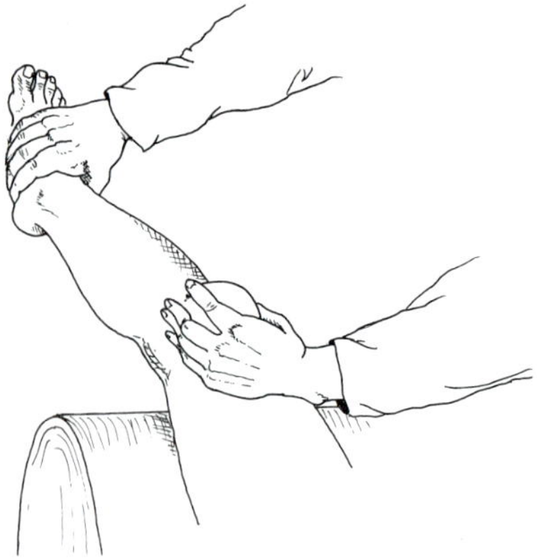

a

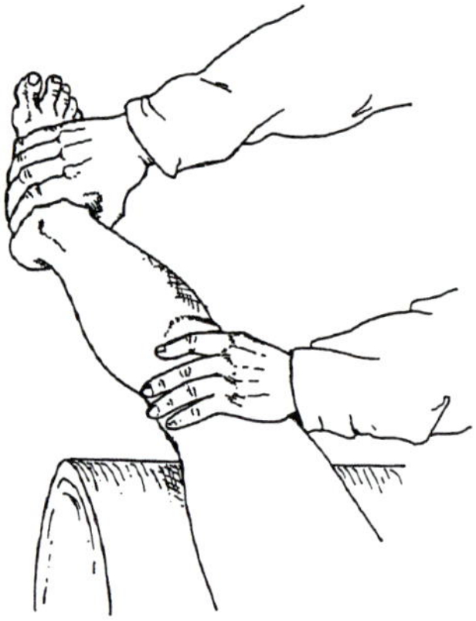

b

Abb. 6.**15 a u. b** **Subluxationssuppressionstest:**
a lateraler Subluxationstest,
b medialer Subluxationstest.

Tilt-Test

Vorgehen: Der Patient liegt auf dem Rücken. Die Patella wird vom Untersucher manuell nach lateral bewegt. Hierbei wird darauf geachtet, wie sich die Patella während der Lateralisation verhält.

Beurteilung:

Bei einem sehr straffen, kontrakten lateralen Retinakulum nähert sich die laterale Facette dem Femur (negativer „pathologischer" Tilt-Test), bei normal tonisiertem lateralen Retinakulum bleibt die Patella etwa in gleicher Höhe (neutraler Tilt-Test) und bei gelockertem lateralen Retinakulum, wie bei sehr laxen Bandverhältnissen, hebt sich der laterale Patellarand aus dem Patellagleitlager (Trochlea femoris; positiver Tilt-Test).

Bemerkung: Der Tilt-Test gilt vor allem der Beurteilung des Spannungszustands des lateralen Retinakulums. Bei neutralem oder positivem Tilt-Test führt eine laterale Retinakulumspaltung (Lateral Release) zur Dekompression des femoropatellaren Gelenks kaum zu einer Besserung der Beschwerden. Fällt der Tilt-Test negativ aus, ist dagegen von einem Lateral Release eine Beschwerdebesserung zu erwarten. Schlechtere Ergebnisse nach einem isolierten Lateral Release zeigen Patienten mit einem positiven Tilt-Test > als 5° sowie mit einem medialen und lateralen Patellagleiten. Bei Dysplasien des Patellagleitlagers (Trochlea femoris) kann der Tilt-Test auch atypisch ausfallen. Die Prüfung des Tilt-Tests wird immer im Seitenvergleich vorgenommen.

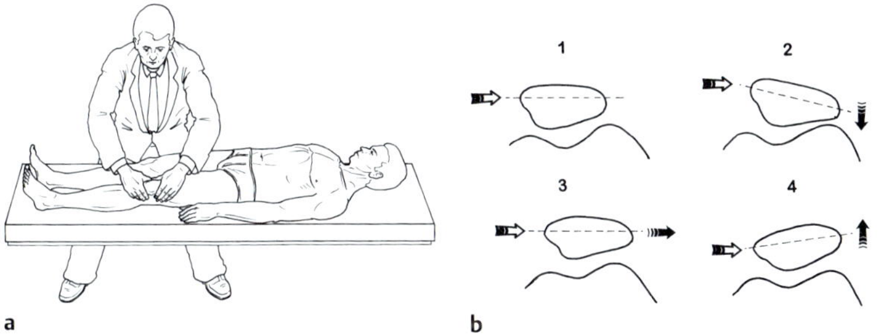

Abb. 6.**16 a u. b Tilt-Test:**
a Lateralisation der Patella durch den Untersucher,
b Ausgangsstellung (1), negativer „pathologischer" (2), neutraler (3), positiver Tilt-Test (4).

6

Dreyer-Test

Beurteilung eines Quadrizepssehnenabrisses am oberen Patellapol.

Vorgehen: Der Patient liegt auf dem Rücken. Er wird aufgefordert, das gestreckte Bein anzuheben. Kann er dies nicht, stabilisiert der Untersucher mit beiden Händen die Quadrizepssehne proximal der Kniescheibe und lässt den Patienten erneut das Bein heben.

Beurteilung: Kann der Patient im zweiten Fall das Bein anheben, ist ein Quadrizepssehnenabriss an der Patella (ggf. auch alte Patellafraktur) zu vermuten.

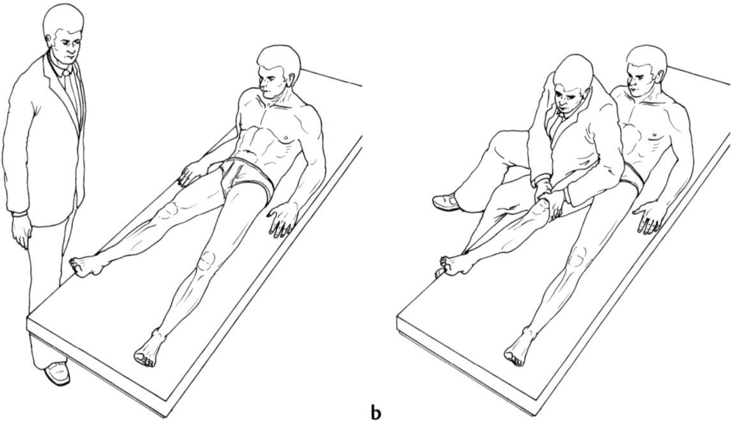

a b

Abb. 6.**17 a u. b Dreyer-Test:**
a pathologisch mit Unfähigkeit, das Bein zu heben,
b Stabilisierung der Patella durch den Untersucher.

Mediopatellarer Plica-Test

Vorgehen: Der Patient liegt auf dem Rücken. Der Untersucher beugt das betroffene Kniegelenk auf 30°.

Beurteilung: Drückt der Untersucher passiv die Kniescheibe nach medial, treten die beim Plica-Syndrom typischen Schmerzen (anteromedial) auf.

Bei dem Test tritt die Plica parapatellaris medialis zwischen Patellafacette und der medialen Femurkondyle.

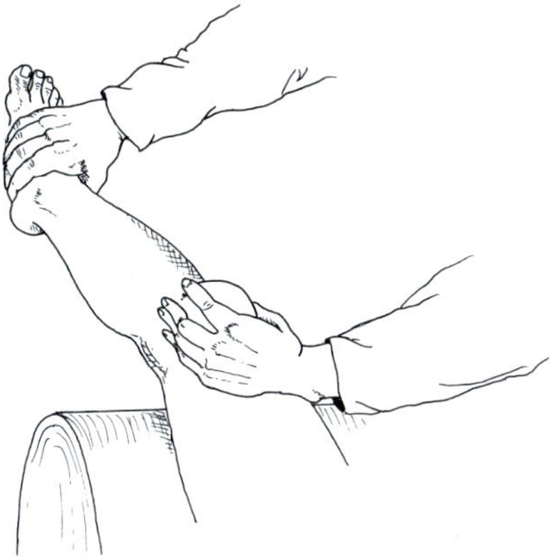

Abb. 6.**18** **Mediopatellarer Plica-Test.**

Hughston-Plica-Test

Vorgehen: Der Patient liegt auf dem Rücken. Der Untersucher umgreift mit einer Hand das Kniegelenk von ventrolateral und drückt gleichzeitig die Kniescheibe nach medial. Die Langfinger tasten den medialen Kondylus. Die andere Hand fasst über die Ferse den innenrotierten Unterschenkel und führt Beuge- und Streckbewegungen im Kniegelenk durch.
Beurteilung: Ein schmerzhaftes hör- oder mit den Fingern tastbares „Springen" der Plica spricht für ein mediopatellares Plica-Syndrom.

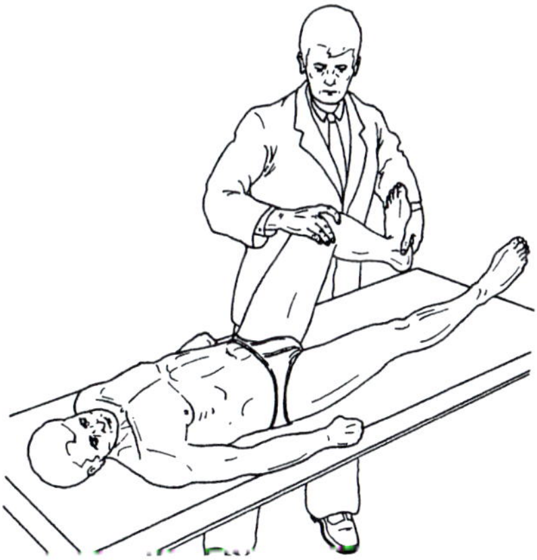

Abb. 6.**19** **Hughston-Plica-Test.**

Meniskus

Die Menisken sind wichtig für die Gelenkführung und Gelenkstabilität; zusätzlich ermöglichen sie eine günstige Druckübertragung und Druckverteilung zwischen Femur und Tibia. Bei Meniskusschäden handelt es sich um Einrisse oder Ablösung der Knorpelscheiben. Aufgrund anatomischer Gegebenheiten ist der Innenmeniskus extrem häufiger geschädigt als der Außenmeniskus.

Meniskusschäden können degenerativ und verletzungsbedingt auftreten. Meniskopathien degenerativer Natur kündigen sich meist als zunehmender belastungsabhängiger Schmerz an. Meist genügt ein Bagatelltrauma, um bei einem vorgeschädigten Meniskus einen Riss zu erzeugen. Bei einer Verletzung des Kniegelenks muss immer neben einer Meniskusschädigung an kombinierte Läsionen gedacht werden mit zusätzlichen Schäden an den Seiten- und Kreuzbändern. Alle unzureichend versorgten Bandschäden mit Knieinstabilitäten können zu Spätschäden der Menisken führen. Hauptsymptome des Spätschadens sind belastungsabhängige Schmerzen mit gelegentlichen Einklemmungserscheinungen und Reizergüssen.

Es gibt eine Reihe von diagnostischen Hinweisen für eine Meniskusschädigung. Die Funktionstests basieren auf der Auslösung von Schmerzen durch Druck, Zug oder Scherung des Meniskus.

Selten ist nur ein Funktionstest ausreichend, einen Meniskusschaden zu beurteilen; in der Regel ermöglicht erst eine Kombination verschiedener Handgriffe, die Diagnose zu sichern.

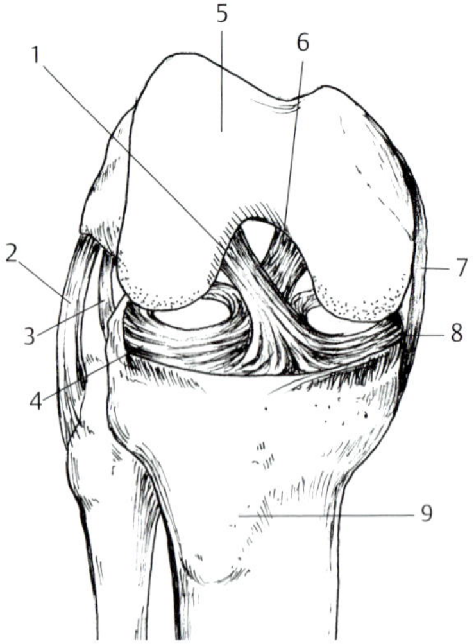

Abb. 6.**20** **Vordere Ansicht des gebeugten Kniegelenks.**
1 Lig. cruciatum anterius (vorderes Kreuzband)
2 Lig. collaterale laterale
3 Lig. popliteum
4 lateraler Meniskus
5 Facies patellaris (Trochlea)
6 Lig. cruciatum posterius (hinteres Kreuzband)
7 Lig. collaterale mediale
8 medialer Meniskus
9 Tuberositas tibiae

Apley-Distraktions- und Kompressionstest (Grinding-Test)

Vorgehen: Der Patient liegt auf dem Bauch mit 90° Beugung des betroffenen Knies. Der Untersucher fixiert den Oberschenkel mit seinem Knie, während er einmal unter Zug und einmal unter axialem Druck das Knie des Patienten rotiert.

Beurteilung: Schmerzen im gebeugten Kniegelenk bei Rotation des Unterschenkels unter Zug sprechen für einen Kapsel-/Bandschaden (positiver Distraktionstest), unter Druck hingegen für eine Meniskusläsion (positiver Grinding-Test).

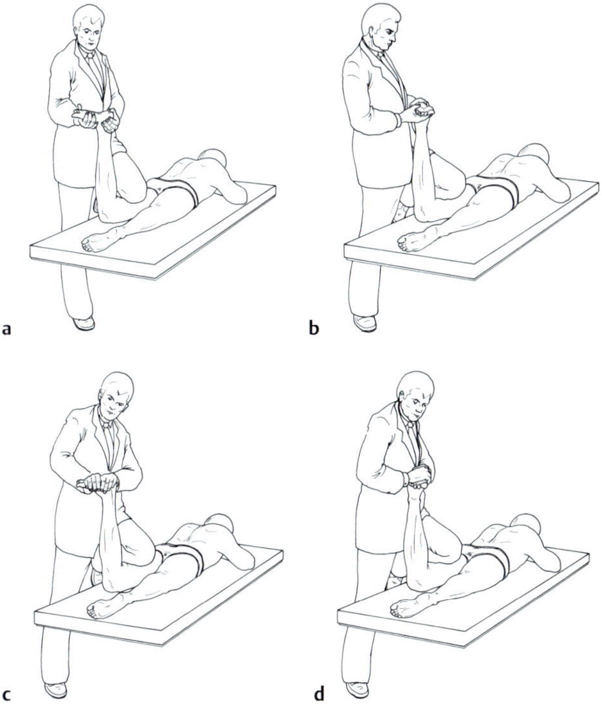

Abb. 6.**21 a–d** **Apley-Distraktions- und Kompressionstest:**
a Distraktion Außenrotation,
b Distraktion Innenrotation,
c Kompression Außenrotation,
d Kompression Innenrotation.

Bei Scheibenmenisken oder Meniskuszysten können Schnappphänomene auftreten. Schmerzen bei Innenrotation weisen auf eine Außenmeniskusverletzung bzw. auf einen lateralen Kapsel-/Bandschaden, bei Außenrotation auf eine Innenmeniskusläsion bzw. einen medialen Kapsel-/Bandschaden hin.

Das Zeichen ist bei straffem Kapsel-Band-Apparat nicht auslösbar, auch nicht bei einer Hinterhornläsion des Außenmeniskus.

Eine Modifikation des Grinding-Tests (Kompressionstest) beschreibt Wirth. Hierbei wird das Knie bei fixierter Rotationsstellung des Unterschenkels gestreckt. Wirth konnte mit diesem modifizierten Apley-Test in über 85% der Fälle eine Meniskusläsion objektivieren.

McMurray-Test (Fouche-Zeichen)

Vorgehen: Der Patient liegt auf dem Rücken, Kniegelenk und Hüftgelenk des betroffenen Beines werden stark gebeugt. Eine Hand des Untersuchers umfasst das Knie, die andere den Fuß. Der Unterschenkel wird vom Untersucher stark außenrotiert oder innenrotiert gehalten und dann eine Streckbewegung bis zur Beugestellung von 90° ausgeführt.

Beurteilung: Schmerzen beim Strecken des Knies in Außenrotation und Abduktion des Unterschenkels deuten auf eine Läsion des Innenmeniskus, in Innenrotation auf eine Verletzung des Außenmeniskus hin. Ein „Schnappen" bei starker Beugung tritt auf, wenn eine „Meniskuszunge" am Hinterhorn eingeklemmt wird. Ein „Schnappen" in Rechtwinkelstellung spricht eher für eine Verletzung im mittleren Meniskusabschnitt.

6

Die Schnappsymptomatik lässt sich durch Kreiselbewegungen des gesamten Unterschenkels verstärken (modifizierter McMurray-Test).

Bemerkung: Eine Weiterführung der Streckbewegung zur Nullstellung hin entspricht dem Bragard-Test. Der Test in Außenrotation mit langsamem Strecken des Kniegelenks mit Prüfung des Innenmeniskus wird auch als Fouche-Zeichen beschrieben. Ein positiver McMurray-Test ist zu 30% bei kniegesunden Kindern nachzuweisen. In der Normalbevölkerung soll dieser Test mit ca. 1% positiv ausfallen.

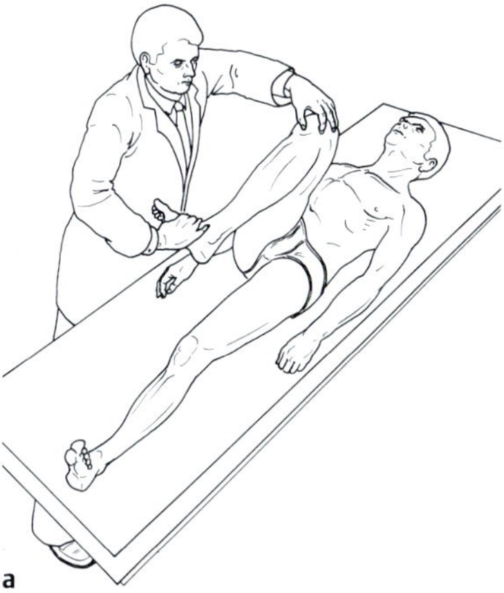

a

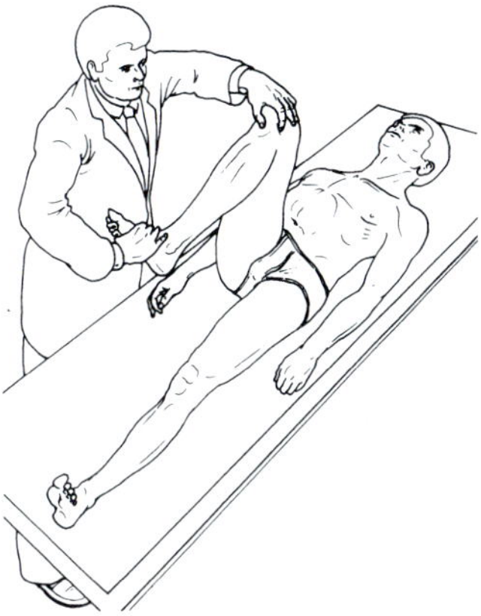

b

Abb. 6.**22 a u. b** **McMurray-Test:**
a bei maximaler Flexion,
b bei 90° Flexion.

Bragard-Test

Vorgehen: Der Patient liegt auf dem Rücken. Die eine Hand des Untersuchers greift das um 90° gebeugte Kniegelenk. Daumen und Zeigefinger palpieren den lateralen bzw. medialen Gelenkspalt. Die andere Hand fasst den Fuß und führt hierüber die Unterschenkelrotation.

Beurteilung: Schmerzen über den Gelenkspalten weisen auf eine Meniskusläsion hin. Bei einem Innenmeniskusschaden werden durch Außenrotation und Streckung des Kniegelenks aus gebeugter Stellung heraus die Schmerzen am medialen Gelenkspalt verstärkt.

Unter Innenrotation und zunehmender Beugung des Kniegelenks verlagert sich der Meniskus wieder ins Gelenkinnere und entzieht sich damit dem tastenden Finger des Untersuchers. Dies führt zur Schmerzreduktion.

Bei Verdacht auf einen Außenmeniskusschaden wird der Außenmeniskus palpiert, während zunächst unter Innenrotation das Knie aus stark gebeugter Stellung gestreckt wird. Schmerzen im lateralen Gelenkspalt weisen auf eine Außenmeniskusschädigung hin. Unter Außenrotation und zunehmender Beugung verlagert sich der Meniskus wieder ins Gelenkinnere und entzieht sich damit dem tastenden Finger des Untersuchers. Dies führt zu einer Schmerzlinderung. Die Diagnose wird sicherer, wenn der Druckschmerz bei Gelenkbewegungen wandert. Innenrotation verlagert den Meniskus nach vorn. Der Außenmeniskus wandert bei Innenrotation nach hinten, somit auch der zu tastende Schmerz.

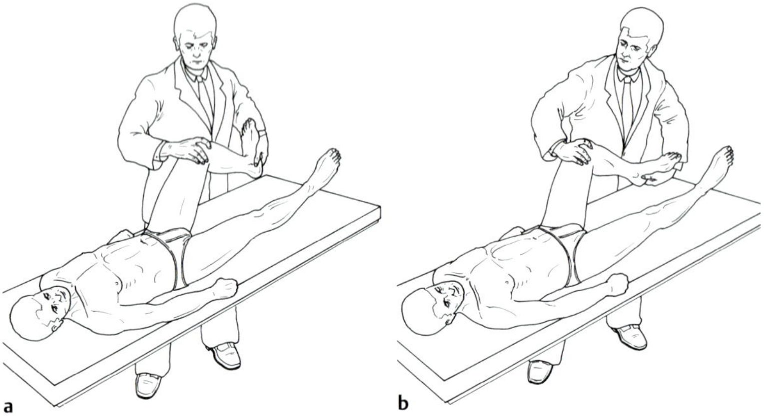

a b

Abb. 6.**23 a u. b** **Bragard-Test:**
a Flexion – Extension – Außenrotation (Innenmeniskusschaden),
b Flexion – Extension – Innenrotation (Außenmeniskusschaden).

Payr-Zeichen

Vorgehen: Der Patient befindet sich im Schneidersitz. Auf das betroffene gebeugte, außenrotierte Knie wird ein intermittierender Druck ausgeübt.
Beurteilung: Schmerzen im medialen Gelenkspalt deuten auf einen Meniskusschaden hin (meist Hinterhornläsion). Gelegentlich kann auch ein Schnappen durch den Patienten selbst ausgelöst werden. Durch eine wippende Kniebewegung zieht sich der defekte Meniskusanteil jeweils in das Gelenk hinein und springt mit einem Schnappen in der Aufklappbewegung des Gelenkspalts zurück.

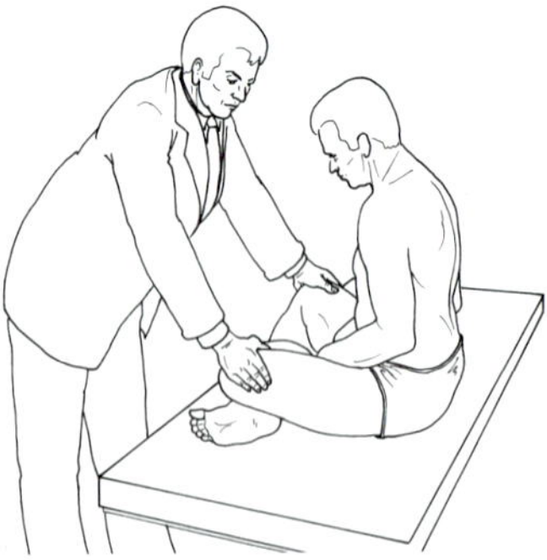

Abb. 6.**24** **Payr-Zeichen.**

Payr-Test

Vorgehen: Der Patient liegt auf dem Rücken. Der Untersucher fixiert mit der linken Hand das Knie, wobei Daumen und Zeigefinger den äußeren bzw. inneren Gelenkspalt tasten. Mit der anderen Hand greift der Untersucher das Sprunggelenk. Der Unterschenkel des maximal gebeugten Kniegelenks wird so weit wie möglich außenrotiert und dann unter leichter Adduktion (Varusstress) im Kniegelenk weiter in Richtung des gegenüberliegenden Hüftgelenks gebeugt.

Beurteilung: Schmerzen im dorsalen inneren Gelenkspalt deuten auf einen Innenmeniskusschaden hin (vornehmlich des Hinterhorns, welches durch das Bewegungsmanöver komprimiert wird). Auf die gleiche Weise kann unter Innenrotation und Abduktion (Valgusstress) des Unterschenkels das Hinterhorn des Außenmeniskus untersucht werden.

Abb. 6.**25 a u. b** **Payr-Test:**
a Außenrotation,
b Innenrotation.

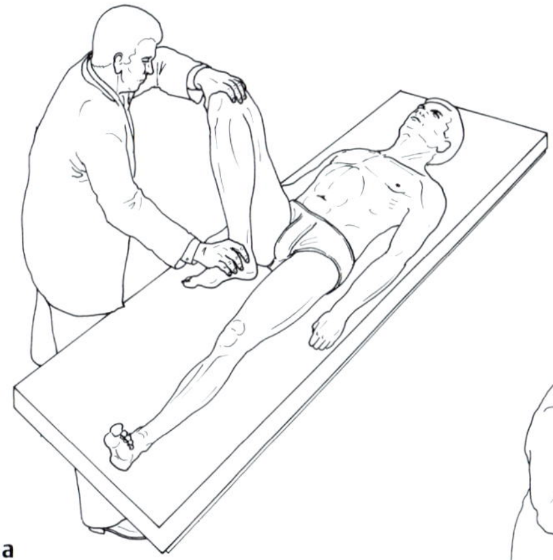

a

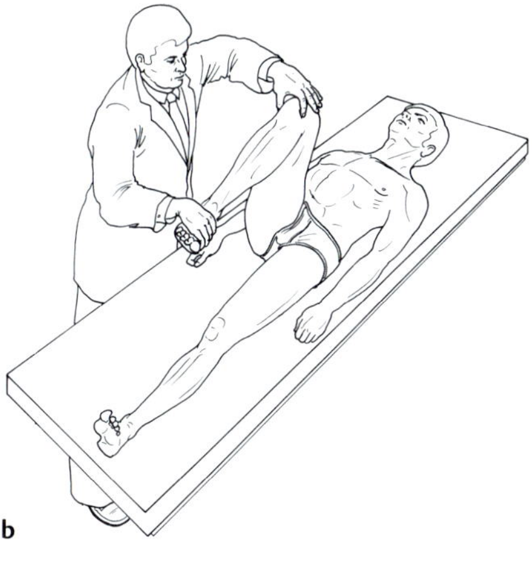

b

Steinmann-I-Zeichen

Vorgehen: Der Patient liegt auf dem Rücken. Der Untersucher fixiert mit der linken Hand das gebeugte Knie, mit der anderen umfasst er den Unterschenkel und führt forcierte Rotationsbewegungen des Unterschenkels bei unterschiedlich stark gebeugtem Kniegelenk durch.
Beurteilung: Schmerzen im medialen Gelenkspalt bei forcierter Außenrotation deuten auf einen Innenmeniskusschaden hin, bei Innenrotation mit Schmerzen im lateralen Gelenkspalt ist ein Außenmeniskusschaden anzunehmen. Wegen der unterschiedlichen Risslokalisation sollte das Steinmann-I-Zeichen in verschiedenen Beugestellungen des Kniegelenks geprüft werden.

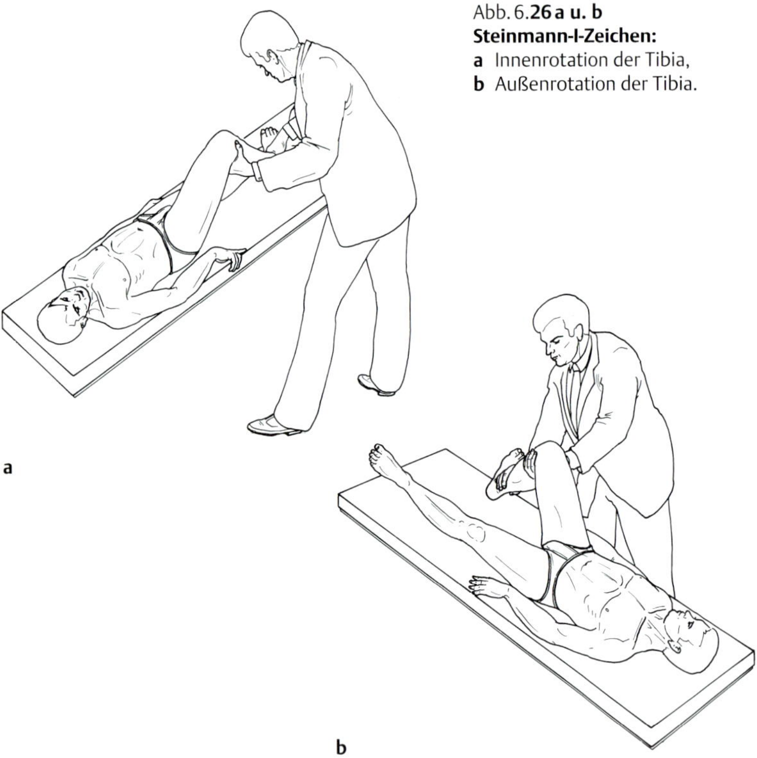

a

b

Abb. 6.**26 a u. b**
Steinmann-I-Zeichen:
a Innenrotation der Tibia,
b Außenrotation der Tibia.

Steinmann-II-Zeichen

Vorgehen: Der Patient liegt auf dem Rücken. Der Untersucher fasst mit der linken Hand das Knie bei gleichzeitigem Tasten der Gelenkspalte. Die rechte Hand fasst den Unterschenkel etwas oberhalb der Knöchelgabel. Der Unterschenkel wird bei fixiertem Oberschenkel in eine Außenrotations- bzw. Innenrotationsstellung gebracht und bei leichter Stauchung in axialer Richtung gebeugt und gestreckt.

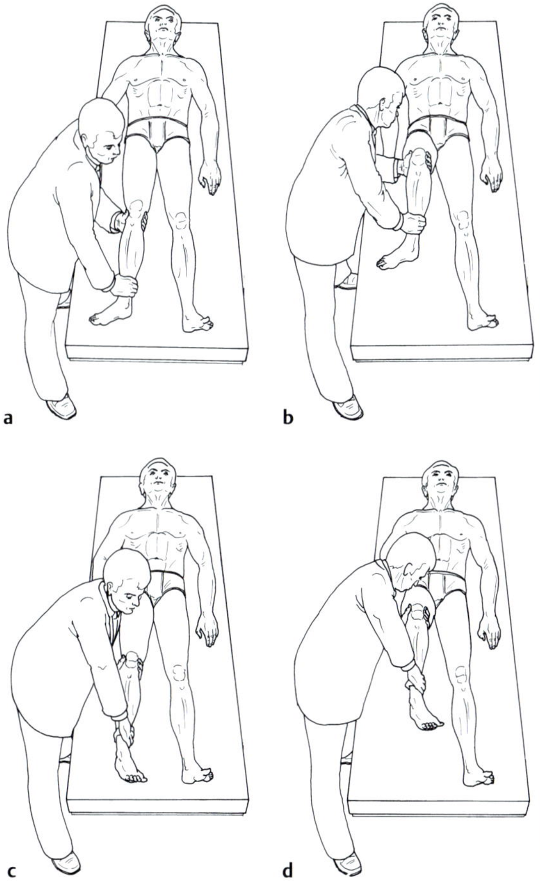

Abb. 6.**27 a–d**
Steinmann-II-Zeichen:
a Ausgangsstellung Unterschenkel Außenrotation,
b Flexion,
c Ausgangsstellung Unterschenkel Innenrotation,
d Flexion.

Beurteilung: Schmerzen im medialen bzw. lateralen Gelenkspalt deuten auf eine Meniskusverletzung hin. Der im Gelenkspalt palpierende Druckschmerz wandert bei Beugung und leichter Außenrotation im Kniegelenk nach medial und dorsal zum medialen Kollateralband, bei Streckung des Knies wieder nach ventral. Bei Innenrotation des Unterschenkels und dem Verdacht eines Außenmeniskusschadens wandert der Druckschmerz bei einer Streckung des Knies nach ventral und beim Beugen nach dorsal.

Bemerkung: Wenngleich der Test auch für einen Außenmeniskusschaden verwendet werden kann, so gilt er doch im Wesentlichen für die Innenmeniskusläsion. Differenzialdiagnostisch müssen eine Arthrose und Läsionen des medialen Seiten- und/oder Kapselbandes abgeklärt werden.

Böhler-Krömer-Test

Vorgehen: Der Patient liegt auf dem Rücken. Mit einer Hand wird vom Untersucher das Femur von lateral stabilisiert, mit der anderen Hand der Innenknöchel gefasst. Bei abduziertem (Valgus-)Stress (Unterschenkel) wird das Kniegelenk gebeugt und gestreckt.

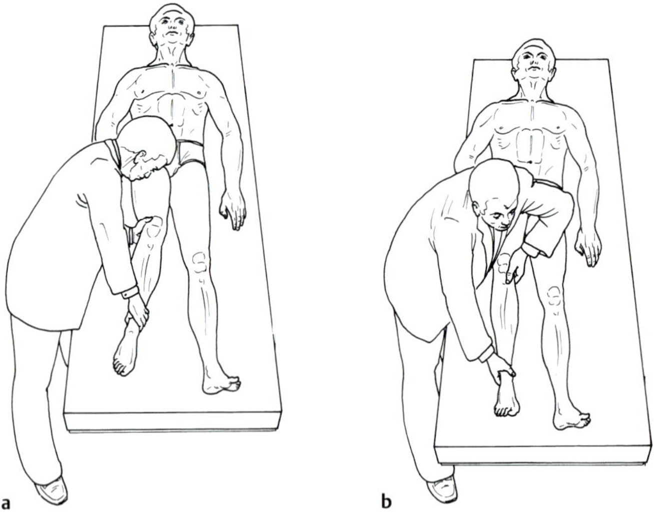

Abb. 6.**28 a u. b Böhler-Krömer-Test:**
a Abduktion Unterschenkel (Valgus),
b Adduktion Unterschenkel (Varus).

Die Hände greifen um (an den Außenknöchel, an das Femur von medial) und beugen und strecken das Kniegelenk bei adduziertem (Varus-)Stress (Unterschenkel).

Beurteilung: Durch Beugung und Streckung (Krömer) des Kniegelenks bei adduziertem oder abduziertem Unterschenkel steht der Innen- bzw. Außenmeniskus unter erhöhtem Kompressionsdruck. Durch „Aufklappung" des Gelenkspalts wird der kontralaterale Meniskus komprimiert. Mediales „Aufklappen" (Valgusstress) = Prüfung des Außenmeniskus, laterales „Aufklappen" (Varusstress) = Prüfung des Innenmeniskus.

Bemerkung: Bei den Böhler-Meniskus-Tests in der Frontalebene (Kniestreckung) kann auf der bewegungsabgewandten Seite gleichzeitig der Bandapparat des Kniegelenks mit untersucht werden.

Merke-Test

Vorgehen: Der Patient belastet das betroffene Bein. Das Kniegelenk wird leicht gebeugt, der Fuß durch den Untersucher fixiert.

Das Gegenbein wird leicht angehoben und der Patient aufgefordert, den Oberschenkel nach außen und innen zu drehen.

Wie beim Steinmann-I-Zeichen werden Rotationsbewegungen im Unterschenkel ausgeführt.

Beurteilung: Wegen der verstärkten axialen Kompression durch das Körpergewicht ist die Schmerzsymptomatik beim Merke-Test meist ausgeprägter. Treten die Schmerzen am medialen Gelenkspalt bei Innendrehung des Oberschenkels auf (entspricht Außendrehung des Unterschenkels), so spricht dies für eine Innenmeniskusläsion.

Treten die Schmerzen bei Außendrehung des Oberschenkels auf (Innenrotation des Unterschenkels), besteht der Verdacht auf einen Außenmeniskusschaden.

Gelegentlich ist der Merke-Test auch bei Seitenbandläsionen positiv.

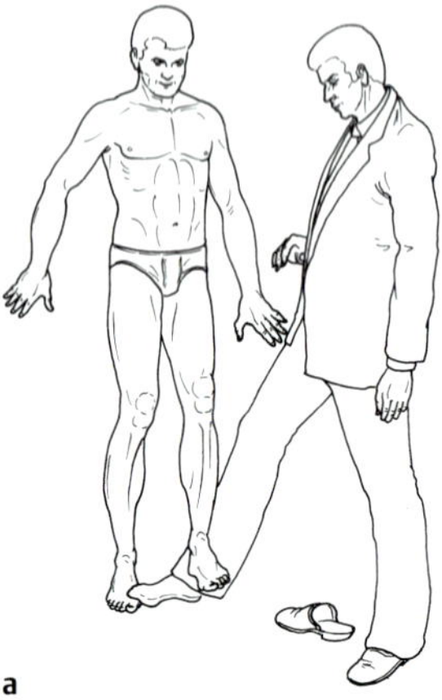
a

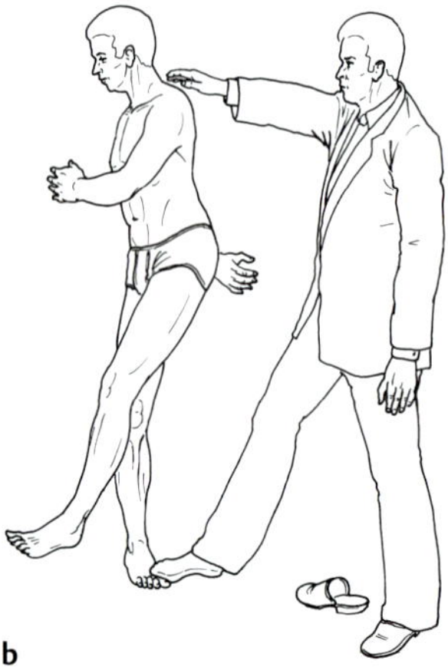
b

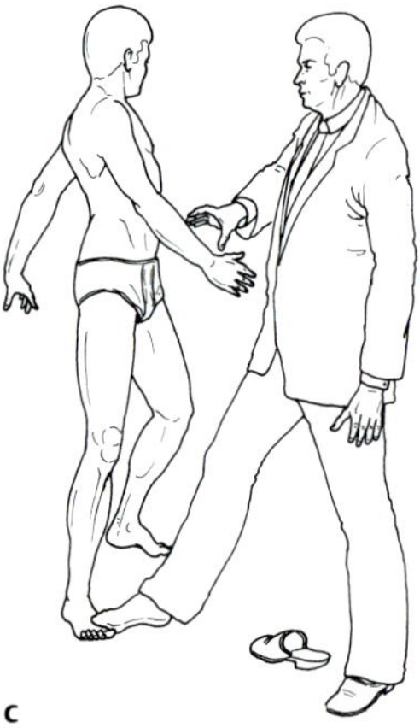
c

Abb. 6.**29 a–c** **Merke-Test:**
a Ausgangsstellung,
b Rechtsdrehung,
c Linksdrehung.

Cabot-Test

Vorgehen: Der Patient liegt auf dem Rücken. Das im Kniegelenk gebeugte betroffene Bein wird auf den proximalen Unterschenkel des Gegenbeins gelegt. Die linke Hand des Untersuchers fasst das Knie und palpiert mit dem Daumen den lateralen Gelenkspalt. Die noch freie Hand umfasst den Unterschenkel etwas proximal des unteren Sprunggelenks. Der Patient wird dann aufgefordert, gegen Widerstand der Untersucherhand das Kniegelenk zu strecken.
Beurteilung: Bei Vorliegen einer Hinterhornläsion des Außenmeniskus treten Schmerzen auf. Das Knie kann in Abhängigkeit von der Stärke der Schmerzen dann oft nicht weiter gestreckt werden. Der Schmerzpunkt liegt, mit dem Daumen tastbar, vornehmlich im lateral-dorsalen Gelenkspaltbereich. Gelegentlich werden vom Patienten auch ausstrahlende Schmerzen in Kniekehle und Wade angegeben.
Bemerkung: Der Cabot-Test wird in der Literatur auch als Popliteuszeichen beschrieben.

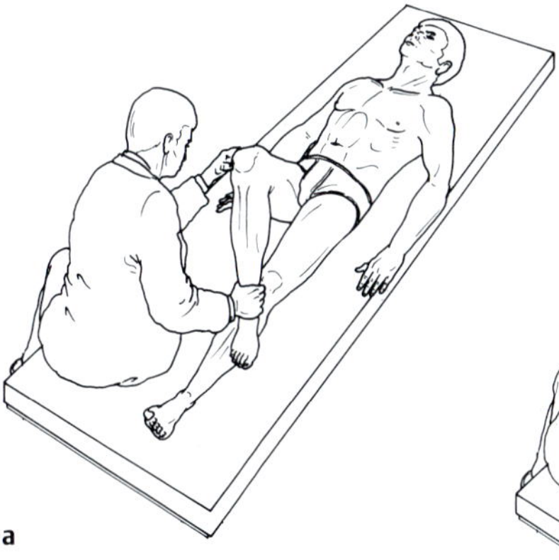
a

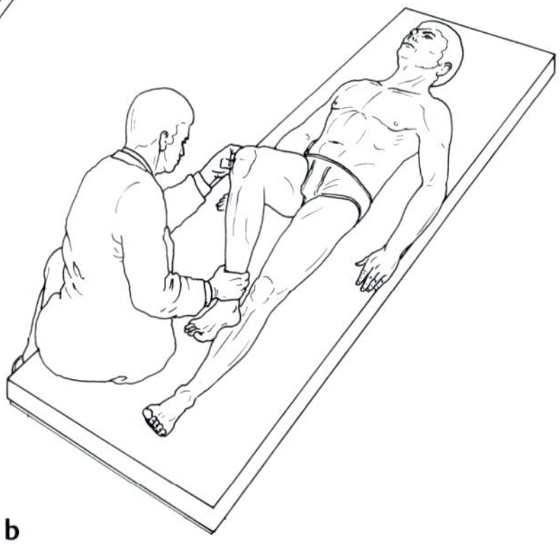
b

Abb. 6.**30 a u. b** **Cabot-Test:**
a Ausgangsstellung,
b Extensionsbewegung.

Finoschietto-Zeichen (Signo del Salto)

Simultane Prüfung von vorderer Kreuzband- und Meniskusverletzung.

Vorgehen: Der Patient liegt auf dem Rücken. Prüfung der vorderen Schublade in 90° Kniebeugung.

Beurteilung: Die vordere Schubladenprüfung bei 90° Kniebeugung führt, bei gleichzeitiger Ruptur des vorderen Kreuzbandes, zur Ventralverschiebung der Tibia. Durch die Lockerung der ligamentären Aufhängung steigt der Femurkondylus unter dem vorderen Schubladenstress auf das Innenmeniskushinterhorn. Bei positivem Finoschietto-Test ist ein Knacken zu hören und/oder ein Springen zu tasten (Saltaré – Springen). Wird die Tibia anschließend nach dorsal gedrückt, gleitet der Femurkondylus wieder vom Innenmeniskushinterhorn hinunter. Manchmal ist nach einem positiven Finoschietto-Zeichen die Reposition des luxierten Meniskus erforderlich; in diesem Fall besteht der Verdacht auf eine komplette hintere Ablösung des Innenmeniskus und/oder auf eine hintere Längs- bzw. Korbhenkelruptur.

Bemerkung: Die Beschädigung des Innenmeniskushinterhorns oder dessen kapsulärer Aufhängung, in Zusammenhang mit einer vorderen Kreuzbandinsuffizienz, beruht auf einer Entgleisung des Roll-Gleit-Mechanismus nach einer Kreuzbandruptur, die zur Abscherung im Innenmeniskushinterhornbereich führt.

6

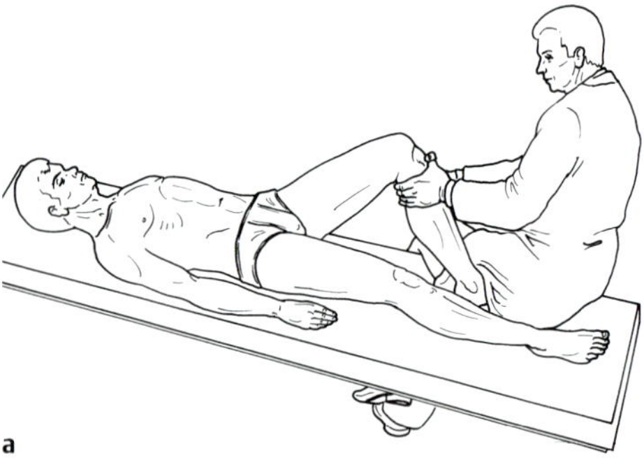
a

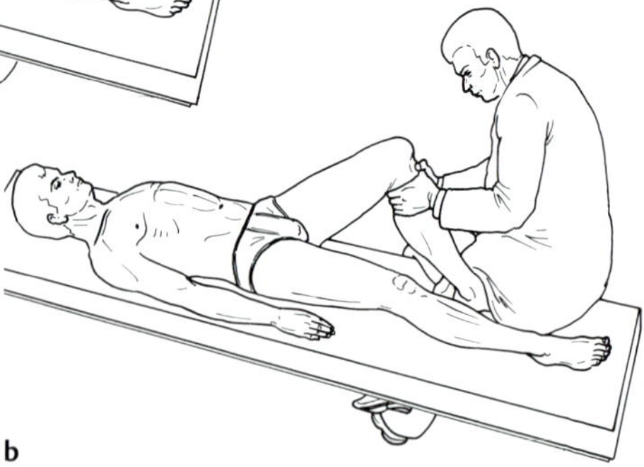
b

Abb. 6.**31 a u. b Finoschietto-Zeichen:**
a vordere Schublade,
b Reposition.

Childress-Zeichen

Vorgehen: Der Patient nimmt eine Hockstellung ein, wobei das Gesäß die Fersen möglichst berühren sollte. Aus dieser Stellung wird er aufgefordert, sich im sog. Entengang fortzubewegen.

Beurteilung: Liegt eine Hinterhornverletzung vor, bemerkt der Patient kurz vor Erreichen der maximalen Flexion oder in der Frühphase der Streckbewegung ein schmerzhaftes Schnappen oder Knacken, das durch eine Einklemmung des geschädigten Meniskus ausgelöst wird. Hat der Patient starke Schmerzen, kann er die geforderte tiefe Hockstellung meist nicht einnehmen.

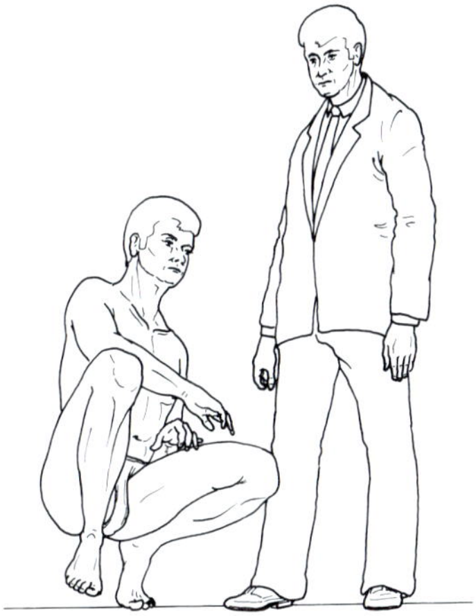

Abb. 6.**32** **Childress-Zeichen.**

Turner-Zeichen

Turner beschrieb 1931 ein Meniskuszeichen, welches durch chronische Reizung des R. infrapatellaris nervi sapheni entsteht. In Höhe und etwas proximal des medialen Gelenkspalts findet man bei einer Innenmeniskusläsion oft ein etwa 4–5 cm großes, unregelmäßig begrenztes hyperästhetisches Areal an der medialen Gelenkseite oder im Verlauf des R. infrapatellaris. Die Prüfung der lokalen Hypersensibilität wird mit thermischen und mechanischen Reizen (beklopfen) vorgenommen. Nach Zippel ist dieses Symptom bei subtiler Untersuchungstechnik häufiger nachweisbar, als man annimmt. Ein ähnliches Zeichen ist bei der Außenmeniskusläsion nicht bekannt.

Medialer und lateraler Kompressionstest nach Anderson

Vorgehen: Der Patient liegt auf dem Rücken. Der Unterschenkel wird vom Untersucher gehalten, der Fuß zwischen Unterarm und Taille fixiert. Mit der freien Hand palpiert der Untersucher den anterioren Gelenkspalt. Ein Valgusstress wird während der Beugung des Kniegelenks auf 45° und ein Varusstress während des Streckvorgangs ausgeübt. Hierdurch entsteht eine zirkuläre Kniegelenkbewegung.

Beurteilung: Eine Meniskuslängsruptur oder ein Lappenriss führt zu Schmerzen und/oder einem Reiben in Höhe des Gelenkspalts. Bei komplexen Rupturen entsteht ein anhaltendes Reiben. Gleiches kann jedoch auch bei einer Osteoarthritis oder nach vorausgegangener Meniskusentfernung vorkommen. Da bei diesem Test extensionsnah und bei mittelgradiger Flexion Kräfte auf das Kniegelenk ausgeübt werden, kann bei einer Insuffizienz des vorderen Kreuzbandes manchmal auch eine extensionsnahe Subluxation im Sinne eines positiven Pivot-Shift-Tests ausgelöst werden.

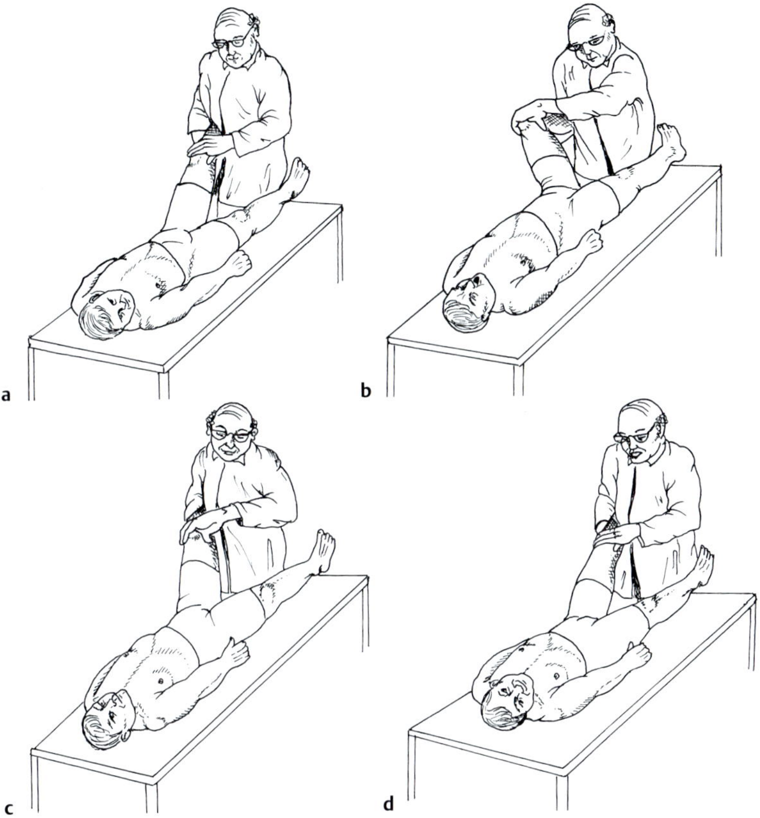

Abb. 6.**33 a–d** **Medialer und lateraler Kompressionstest nach Anderson:**
a Ausgangsstellung,
b Valgusstress während Kniebeugung auf 45°,
c Zurückführung der Beugung,
d Varusstress während des Streckvorgangs.

Rotationskompressionstest nach Pässler

Vorgehen: Der Patient sitzt bei der Prüfung des Tests. Der Untersucher fixiert den Fuß des zu untersuchenden Beines zwischen seinen Beinen knapp proximal der eigenen Kniegelenke. Zur Prüfung des Innenmeniskus werden beide Daumen auf den medialen Gelenkspalt gelegt und eine Kreiselbewegung im Sinne einer Außen- bzw. Innenrotationsbewegung ausgeführt. Das Kniegelenk durchläuft hierbei verschiedene Beugegrade. Gleichzeitig wird ein Varus- bzw. Valgusstress ausgeübt.

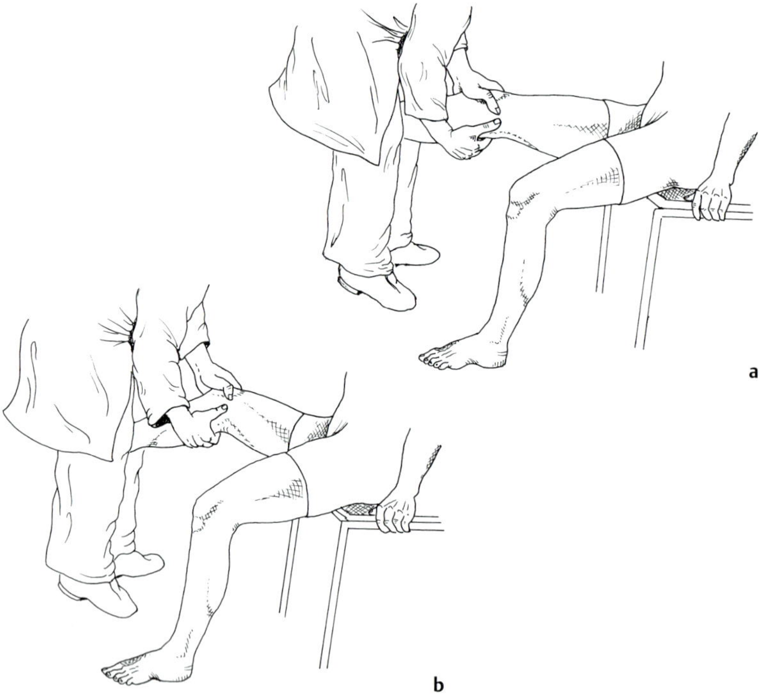

Abb. 6.**34 a u. b** **Rotationskompressionstest nach Pässler:**
a Ausgangsstellung, Daumen auf medialem Gelenkspalt,
b Kreiselbewegung des Kniegelenks.

Beurteilung: Der Test ist positiv, wenn der Patient bei der Kreiselbewegung des Gelenks Schmerzen angibt. Er wird als stark positiv bewertet, wenn der Schmerz im medialen (Verdacht auf Innenmeniskusläsion) oder lateralen Gelenkspalt (Verdacht auf Außenmeniskusläsion) allein durch die Kreiselbewegung auszulösen ist.

Tschaklin-Zeichen

Bei älteren Meniskusläsionen trifft man häufig eine Atrophie des M. quadriceps an. Bei medialen Meniskusläsionen ist die Atrophie des M. vastus medialis oft mit einer kompensatorischen Tonuserhöhung des M. sartorius verbunden, was als Tschaklin-Zeichen bekannt ist.

Wilson-Test

Beurteilung einer Osteochondrosis dissecans.

Vorgehen: Der Patient liegt auf dem Rücken. Der Untersucher fasst mit einer Hand das Kniegelenk oberhalb der Kniescheibe bei gleichzeitigem Palpieren des medialen Gelenkspaltbereichs. Der Untersucher beugt das Kniegelenk des Patienten auf 90°. Nachfolgend wird der Patient aufgefordert, bei Beibehaltung der Innenrotation das Kniegelenk zunehmend zu strecken und mitzuteilen, wann Schmerzen auftreten. Beim Auftreten von Beschwerden wird der Patient gebeten, aus dieser Position den Unterschenkel nach außen zu rotieren.

Beurteilung: Bei einer Osteochondrosis dissecans treten zwischen 20° und 30° Flexion durch Gelenkdruck und durch Druck des palpierenden Fingers Ge-

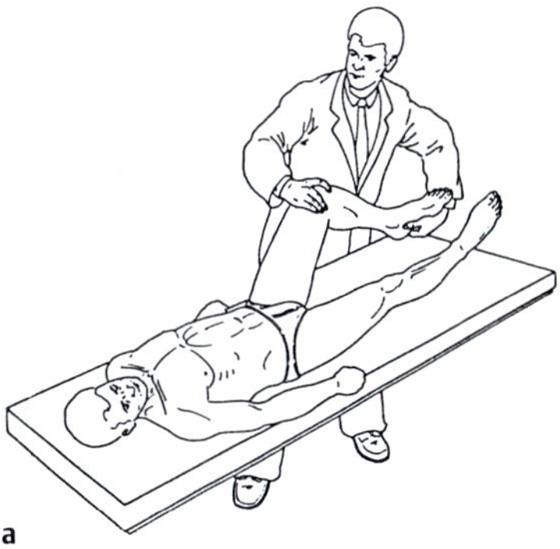

a

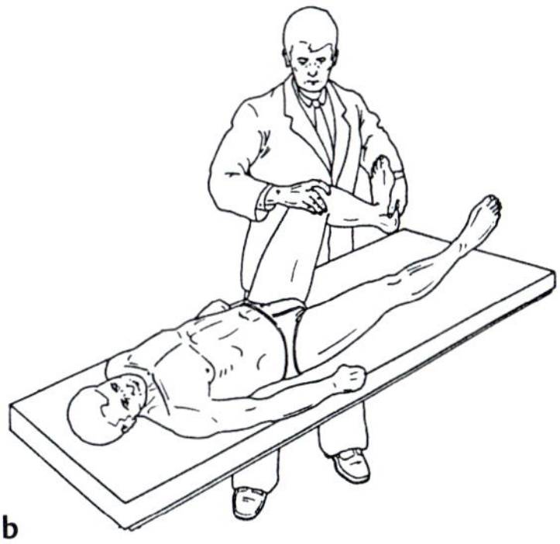

b

Abb. 6.**35 a u. b** **Wilson-Test:**
a Innenrotationsstreckbewegung,
b Außenrotationsbewegung.

lenkbeschwerden auf, die sich durch anschließende Außenrotation des Unterschenkels typischerweise reduzieren lassen. Der Test ist positiv, wenn der Schmerz, der bei der Innenrotation auftritt, bei Außenrotation verschwindet. Der Ort der Osteochondrosis dissecans und die projizierten Schmerzen sind auf der typischen Seite der medialen Femurkondyle nahe der Interkondylärregion.

Bemerkung: Bei der Osteochondrosis dissecans handelt es sich um eine aseptische Nekrose, ausgehend von subchondralen Knochenbezirken der Gelenkflächen mit Störung des bedeckenden Knorpels. In fortgeschrittenen Stadien kann es zum Lösen eines Knochen-Knorpel-Bereichs kommen mit Ausbildung einer sog. Gelenkmaus (freier Gelenkkörper). Der Gelenkbereich, aus dem das Knorpel-Knochen-Stück ausgebrochen ist, wird als Mausbett bezeichnet. Jugendliches Alter, Gelenkerguss und Knieschmerz müssen immer an eine Osteochondrosis dissecans denken lassen.

Kniebänder-Stabilitätstests

6

Die Stabilität des Kniegelenks wird durch Bänder, Menisken, die Form und Kongruenz der Gelenkflächen und die Muskulatur erreicht. Die funktionelle Kongruenz erfolgt durch die Bänder, die das Ausmaß zwischen Femur und Tibia steuern und limitieren. Bänderverletzungen führen zu einer Funktionsbeeinträchtigung des Kniegelenks mit Instabilitäten. Durch die Kniebänder-Stabilitätstests können diese Instabilitäten herausgefunden und differenziert werden.

Die pathologische Bewegungsrichtung lässt sich in drei Bereiche einteilen:

1. direkte, in einer Ebene gerichtete Instabilität,
2. rotatorische Instabilität,
3. kombinierte rotatorische Instabilität.

Die klinische Instabilität wird in drei Grade unterteilt, wobei eine geschätzte Aufklappbarkeit oder Schubladenbewegung von bis zu 5 mm als 1+ (+), von 5–10 mm als 2+ (++) und über 10 mm als 3+ (+++) bezeichnet wird.

Abduktions-Adduktions-Test (Valgus-Varus-Test)

Test zur Prüfung der medialen und lateralen Knieinstabilität.

Vorgehen: Der Patient befindet sich in Rückenlage. Der Untersucher umfasst mit beiden Händen das Kniegelenk am Tibiakopf mit gleichzeitigem Tasten der Gelenkspalte. Der distale Unterschenkel wird zwischen Unterarm und Taille des Untersuchers fixiert und ein Valgus- und Varusstress auf das Kniegelenk ausgeübt. Die auf dem Gelenkspalt liegenden Finger können ein Aufklappen des Gelenkspalts tasten.

Beurteilung: Die Seitenstabilität wird in 20° Beugung und in voller Streckung geprüft. In voller Streckstellung wird ein seitliches Aufklappen verhindert, solange die hintere Kapsel und das hintere Kreuzband intakt sind, auch wenn das mediale Seitenband rupturiert ist. In 20° Beugung ist die posteriore Kapsel entspannt, durch den Valgusstress wird in dieser Position das mediale Seitenband isoliert als primärer Stabilisator geprüft. Eine Differenzierung der Schädigung am dorsomedialen Kapsel-Band-Apparat ist somit möglich.

Umgekehrtes gilt für den Adduktions-(Varus-)Stress. In 20° Beugung ist der laterale primäre Stabilisator das laterale Seitenband, als sekundärer Stabilisator fungieren das vordere Kreuzband und die Sehne des M. popliteus.

Bei Prüfung der Seitenstabilität sind der Grad der Aufklappbarkeit und die Qualität des Endpunktes zu beachten.

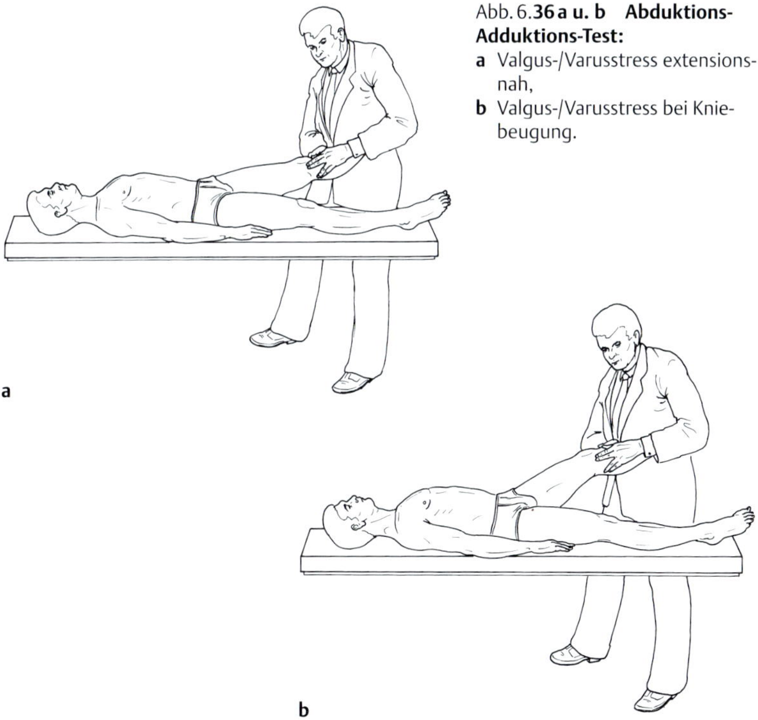

a

b

Abb. 6.**36 a u. b Abduktions-Adduktions-Test:**
a Valgus-/Varusstress extensionsnah,
b Valgus-/Varusstress bei Kniebeugung.

6

Funktionstests zur Prüfung des vorderen Kreuzbandes

Lachmann-Test (extensionsnahe Schublade)

Vorgehen: Der Untersucher hält das Bein des Patienten in einer Beugung zwischen 15° und 30°. Gerade in dieser Stellung ist die Stabilisierungsfunktion durch das vordere Kreuzband bei Richtungswechseln und Abbremsvorgängen essenziell. In diesen extensionsnahen Gelenkstellungen wirkt sich eine Insuffizienz des vorderen Kreuzbandes durch laterale Subluxationserscheinungen der proximalen Tibia (Pivoting) daher besonders auffällig aus.

Der Unterschenkel muss leicht außenrotiert werden. Die ventrale Schubladenbewegung sollte über die posterior-mediale Seite des Kniegelenks erfolgen.

Beurteilung: Ein Kreuzbandschaden liegt vor bei einer nachweisbaren Verschiebbarkeit der Tibia gegenüber dem Femur. Das Ende der Bewegung muss weich und auslaufend erfolgen, d. h. ohne harten Anschlag. Jeder harte Anschlag spricht für eine gewisse Stabilität des vorderen Kreuzbandes. Erfolgt er innerhalb von 3 mm, spricht er für eine vollständige Stabilität; erfolgt er erst nach 5 mm oder später, so spricht dies für eine relative Stabilität bei möglicherweise früherer Überdehnung des vorderen Kreuzbandes.

Ein Kreuzbandschaden ist anzunehmen bei weichem oder fehlendem Anschlag. Bei einer Schubladenbewegung über 5 mm ist der Vergleich mit der Gegenseite zusätzlich hilfreich, um eine anlagebedingte Laxität der Gelenkbänder auszuschließen.

Ein positiver Lachmann-Test ist ein sicherer Nachweis für eine Insuffizienz des vorderen Kreuzbandes. Ein falsch negatives Testergebnis ist dann zu erwarten, wenn der Femur nicht ausreichend stabilisiert ist, zum Beispiel bei einer Meniskusläsion oder bei arthrotischen Veränderungen mit osteophytären Ausziehungen der Eminentia. Hierbei kommt es zu einer Blockierung der Translation. Ein anderer Grund für ein falsch negatives Testergebnis besteht dann, wenn der Unterschenkel nicht nach außen rotierbar ist.

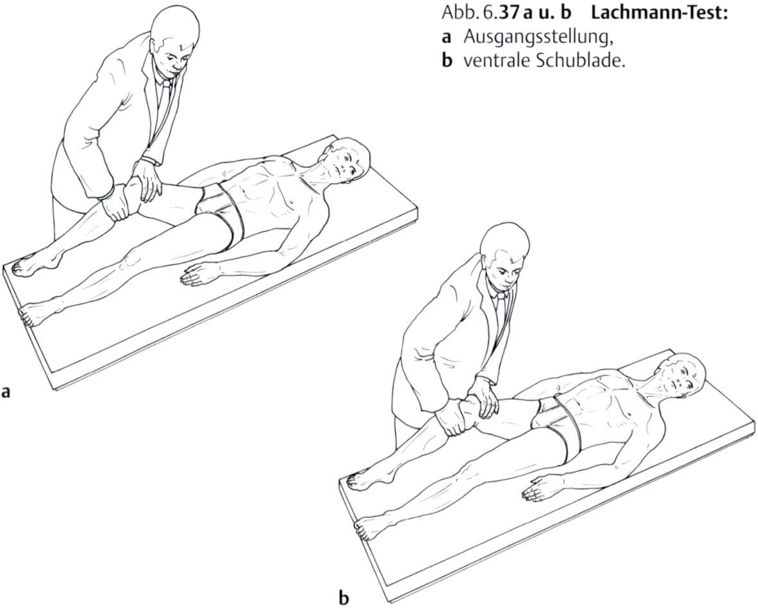

Abb. 6.**37 a u. b Lachmann-Test:**
a Ausgangsstellung,
b ventrale Schublade.

Prone-Lachmann-Test

Vorgehen: Der Patient nimmt die Bauchlage ein (prone = auf dem Bauch liegen). Der Untersucher umfasst von lateral die proximale Tibia, wobei der distale Unterschenkel in der Axilla fixiert wird. Mit der anderen Hand umfasst der Untersucher das distale Femur unmittelbar oberhalb der Kniescheibe und fixiert auf diese Weise den Oberschenkel. Darauf verschiebt er die Tibia gegenüber dem Femur nach ventral.

Beurteilung: Ein Kreuzbandschaden liegt vor bei einer nachweisbaren Verschiebbarkeit der Tibia gegenüber dem Femur. Das Ende der Bewegung muss weich und auslaufend erfolgen, d. h. ohne harten Anschlag. Jeder harte Anschlag spricht für eine gewisse Stabilität des vorderen Kreuzbandes. Erfolgt er innerhalb von 3 mm, spricht dies für eine vollständige Stabilität; erfolgt er erst nach 5 mm oder später, so spricht dies für eine relative Stabilität bei möglicherweise früherer Überdehnung des vorderen Kreuzbandes.

Ein Kreuzbandschaden ist anzunehmen bei weichem oder fehlendem Anschlag. Bei einer Schubladenbewegung über 5 mm ist der Vergleich mit der Gegenseite zusätzlich hilfreich, um eine anlagebedingte Laxität der Gelenkbänder auszuschließen.

Ein positiver Lachmann-Test ist ein sicherer Nachweis für eine Insuffizienz des vorderen Kreuzbandes.

Bemerkung: Der Patient ist in Bauchlage zwar entspannt, für den Untersucher ist es aber nicht immer einfach, den Charakter der Anschlagshärte zu beurteilen.

Fester Anschlag und Hämarthros: Verdacht auf frische Teilruptur. Fester Anschlag und kein Hämarthros: Verdacht auf alte Teilruptur oder Elongation. Hyperlaxität.

Weicher Anschlag und Hämarthros: komplette Ruptur. Weicher Anschlag und kein Hämarthros: alte komplette Ruptur.

Beim festen Anschlag gilt es, eine hintere Kreuzbandläsion durch Prüfung der spontanen hinteren Schublade und der aktiven Tests auszuschließen.

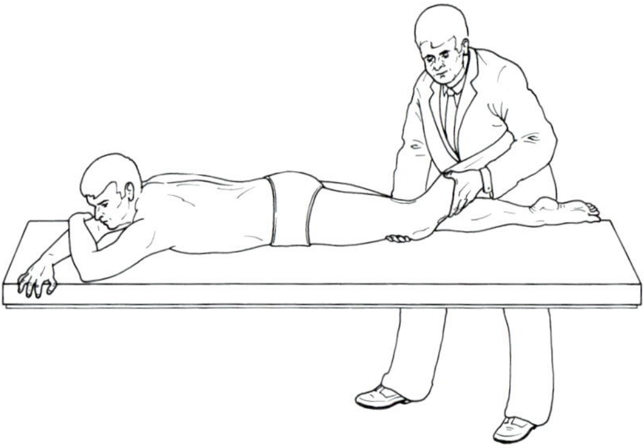

Abb. 6.**38** **Prone-Lachmann-Test.**

Stabiler Lachmann-Test

Variation des klassischen Lachmann-Tests.

Vorgehen: Der Patient liegt auf dem Rücken. Der Oberschenkel des Patienten wird auf den Oberschenkel des Untersuchers gelegt. Damit wird eine für jede Untersuchung konstante, vom Patienten nicht veränderbare Flexion erzielt. Mit der körperfernen Hand des Untersuchers wird die Tibia nach ventral gezogen, während die andere Hand den Oberschenkel fest auf dem Schenkel des Untersuchers fixiert.

Beurteilung: Wie klassischer Lachmann-Test.

Bemerkung: Der klassische Lachmann-Test bereitet nicht nur den „kleinhändigen" Untersuchern Probleme. Bei adipösen und sehr muskelkräftigen Patienten wird die gleichzeitige Fixation von Ober- und Unterschenkel schwierig. Der eigene Oberschenkel, der als Kniebank für das zu untersuchende Knie dient, bietet sich als einfaches Hilfsmittel in diesen Fällen an. So können selbst adipöse oder muskelkräftige Patienten untersucht werden. Der Charakter des Endpunktes (fester oder weicher Anschlag) ist leichter zu beurteilen.

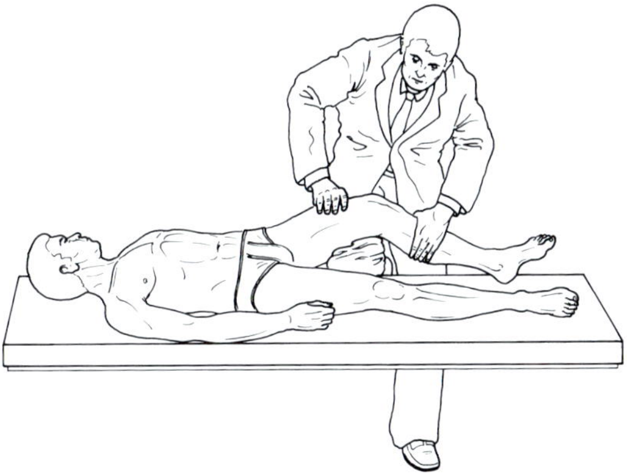

Abb. 6.**39** **Stabiler Lachmann-Test.**

No-Touch-Lachmann-Test

Vorgehen: Der Patient liegt auf dem Rücken und umfasst mit beiden Händen den Oberschenkel des betroffenen Beines nahe dem Kniegelenk und beugt dieses leicht. Nachfolgend wird er aufgefordert, unter Beibehaltung der Kniebeugung den Unterschenkel von der Untersuchungsliege abzuheben. Der Untersucher beobachtet während dieses Manövers die Position der Tuberositas tibiae.

Beurteilung: Bei intakten Bandverhältnissen zeigt sich keine oder nur eine minimale Konturveränderung, indem sich die Tuberositas tibiae leicht nach ventral bewegt. Liegt eine frischere Kapsel-Band-Verletzung mit Beteiligung des vorderen Kreuzbandes und medialen Seitenbandstrukturen vor, so kommt es zu einer deutlichen Ventralverschiebung der Tuberositas tibiae (Subluxationsstellung des Gelenks).

Bemerkung: Mit diesem Test kann man, ohne den Patienten zu berühren, oft komplexe Verletzungen ausschließen.

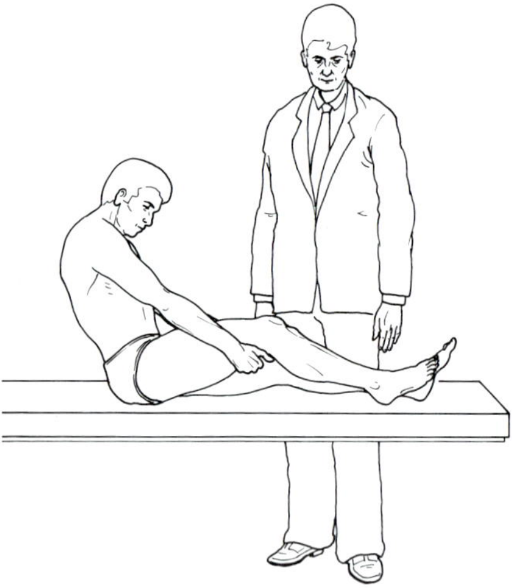

Abb. 6.**40**
No-Touch-Lachmann-Test.

Aktiver Lachmann-Test

Vorgehen: Der auf dem Rücken liegende Patient wird gebeten, das Bein zu strecken, wobei sich der Fuß von der Unterlage abheben soll. Der Untersucher befindet sich mit seinen Augen auf Höhe des Kniegelenks, um die Konturen von Tuberositas tibiae und Lig. patellae besser erfassen zu können. Eine leichte Knieflexion wird erreicht, indem der Untersucher eine Hand auf das kontralaterale Knie legt und den Oberschenkel des Patienten mit seinem Unterarm unterlagert. Zur Erhöhung der Quadrizepskraft wird der Fuß auf der Unterlage vom Untersucher fixiert.

Beurteilung: Bei intaktem vorderen Kreuzband ist eine leichte Ventralwanderung des Tibiakopfes zu beobachten. Bei einer Ruptur findet sich dagegen im Vergleich mit der Gegenseite eine deutliche Ventralwanderung, da die durch die Quadrizepskontraktion bewirkte Verschiebung nicht mehr vom vorderen Kreuzband blockiert wird.

Bemerkung: Die physiologisch aktive extensionsnahe Schublade beträgt durchschnittlich 2–3 mm. Bei einer vorderen Kreuzbandruptur findet sich dagegen ein Tibiavorschub von 3–6 mm. Dieser Test wird erst nach Ausschluss einer hinteren Kreuzbandverletzung geprüft, bei der die Tibia spontan nach dorsal fällt. Es kommt auch dort unter Quadrizepsanspannung zu einer deutlichen anterioren Tibiaverschiebung und damit zu einem falsch positiven, aktiven vorderen Schubladentest.

Ist neben der Insuffizienz der medialen Bandstrukturen und des vorderen Kreuzbandes auch die dorsale Aufhängung des Innenmeniskus gelockert, kann durch die Quadrizepskontraktion auch eine Meniskuseinklemmung provoziert werden.

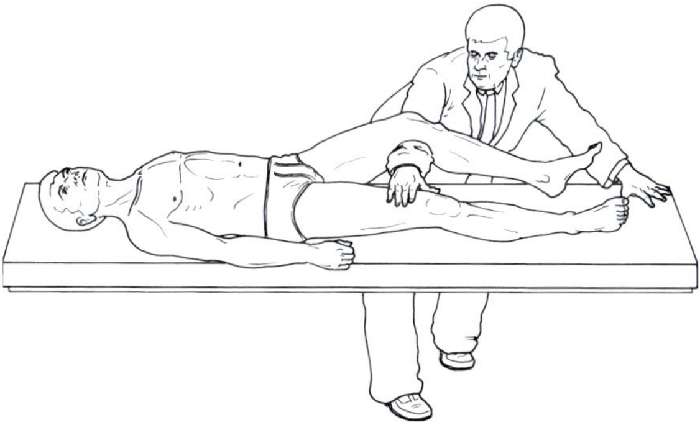

Abb. 6.**41** **Aktiver Lachmann-Test.**

Beim aktiven Lachmann-Test kann der Unterschenkel im Gegensatz zum traditionellen Lachmann-Test leicht in verschiedenen Rotationsstellungen fixiert und der stabilisierende Effekt der medialen und lateralen Kapsel-Band-Strukturen beurteilt werden. Liegt eine globale vordere Instabilität (vorderes Kreuzband, mediale-dorsomediale-laterale und dorsolaterale Kapsel) vor, ist sowohl in Innen- als auch Neutralrotation, besonders aber in Außenrotation eine deutliche aktive anteriore Tibiaverschiebung zu verzeichnen.

Vorderer Schubladentest in 90° Kniebeugung

Passiver vorderer Schubladentest zur Überprüfung der vorderen Kreuzbandstabilität.

Vorgehen: Der Patient liegt auf dem Rücken, das Hüftgelenk ist 45°, das Kniegelenk 90° gebeugt. Mit dem Gesäß fixiert der Untersucher den Fuß des Patienten in der gewünschten Rotationsstellung. Der Schienbeinkopf wird mit beiden Händen umfasst und bei entspannter Beugemuskulatur des Patienten nach ventral gezogen. Der Test wird in Neutralstellung, ggf. in 15° Außenrotationsstellung des Fußes zur Prüfung einer anterior-medialen Instabilität und 30° Innenrotationsstellung des Fußes zur Prüfung der anterior-lateralen Instabilität durchgeführt.

6

Beurteilung: Bei einer chronischen vorderen Kreuzbandinsuffizienz ist eine vordere Schublade, d. h. Ventralverschiebung der Tibia mit weichem Anschlag tastbar und erkennbar.

Bei frischen Verletzungen ist die Prüfung der vorderen Schublade in 90° Flexion häufig negativ, da die Patienten diesen Beugungsgrad oft nicht schmerzfrei erreichen und reflektorisch dagegen spannen. Zudem liegen meist komplett- und teilrupturierte Bänder in Kombination vor, sodass durch den Schubladenstress die teilrupturierten medialen und lateralen Strukturen gedehnt werden. Die so produzierten Schmerzen lassen die vordere Schubladenuntersuchung negativ erscheinen und täuschen eine scheinbare Stabilität vor.

Speziell bei frischen Verletzungen ist die Prüfung in geringerer Flexionsstellung (Lachmann-Test) zu bevorzugen. Liegt dagegen eine chronische Bandverletzung vor, steht das Instabilitätsgefühl meist im Vordergrund des Beschwerdebildes, sodass die Prüfung der vorderen Schublade in 90° gewöhnlich schmerzfrei möglich und dann auch aussagekräftig ist.

Bemerkung: Die vordere Schublade sollte in der Regel aus der Neutralrotation untersucht werden. Man kann auf diese Weise das größte Ausmaß der Verschiebung nachweisen. Die Rotationsstellung zwingt der Tibia eine bestimmte Stellung auf, bei der durch die Verwringung der peripheren Band- und Kapselstrukturen die Spannung größer und die Schubladenverschieblichkeit dadurch blockiert wird. Die Prüfung der Rotationsstabilität gibt zusammen mit der Prüfung der seitlichen Stabilität in Beugung und Streckung Auskunft über die Komplexität des Bandschadens und über die Stabilität der sekundären Stabilisatoren.

Eine vordere Schublade darf nicht automatisch mit einer vorderen Kreuzbandruptur gleichgesetzt werden. Andererseits darf aber beim negativen Schubladentest von der Intaktheit des vorderen Kreuzbandes nicht unbedingt ausgegangen werden. Der proximale Tibiaanteil wird bei der Schubladenuntersuchung nach ventral gezogen bzw. nach dorsal gedrückt. Es besteht die Schwierigkeit, genaue Ausgangspositionen (Neutralpositionen) festzulegen, von denen aus eine anterior gerichtete Kraft eine vordere Schublade hervorruft. Liegt z.B. eine hintere Kreuzbandläsion mit zurückgesunkenem Tibiakopf (spontane hintere Schublade) vor und übt der Untersucher den vorderen Schubladenstress aus, scheint es, als läge eine reine vordere Schublade vor. In Wahrheit ist die Tibia nur aus der zurückgesunkenen Position, bedingt durch den Riss des hinteren Kreuzbandes, nach ventral in ihre Neutralposition gezogen worden. Das vordere Kreuzband spannt sich an und begrenzt die weitere anteriore Verschiebung der Tibia.

Merke: Jede vordere Schublade ist erst dann eine vordere Schublade, wenn der Beweis erbracht ist, dass keine hintere Schublade vorliegt.

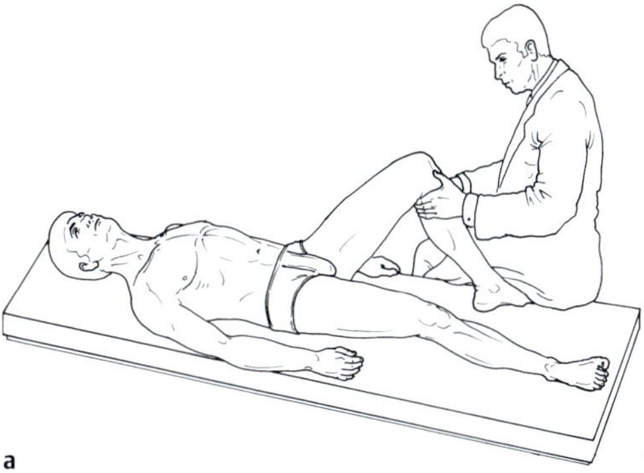

a

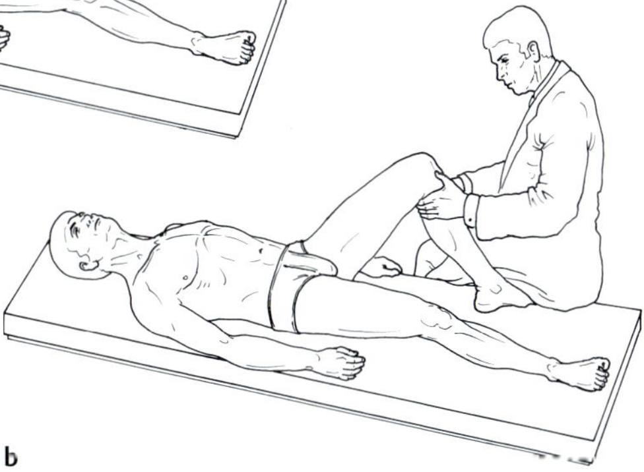

b

Abb. 6.**42 a u. b Vorderer Schubladentest in 90° Kniebeugung:**
a Ausgangsstellung/Außenrotation,
b ventraler Tibiazug.

Maximaler Schubladentest nach Jakob

Vorgehen: Der Patient liegt auf dem Rücken, das Knie ist 50°–60° gebeugt. Der Tibiakopf wird vom Unterarm des Untersuchers (die Hand umfasst das andere Kniegelenk) maximal nach anterior subluxiert. Mit der freien Hand umfasst der Untersucher gleichzeitig den Tibiakopf und palpiert, wie weit der mediale bzw. laterale Gelenkspalt nach anterior verschoben wird. Der Unterschenkel wird bei diesem Test nicht fixiert, damit die Rotationsfähigkeit uneingeschränkt bleibt und somit eine möglichst große anteriore Tibiaverschiebung auslösbar ist.

Beurteilung: Siehe vorderer Schubladentest in 90° Flexion.

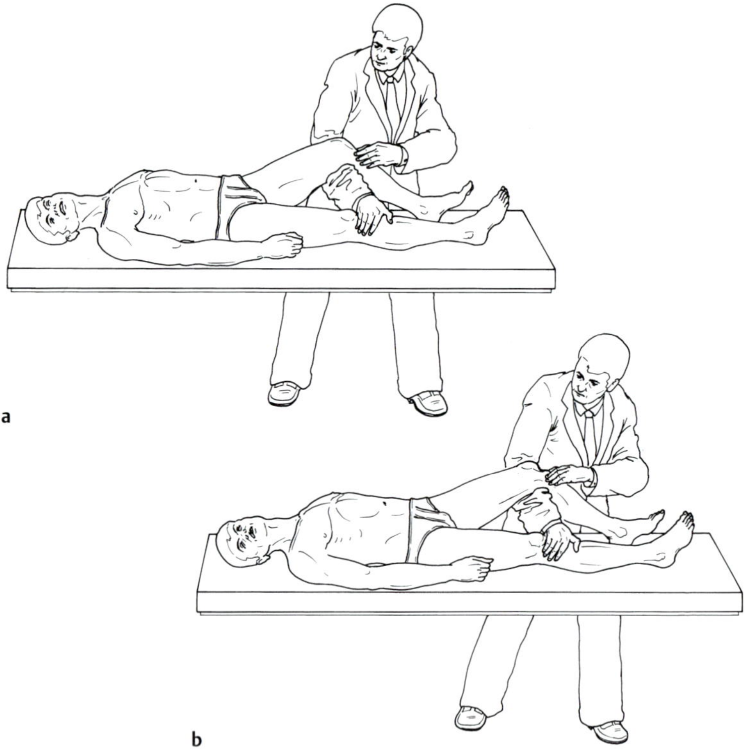

a

b

Abb. 6.**43 a u. b Maximaler Schubladentest nach Jakob:**
a Ausgangsstellung,
b maximaler anteriorer Tibiavorschub.

Pivot-Shift-Test (Galway-Test)

Vorgehen: Der Patient befindet sich in Rückenlage. Mit der einen Hand greift und fixiert der Untersucher den lateralen Femurkondylus. Der Daumen palpiert die proximale Tibia oder Fibula. Mit der anderen Hand hält er den Unterschenkel in Innenrotation und Abduktion (Valgusstress). Aus dieser Ausgangsstellung wird das Kniegelenk von der Streck- in die Beugestellung bewegt (Extensions-Flexions-Bewegung).

Beurteilung: Bei zerrissenem vorderen Kreuzband subluxiert die Tibia bereits in der Streckstellung unter dem Valgusdruck nach vorne. Die Blockade des Kniegelenks in der vorderen Subluxation hängt vom Ausmaß des Valgusdrucks ab (das Zeichen ist manchmal leichter auszulösen, wenn das Bein des Patienten im Unterschenkel zwischen Unterarm und Taille des Untersuchers fixiert und gleichzeitig ein leichter axialer Druck ausgeübt wird). Die anschließende Beugung des Kniegelenks unter Beibehaltung von Innenrotation und Abduktion des Unterschenkels führt bei ca. 20°–40° Beugung zur Reposition des subluxierten Tibiakopfes nach hinten. Der Tractus iliotibialis, der von der Streckstellung ventral des lateralen Epikondylus bei zunehmender Beugestellung hinter die Beugeachse gleitet, zieht den Schienbeinkopf wieder nach dorsal. Der Repositions-/Beugegrad ist abhängig vom Ausmaß der eingenommenen vorderen Subluxation. Bei einem geringen vorderen Gleitausmaß (Translation) erfolgt die Reposition früher. Die Diagnose wird durch die Aussage des Patienten meist noch bestätigt, dass sein typisches Instabilitätsempfinden (Giving Way), das er während der sportlichen Aktivitäten verspürt, sich durch diesen Test nachvollziehen lässt.

Nach Jakob kann ein echtes Pivot-Shift-Phänomen trotz vorderer Kreuzbandinsuffizienz teilweise verschwinden, wenn

1. eine vollständige mediale Seitenbandruptur vorliegt, die infolge der Valgusaufklappung das Entstehen einer Kraftspitze im lateralen Kompartiment verhindert; eine Subluxation ist in diesem Fall nicht möglich,
2. der Tractus iliotibialis insuffizient ist, so dass lediglich die Subluxation, jedoch nicht die ruckartige Reposition erkennbar ist,
3. eine Korbhenkelläsion des medialen oder lateralen Meniskus die vordere Tibiatranslation oder deren Reposition behindert und
4. eine zunehmende Arthrose im lateralen Kompartiment mit osteophytärer Apposition das ehemals konvexe laterale Plateau konkav werden lässt.

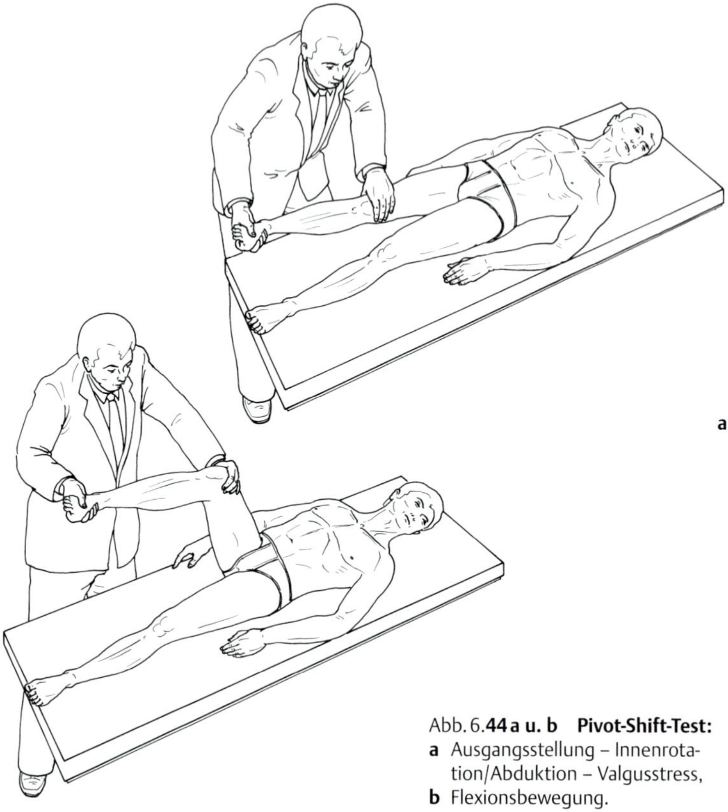

a

b

Abb. 6.**44 a u. b** **Pivot-Shift-Test:**
a Ausgangsstellung – Innenrotation/Abduktion – Valgusstress,
b Flexionsbewegung.

Graded Pivot-Shift-Test nach Jakob

Graduierung des Pivot-Shift-Tests unter Berücksichtigung des Gleitens (Translation) und Rotation der Tibia.

Vorgehen: Wie beim Pivot-Shift-Test, wobei hier nicht nur in Innenrotation, sondern zusätzlich auch in Neutral- und Außenrotation des Unterschenkels das Instabilitätsverhalten des Kniegelenks geprüft wird.

Beurteilung: Pivot-Shift Grad I: Pivot-Shift-Test nur in maximaler Innenrotation positiv, in Neutral- oder Außenrotation negativ. Die extensionsnahe Subluxation ist kaum zu sehen (eventuell leichtes Gleiten), sondern eher vom Untersucher zu palpieren.

Pivot-Shift Grad II: Pivot-Shift-Test in Innen- und Neutralrotation positiv, in Außenrotation jedoch negativ. Das Gleiten auf der lateralen Gelenkseite kann gesehen und palpatorisch wahrgenommen werden.

Pivot-Shift Grad III: Pivot-Shift-Test deutlich in Neutralrotation, besonders ausgeprägt aber in Außenrotation. Bei Innenrotation wird das Zeichen weniger deutlich.

Ein Pivot-Shift Grad IV lässt sich bei frischverletzten Kniegelenken nur dann nachweisen, wenn posteromediale und laterale Strukturen zusätzlich zur Ruptur des vorderen Kreuzbandes verletzt sind. Bei chronischen Instabilitäten ist dann ein drittgradiger Pivot-Shift-Test nachweisbar, wenn sich im Laufe der Zeit die Sekundärstabilisatoren gelockert haben.

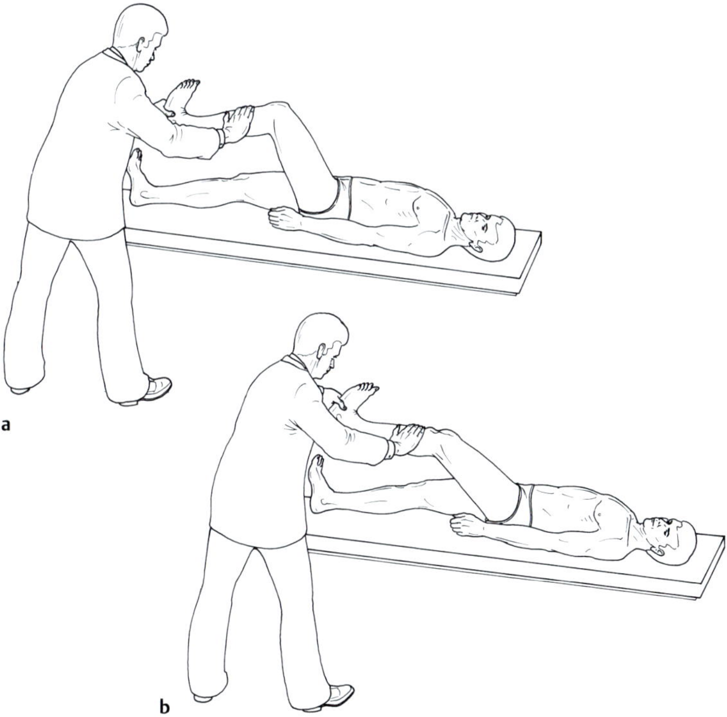

a

b

Abb. 6.**45 a u. b Graded Pivot-Shift-Test nach Jakob:**
a Ausgangsstellung – Flexion/Unterschenkelinnenrotation – Knievalgusstress,
b ventrale Subluxation lateraler Tibiakopf extensionsnah bei Unterschenkelinnenrotation und Knievalgusstress.

Bemerkung: Bei einer vorderen Kreuzbandruptur wandern sowohl der mediale als auch der laterale Tibiaanteil unter dem vorderen Schubladenstress nach ventral.
Handelt es sich um eine isolierte vordere Kreuzbandruptur, ist die anteriore Bewegung des lateralen Tibiaanteils ausgeprägter als die des medialen Anteils. Je mehr mediale Strukturen rupturiert sind, desto größer wird jedoch die anteriore Bewegung des medialen Tibiaplateaus im Vergleich zum lateralen. Je größer aber die Anteriorbewegung des medialen Tibiaplateaus ausfällt, desto ausgeprägter wird das Subluxationsphänomen bzw. die anschließende Reposition vom Untersucher wahrgenommen. Zudem erfolgt die Reposition dann in einem höheren Flexionsgrad (Beugegrad).

Modifizierter Pivot-Shift-Test

Vorgehen: Der Patient liegt auf dem Rücken. Mit der einen Hand hält der Untersucher den Unterschenkel in Innenrotation, die andere Hand hält den Schienbeinkopf von lateral in einer Valgusstellung. Bei positivem Testergebnis kommt es dadurch bereits zur Subluxation des lateralen Tibiakopfes nach vorne. Das weitere Vorgehen ist wie beim Pivot-Shift-Test. Die anschließende Kniebeugung unter Beibehaltung von Innenrotation und Valgusstress des Unterschenkels führt bei ca. 30° Beugung zur Reposition des subluxierten Tibiakopfes nach hinten. Der Test wird jeweils in Ab- und Adduktion des Hüftgelenks sowie Außen- und Innenrotation des Unterschenkels vorgenommen.

6

Beurteilung: Dem Tractus iliotibialis kommt eine bedeutende Funktion bei Zustandekommen der extensionsnahen Subluxation und anschließender Reposition mit zunehmender Flexion bei dem Pivot-Shift-Test zu. Die Vorspannung des Tractus iliotibialis hat einen erheblichen Einfluss auf das Ausmaß der Subluxation. In Abduktion (Abspreizung) des Hüftgelenks ist der Tractus entspannt, in Adduktion (Anspreizung) des Hüftgelenks dagegen gespannt. In Hüftabduktion lassen sich daher bei Patienten mit einem insuffizienten vorderen Kreuzband ausgeprägtere Subluxationen nachweisen als in Hüftadduktion.

Der Tractus iliotibialis ist sowohl an der direkten als auch an der indirekten (passiven) Stabilisierung der lateralen Gelenkseite beteiligt. Der Tractusanteil zwischen Kaplan-Fasern und Tuberculum Gerdy kann als passiver, bandartiger Anteil eingestuft werden (auch iliotibiales Band genannt), der von dem am Oberschenkel verlaufenden proximalen Traktusanteil tonisiert wird. Der Spannungszustand dieses passiven femurotibialen Anteils beeinflusst das Ausmaß der Subluxation des Tibiakopfes. Durch Innenrotation des Unterschenkels und Hüftadduktion wird der gesamte Tractus iliotibialis tonisiert, wodurch das iliotibiale Band unter Spannung gerät. Dieser Spannungszustand lässt es während der Prüfung des Pivot-Shift-Tests und gleichzeitig vorliegender Kreuzbandruptur nicht zu, dass der Tibiakopf nach anterior subluxieren kann. Wird der Unterschenkel dagegen außenrotiert, bewirkt dies eine Spannungsreduktion des iliotibialen Bandes und damit beim Pivot-Shift-Test eine größere anteriore Subluxation. Noch ausgeprägter wird das Ausmaß der Subluxation, wenn das Bein abduziert wird.

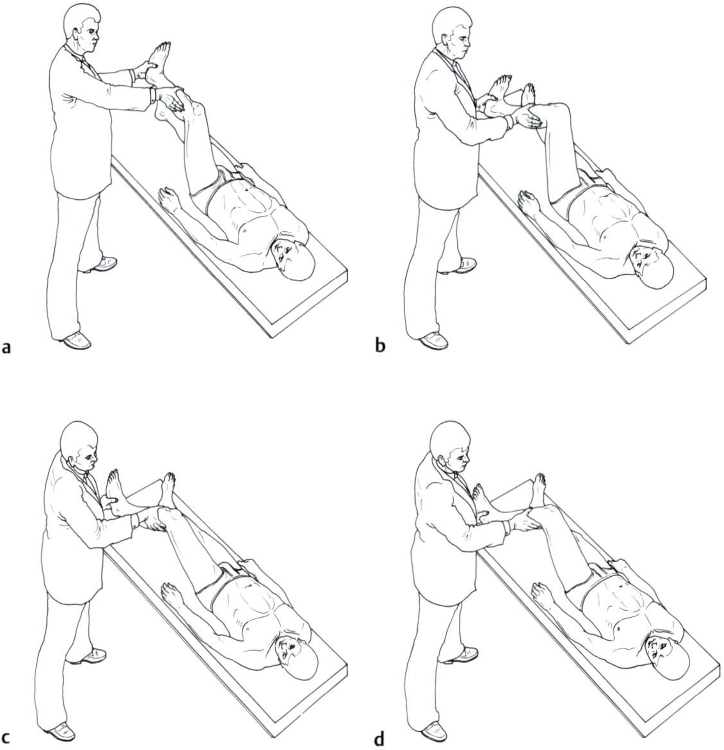

Abb. 6.**46 a–d** **Modifizierter Pivot-Shift-Test:**
a Subluxation bei Extension mit adduziertem Bein und Valgusstress bei Unterschenkelinnenrotation,
b Reposition bei Flexion aus gleicher Stellung,
c Subluxation bei Extension mit abduziertem Bein und Knievalgusstress bei Außenrotation des Unterschenkels,
d Reposition bei Flexion aus gleicher Stellung

Medialer Shift-Test

Vorgehen: Der Untersucher fixiert den Unterschenkel des Patienten zur Prüfung der extensionsnahen medialen bzw. lateralen Translation (Tibiaverschiebung) zwischen Unterarm und Taille. Zur Prüfung der medialen Translation legt er eine Hand etwas distal des Gelenkspalts medial am Unterschenkel an. Die andere Hand liegt am lateralen Oberschenkel. Während über den Unterschenkel ein Valgusstress auf das Kniegelenk ausgeübt wird, wird gleichzeitig durch die am Oberschenkel liegende Hand ein nach medial gerichteter Druck vorgenommen.

Beurteilung: Bei einer vorderen Kreuzbandruptur kann die Tibia nach medial verschoben werden, bis die Eminentia intercondylaris mit dem medialen Femurkondylus in Kontakt gerät. Da das hintere Kreuzband von medial nach lateral verläuft, ist bei hinterer Kreuzbandläsion eine positive laterale Translation des Tibiakopfes nachweisbar (lateraler Shift-Test).

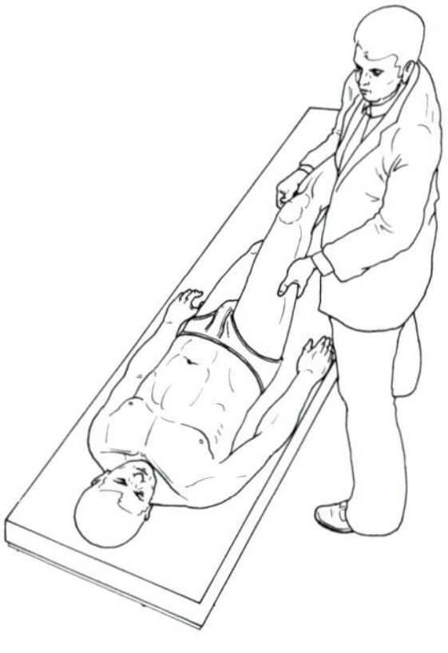

Abb. 6.**47**
Medialer Shift-Test.

Soft Pivot-Shift-Test

Vorgehen: Der Patient befindet sich in Rückenlage. Der Untersucher umfasst mit einer Hand den Fuß, die andere Hand umgreift die Wade. Zuerst wird das Kniegelenk leicht und vorsichtig abwechselnd gebeugt und gestreckt, um dem Patienten durch diesen alltäglichen Bewegungsablauf die Angst zu nehmen und die reflektorische Muskelanspannung zu mindern. Das Hüftgelenk wird abduziert, der Fuß in Neutral- oder Außenrotation gehalten.

Dann übt der Untersucher nach etwa 3–5 Flexions-Extensions-Zyklen vorsichtig eine axiale Kompression aus. Durch die seitlich und an der Unterschenkelrückseite anliegende Hand wird ein milder anteriorer Stress ausgeübt.

Beurteilung: Unter der axialen Kompression und dem milden anterioren Stress tritt eine sanfte extensionsnahe Subluxation und Reposition mit zunehmender Flexion auf. Durch die Geschwindigkeit der Beuge-/Streckbewegung (Flexion/Extension), die axiale Kompression und die nach anterior gerichtete Kraft lässt sich die Intensität von Subluxation und Reposition genau dosieren. Bei diesem weichen Test tastet sich der Untersucher regelrecht an die Subluxation und Reposition heran.

Bemerkung: Der Soft Pivot-Shift-Test gewährleistet einen schmerzarmen, oft sogar einen völlig schmerzfreien Repositionsvorgang. Bei vorsichtiger Ausführung kann der Test mehrmals wiederholt werden, ohne dass der Patient über Schmerzen klagt.

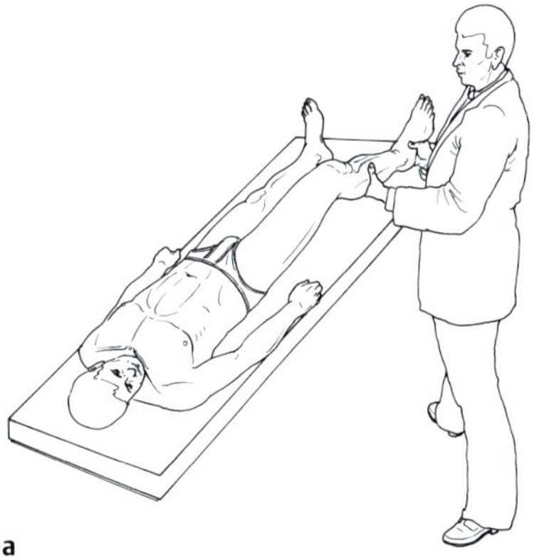

a

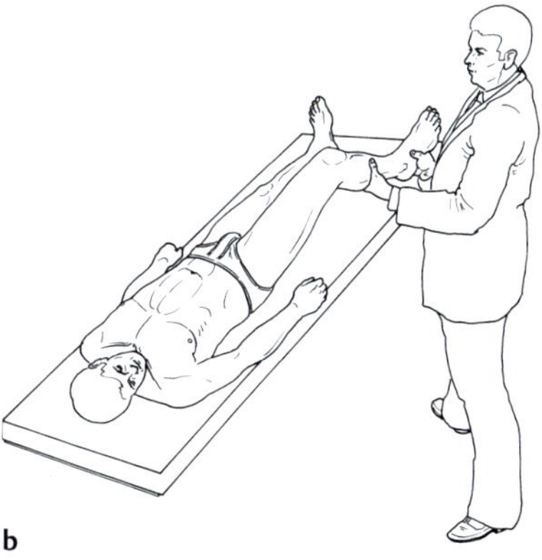

b

Abb. 6.**48 a u. b Soft Pivot-Shift-Test:**
a extensionsnahe Subluxation bei Unterschenkelaußenrotation, axiale Kompression und anteriorer Stress,
b Reposition bei Flexion bei Beibehaltung der axialen Kompression und leichtem Valgusstress.

Martens-Test

Vorgehen: Der Patient liegt auf dem Rücken. Der Untersucher steht lateral des verletzten Beines. Eine Hand fixiert den Unterschenkel beugeseitig distal des Kniegelenks, der Zeigefinger liegt der Fibula an. Der Unterschenkel des Patienten wird zwischen Unterarm und Taille fixiert und gleichzeitig ein Valgusstress ausgeübt. Während der Untersucher mit der einen Hand den Unterschenkel nach ventral zieht, drückt er mit der anderen den distalen Oberschenkel nach dorsal.

Beurteilung: Unter zunehmender Flexion von extensionsnaher Stellung ausgehend reponiert bei ca. 30° der subluxierte, laterale Tibiaanteil nach dorsal beim Vorliegen einer vorderen Kreuzbandläsion.

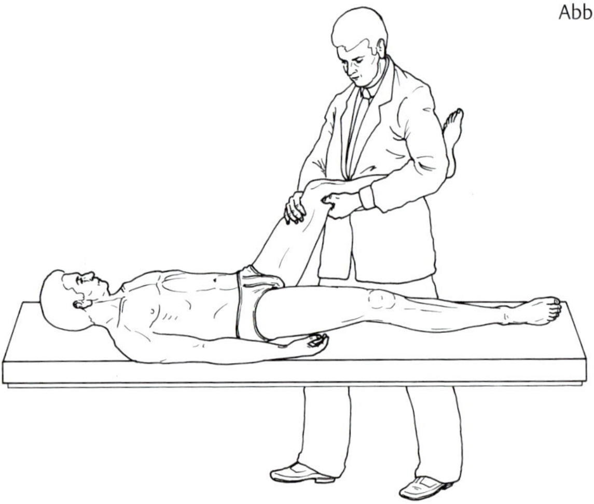

Abb. 6.**49** **Martens-Test.**

Losee-Test

Vorgehen: Der Patient befindet sich in Rückenlage. Die eine Hand des Untersuchers umgreift das Kniegelenk von lateral, wobei der Daumen hinter dem Fibulaköpfchen, die Langfinger auf der Patella liegen. Die andere Hand fasst von medial den Unterschenkel oberhalb des oberen Sprunggelenks. Im Gegensatz zu anderen ventralen dynamischen Subluxationstests übt der Untersucher keine Innenrotation auf den Unterschenkel aus, sondern bringt ihn eher in eine Außenrotationsposition.

Beurteilung: Wird das Kniegelenk aus 40°–50° gebeugter Stellung gestreckt, kommt es bei Vorliegen einer vorderen Kreuzbandinsuffizienz – palpabel und sichtbar – zur Subluxation des lateralen Tibiakopfanteils nach ventral.

Bemerkung: Der Losee-Test nahm früher wegen der Außenrotation des Unterschenkels bei Testbeginn eine Sonderstellung unter den dynamischen Subluxationstests ein; es ist jedoch wichtig, dass die Außenrotation vom Untersucher nicht erzwungen, sondern der außenrotierte Unterschenkel bei gebeugtem Kniegelenk entspannt gehalten wird. Beim Streckvorgang subluxiert der laterale Tibiaanteil nach ventral, d.h. der gesamte Unterschenkel rotiert nach innen. Die relative Innenrotationsbewegung darf vom Untersucher nicht behindert werden.

Slocum-Test

Vorgehen: Der Patient liegt auf der gesunden Seite – mit gebeugtem Hüftgelenk und Kniegelenk und hält das verletzte obere Bein bei möglichst leichter Innenrotation des Fußes gestreckt. In dieser Stellung übt das Gewicht des Beines einen leichten Valgusstress aus. Der Untersucher steht hinter dem Patienten. Eine Hand umfasst den Oberschenkel, die andere den Schienbenkopf, wobei Daumen oder Zeigefinger das Fibulaköpfchen palpieren.

Beurteilung: Bei verletztem vorderen Kreuzband subluxiert der laterale Femurkopf in strecknaher Stellung nach ventral. Die anschließende Beugung des Kniegelenks führt bei ca. 30° zur Reposition des subluxierten Tibiakopfes nach dorsal. Dieser Befund spricht für eine anteromediale Knieinstabilität.

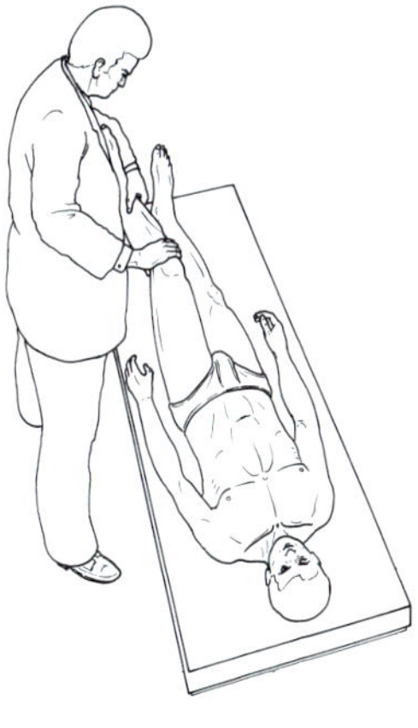

Abb. 6.**50** **Losee-Test.**

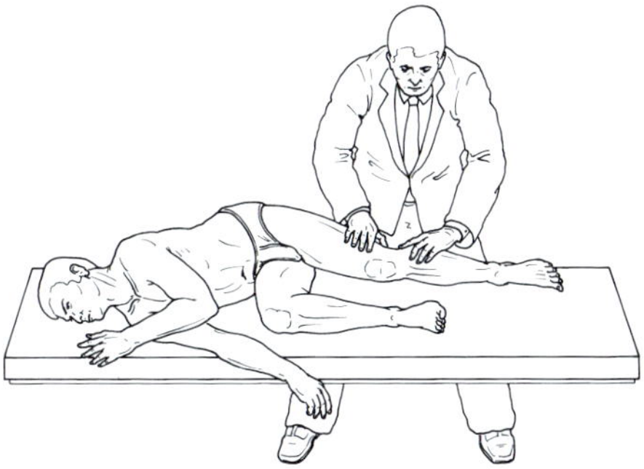

Abb. 6.**51** **Slocum-Test.**

6

Cross-Over-Test nach Arnold – Überkreuzungstest

Vorgehen: Das verletzte Bein des stehenden Patienten wird vom Fuß des Untersuchers fixiert. Der Patient überkreuzt nun mit dem gesunden Bein das kranke und rotiert dabei Becken und Oberkörper zur verletzten Seite.
Beurteilung: Durch Kontraktion des Quadrizeps kommt es am Bein, dessen Fuß fixiert wird, zur Reproduktion des lateralen Pivot-Shift-Phänomens mit dem unangenehmen Gefühl für den Patienten, dass „das Knie aushaken will".
Bemerkung: Bei muskelstarken Patienten ist dieser Test meist aussagekräftiger als die anderen dynamischen Tests des vorderen Kreuzbandes.

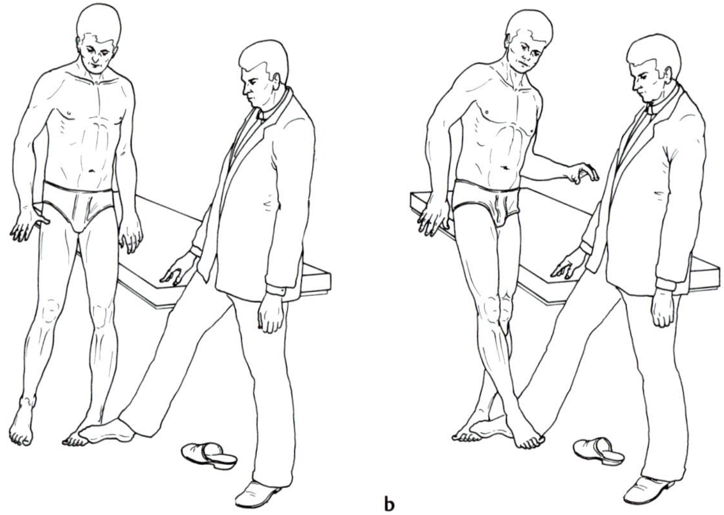
a b

Abb. 6.**52 a u. b** **Cross-Over-Test nach Arnold:**
a Ausgangsstellung,
b Cross-over.

Noyes-Test

Vorgehen: Der Patient liegt auf dem Rücken. Der Untersucher umfasst mit beiden Händen den Tibiakopf. Der distale Unterschenkel wird zwischen Unterarm und Taille des Untersuchers fixiert. In einer Beugestellung von etwa 20° wird eine leichte vordere Schubladenbewegung ausgelöst, während gleichzeitig die Zeigefinger die ischiokrurale Muskulatur auf ihre Entspannung hin prüfen. Das distale Femur fällt in eine Außenrotationsstellung und sinkt etwas nach dorsal (Subluxation). Nun wird das Knie gebeugt.

Beurteilung: Im Gegensatz zu anderen dynamischen ventralen Subluxationstests wird nicht der laterale Tibiaanteil, sondern das distale Femur auf Reposition bzw. Subluxation gegen den durch den Untersucher fixierten und nach dorsal geführten Tibiakopf geprüft. Kommt es unter Kniebeugung zu einer fühlbaren Rückdrehung des distalen Femuranteils nach innen (Reposition), so ist das Testergebnis positiv, d. h. es liegt eine Kreuzbandinsuffizienz vor.

Bemerkung: Beim ängstlichen Patienten, der seine ischiokrurale Muskulatur schlecht entspannen kann, ist das Zeichen nach Noyes geeignet, eine Kreuzbandinsuffizienz zu beurteilen.

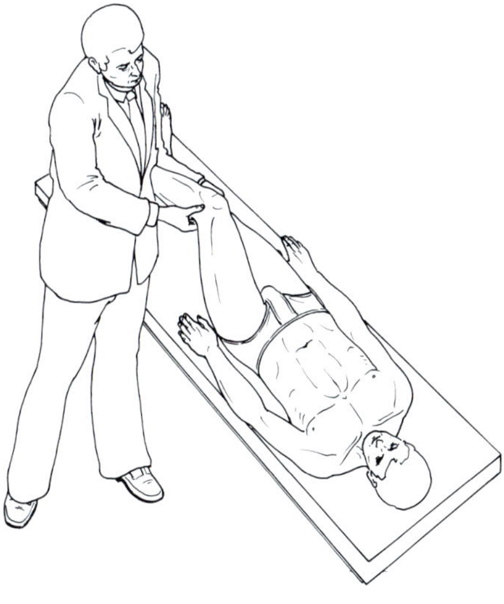

Abb. 6.**53** **Noyes-Test.**

Giving-Way-Test nach Jakob

Vorgehen: Der Patient lehnt mit der gesunden Seite an einer Wand und verteilt sein Körpergewicht auf beide Beine. Der Untersucher legt seine Hände proximal und distal des verletzten Kniegelenks an und übt einen Valgusstress aus, während der Patient eine Beugebewegung vornimmt.

Beurteilung: Bei positivem Testergebnis kommt es zu einem Subluxieren des Tibiakopfes nach vorn und zum subjektiven Gefühl eines „Nachgebens" im Kniegelenk.

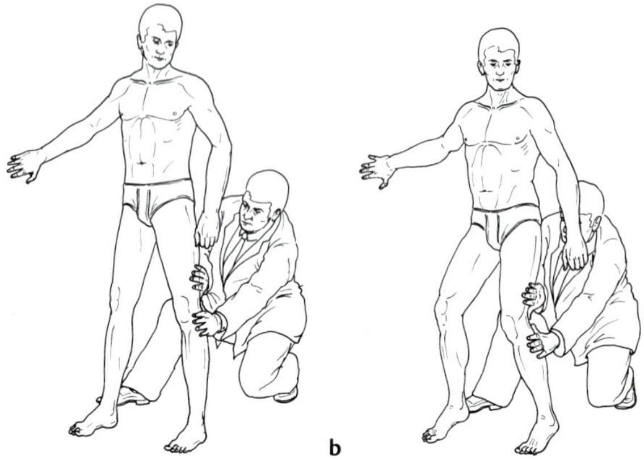

Abb. 6.**54 a u. b** **Giving-Way-Test nach Jakob:**
a Ausgangsstellung – Valgusstress,
b Reposition bei Flexion und Beibehaltung des Valgusstress.

Lemaire-Test

Vorgehen: Der Patient liegt auf dem Rücken, eine Hand rotiert den Fuß nach innen, die andere drückt proximal des lateralen Femurkondylus von außen gegen den Oberschenkel. Nachfolgend werden vorsichtige Streck-/Beugebewegungen im Kniegelenk durchgeführt.

Beurteilung: Bei Ruptur des vorderen Kreuzbandes sieht man eine strecknahe Subluxation des lateralen Tibiakopfanteils nach ventral und Spontanreposition bei 30°–50° Beugung.

Bemerkung: Dieses Testverfahren wurde zuerst von Lemaire beschrieben, später auch von Galway und McIntosh und vielfach nach den letztbenannten Autoren bezeichnet.

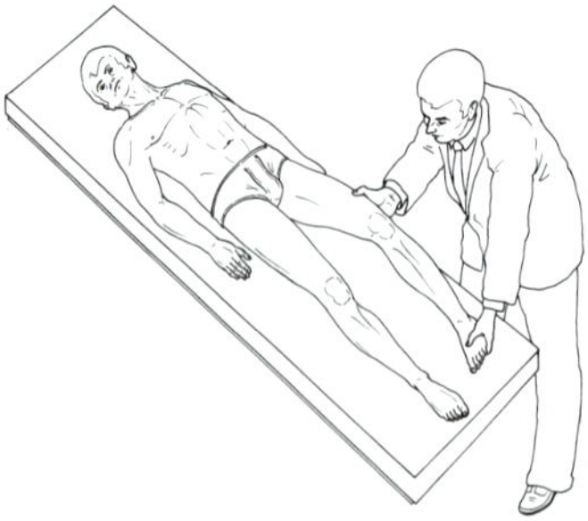

Abb. 6.**55** **Lemaire-Test.**

Jerk-Test nach Hughston

Vorgehen: Der Patient liegt auf dem Rücken, das Kniegelenk ist um 60°–70° gebeugt. Der Untersucher umfasst mit einer Hand den Fuß und rotiert den Unterschenkel nach innen. Mit der anderen Hand übt er einen Valgusstress aus.
Beurteilung: Das gebeugte Knie wird bei leichter Innenrotation der Tibia gestreckt. Liegt ein vorderer Kreuzbandschaden vor, subluxiert der laterale Tibiakopfanteil bei einer Flexion von ca. 20° ruckartig nach vorn.
Bemerkung: Ein positiver Jerk-Test weist wie der Pivot-Shift-Test auf eine anterolaterale Instabilität hin. Dieser Test ist aber nicht so sensitiv wie der Pivot-Shift-Test.

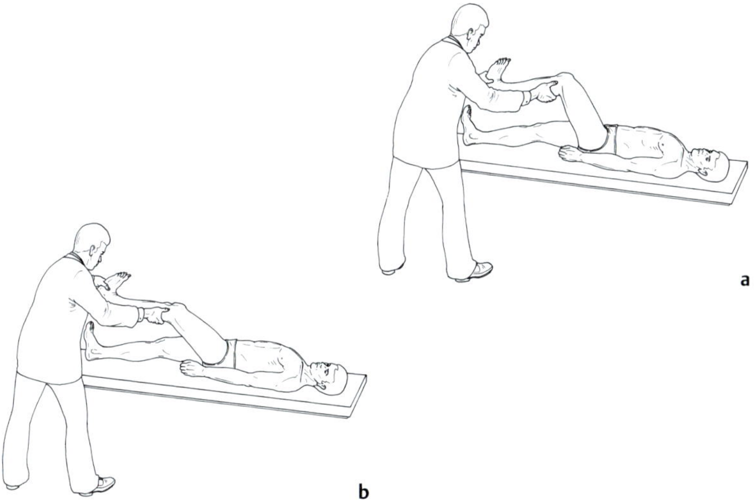

Abb. 6.**56 a u. b** **Jerk-Test nach Hughston:**
a Ausgangsstellung Knieflexion 70° – Unterschenkelinnenrotation – Valgusstress,
b ventrale Subluxation des lateralen Tibiakopfes bei 20° Flexion – Unterschenkelinnenrotation – Knievalgusstress.

Funktionstests zur Prüfung des hinteren Kreuzbandes

Hinterer Schubladentest in 90° Kniebeugung – hinterer Lachmann-Test

Vorgehen: Der hintere Schubladentest wird in Beugung und in Strecknähe gleich wie eine vordere Schublade, jedoch in posteriorer Translationsrichtung in Neutralrotations-, Innenrotations- und Außenrotationsstellung des Unterschenkels geprüft.

Beurteilung: Eine isolierte posterolaterale Instabilität zeigt in Strecknähe (Lachmann-Position) ihre maximale hintere Translation und in 90° Beugung ihre maximale posterolaterale Rotation und minimale hintere Schublade. Bei isolierter hinterer Kreuzbandläsion findet sich die maximale hintere Translation in Beugung, eine posterolaterale Translation ist weder in Beugung noch in Strecknähe festzustellen.

Sind hintere Kreuzband- und posterolaterale Strukturen zusammen insuffizient, findet sich in allen Flexionswinkeln eine vermehrte hintere Schublade, Außenrotation und laterale Aufklappbarkeit.

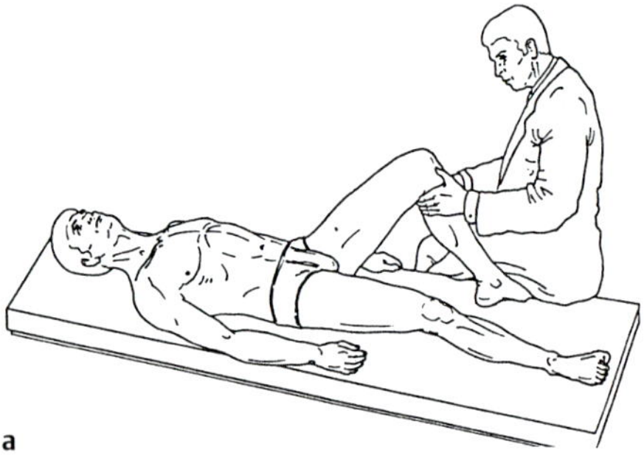

a

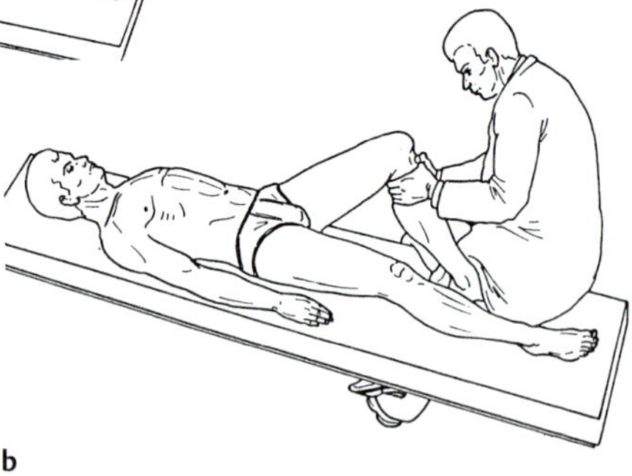

b

Abb. 6.**57 a u. b** **Hinterer Schubladentest in 90° Kniebeugung:**
a Ausgangsstellung bei Fußaußenrotation,
b Schublade bei posterior gerichtetem Tibiaschub.

Reversed Pivot-Shift-Test nach Jakob – umgekehrter Pivot-Shift-Test

Test zur Beurteilung einer posterolateralen Rotationsinstabilität.

Vorgehen: Der Patient liegt auf dem Rücken, der Untersucher steht auf der Seite des verletzten Beines. Eine Hand umfasst den Fuß, die andere Hand liegt auf der Außenseite des Unterschenkels in Kniegelenkhöhe, wobei der Daumen auf dem Fibulaköpfchen platziert wird und einen Valgusdruck ausübt. Das Knie wird nun auf 70°–80° gebeugt. In dieser Stellung bewirkt eine Außenrotation des Fußes eine Subluxation des lateralen Tibiaplateaus nach hinten. Nachfolgend wird das Knie unter leichtem Valgusstress langsam gestreckt.

Beurteilung: Bei einer posterolateralen Läsion und passiv flektiertem Kniegelenk hängt die Tibia der Schwerkraft folgend in einer posterolateralen Subluxation, die durch eine Außenrotationsstellung der Tibia noch verstärkt wird. Durch die Kniestreckung wird ab 30°–20° Flexion der Tractus iliotibialis zum Strecker und reponiert das Gelenk. An der Reposition sind zusätzlich beteiligt die posterolaterale Kapsel, die hinteren Weichteile und der Quadrizeps.

Bemerkung: Dieser Test ist zwar der funktionelle Partner des dynamischen vorderen Subluxationstests, kann aber auch bei erhöhter konstitutioneller Bandlaxität positiv ausfallen. Klinisch signifikant ist der Test erst dann, wenn er einseitig auslösbar ist und gleichzeitig die vom Patienten geschilderten schmerzhaften Subluxationserscheinungen reproduziert. Ein positiver Test lässt in erster Linie auf eine posterolaterale Kapsel-Band-Läsion schließen, eine hintere Kreuzbandläsion ist dann wahrscheinlich, wenn neben einem adäquaten Trauma gleichzeitig eine posterior-laterale Instabilität in Form einer positiven hinteren Schublade bei Außenrotation des Unterschenkels vorliegt.

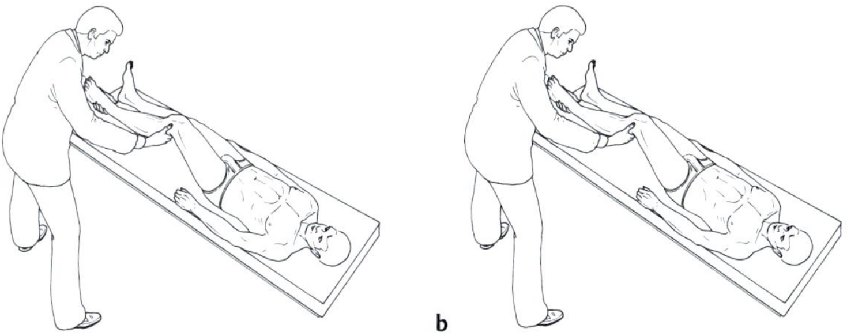

Abb. 6.**58 a u. b** **Reversed Pivot-Shift-Test nach Jakob:**
a dorsale Subluxation der Tibia in Kniebeugung > 60°,
b Reposition extensionsnah.

Quadrizepskontraktionstest

Test zur Beurteilung einer hinteren Kreuzbandläsion.

Vorgehen: Der Patient liegt auf dem Rücken. Das verletzte Bein wird im Kniegelenk um 90° gebeugt und außenrotiert aufgestellt. Der Patient wird aufgefordert, seinen Quadrizeps anzuspannen und das Bein von der Untersuchungsliege abzuheben.

Beurteilung: Bei einer posterolateralen Instabilität verursacht die Außenrotationsstellung des Fußes, dass die laterale Tibia in Bezug zum lateralen Femurkondylus noch nach hinten subluxiert. Dies wird als ein hinterer (dorsaler) Durchgang des lateralen Tibiaplateaus wahrgenommen. Durch die gezielte Quadrizepskontraktion und zunehmende Kniestreckung bewegt sich das laterale Tibiaplateau aus seiner hinteren Subluxationsstellung mit einer umgekehrten pivot-shift-artigen Verschiebung nach ventral in die Repositionsstellung. Die Gelenkreposition erfolgt bei einer Kniebeugung von 30°–20°. Dieser Test wird auch als aktiver Repositionstest bezeichnet und lässt sich in der Regel nur bei älteren Bandverletzungen nachweisen.

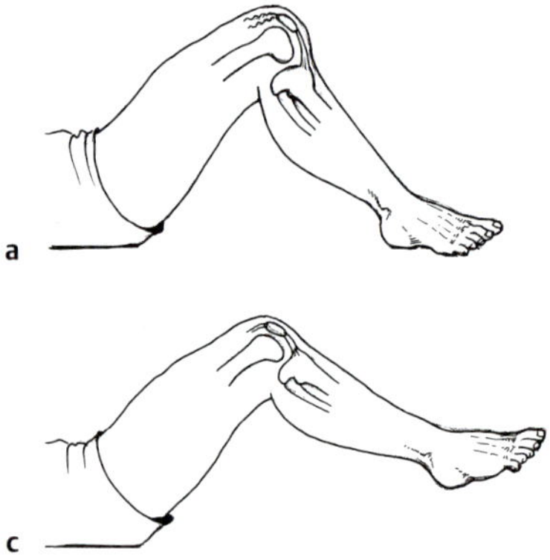

Abb. 6.**59 a–c** **Quadrizepskontraktionstest:**
a Subluxation – dorsaler Durchhang,
b Quadrizepsanspannung,
c aktive Kniestreckung – Repositionsstellung.

Dorsaler Durchhangtest

Vorgehen: Beide Kniegelenke werden parallel bei 90° Flexion gehalten.

Beurteilung: Bei seitlicher Inspektion beider Tibiakopfsilhouetten zeigt das betroffene Knie ein „Nachhintenhängen“ des Tibiakopfes. Diese Ruheposition in der hinteren Schublade ist schwerkraftbedingt und ein sensibles Zeichen einer hinteren Kreuzbandläsion.

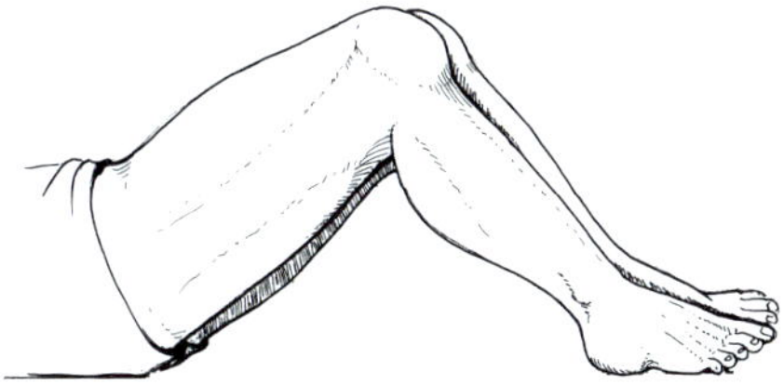

Abb. 6.**60** **Dorsaler Durchhangtest.**

Weicher posterolateraler Schubladentest

Vorgehen: Der Patient sitzt auf einer Untersuchungsliege und lässt die Beine locker über die Liegenkante herabhängen. Der Fuß des betroffenen Beines stützt sich leicht auf den Oberschenkel des Untersuchers ab. Der Untersucher fasst mit beiden Händen den Tibiakopf und drückt ihn über die Daumenballen nach dorsal.

Beurteilung: Eine posteriore Translation (Schubladenbewegung) des lateralen Tibiaplateaus weist auf eine posterolaterale Instabilität hin.

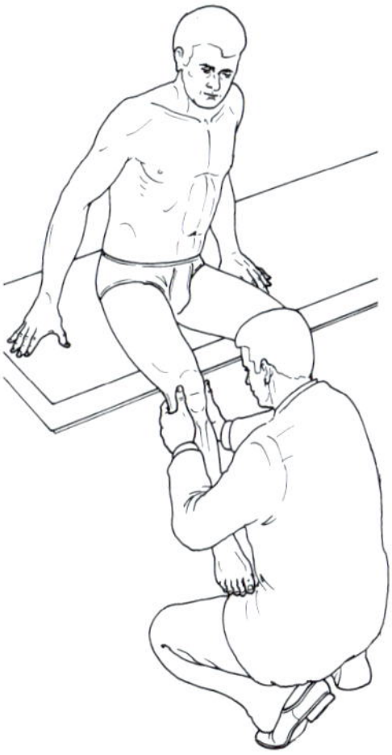

Abb. 6.**61** **Weicher posterolateraler Schubladentest.**

Gravity-Sign-Rekurvatum-Test

Vorgehen: Der Patient liegt auf dem Rücken, Hüfte und Kniegelenk sind 90° gebeugt. Eine Hand des Untersuchers fasst den Unterschenkel, die andere stabilisiert das Knie oberhalb der Kniescheibe. Die das Kniegelenk fixierende Hand wird abrupt gelöst.

Beurteilung: Bei Vorliegen einer hinteren Kreuzbandruptur sinkt die Tibia nach dorsal (dorsaler Durchhang).

Bemerkung: Beim Rekurvatumtest wird das gestreckte Bein angehoben. Ein hinterer Kreuzbandriss führt zum dorsalen Durchhang der Tibia.

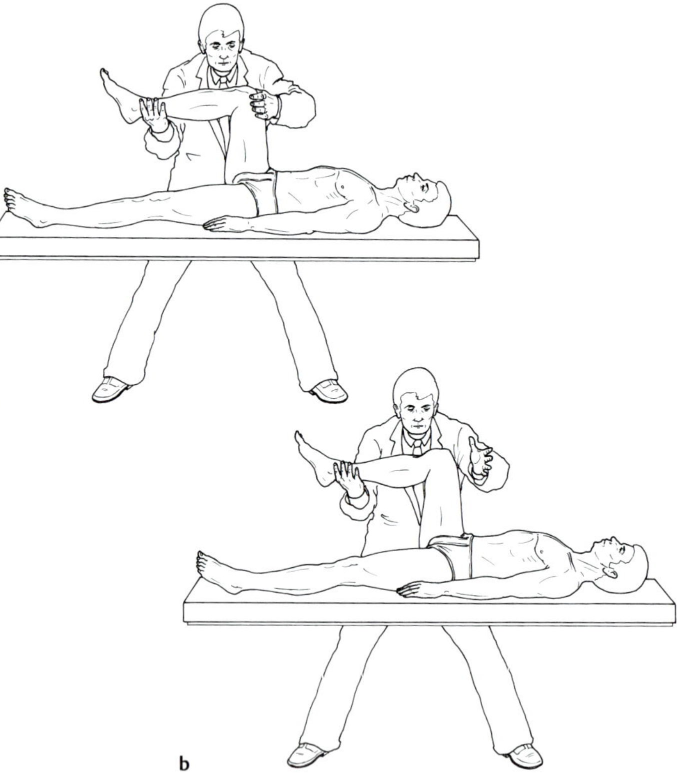

a

b

Abb. 6.**62 a u. b** **Gravity-Sign-Rekurvatum-Test:**
a Gelenkstabilisierung,
b dorsaler Durchhang der Tibia bei Aufheben der Gelenkstabilisierung.

Außenrotationsrekurvatumtest nach Hughston

Vorgehen: Der Patient liegt auf dem Rücken. Beide Beine des Patienten werden unter vollständiger muskulärer Entspannung des Quadrizeps jeweils am Vorfuß angehoben.

Beurteilung: Bei posterolateraler Instabilität kommt es hier zu einer Hyperextensionsvarusstellung im Kniegelenk, während die Tibia simultan nach außen rotiert.

Bemerkung: Zur Verdeutlichung der Außenrotation und Rekurvation (Hyperextension) ist es möglich, den Test einseitig durchzuführen, indem das Kniegelenk aus leichter Flexion in die Extension übergeführt wird. Mit der dorsolateralseitig aufgelegten Hand sind das Zurückfallen und die leichte Außenrotation der proximalen Tibia zu palpieren.

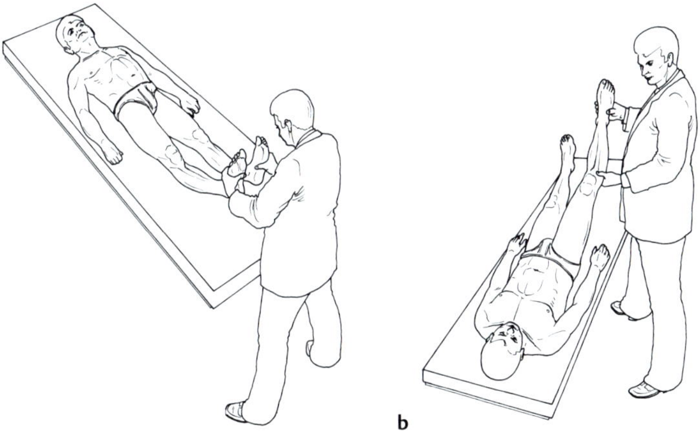

a b

Abb. 6.**63 a u. b** **Außenrotationsrekurvatumtest nach Hughston:**
a Hyperextensionsvarusstellung,
b Flexionsextensionsbewegung.

Godfrey-Test

Vorgehen: Der Patient liegt in Rückenlage. Beide Knie- und Hüftgelenke sind 90° gebeugt. Die Unterschenkel werden vom Untersucher gehalten, während er auf die Tuberositas tibiae des verletzten Knies einen Druck nach dorsal ausübt.

Beurteilung: Schon in der Ausgangsstellung ist die leicht zurückgesunkene Position der proximalen Tibia als Ausdruck einer hinteren Kreuzbandinsuffizienz erkennbar. Durch ventralen Druck auf die Tibia zeigt sich der hintere Durchhang des lateralen Tibiaplateaus noch deutlicher.

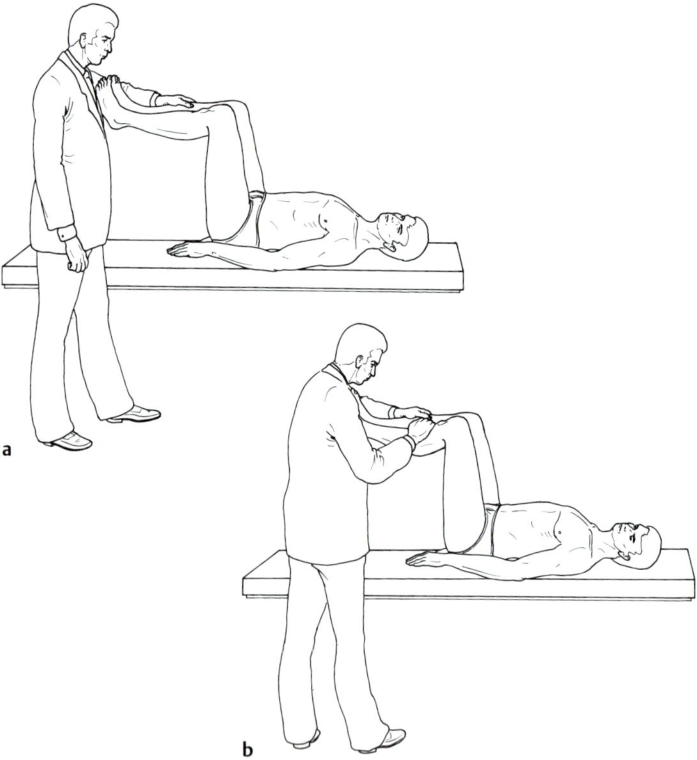

Abb. 6.**64 a u. b** **Godfrey-Test:**
a dorsaler leichter Durchhang der Tibia,
b Verstärkung des Durchhangs unter Druck.

Dynamischer posteriorer Shift-Test

Vorgehen: Der Untersucher beugt das Hüft- und Kniegelenk des in Rückenlage befindlichen Patienten um ca. 90°. Das Knie wird in neutraler Rotation gehalten. Eine Hand des Untersuchers liegt auf dem Oberschenkel und dient als Widerlager, mit der anderen streckt er langsam das Kniegelenk.
Beurteilung: Werden ca. 20° erreicht, kann man eine ruckartige Bewegung des Tibiaplateaus aus einer hinteren Subluxation in Außenrotation sehen und palpieren.

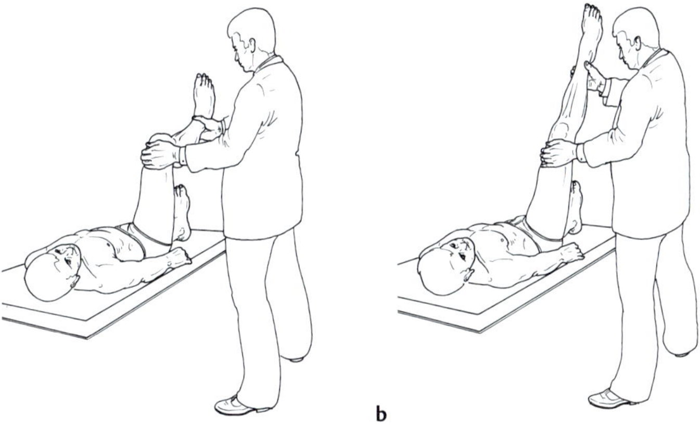

a b

Abb. 6.**65 a u. b Dynamischer posteriorer Shift-Test:**
a Subluxation bei 90° Hüft- und Kniebeugung,
b Reposition extensionsnah.

Loomers posteriorer-lateraler Rotationsinstabilitätstest

Vorgehen: Der Patient liegt auf dem Rücken. Beide Hüft- und Kniegelenke sind 90° gebeugt. Der Untersucher fasst beide Füße und rotiert sie maximal nach außen.
Beurteilung: Rotiert der Unterschenkel des betroffenen Beines im Seitenvergleich stärker nach außen und kommt es zu einem Nachhintentreten der Tuberositas tibiae, so liegt eine posteriore-laterale Instabilität vor.
Bemerkung: Andere Autoren beschreiben eine Modifikation des Loomer-Tests, den sog. Tibia-Außenrotationstest oder **Dial-Test**. Der Patient liegt auf dem Rücken, der Untersucher flektiert das Kniegelenk des Patienten auf 30°. Aus dieser Stellung extendiert er das Bein im Hüftgelenk über den Liegenrand.

Danach rotiert der Untersucher den Unterschenkel nach außen und vergleicht das Ausmaß der Rotation mit der Gegenseite. Dabei beachtet er die Bewegung der Tuberositas tibiae. Der Test wird bei 90° Kniebeugung wiederholt. Rotiert der Unterschenkel weniger bei 90° als bei 30°, ist eine posterior-laterale Verletzung (der Popliteusecke) wahrscheinlich. Rotiert das Kniegelenk mehr als 90° nach außen, so ist eine Verletzung der Popliteusecke und des hinteren Kreuzbandes anzunehmen.

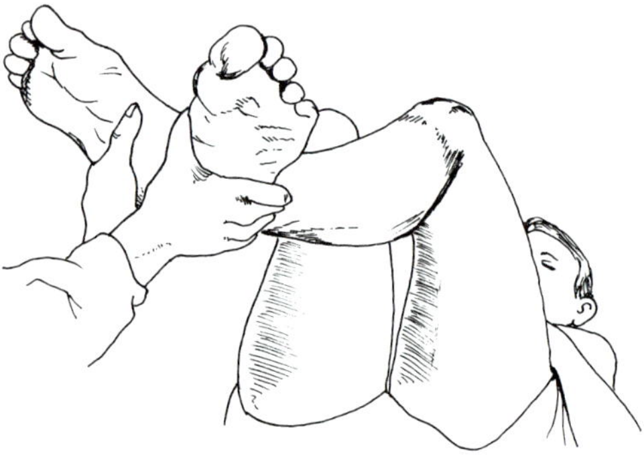

Abb. 6.**66**
Loomers posteriorer-lateraler Rotationsinstabilitätstest.

7 Sprunggelenk und Fuß

Erkrankungen des Sprunggelenks und des Fußes können zu Veränderungen im Gangbild führen und dadurch weitere Gelenke der unteren Extremität beeinträchtigen. Der Fuß und das Sprunggelenk vereinen Flexibilität mit Stabilität durch die Form des Skeletts und den Bandapparat. Die untere Extremität, das Sprunggelenk und der Fuß haben zwei prinzipielle Funktionen: zum einen dienen sie dem Antrieb, zum anderen fungieren sie als Stütze. Der Antrieb erfolgt wie ein flexibler Hebel. Die Stütze ist eine Art rigider Struktur, die den gesamten Körper aufrechterhält. Mehr als 80% der Bevölkerung leiden unter Fußproblemen. Bei der Beurteilung der unteren Extremität, des Sprunggelenks und des Fußes ist es besonders wichtig, den Fuß in einer Neutralstellung unter Gewichtsbelastung und ohne Gewichtsbelastung in allen Situationen zu beurteilen. Dieses Vorgehen hilft dem Untersucher, zwischen funktionellen und strukturellen Veränderungen besser zu differenzieren.

Fast alle Patienten, die mit Fußproblemen in die Sprechstunde kommen, haben Schmerzen. Eine genaue Anamnese ist deshalb für die Diagnosefindung sehr wichtig.

Alter, Geschlecht, Beruf und Freizeitaktivitäten sind zusätzliche Faktoren, die bei jedem Patienten berücksichtigt werden müssen. Der Patient muss nach Art und Weise des Schmerzbeginns, nach Schmerzort/-ausstrahlung und Schmerzcharakter sowie Schmerz verursachenden Faktoren befragt werden. Die Füße sollten im Seitenvergleich mit Beurteilung der angrenzenden Gelenke wie das Kniegelenk beurteilt werden. Auch Beinachsenfehler müssen Berücksichtigung finden. Die Überprüfung der Schuhe des Patienten mit Bewertung von Form und Sohle (unregelmäßig abgetragene Sohlen) geben erste Hinweise für Ursachen der Beschwerden.

Neben der palpierenden Untersuchung mit Beurteilung der Beweglichkeit und Druckschmerzhaftigkeit der betroffenen Regionen muss der Fuß bei Belastung und beim Gehen betrachtet werden. Die Metatarsalgie bedeutet allgemein Schmerzen im Vorfußbereich. Der Spreizfuß ist die häufigste Deformität des Fußes und Ursache für Metatarsalgien. Mit Absinken des Quergewölbes aufgrund einer Muskel- und Bandschwäche kommt es zu sekundären Fußveränderungen mit Ausbildung von Krallen- und Hammerzehen sowie eines Hallux valgus. Plantare Schwielenbildungen durch vermehrte Belastung der Mittelfußköpfchen führen zusätzlich zu Problemen („durchgetretener Fuß“).

Bewegungsumfang Sprunggelenk – Fuß (Neutral-0-Methode)

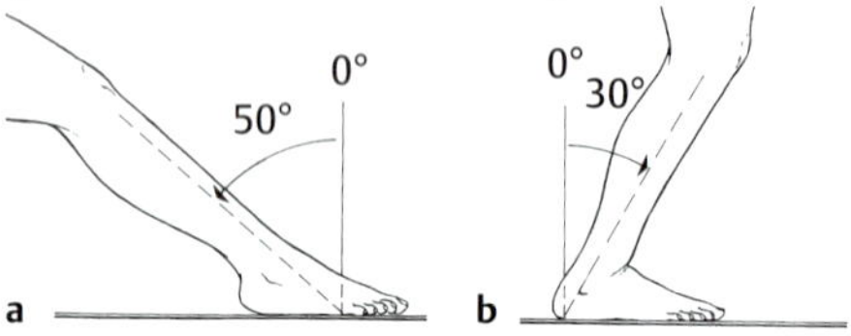

Abb. 7.**1 a–l**

a–b Plantarflexion/Dorsalextension bei aufgestelltem Fuß: Plantarflexion (**a**), Dorsalextension (Ausfallstellung; **b**).

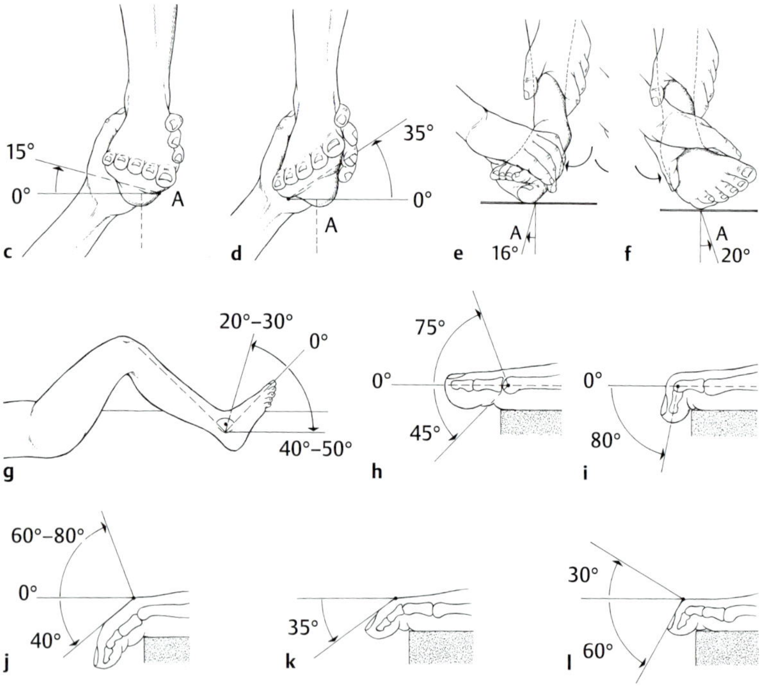

c–d Pronation (**c**), Supination des Vorfußes (**d**). Eine Hand fasst die Ferse und hält sie fest, die andere dreht den Vorfuß. Es wird nur die Verdrehung des Vorfußes gegenüber dem Rückfuß als Pro-/Supination gemessen.

e–f Eversion (**e**), Inversion des Rückfußes (**f**). Eine Hand fasst den Unterschenkel, die andere den Fuß vom Fußrücken her, Fersenbein zwischen Daumen und Zeigefinger (nicht eingezeichnet). Die In-/Eversion wird am Fersenbein (Kalkaneusachse A) beurteilt. Es ist darauf zu achten, dass der Fuß in sich nicht verdreht wird.

g Plantarflexion/Dorsalextension im oberen Sprunggelenk (Talokruralgelenk) am freihängenden Fuß.

h–l Bewegungen der Zehengrundgelenke: Großzehe (**h–i**), übrige Zehen (**j–l**).

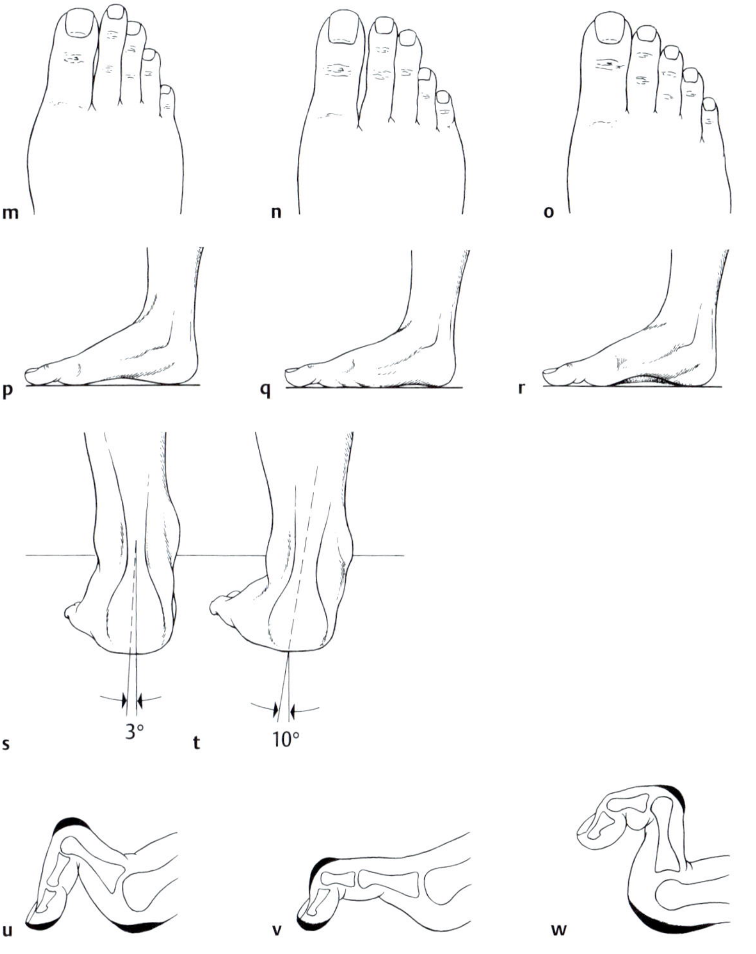

Abb. 7.**1 m–w**

m–o Die häufigsten Varianten des Vorfußes und der Zehenlänge: griechischer (**m**), intermediärer (**n**), ägyptischer Typus (nach Lelièvre; **o**).

p–r Beurteilung der medialen Fußwölbung: normale Wölbung, wenig vom Boden abgehoben (**p**), Wölbung aufgehoben (Plattfuß; **q**), Wölbung verstärkt (Hohlfuß; **r**).

s–t Beurteilung der Stellung des Rückfußes: normale Stellung = Valguswinkel von 0–6°, über 6° = Pes valgus, Varusstellung über 0° = Pes varus.

u–w Die wichtigsten Zehendeformitäten: Hammerzehe im proximalen Interphalangealgelenk (**u**), Hammerzehe im Endgelenk (**v**), Krallenzehe (nach Lelièvre; **w**).

7

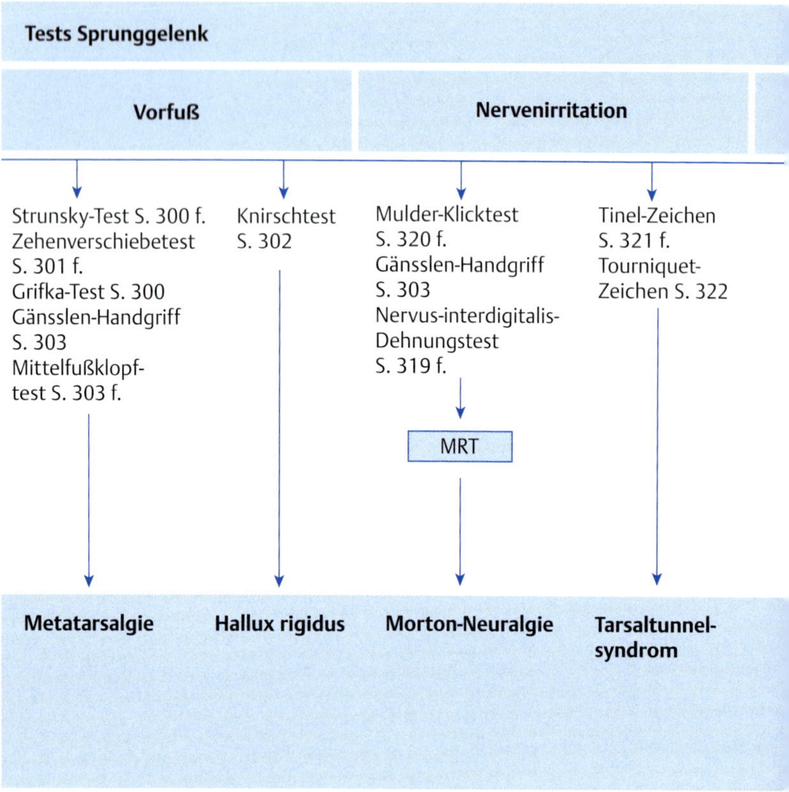

Abb. 7.**2** **Sprunggelenks-, Mittelfuß-, Vorfußbeschwerden.**

Gelenkstabilität				Sprunggelenk	Rückfuß	
Kleiger-Test S. 314 f. Squeeze-Test S. 314 f. Dorsal-Flexionstest S. 315 Fersendrucktest S. 316	Coleman-Seitenblocktest S. 307 Fußflexibilitätstest S. 308 Vorfuß-Adduktionskorrekturtest (nur bei Kleinkindern) S. 309	Schubladentest S. 312 f.	Talar-Tilt-Test 1 und 2 S. 311 f. vorderer und hinterer Schubladentest S. 312 f.	Posteriorer Sprunggelenk-Impingement-Test S. 317 f. Hyperplantar-Flexionstest S. 317	Thompson-Drucktest S. 304 f. Hoffa-Zeichen S. 305 f. Achillessehnenklopftest S. 306	Fersenkompressionstest S. 323 Röntgen
Syndesmoseverletzung	**Knick-Senkfuß Sichelfuß**	**Außen-Innenbandinstabilität Bandverletzungen**	**Verletzung der Kollateralbänder**	**Impingement oberes Sprunggelenk Arthrose**	**Achillessehnenruptur**	**Kalkaneusfraktur**

Weitere Ursachen für Vorfußschmerzen sind Arthrosen (z. B. Hallux rigidus), Neurome (Morton-Neuralgie), Stressfrakturen, avaskuläre Nekrosen (z. B. Morbus Köhler), Erkrankungen an den Sesambeinen, plantare Warzen und Nervenkompressionssyndrome (Tarsaltunnelsyndrom).

Bestimmte systemische Erkrankungen neigen dazu, den Fuß mitzubefallen. Hierzu gehören: Diabetes mellitus, periphere arterielle Verschlusskrankheit, Gicht, Psoriasis, Kollagenkrankheiten und rheumatoide Arthritis.

Funktionstests

Grifka-Test

Beurteilung einer Spreizfußsymptomatik.

Vorgehen: Nach passiver Dorsalextension der Zehen eines Fußes drückt der Untersucher von distal-plantar in Längsrichtung auf die Metatarsalköpfchen in den Zehengrundgelenken.

Beurteilung: Diese Druckbelastung entspricht der Druckeinleitung auf die Metatarsalköpfchen in der schmerzhaften Abstoßphase des Gehens. Sie ist beim Spreizfuß häufig schmerzhaft, wenn der alleinige Druck von plantar noch schmerzlos ist.

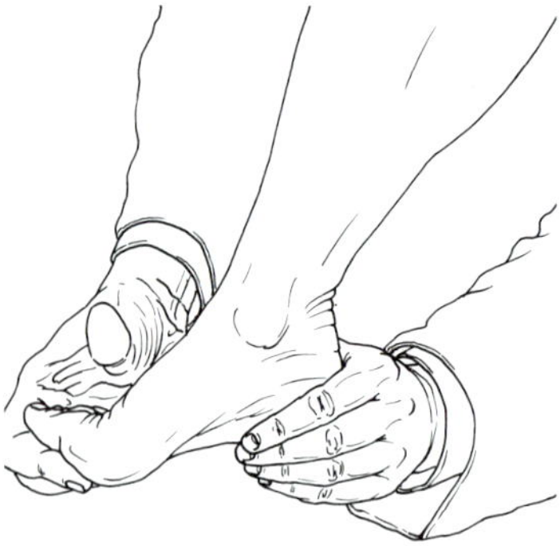

Abb. 7.3 **Grifka-Test.**

7

Strunsky-Test

Provokationstest zur Beurteilung einer Metatarsalgie.

Vorgehen: Der Patient liegt auf dem Rücken. Die Füße hängen über die Untersuchungsliege hinaus. Der Untersucher fasst von beiden Großzehenseiten her zangenartig die übrigen Zehen und führt eine kräftige Plantarflexion in den Zehengrundgelenken durch.

Beurteilung: Liegen chronische Reizerscheinungen im Bereich der Grundgelenke mit Metatarsalgien vor, so führt dieser Test zu einer deutlichen Zunahme der Beschwerden (vermehrter Druck auf die Zehengrundgelenke). Durch Palpation der Zehengrundgelenke im Einzelnen lässt sich in einer nachfolgenden Untersuchung das schmerzhafte Gelenk feststellen.

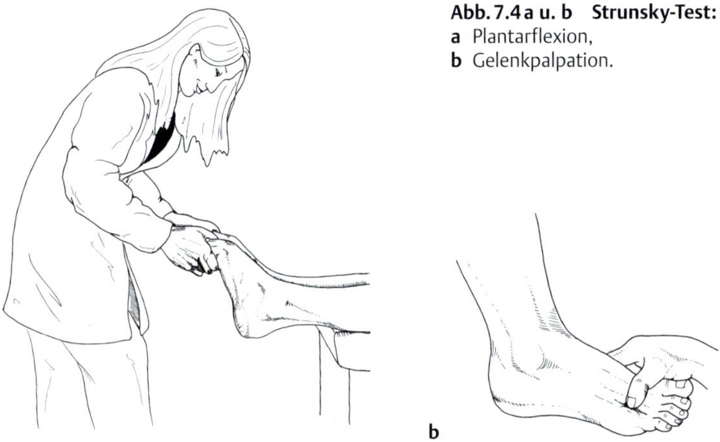

a b

Abb. 7.4 a u. b Strunsky-Test:
a Plantarflexion,
b Gelenkpalpation.

Zehenverschiebetest

Instabilitätsprüfung der Zehengrundgelenke.

Vorgehen: Die eine Hand des Untersuchers fixiert von medial den Vorfuß, mit der anderen Hand wird ein Zehengrundglied von distal her gefasst und die Grundgliedbasis gegen das Metatarsalköpfchen nach plantar und dorsal verschoben.

Beurteilung: Bewegungsschmerzen im Zehengrundgelenk mit Zeichen einer Instabilität deuten auf eine zunehmende Zehenfehlstellung hin mit Ausbildung einer funktionellen Krallenzehenausbildung unter Belastung. Schreitet diese Instabilität fort, fixiert sich die Zehe letztendlich im Grundgelenk in einer Dorsalflexionsstellung und Krallenzehe.

Das Grundgelenk steht luxiert. Im Zehenverschiebetest ist eine Gelenkreposition dann nicht mehr möglich. Metatarsalgien mit plantaren Schwielenbildungen sind die Folge.

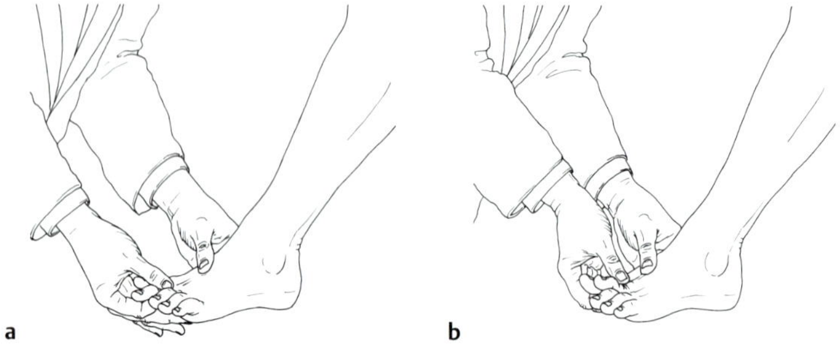

Abb. 7.**5 a u. b Zehenverschiebetest:**
a Dorsalverschiebung,
b Plantarverschiebung.

Knirschtest

Hinweis auf einen Hallux rigidus.

Vorgehen: Am locker herabhängenden Fuß wird mit einer Hand von distal her das Großzehengrundglied gefasst, wobei der Daumen streck- und die Finger plantarseitig der Großzehe liegen. Mit der anderen Hand wird von lateral der Vorfuß fixiert, wobei sich der Daumen plantar und die Finger streckseitig befinden. Nachfolgend werden Plantar-, Dorsal- und Rotationsbewegungen im Grundgelenk durchgeführt.

Beurteilung: Liegt ein Hallux rigidus vor, so sind die gesamten Bewegungsausrichtungen schmerzhaft und vornehmlich die Dorsalflexion schmerzhaft eingeschränkt. Im Weiteren treten tast- oder hörbare „Knirschgeräusche" im Gelenk auf, die durch die arthrotischen Veränderungen des Gelenks verursacht werden.

7

Gänsslen-Handgriff

Abklärung von Vorfußschmerzen.

Vorgehen: Die Mittelfußköpfchen werden zwischen den plantar aufgelegten Fingern und dem dorsal gelegenen Daumen von einer Hand in einer Ebene fixiert. Die andere übt einen seitlichen, zangenartigen Druck über dem 1. und 5. Mittelfußköpfchen auf den Vorfuß aus.

Beurteilung: Schmerzen zwischen den Mittelfußköpfchen mit oft zusätzlicher, anfallartiger Schmerzausstrahlung in die benachbarten Zehen bei diesem sog. Vorfußzangengriff treten bei einer Morton-Neuralgie (schmerzempfindliches Interdigitalneurom) und häufig bei einem erheblichen Spreizfuß auf (bei Vorliegen von Gelenkkapselreizungen).

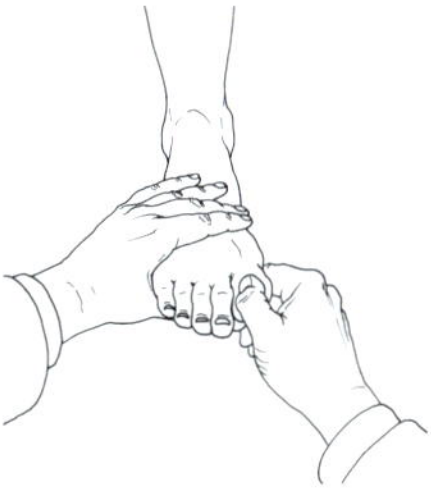

Abb. 7.**6** **Knirschtest.**

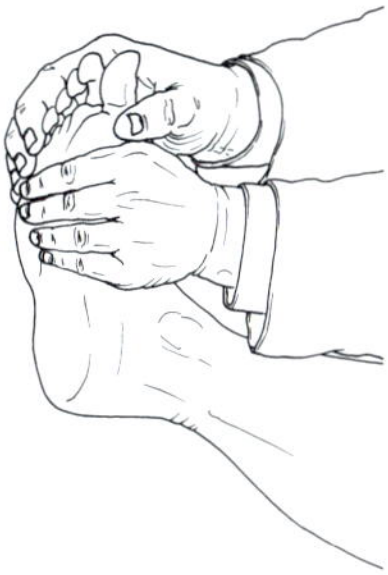

Abb. 7.**7** **Gänsslen-Handgriff.**

Mittelfußklopftest

Provokationstest zur Beurteilung einer Metatarsalgie.

Vorgehen: Der Patient liegt auf dem Rücken. Die Füße hängen über das Ende des Untersuchungstisches hinaus. Mit der einen Hand überstreckt der Untersucher die Zehen, mit der anderen beklopft er mit einem Reflexhammer die Metatarsalköpfchen bzw. die Zehengrundgelenke.

Beurteilung: Bei Vorliegen einer Metatarsalgie aufgrund eines chronischen Reizzustandes der Grundgelenke führt das Beklopfen des Fußballens zu einer Zunahme der metatarsalgieformen Beschwerden. Ein Klopfschmerz zwischen den Metatarsalköpfchen, vornehmlich des 3. und 4. mit einer anfallartigen Schmerzausstrahlung in die benachbarten Zehen, spricht für eine Metatarsalgia Morton (siehe Mulder-Klicktest).

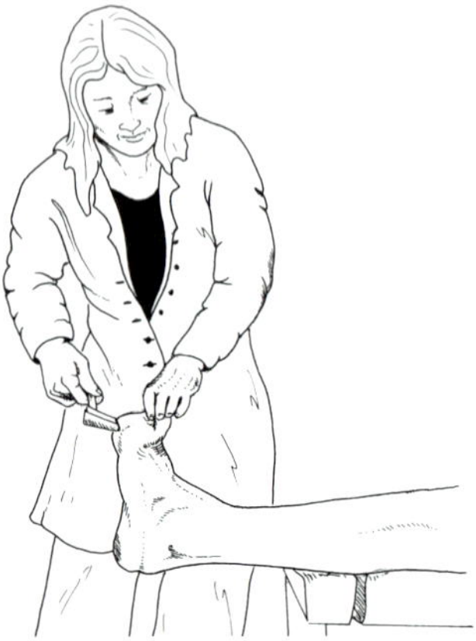

Abb. 7.**8** **Mittelfußklopftest.**

Thompson-Drucktest (Wadenkneiftest)

Hinweis auf eine Achillessehnenruptur.

Vorgehen: Der Patient liegt bäuchlings auf dem Behandlungstisch. Die Füße hängen über die Liegenkante hinaus. Der Untersucher umfasst mit einer Hand die Wade des zu untersuchenden Beines und führt eine kräftige Komprimierung der Muskulatur durch.

Beurteilung: Durch Zusammenpressen der Wadenmuskulatur sollte eine schnelle passive Plantarflexion des Fußes provoziert werden. Fehlt diese Plantarflexion, so deutet dies auf eine Ruptur der Achillessehne hin. Die Reaktion auf den Drucktest beim partiellen Sehnenriss ist nicht immer eindeutig und vom Grad der Unterbrechung abhängig. Bei einer Achillessehnenruptur ist der Zehenstand, speziell der Stand auf dem verletzten Bein allein, unmöglich, der Achillessehnenreflex ist ausgefallen.

Bemerkung: Der Test kann bäuchlings auch bei 90° gebeugtem Kniegelenk vorgenommen werden. In dieser Position umgreift der Untersucher mit beiden Händen die Wade und führt eine kräftige Kompression der Muskulatur durch. Der Verlust der Plantarflexion weist auf eine Achillessehnenruptur hin (**Simmond-Test**).

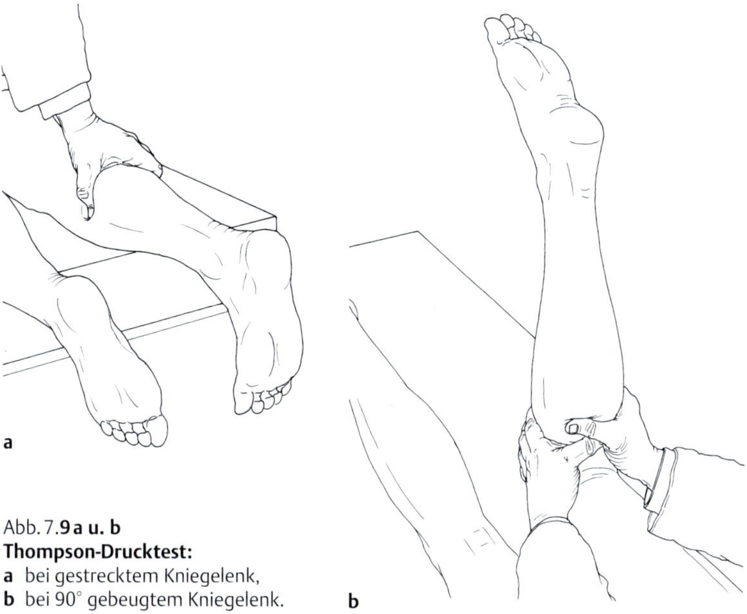

Abb. 7.**9 a u. b**
Thompson-Druckstest:
a bei gestrecktem Kniegelenk,
b bei 90° gebeugtem Kniegelenk.

Hoffa-Zeichen

Hinweis auf eine alte Achillessehnenruptur.
Vorgehen: Der Patient liegt auf dem Bauch, die Füße ragen über den Untersuchungstisch hinaus. Der Untersucher führt an beiden Füßen eine Dorsalextension durch.
Beurteilung: Liegt eine alte Achillessehnenruptur vor, so zeigt die Achillessehne eine verminderte Spannung und der Fuß lässt sich im Vergleich zur Gegenseite weiter nach dorsal extendieren. In einem ergänzenden Test bittet man den Patienten, auf beiden Seiten einen Zehenspitzenstand einzunehmen. Bei einer Achillessehnenruptur ist der Zehenspitzenstand auf dem verletzten Bein unmöglich.

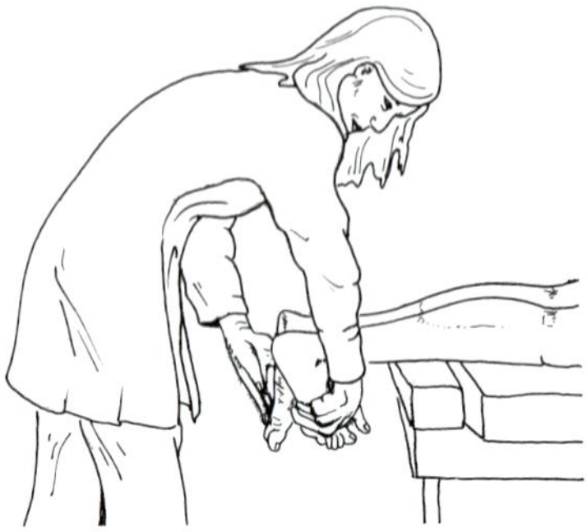

Abb. 7.**10** **Hoffa-Zeichen.**

Achillessehnenklopftest

Hinweiszeichen auf eine Achillessehnenruptur.

Vorgehen: Der Patient liegt auf dem Bauch mit 90° gebeugtem Kniegelenk. Mit dem Reflexhammer beklopft der Untersucher das distale Drittel der Achillessehne.

Beurteilung: Schmerzverstärkung und Verlust der Plantarflexion (Achillessehnenreflex) sind Zeichen für eine Achillessehnenruptur. Bei Verlust des Achillessehnenreflexes sind differenzialdiagnostisch etwaige neurologische Veränderungen auszuschließen.

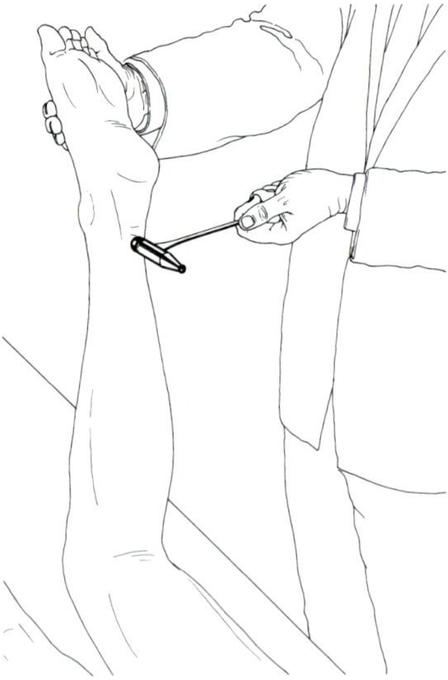

Abb. 7.**11** **Achillessehnenklopftest.**

Coleman-Seitenblocktest

Flexibilitätsprüfung bei Rückfußdeformitäten.

Vorgehen: Der Patient steht bei der Untersuchung. Je nach Ausmaß und Ausbildung der Fußfehlbildung werden hölzerne Blöcke von verschiedener Höhe beim lateralen Blocktest so unter die Ferse und den lateralen Fußrand gelegt, dass sich der 1. Mittelfußknochen auf den Boden absenken kann. Beim medialen Blocktest muss der Holzblock unter das Köpfchen des 1. Mittelfußknochens gelegt werden.

Beurteilung: Der Blocktest ist eine gute Methode, die Flexibilität von kompensierenden Rückfußdeformitäten bei gleichzeitig bestehenden fixierten Vorfußkontrakturen zu bestimmen. Der laterale Blocktest wird zur Bestimmung der Flexibilität einer Rückfußvarusstellung bei gleichzeitig vorliegender kontrakter Vorfußvalgusdeformität eingesetzt. Ist die kompensierende Rückfußvarusdeformität flexibel, so korrigiert sie sich auf dem lateralen Block. Liegt ein kontrakter Vorfußvarus mit einer kompensierten Rückfußvalgusabweichung vor, so ermöglicht der mediale Blocktest eine Bestimmung der Flexibilität bzw. die Ausprägung der Kontraktur der pathologischen Rückfußausrichtung.

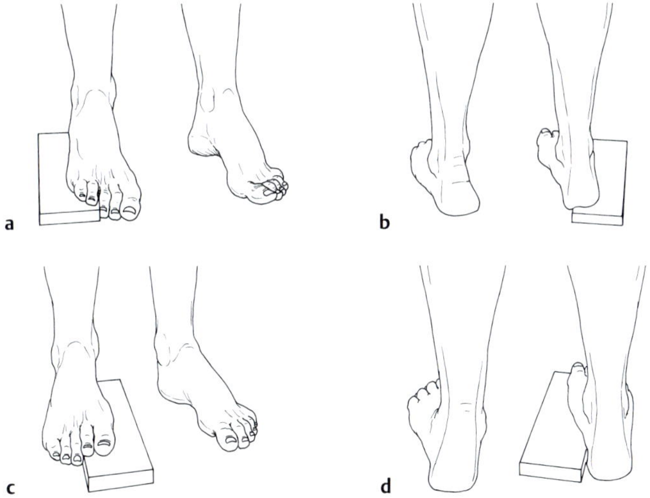

Abb. 7.**12 a–d** **Coleman-Seitenblocktest:**
a Rückfußvarus/Vorfußvalgus von vorn gesehen.
b Rückfußvarus/Vorfußvalgus von hinten gesehen.
c Rückfußvalgus/Vorfußvarus von vorn gesehen.
d Rückfußvalgus/Vorfußvarus von hinten gesehen.

Fußflexibilitätstest

Beurteilung eines kontrakten oder flexiblen Knick-Senkfußes.

Vorgehen: Unter Knick-Senkfuß verstehen wir eine Fußdeformität, bei der die mediale Fußwölbung abgeflacht (Senkfuß) und die Valgusstellung der Ferse verstärkt ist (Knickfuß). Man beobachtet die Füße beim ebenen Stehen und während des Zehenstandes von der Seite und von der Ferse her.

Beurteilung: Verbleibt die Abflachung der medialen Fußwölbung und die verstärkte Knickfußstellung im Zehenstand, so liegt ein kontrakter Knick-Senkfuß bzw. Knick-Plattfuß vor. Handelt es sich um einen flexiblen Knick-Senkfuß, so kommt es im Zehenspitzenstand zum Ausgleich der verstärkten Knickfuß-Valgusstellung mit Varisierung der Ferse und zur Ausbildung einer medialen Fußwölbung.

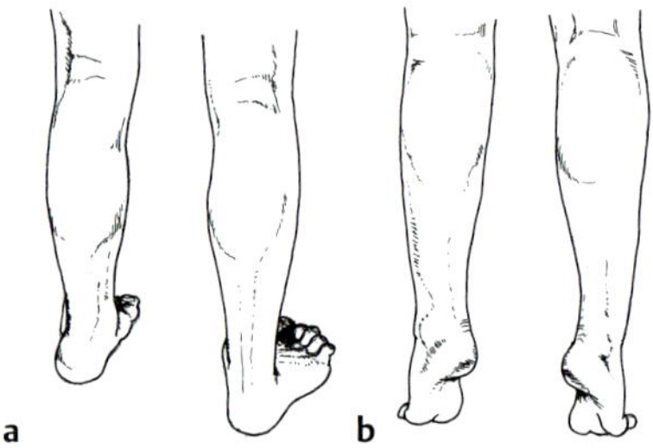

Abb. 7.**13 a–e** **Fußflexibilitätstest:**
a Knickfuß von dorsal gesehen,
b im Zehenstand flexibel,
c deutliche Abflachung des medialen Fußgewölbes,
d Zehenstand kontrakt – Fußwölbung abgeflacht (Plattfuß),
e Zehenstand flexibel mit Ausbildung einer Fußwölbung.

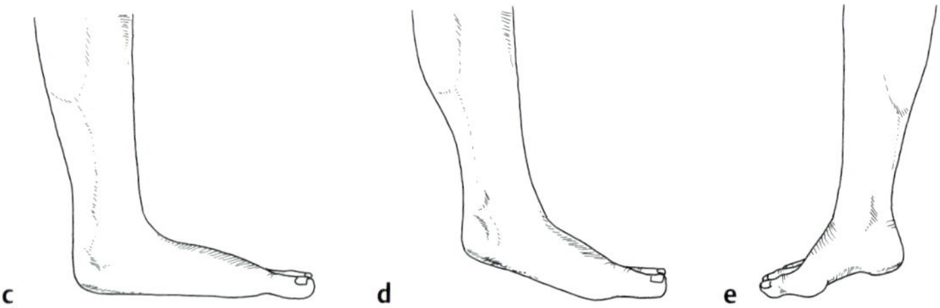

Vorfuß-Adduktionskorrekturtest

Beurteilung und Differenzierung eines kontrakten und flexiblen Sichelfußes.
Vorgehen: Das Kind liegt auf dem Rücken. Der Untersucher fasst mit der einen Hand den Fuß des betroffenen Beines, mit der anderen Hand versucht er, mit dem Daumen über die Medialseite des Vorfußes die Sichelfußstellung zu korrigieren.
Beurteilung: Lässt sich durch dieses Manöver der Vorfuß gut über die Mittellinie korrigieren und die Sichelfußstellung beheben, so liegt eine flexible, in der Regel sich zurückbildende Fußfehlhaltung vor. Lässt sich der Fuß nicht aus der Fehlhaltung passiv korrigieren, so liegt ein kontrakter Sichelfuß vor.

Angeborene Sichelfüße (Pes adductus), die manuell nicht korrigierbar sind, erfordern eine frühzeitige konsequente Behandlung mit korrigierenden Gipsverbänden.

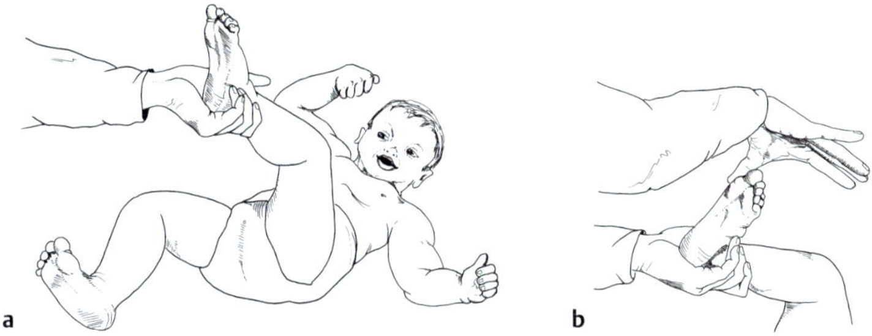

Abb. 7.**14 a u. b** **Vorfuß-Abduktionskorrekturtest:**
a Fehlstellung,
b passiv korrigierbar.

Kollateral-/Syndesmosebänder

Das größte Band des oberen Sprunggelenks ist das medial liegende Lig. deltoideum, das aus vier Einzelbändern zusammengesetzt ist. Lateral stabilisieren drei Bänder das obere Sprunggelenk, die Ligg. talofibulare anterius/posterius und calcaneofibulare. Der Verletzungsmechanismus des Lig. deltoideum ist ähnlich wie der bei einer Syndesmoseverletzung. Der Verletzungsmechanismus bei einer Außenbandruptur ist ein Supinationstrauma bei leicht plantarflexiertem Fuß. 10 bis 20% aller Sprunggelenkdistorsionen gehen mit einer Syndesmoseverletzung einher.

Die Membrana interossea verbindet als Syndesmose Fibula und Tibia. Am distalen Ende der beiden Knochen findet sich die Syndesmosis tibiofibularis.

Man beschreibt dabei die Ligg. tibiofibulare anterius und posterius. Beide Bänder sind geringfügig dehnbar, sodass bei einer Dorsalflexion eine Verlagerung der beiden Unterschenkelknochen zueinander geringfügig möglich ist. Durch eine forcierte Dorsalextension im oberen Sprunggelenk oder eine Gewalteinwirkung auf die proximale Extremität oder den Oberkörper bei in Außenrotationsstellung feststehendem Fuß (betrifft häufig Fußballspieler), kann eine Syndesmoseverletzung entstehen.

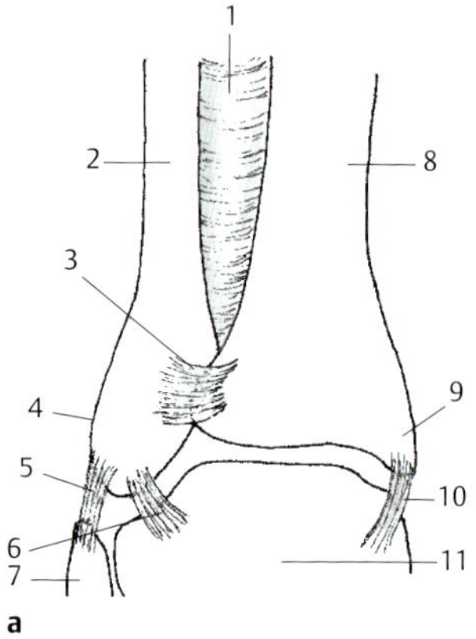

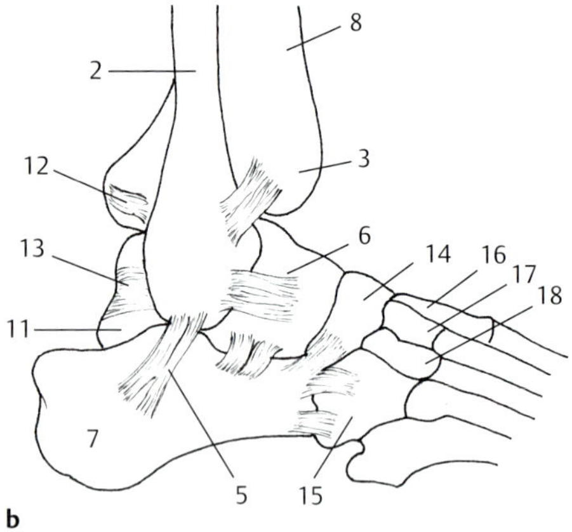

Abb. 7.**15 a u. b Anatomie des Sprunggelenks:**
a von vorne,
b von lateral.
1 Membrana interossea
2 Fibula
3 vorderes Syndesmoseband
4 Außenknöchel
5 Lig. fibulocalcaneare
6 Lig. fibulotalare anterius
7 Kalkaneus
8 Tibia
9 Innenknöchel
10 Lig. deltoideum
11 Talus
12 hinteres Syndesmoseband
13 Lig. fibulotalare posterius
14 Os naviculare
15 Os cuboideum
16 Os cuneiforme mediale
17 Os cuneiforme intermedium
18 Os cuneiforme laterale

Talar Tilt Test 1 (Inversions- oder Varusstresstest)

Beurteilung einer Verletzung des lateralen Kollateralbandes.

Vorgehen: Der Patient liegt auf dem Rücken oder sitzt mit locker herabhängenden Beinen am Rand einer Untersuchungsliege. Der Untersucher fasst mit einer Hand die Ferse (Kalkaneus) des Patienten und bringt den Fuß in eine Mittelstellung. Die andere Hand stabilisiert den Unterschenkel oberhalb des Sprunggelenks. Der Daumen oder die Finger tasten das Lig. calcaneofibulare. Aus dieser Stellung und maximaler Dorsalextension wird der Fuß im oberen Sprunggelenk invertiert (Rückfuß-Varusstress).

Beurteilung: Eine sicht-/tastbare starke Aufklappbarkeit oder eine Differenz von mehr als 15° zwischen beiden Sprunggelenken und das Auftreten von Schmerzen sprechen für eine Ruptur des Lig. calcaneofibulare und des Lig. fibulotalare anterius auf der betroffenen Seite. Die maximale Dorsalflexion des Fußes blockiert das untere Sprunggelenk und erhöht die Sensitivität des Testes. Das obere und untere Sprunggelenk sollten separat untersucht werden, da bei manchen Menschen und insbesondere bei Kindern klinisch der Verdacht einer Instabilität besteht, es sich aber um sehr laxe, für diese Personengruppe physiologische Gelenksituationen handelt.

Bemerkung: Der Test erlaubt eine bessere Beurteilung, wenn er in Kombination mit dem vorderen Schubladentest erfolgt. Die Kombination aus vorderer Schublade von > 5 mm und > 10° Aufklappbarkeit sind Hinweise auf eine Verletzung des Lig. fibulotalare anterius und des Lig. fibulocalcaneare.

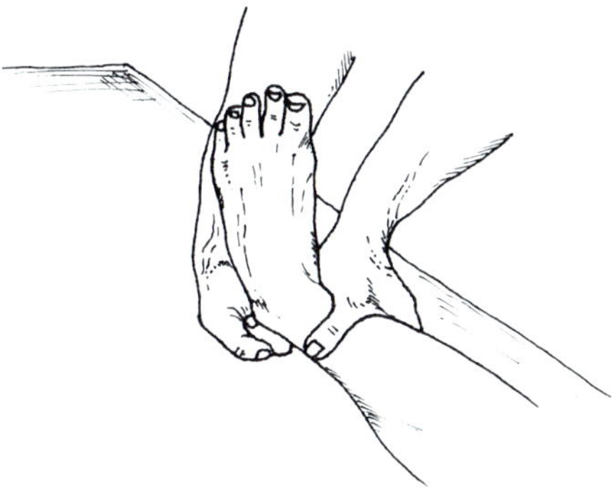

Abb. 7.**16** **Talar Tilt Test 1.**

Talar Tilt Test 2 (Eversions- oder Valgusstresstest)

Beurteilung einer Verletzung des Lig. deltoideum (insbesondere des Lig. tibiocalcaneare).

Vorgehen: Der Patient liegt auf dem Rücken oder sitzt mit locker herabhängenden Beinen am Rand einer Untersuchungsliege. Der Untersucher fasst mit einer Hand die Ferse (Kalkaneus) des Patienten und bringt den Fuß in eine Mittelstellung. Die andere Hand stabilisiert den Unterschenkel oberhalb des Sprunggelenks. Der Daumen oder die Finger liegen dem Lig. deltoideum auf, um eine Aufklappbarkeit des Gelenks tasten zu können. Aus dieser Stellung wird der Fuß evertiert (Rückfuß-Valgusstress).

Beurteilung: Eine Verletzung des Lig. deltoideum ist wahrscheinlich, wenn der Talus verkippt oder das Gelenk deutlich im Seitenvergleich aufklappbar ist und Schmerzen auftreten.

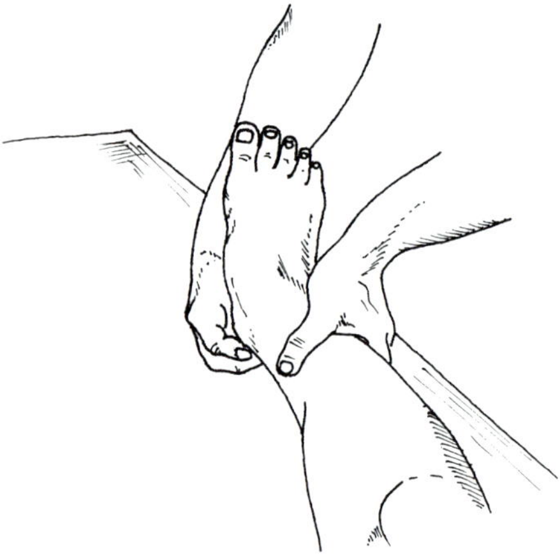

Abb. 7.17 **Talar Tilt Test 2.**

Vordere Schublade (anteriorer Drawer-Test) und hintere Schublade (posteriorer Drawer-Test)

Beurteilung einer Verletzung des Lig. fibulotalare anterius.

Vorgehen: Der Patient liegt auf dem Rücken, das Knie wird leicht gebeugt, um den M. gastrocnemius zu entspannen. Das obere Sprunggelenk wird in einer Plantarflexion von 15° gehalten. Mit einer Hand umfasst der Untersucher die Ferse des Patienten, mit der anderen Hand fixiert er die Tibia von ventral.

Während der Patient aufgefordert wird, sich zu entspannen, zieht der Untersucher gegen die die Tibia fixierende Hand den Fuß über die Ferse nach ventral.

Beurteilung: Liegt eine Ruptur des Lig. fibulotalare anterius vor (meist kombiniert mit einer Gelenkkapselverletzung), rotiert der Talus nach lateral und in Bezug auf die Tibia nach ventral. Der Drehpunkt sind die intakten Außenbänder.

Der Test spricht für eine fibulotalare Instabilität als Folge einer Ruptur dieses Bandes.

Bemerkung: Der Test kann auch in Gegenrichtung durchgeführt werden. Dabei fixiert der Untersucher mit einer Hand die Tibia von dorsal, mit der anderen Hand umfasst er den Mittelfuß. Anschließend bewegt er den Fuß im oberen Sprunggelenk nach dorsal bei Gegenhalt der die Tibia fixierenden Hand. Liegt eine Verletzung des dorsalen und mittleren Außenbandes vor, so tritt der Talus nach dorsal und rotiert nach medial.

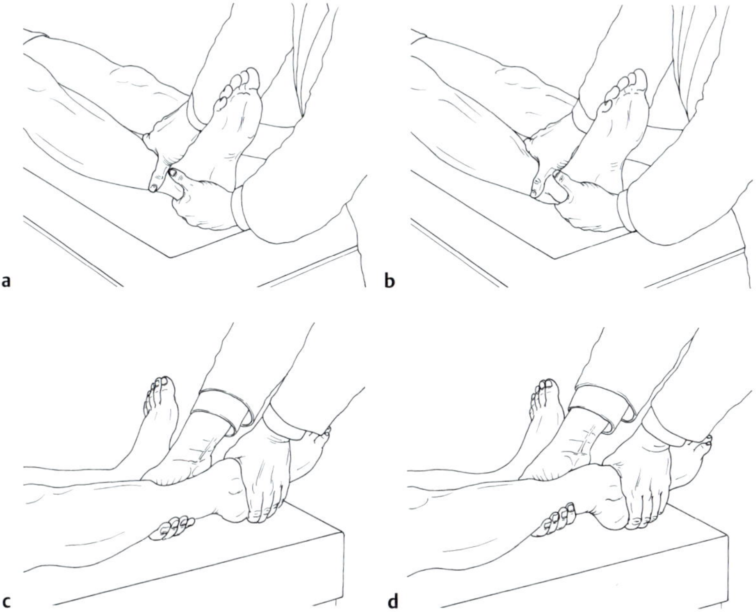

Abb. 7.**18 a–d** **Schubladentest:**
a Ausgangsstellung,
b Fußventralbewegung,
c Ausgangsstellung,
d Fußdorsalbewegung.

Kleiger-(Außenrotationsstress-)Test

Vorgehen: Der Patient sitzt am Rand einer Untersuchungsliege. Der Untersucher stabilisiert mit einer Hand von ventral den proximalen Unterschenkel, während die andere Hand über den Rückfuß eine forcierte Außenrotationsbewegung des Fußes durchführt. Der Fuß ist dabei in einer Rechtwinkelstellung (0°).

Beurteilung: Die kraftvolle Außenrotationsbewegung des Fußes führt zu einer Rotationsbewegung des Talus nach außen. Hierdurch kommt es zu einer Aufspreizbewegung zwischen Fibula und Tibia und damit zu Stress auf die Syndesmose. Treten im Testverlauf Schmerzen im ventrolateralen oberen Sprunggelenk auf, so besteht der Verdacht auf eine Syndesmoseverletzung. Schmerzen auf der Medialseite des Sprunggelenks während des Tests bei zusätzlicher Plantarflexion des Fußes sprechen für eine Verletzung des Lig. deltoideum.

Squeeze-Test

Vorgehen: Der Patient sitzt am Rand einer Untersuchungsliege. Der Untersucher umgreift mit beiden Händen von dorsal den Unterschenkel des Patienten. Nachfolgend komprimiert (presst) der Untersucher den Unterschenkel zwischen beiden Händen. Er versucht dadurch, Tibia und Fibula gegeneinander zu bewegen. Die Hände müssen ausreichend weit von der Syndesmose platziert werden.

Beurteilung: Schmerzen über der distalen tibiofibularen Syndesmose deuten auf eine Verletzung hin.

7

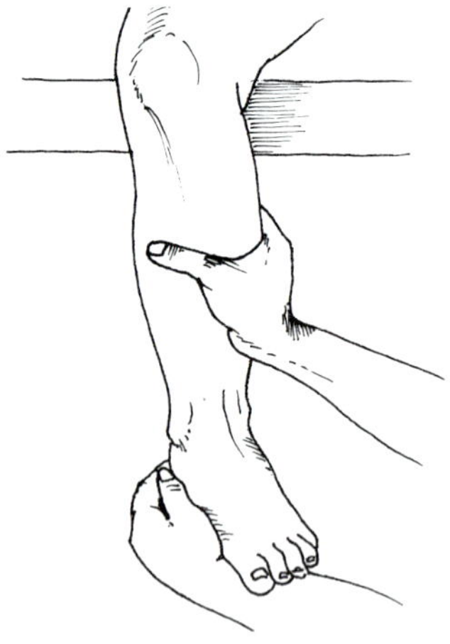

Abb. 7.**19** **Kleiger-(Außenrotationsstress-)Test.**

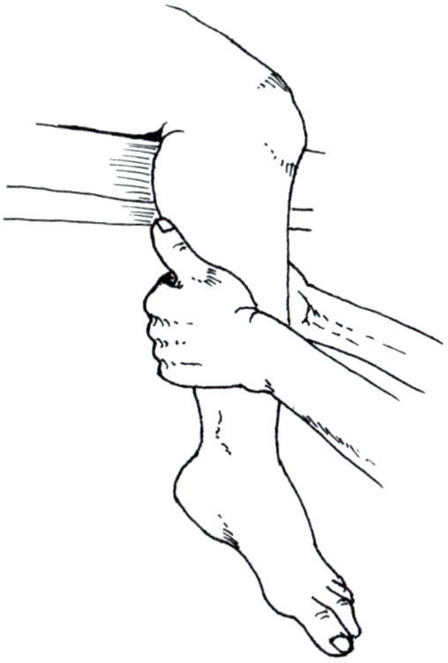

Abb. 7.**20** **Squeeze-Test.**

Dorsalflexionstest

Vorgehen: Der Patient sitzt am Rand einer Untersuchungsliege mit locker herabhängenden Beinen. Während der Untersucher mit einer Hand den Unterschenkel von proximal stabilisiert, führt die andere Hand über die Ferse eine forcierte Dorsalflexion im oberen Sprunggelenk durch.

Beurteilung

Bei Schmerzen im Bereich der distalen fibulotibialen Syndesmose ist der Test positiv zu bewerten.

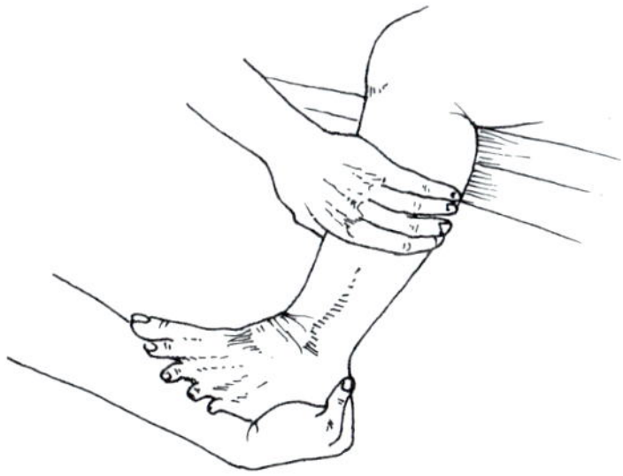

Abb. 7.**21** **Dorsalflexionstest.**

Fersendrucktest

Vorgehen: Der Patient sitzt am Rand einer Untersuchungsliege mit locker herabhängenden Unterschenkeln. Beide Füße sind im Sprunggelenk plantar flektiert. Mit einer Hand stabilisiert der Untersucher den proximalen Unterschenkel, mit der Faust der anderen Hand klopft er leicht auf die Ferse in axialer Richtung.
Beurteilung: Schmerzen über der distalen fibulotibialen Syndesmose deuten auf eine Verletzung hin. Obwohl der Test zur Differenzialdiagnose einer Syndesmoseverletzung oder einer Verletzung des lateralen Kollateralbandes empfohlen wird, wird der Test auch für eine Tibia-Stressfraktur eingesetzt.

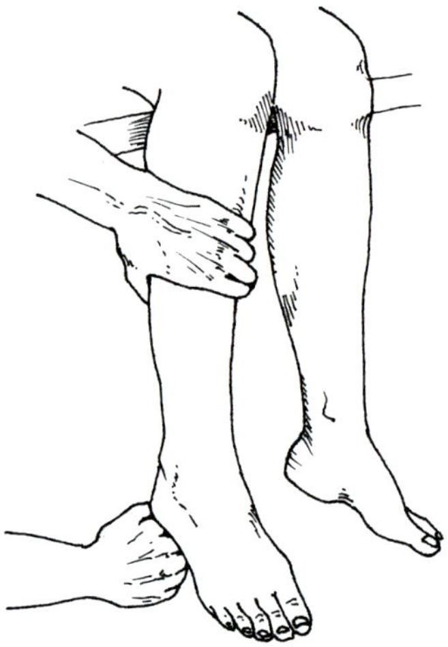

Abb. 7.**22** **Fersendrucktest.**

Impingement oberes Sprunggelenk

Posteriorer Sprunggelenk-Impingement-Test (Hyperplantar-Flexionstest)

Vorgehen: Der Patient sitzt am Rand einer Untersuchungsliege mit locker herabhängenden Beinen. Die Kniegelenke sind 90° gebeugt. Mit der einen Hand umgreift und stabilisiert der Untersucher die Ferse des Patienten, mit der anderen Hand fasst er den Mittel-/Vorfuß von dorsal über den Fußrücken. Aus dieser Stellung führt der Untersucher den Fuß mehrmals abrupt in eine maximale Plantarflexion. Der Test sollte in einer leichten Innen- und Außenrotationsstellung des Fußes wiederholt werden.

Beurteilung: Der Test ist positiv zu bewerten, wenn der Patient bei maximaler Plantarflexion über Schmerzen, vornehmlich im dorsolateralen Rückfußbereich klagt. Ursächlich dafür ist ein Impingement, welches dadurch entsteht, dass Weichteile oder Knochenvorsprünge sich zwischen Tibia und Kalkaneushinterkante einklemmen. Der Test sollte in verschiedenen Rotationsbewegungen des Fußes wiederholt werden.

Liegt ein positives Testergebnis vor und lässt sich zusätzlich ein Druckschmerz posterior-lateral auslösen, so empfiehlt sich die Durchführung einer diagnostischen Infiltration. Die Infiltration in die Gelenkkapsel erfolgt unter sterilen Kautelen von posterior-lateral zwischen Processus posterior tali und der hinteren Kante der Tibia. Nach der Infiltration wird der Test wiederholt. Ist das Testergebnis negativ, so ist die Diagnose gesichert.

Bemerkung: Das posteriore obere Sprunggelenk-Impingement-Syndrom findet sich als Überlastungssyndrom häufig bei Tänzern und Tänzerinnen und bei Läufern. Joggen, insbesondere bergab, geht mit immerwährenden Plantarflexionsbewegungen einher. Dadurch kommt es zu einem repetitiven Stress auf die posterioren Strukturen des oberen Sprunggelenks. Bei Tänzern und Tänzerinnen kommt es bei bestimmten Tanzsequenzen „en pointe", „demi pointe" zu kraftvollen Plantarflexionsbewegungen, die zu Veränderungen der Weichteile und Knochen im Rückfuß führen. Treten bei Tänzern posterior-laterale Schmerzen auf, so spricht man von einer „Tänzerferse".

Folgende anatomische und pathologische Strukturen können zu einem posterioren Impingement führen:

- disloziertes Os trigonum,
- hypertropher Processus posterior tali,
- freier Gelenkkörper im posterioren Gelenkbereich des oberen Sprunggelenks,
- Osteophyten an der Hinterkante der Tibia,
- posttraumatische Narbenbildungen und Kalzifikationen.

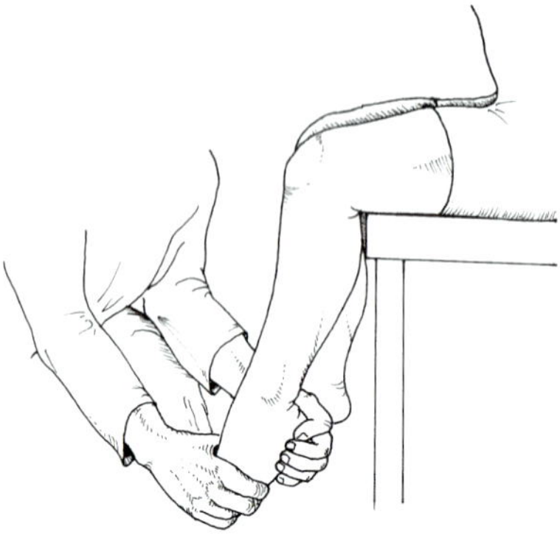

Abb. 7.**23** **Posteriorer Sprunggelenk-Impingement-Test.**

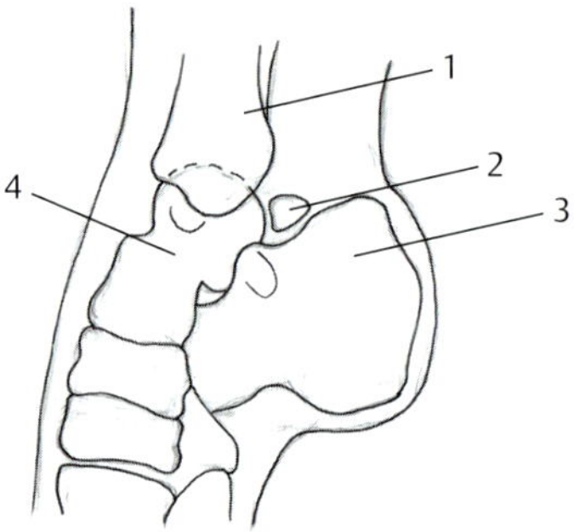

Abb. 7.**24** **Anatomie Sprunggelenk seitlich dorsal.**

1 Hinterkante Tibia
2 Os trigonum
3 Kalkaneus
4 Talus

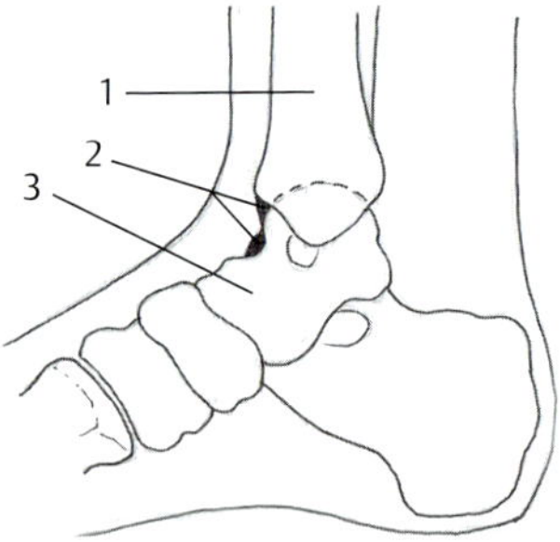

Abb. 7.**25** **Anatomie Sprunggelenk seitlich ventral.**

1 Tibia
2 Osteophyten vorderer Tibiarand/Talushals
3 Talus

Anteriorer Sprunggelenk-Impingement-Test (Hyperdorsoflexionstest)

Vorgehen: Der Patient sitzt am Rand einer Untersuchungsliege mit locker herabhängenden Beinen. Die Kniegelenke sind 90° gebeugt. Mit der einen Hand umgreift und stabilisiert der Untersucher die Ferse des Patienten, mit der anderen Hand fasst er den Mittel-/Vorfuß plantarseitig (über die Fußsohle). Aus dieser Stellung führt der Untersucher den Fuß in eine maximale Dorsalflexion. Der Test sollte in einer leichten Innen- und Außenrotationsstellung des Fußes wiederholt werden.
Beurteilung: Durch eine forcierte, starke Dorsalflexion lässt sich ein anteriorer Schmerz provozieren. Schmerzen im ventralen Sprunggelenkbereich lassen sich palpatorisch meist medial der Sehne des M. tibialis anterior oder lateral der Sehne der Mm. tibialis anterior und flexor digitorum longus im Gelenklinienverlauf tasten. Osteophyten an der Tibiavorderkante und im Talushalsbereich sowie chronisch veränderte Weichteil- und Kapselstrukturen sind Ursachen für ein anteriores Impingement-Syndrom.

Nervenschädigungen

Nervus-interdigitalis-Dehnungstest

Beurteilung einer Morton-Neuralgie.
Vorgehen: Der Patient liegt auf dem Rücken. Beide Sprunggelenke werden in einer maximalen Dorsalflexion gehalten, während der Untersucher die IV. Zehen passiv maximal dorsal flektiert.
Beurteilung: Der Test ist positiv, wenn der Patient brennende Schmerzen im Bereich der Fußsohle sowie plantar in Höhe der betroffenen Mittelfußköpfchen mit Ausstrahlung in die jeweilige(n) Zehe(n) angibt. Oft klagt der Patient über einen „elektrisierenden“ Schmerz beim Stehen und Abrollen des Fußes mit Ausstrahlung bis in die Zehen, bisweilen besteht eine Hypästhesie der betroffenen Zehe(n). Nur der Schuhdruck (-enge) reicht aus, um Schmerzen auszulösen.
Bemerkung: Bei der Morton-Neuralgie handelt es sich um ein Schmerzbild aufgrund einer isolierten Schädigung eines rein sensiblen interdigitalen Endastes des N. tibialis. Hauptlokalisation der Neuralgie liegt im Bereich der Mittelfußköpfchen III und IV, etwas distal vom Lig. metatarsium transversum. Begünstigt wird die Morton-Neuralgie durch Fußdeformitäten wie Spreizfuß und Hallux valgus. In 80 % der Fälle sind Frauen betroffen.

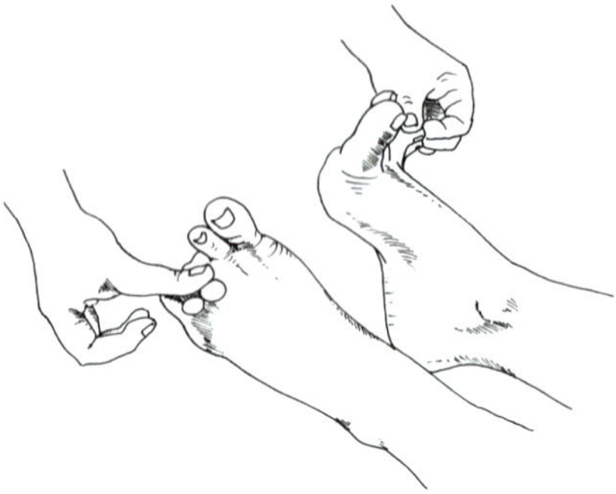

Abb. 7.**26** **N.-interdigitalis-Dehnungstest.**

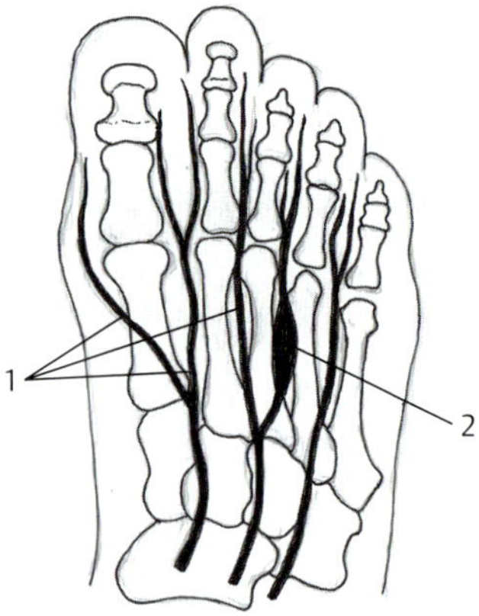

Abb. 7.**27** **Schematische Darstellung der Morton-Neuralgie.**
1 Sensible interdigitale Endäste des N. tibialis
2 Pseudoneurom interdigital Nerven III/IV

Mulder-Klicktest

Hinweiszeichen auf ein Interdigitalneurom (Morton-Neuralgie).

Vorgehen: Der Vorfuß wird in den Zangengriff genommen und zusammengedrückt, wobei die benachbarten Mittelfußköpfchen gegeneinander verschoben werden.

Beurteilung: Liegt ein Interdigitalneurom vor, kommt es durch Verschieben der Mittelfußköpfchen gegeneinander zu Schmerzen mit gelegentlich ausstrahlenden Parästhesien in die entsprechenden benachbarten Zehen. Zusätzlich lassen sich zwischen den Zehen kleinere, fibromartige Verhärtungen tasten, die sich beim Zusammendrücken des Vorfußes verschieben und ein „Klicken“ hervorrufen können. Bei der Morton-Neuralgie handelt es sich um eine spindelförmige Auftreibung eines Plantarnervs. Schmerzempfindliche

Interdigitalneurome bilden sich am häufigsten in der 2., aber auch in der 3. Interdigitalfalte. Neurome in der 1. und 4. Interdigitalfalte sind selten. Eine gezielte Injektion mit einem Lokalanästhetikum durch das Lig. intermetatarsium kann die Diagnose durch Betäubung des Neuroms klären. Eine Schmerzprovokation der Interdigitalräume von plantar wird als Hohmann-Handgriff bezeichnet.

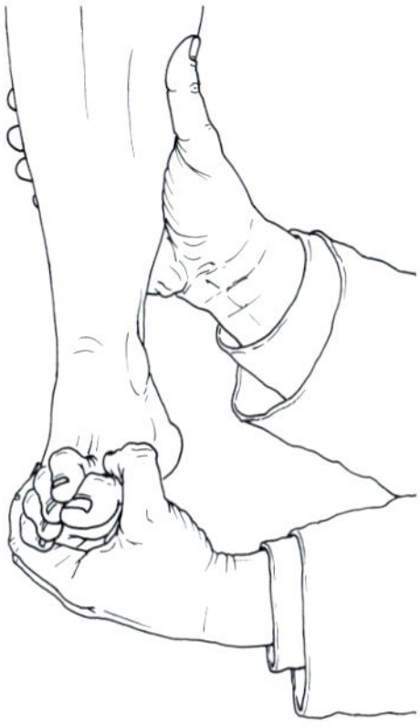

Abb. 7.**28** **Mulder-Klicktest.**

Tinel-Zeichen

Hinweis auf ein Tarsaltunnelsyndrom.

Vorgehen: Der Patient liegt auf dem Bauch mit 90° gebeugtem Kniegelenk. Mit dem Reflexhammer beklopft der Untersucher den N. tibialis hinter dem Innenknöchel.

Beurteilung: Schmerzen und Missempfindungen an der Fußsohle deuten auf ein Tarsaltunnelsyndrom hin. Bei dieser Erkrankung handelt es sich um eine chronische Schädigung des Nervs am Innenknöchel unter dem Retinaculum musculorum flexorum. Der Nerv ist hinter dem Innenknöchel schmerzhaft zu tasten. Liegt ein fortgeschrittener Nervenschaden vor, so finden sich sensible Ausfälle im Versorgungsgebiet der Nn. plantares, Paresen und Atrophien der plantaren Fußmuskeln.

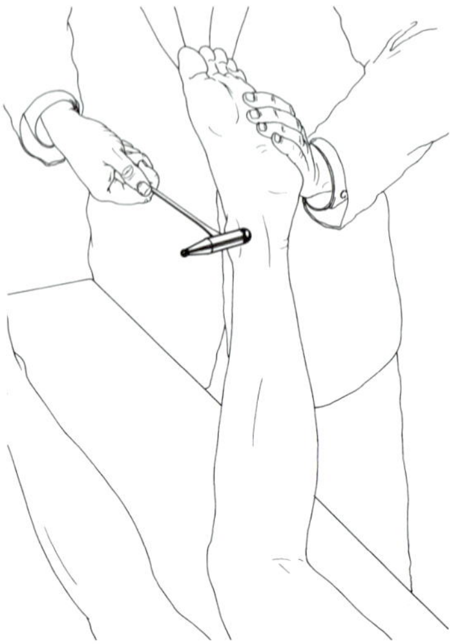

Abb. 7.**29** **Tinel-Zeichen.**

Tourniquet-Zeichen

Zeichen auf ein Tarsaltunnelsyndrom.

Vorgehen: Rückenlage. Oberhalb der Knöchel wird eine Blutdruckmanschette angelegt und über den systolischen Blutdruckwert aufgepumpt.

Beurteilung: Kommt es bei Belassen des Druckes über 1 Minute zu Schmerzen und quälenden Missempfindungen an der Fußsohle, so handelt es sich um eine Schädigung des N. tibialis am Innenknöchel (Engpass-Syndrom des N. tibialis).

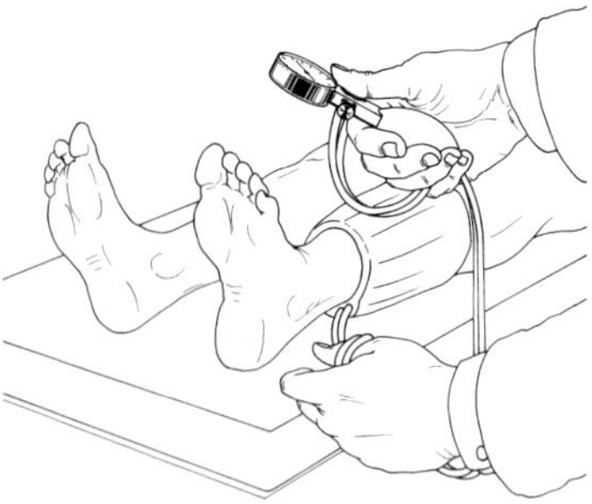

Abb. 7.**30** **Tourniquet-Zeichen.**

Fraktur

Fersenkompressionstest

Beurteilung einer Kalkaneusstressfraktur.

Vorgehen: Die Ferse wird zwischen den Daumenballen des Untersuchers symmetrisch zusammengepresst.

Beurteilung: Bei Vorliegen einer Kalkaneusstressfraktur verspüren die Patienten starke Schmerzen im Fersenbereich. Kalkaneusstressfrakturen treten vornehmlich bei Patienten mit einer erheblichen Osteoporose auf. Patienten mit solchen Frakturen zeigen einen deutlichen, schmerzentlastenden Gang, oft mit einer vollständigen Gewichtsentlastung der Ferse; die Ferse kann diffus geschwollen und druckschmerzhaft sein. Der Fersendrucktest verursacht bei Patienten mit Fersenschmerzen aufgrund anderer Ursachen (z.B. Achillodynie) selten stärkere Schmerzen.

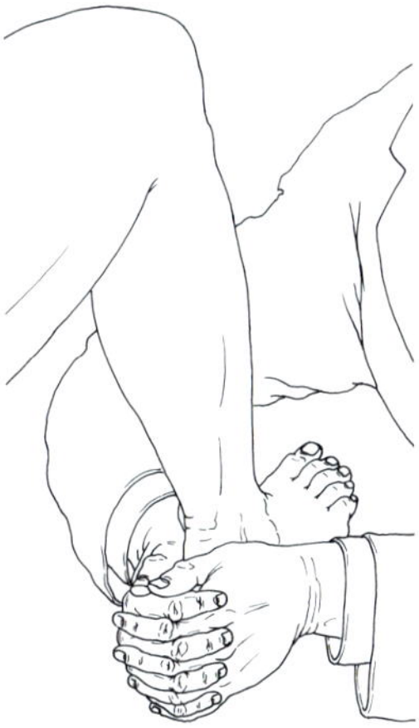

Abb. 7.**31** **Fersenkompressionstest.**

8 Haltungsstörung

Die aufrechte Körperhaltung wird nicht allein durch die Stellung der Wirbelsäule – bzw. des Rumpfes – bestimmt, sondern ist vornehmlich das Ergebnis aktiver Muskelarbeit. Wir unterscheiden zwischen der aufrechten Haltung und der Ruhehaltung. Die aufrechte Haltung ist gespannte Haltung, ist Bereitschafts- oder Erwartungshaltung mit ausgewogenem Kräftespiel der Muskulatur. Ruhehaltung ist entspannte Haltung, ist Erholungshaltung. Die Ruhehaltung bedeutet meist eine Gewohnheitshaltung oder entspricht der individuellen Haltung und ist weitgehend vom anatomischen Bau der Wirbelsäule und des Beckens abhängig.

Unter Haltungsschwäche verstehen wir eine nur mühsame und vorübergehende Aufrichtung in die gespannte aufrechte Haltung. Es gelingt nicht mehr oder nur vorübergehend, aus der Ruhehaltung heraus in die aufrechte Haltung überzugehen. Hält die schlaffe Haltung über längere Zeit an, kann es zu einem Haltungsverfall kommen, der in eine Fehlform mündet. Zwischen der Haltungsschwäche und dem Haltungsverfall gibt es alle Übergänge, wobei es gilt, die haltungsgefährdeten Kinder und Jugendlichen frühzeitig herauszufinden, um sie vor den krankhaften Stadien des Haltungsverfalls zu schützen. Die Haltung ist von einer guten Muskulatur und von den vorgegebenen anatomischen Strukturen abhängig. Verschiedene funktionell bedingte Abweichungen von den physiologischen Krümmungen werden beschrieben. Sie bedeuten nach Wagenhäuser fehlerhafte Formvarianten einer normalen Haltungsgestaltung (unsichere Haltung, Rundrücken, Hohlrundrücken, Flachrücken, seitliche Fehlhaltungen).

Differenzialdiagnostisch müssen funktionelle Haltungsschwächen bzw. -störungen von organischen Wirbelsäulenerkrankungen abgegrenzt werden (Morbus Scheuermann, Spondylolisthesis). Eine Reihe von Haltungsleistungstests ermöglicht es, Haltungsleistungsstörungen zu beurteilen.

Der Haltungsleistungstest nach Matthiaß erlaubt eine Beurteilung der Haltungsleistungsfähigkeit der Muskulatur. Der Kraus-Weber-Test ermöglicht eine Beurteilung der Leistungsfähigkeit der Rumpf-/Beckenmuskulatur. Überprüft werden Kraft und Ausdauer der Bauch- und Rückenmuskulatur. Der Test dient dazu, die quantitative und qualitative Wirkung der Muskelkräfte im Sinne einer Neutralisation des Körpergewichts festzustellen.

Kraus-Weber-Test

Überprüfung der muskulären Haltungsleistungsfähigkeit der Rumpf-/Beckenmuskulatur.

Vorgehen: A: Der Patient liegt mit ausgestreckten Beinen und Füßen auf dem Rücken, die Hände hinter den Nacken gelegt. Er wird aufgefordert, die gestreckten Beine 25 cm zu heben und diese Höhe für 10 s zu halten (Test für die untere abdominale Muskulatur = Wert 10).

B: Der Patient befindet sich in Rückenlage, Hände hinter dem Nacken; seine Füße werden von der untersuchenden Person fixiert. Auf Anweisung muss er sich zum Sitzen erheben (Test für die obere abdominale Muskulatur; Erhebung 90° = Wert 10, Erhebung 45° = Wert 5).

C: Der Patient liegt mit den Händen hinter dem Nacken auf dem Rücken, jedoch mit angewinkelten Beinen. Seine Füße werden auf dem Untersuchungstisch fixiert. Er wird aufgefordert, sich aufzusetzen (Test für die gesamte abdominale Muskulatur ohne Wirkung des M. psoas).

D: Der Patient liegt auf dem Bauch mit einem Kissen unter dem Abdomen, die Hände hinter dem Nacken. Füße und Hüften werden von dem Untersucher gegen die Tischfläche fixiert. Der Patient wird aufgefordert, seinen Körper nach hinten zu heben und diese Lage 10 s zu halten (Test für die obere Rückenmuskulatur = Wert 10).

E: Der Patient liegt auf dem Bauch mit einem Kissen unter dem Becken. Der Untersucher fixiert Körper und Hüften gegen die Untersuchungsliege. Auf Anweisung hebt der Patient die Beine mit gestreckten Füßen nach oben und hält diese Lage für 10 s (Test für die untere Rückenmuskulatur = Wert 10).

F: Der Patient steht barfuß, hält die Hände am Körper. Auf Anweisung beugt er sich mit gestreckten Knien und ausgestreckten Armen nach vorn. Der Untersucher misst den Fußbodenabstand.

8

Beurteilung: Die Kraus-Weber-Tests zeigen im normalen Fall folgenden Index:

$$A\frac{10}{10} \qquad B\frac{10}{10} \qquad FBA = 0$$

wobei mit A die Kraft der Bauchmuskulatur, mit B diejenige der Rückenmuskulatur gemessen wird. Die Zahlen über dem Bruchstrich beziehen sich auf die obere Abdominalmuskulatur bzw. die obere Rückenmuskulatur, diejenigen unter dem Bruchstrich entsprechen den Werten der unteren Abdominal- bzw. der unteren Rückenmuskulatur, inklusive des M. psoas.

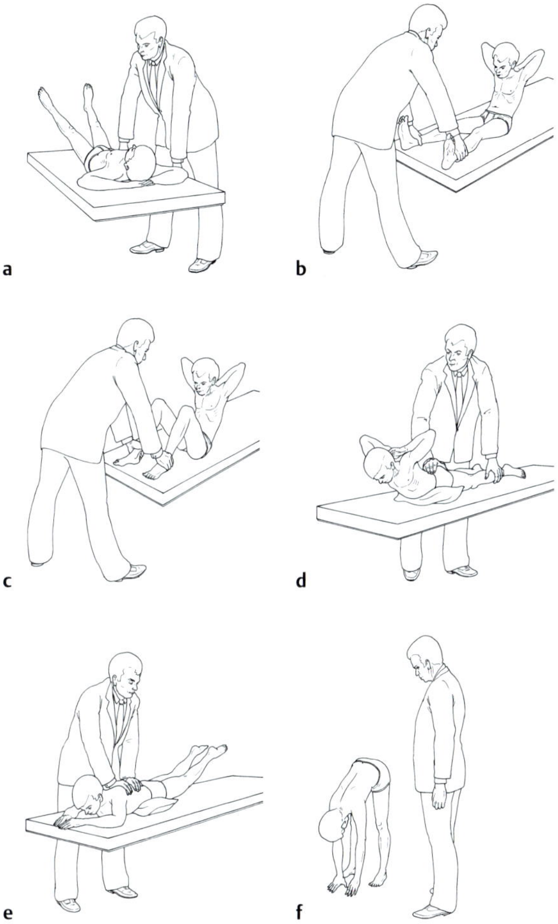

Abb. 8.**1 a-f** **Kraus-Weber-Test:**
a Test A,
b Test B,
c Test C,
d Test D,
e Test E,
f Test F.

Haltungsleistungstests nach Matthiaß

Überprüfung der Leistungsfähigkeit der Rücken- und Rumpfmuskulatur beim Kind und Jugendlichen.

Vorgehen: Die Untersuchung erfolgt im Stehen. Das Kind wird aufgefordert, beide Arme vorzuheben und sie in dieser Stellung zu halten.

Beurteilung: Durch die Armvorhalte verlagert sich der Körperschwerpunkt nach vorn.

Das haltungsstarke Kind kompensiert die Schwerpunktverlagerung dadurch, dass es den gesamten Körper gering nach rückwärts legt. Bei einer Haltungsschwäche kommt es zu einer Verstärkung der Brustkyphose und Lendenlordose.

Matthiaß teilt die Haltungsschwäche in 2 Grade ein.

Volles muskuläres Leistungsvermögen spricht für eine gute Haltungsleistungsfähigkeit mit voller Aufrichtung und fehlender oder nur geringer Rückverlagerung des Rumpfes beim Armvorhaltetest.

Bei der Haltungsschwäche 1. Grades können sich die Kinder zwar aktiv aufrichten, sinken aber dann während 30 s in Rumpfrückenlage mit Verstärkung der Brustkyphose und Lendenlordose.

Haltungsschwäche 2. Grades findet sich dann, wenn das Kind sich nicht mehr voll aufrichten kann und schon im Beginn der Armvorhalte sich mehr oder weniger weit zurücklegt. Es schiebt das Becken nach vorn und vertieft die Lordose erheblich. Man spricht in diesem Zusammenhang auch von einem Haltungsverfall.

Differenzialdiagnostisch müssen funktionelle Haltungsschwächen bzw. -störungen von organischen Wirbelsäulenerkrankungen abgegrenzt werden. Eine genaue klinische Untersuchung mit Funktionsprüfung erlaubt frühzeitig die Abgrenzung zwischen einer Haltungsschwäche, einem Formfehler oder idiopathischen Krankheitsbildern. Insbesondere müssen eine Skoliose, Kyphose und Spondylolisthesis abgegrenzt werden, des Weiteren Formvarianten der Wirbelsäule wie Flachrücken, Rundrücken und Hohlrundrücken.

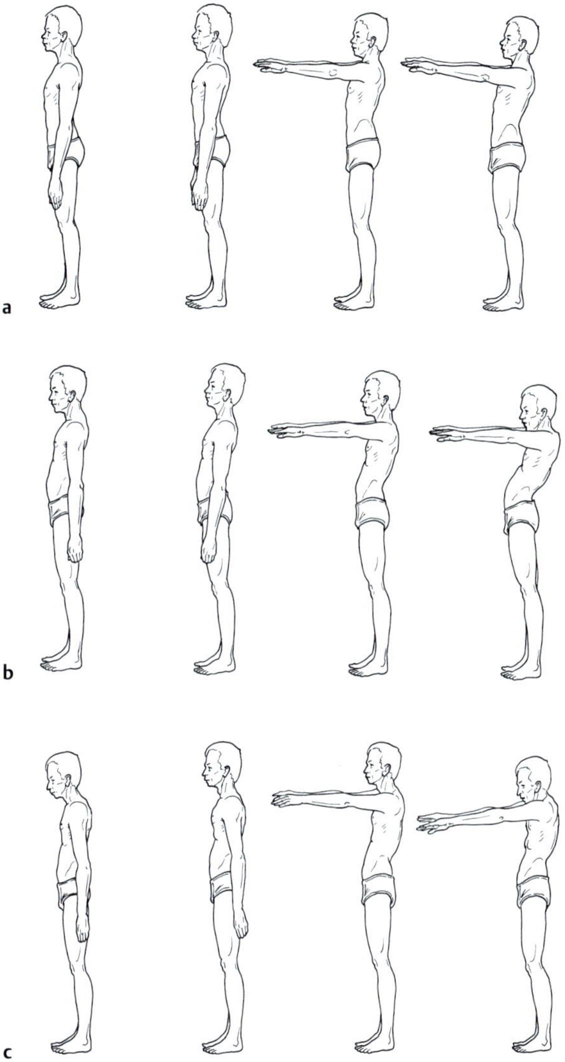

Abb. 8.**2 a–c Haltungsleistungstests nach Matthiaß:**
a haltungsgesund,
b Haltungsschwäche,
c Haltungsverfall.

9 Venenthrombose

Die (akute) tiefe Venenthrombose gehört zusammen mit dem akuten Arterienverschluss zu den wichtigsten und dramatischsten angiologischen Notfällen. Wand-, Strömungs- und Gerinnungsfaktoren wirken bei der Thrombose zusammen. Am häufigsten treten Thrombosen im Bereich der unteren Extremitäten auf. Sie sind insbesondere eine gefürchtete postoperative Komplikation mit Gefahr einer fulminanten (großen) oder rezidivierenden Lungenembolie. Die Thrombose der tiefer gelegenen Beinvenen verläuft symptomärmer, jedoch mit wesentlich größerer Emboliegefahr als die Thrombose der oberflächlichen Beinvenen. Schwellungen an der Extremität (bevorzugt des linken Beines – Beckenvenensporn), häufig verbunden mit einem Spontanschmerz in der Leistenbeuge, und ein einschießender Beinschmerz beim Husten und Pressen, eine lokale bläuliche Hautverfärbung, ein eventueller Temperatur- und Pulsanstieg sind wertvolle Hinweise. Gar nicht so selten ist ein Lungeninfarkt das erste klinisch relevante Symptom. Daneben finden sich oft die typischen schmerzhaften Druckpunkte – Thrombosefrühzeichen – von der Fußsohle (Payr) ggf. bis zur Leistenbeuge (Rielander) und der Wadenkompressionsschmerz, wenn eine Blutdruckmanschette auf 13,3 kPa (= 100 mmHg) aufgepumpt wird (Lowenberg). Diese Thrombosezeichen sind aber unspezifisch und dürfen auf keinen Fall überbewertet werden. Das in der Regel auftretende einseitige Ödem entwickelt sich erst allmählich und nimmt seinen Ausgang im Knöchelbereich. Gestaute pralle periphere Venen an der betroffenen Extremität (Pratt-Warnvenen), der Nachweis oberflächlicher Kollateralvenen und eine Ausdehnung des Ödems (abhängig von Ausmaß und Lokalisation der Thrombosierung) sind zusätzliche charakteristische Befunde.

Liegen chronische Venenerkrankungen vor, so hilft eine Reihe von Untersuchungsmethoden, die Funktion der tiefen Venen und die der Vv. perforantes zu bewerten.

Lowenberg-Test

Thrombosefrühzeichen.

Vorgehen: Der Untersucher legt an beiden Unterschenkeln eine Blutdruckmanschette an und pumpt diese auf.

Beurteilung: Normalerweise treten Missempfindungsstörungen erst jenseits von 24-kPa-(180-mmHg-)Drücken auf. Liegt eine Thrombose vor, so werden bei der vergleichenden Kompression der Wadenmuskulatur am gesunden Bein wesentlich höhere Drücke toleriert als am kranken.

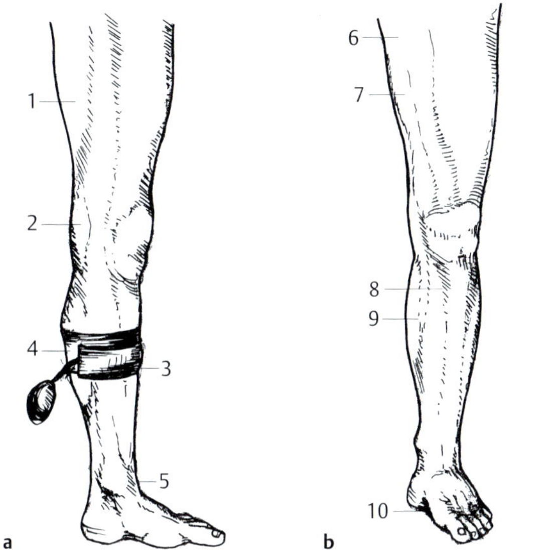

Abb. 9.**1 a u. b Thrombosefrühzeichen.**

1 Druckschmerz an der Oberschenkelinnenseite (M. sartorius, M. gracilis)
2 Druckschmerz im Kniegelenkbereich (Muskelansätze, medialer Kniegelenkspalt)
3 Wadenkompressionsschmerz (Lowenberg)
4 Wadenschmerz bei Dorsalflexion des Fußes (Homans-Zeichen)
5 Kulissendruckschmerz
6 Leistenschmerz
7 Druckschmerz im Bereich des Adduktorenkanals
8 Pratt-Warnzeichen
9 Meyer-Druckpunkte im Verlauf der V. saphena magna
10 Fußsohlenschmerz, Payr-Zeichen: Druck, Handkantenschlag auf die Fußsohle

Trendelenburg-Test

Beurteilung einer Varikose des Oberschenkels. Überprüfung der Funktion der Vv. saphenae parvae und der Vv. perforantes.

Vorgehen: Der Untersucher streicht im Liegen beim angehobenen Bein die erweiterten Venen aus. Sodann komprimiert er mit einer Staubinde die V. saphena magna unterhalb ihrer Mündung in die V. femoralis am Leistenband und lässt den Patienten aufstehen.

Beurteilung: Füllen sich die Varizen innerhalb von 30 Sekunden nach Aufstehen nur langsam oder gar nicht, dagegen nach Lösen der Stauung rasch in wenigen Sekunden von proximal, so liegt eine Klappeninsuffizienz der V. saphena bei Suffizienz der Vv. perforantes vor. Eine relativ rasche Auffüllung von distal kann über insuffiziente Vv. perforantes oder über Anastomosen mit der insuffizienten V. saphena parva erfolgen. Bei schneller Varizenfüllung sowohl von distal als auch nach Lösung der Kompression von proximal sind sowohl die V. saphena magna als auch die Verbindung zum tiefen Venensystem insuffizient.

Abb. 9.**2 a u. b** **Trendelenburg-Test:**
a im Liegen,
b im Stand.

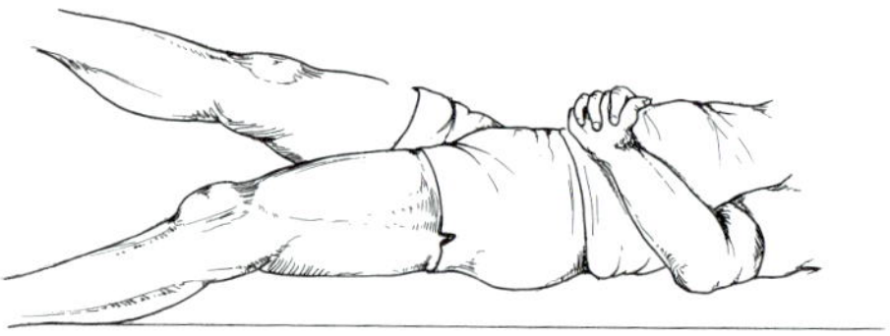

a

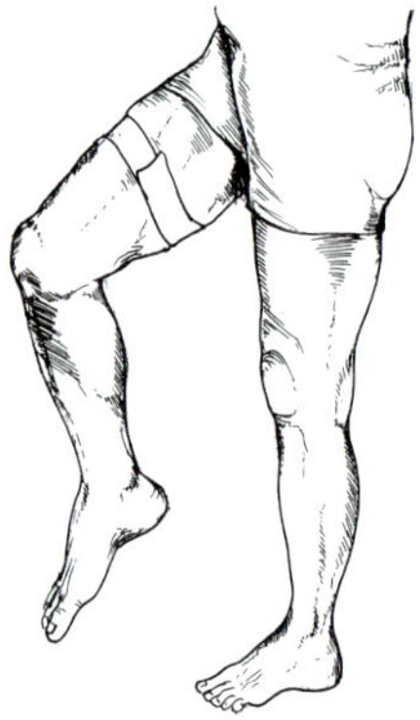

b

Perthes-Test

Überprüfung der Funktion der tiefen Venen und der Vv. perforantes.

Vorgehen: Dem stehenden Patienten legt der Untersucher proximal von den gefüllten Varizen am Ober- oder Unterschenkel einen Stauschlauch an, mit dem der Patient umhergehen soll.

Beurteilung: Die völlige Entleerung der gestauten Varizen bei Muskelarbeit spricht für eine Suffizienz der Vv. perforantes und einen intakten tiefen Venenabfluss. Die Stauung beruht auf einer Klappeninsuffizienz der V. saphena. Eine unvollkommene Entleerung findet sich bei mäßiger Klappeninsuffizienz der Verbindungsvenen. Eine unveränderte Füllung der Varizen kommt bei erheblicher Insuffizienz der Vv. perforantes und Behinderung der Strömung in den tiefen Venen vor. Eine Zunahme spricht für ein ausgeprägtes postthrombotisches Syndrom mit Stromumkehr in den Vv. perforantes.

Bemerkung: Test zur Beurteilung einer Klappeninsuffizienz im V.-saphena-Bereich ist der Schwartz-Test bzw. die Perkussionsmethode nach Schwartz und Hackenbruch. Am stehenden Patienten wird ein Finger auf eine zu prüfende erweiterte Vene gelegt, mit einem Finger der anderen Hand wird auf die Einmündung der V. saphena und der V. femoralis geklopft. Überträgt sich das Klopfen, so ist die Blutsäule nicht unterbrochen, d. h. die Klappen der zu prüfenden Venenstrecke sind nicht intakt. Der Test ist nicht ganz sicher, jedoch gut geeignet zur Unterscheidung der Zugehörigkeit eines oberflächlichen Venenastes zum Parva- oder Magnasystem.

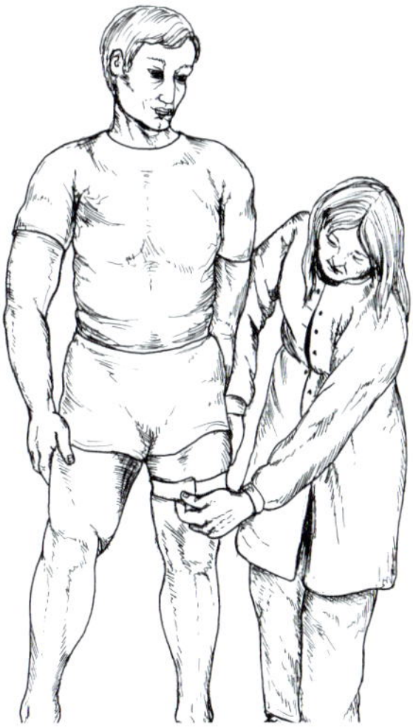

Abb. 9.3 **Perthes-Test.**

Homans-Test

Beurteilung einer Beinvenenthrombose.

Vorgehen: Der Patient liegt auf dem Rücken. Der Untersucher hebt das betroffene Bein gestreckt an und führt eine rasche Dorsalflexion des Fußes bei Kniestreckung durch. Das gleiche Vorgehen wird nochmals bei gebeugtem Kniegelenk vorgenommen bei gleichzeitigem Tasten der Wade.

Beurteilung: Treten bei Dorsalflexion des Fußes Schmerzen sowohl bei Kniestreckung als auch bei Kniebeugung in der Wade auf, so deutet dies auf eine Thrombose oder Thrombophlebitis hin.

Wadenschmerzen bei Kniestreckung können ggf. auch durch eine Bandscheibenerkrankung (radikuläre Symptome) oder Muskelkontrakturen bedingt sein.

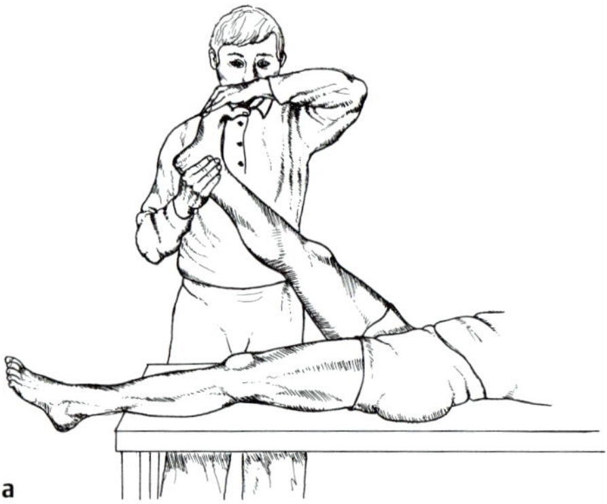

a

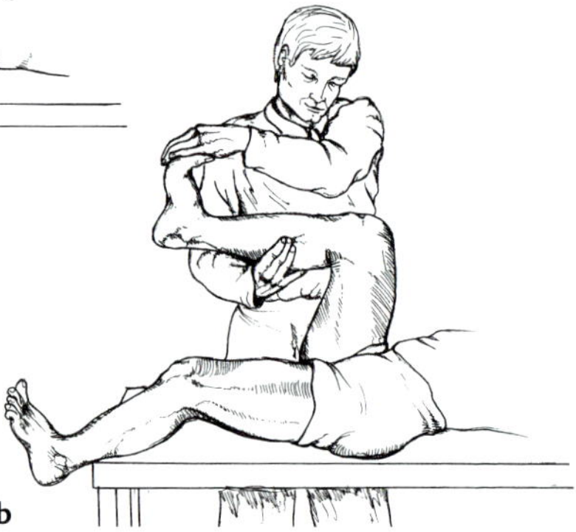

b

Abb. 9.**4 a u. b** **Homans-Test:**
a Dorsalflexion des Fußes bei Kniestreckung,
b Dorsalflexion des Fußes bei Kniebeugung.

10 Arterielle Durchblutungsstörungen – neurovaskuläres Engpasssyndrom

Arterielle Durchblutungsstörungen sind oft mit orthopädischen Erkrankungen kombiniert. Bemerkenswert ist, dass in nahezu 90% aller Fälle ausschließlich die unteren Extremitäten durch eine obliterierende Arteriosklerose befallen werden. Vor Behandlung des eigentlichen orthopädischen Leidens muss eine sorgfältige Abklärung eventuell vorliegender arterieller Durchblutungsstörungen vorgenommen werden. Neben der gezielten Anamneseerhebung kann allein durch die Inspektion, Palpation und spezielle Funktionstests, meist vor Anwendung apparativ-technischer Verfahren, eine Diagnose gestellt werden.

Abgeschwächte oder fehlende Arterienpulse, kühle und blasse (zyanotische) Haut, fleckförmige Rötungen und trophische Störungen sind Hinweise auf eine arterielle Verschlusskrankheit. Liegen gar Ulzerationen und ein Gangrän vor, handelt es sich bereits um ein fortgeschrittenes Stadium der Erkrankung. Die typischen Claudicatio-intermittens-Beschwerden (Wadenschmerzen nach kurzen Gehstrecken – Schaufensterkrankheit) mit Ermittlung der noch beschwerdefreien Gehstrecke ermöglichen eine Einschätzung des Schweregrades der Durchblutungsstörung (AVK-Schweregrad nach Fontaine). Die vaskulär bedingte Claudicatio intermittens muss differenzialdiagnostisch von der Claudicatio spinalis (Cauda equina) abgegrenzt werden, das Kardinalsymptom der lumbalen Wirbelkanalstenose. Die Claudicatio intermittens der Cauda equina ist kein einheitliches Beschwerdebild. Es bestehen radikuläre Beschwerden wie Parästhesien, Schmerzen, Sensibilitätsstörungen und eine Schwäche, die im Stehen oder beim Gehen in einem oder beiden Beinen auftreten. Diese Symptome verschwinden oder bessern sich beim Stehenbleiben – wie bei der vaskulären Form – oder häufiger erst bei bestimmten Körperbewegungen.

Bemerkung: Die Beurteilung peripherer Durchblutungsstörungen ermöglicht auch der sog. Gehtest. Der Patient wird aufgefordert, sich bis zu 3 Minuten mit ca. 120 Schritten pro Minute auf einem langen Flur zu bewegen. Klinisch beurteilt werden Zeitpunkt des Auftretens der Beschwerden und Ort der Schmerzen, im Weiteren das Gangbild und mögliche Pausen. Wird bereits nach 60 Sekunden eine Pause eingelegt, so spricht dies für eine schwere Muskeldurchblutungsstörung, mittelschwere Durchblutungsstörungen liegen vor bei einer Gehstrecke von 1–3 Minuten. Treten Beschwerden erst nach einer Gehstrecke von über 3 Minuten auf, so handelt es sich um eine leichte Durchblutungsstörung.

Zu berücksichtigen ist, dass die Leistung durch kardiale und pulmonale, natürlich auch durch orthopädische Leiden, wie eine Koxarthrose und einen Kniegelenkverschleiß, begrenzt sein kann.

Allen-Test (Faustschluss-Test)

Beurteilung einer arteriellen Durchblutungsstörung im Bereich der oberen Extremitäten.

Vorgehen: Der Patient sitzt. Er hebt den Arm über die Horizontale. Der Untersucher umgreift währenddessen das Handgelenk und unterbindet durch Fingerdruck die arterielle Zufuhr (Aa. radialis und ulnaris). Danach ballt der Patient seine Hand zu einer Faust, sodass das venöse Blut über die dorsalen Venen aus der Hand gepresst wird. Nach 1 Minute lässt der Patient den Arm hängen und öffnet die dann blasse Hand. Gleichzeitig löst der Untersucher die Kompression, zunächst von einer, dann von der anderen Arterie.

Beurteilung: Kommt es schnell zu einer gleichmäßigen Rötung von Handfläche und Fingern (entsprechend dem Versorgungsgebiet), so liegen regelrechte Durchblutungsverhältnisse vor. Ist die Hand- und Fingerdurchblutung gestört, so bilden sich die ischämischen Veränderungen der Hand nur zögernd zurück.

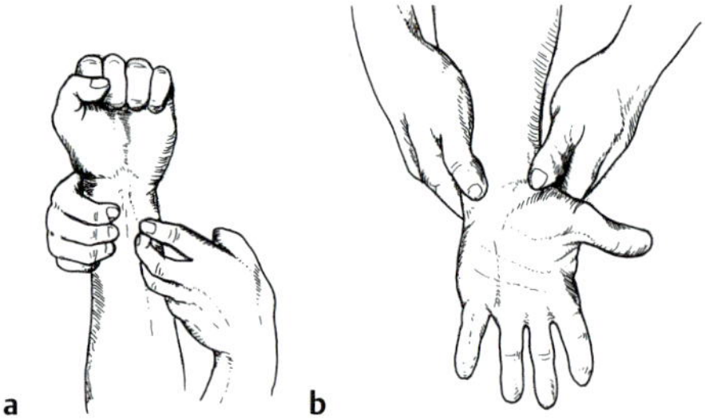

Abb. 10.**1 a u. b** **Allen-Test:**
a Palpation der Gefäße am erhobenen Arm.
b Palpation der Gefäße am hängenden Arm, mit Beurteilung der Hautdurchblutung.

Arteria-vertebralis-Test nach George (De-Klyn-Test)

Beurteilung einer Kompression oder Stenose der Aa. vertebralis, basilaris oder carotis.

Vorgehen: Der Test erfordert zunächst einige Vorbefunde, da er nicht ganz ungefährlich ist. Geprüft werden müssen zunächst folgende Parameter: Blutdruck, Armpulse, A.-carotis-communis-und-subclavia-Puls mit Auskultation zur Feststellung von Strömungsgeräuschen. Liegen erhebliche pathologische Befunde eines der Parameter vor, so sollte dieser Test nicht vorgenommen werden. Finden sich keine wesentlichen Abnormitäten, so wird der sitzende Patient aufgefordert, den Kopf zu einer Seite maximal zu rotieren und gleichzeitig zu extendieren. Der Test kann auch im Liegen durchgeführt werden. Der Kopf überragt das Ende des Untersuchungstisches und ruht in den Händen des Untersuchers. Danach wird er in die sog. De-Klyn-Hängelage gebracht mit maximaler Rotation und Extension. Der Kopf sollte in der maximalen Rotations-/Extensionsstellung für ca. 20–30 Sekunden verbleiben bzw. gehalten werden. Der Patient wird aufgefordert zu sprechen (z. B. zu zählen).

Beurteilung: Kommt es unter dieser Maximalbewegung zu pathologischen Strömungsgeräuschen in der A. carotis communis, zu Schwindel, visuellen Erscheinungen, Übelkeit, Müdigkeit, Nystagmus, so liegt eine Stenose der A. vertebralis oder im Bereich der A. carotis communis vor. Der Test hat insbesondere da seine Bedeutung, wo wegen Halswirbelsäulenbeschwerden mit gleichzeitigem Schwindel Behandlungen erfolgen sollen (Distraktions- und Manipulationsbehandlungen). Differenzialdiagnostisch bietet der Provokationstest für die A. vertebralis insofern eine Differenzierung, als Übelkeit, Schwindel und Nystagmus bei Vorliegen einer Wirbelblockierung zunächst zunehmen, dann aber schnell an Intensität verlieren. Bei Vorliegen einer Insuffizienz der A. vertebralis nehmen die Intensität der Übelkeit und Schwindelerscheinungen schon nach wenigen Sekunden schnell zu ohne abzuklingen.

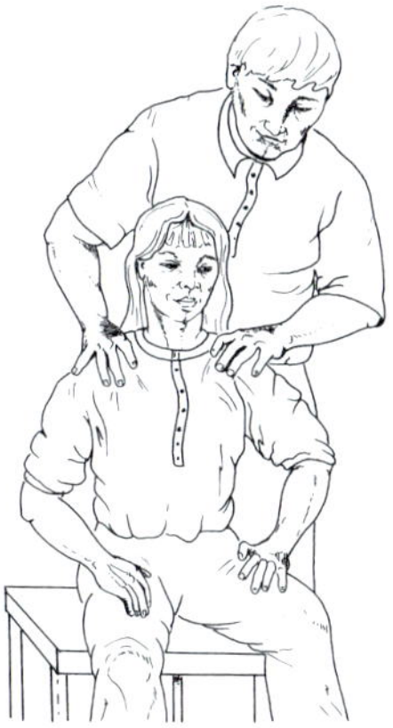
a

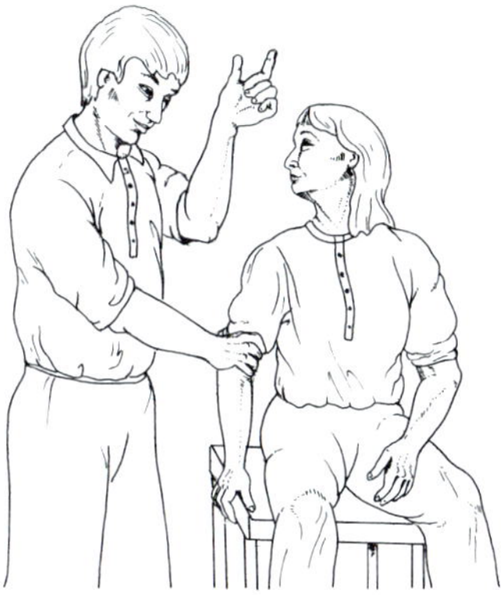
b

Abb. 10.**2 a u. b** **A.-vertebralis-Test nach George:**
a Ausgangsstellung.
b Kopfrotation – Extension.

Ratschow-Boerger-Test

Beurteilung einer Gefäßerkrankung im Becken-/Beinbereich.

Vorgehen: Rückenlage. Der Patient wird aufgefordert, die Beine möglichst steil anzuheben und 2 Minuten Kreisbewegungen oder Plantarflexions-/Dorsalextensionsbewegungen im Sprunggelenk auszuführen.

Beurteilung: Der Gefäßgesunde kann diese Bewegungen ohne Beschwerden und ohne Abblassung der Fußsohle durchführen. Beim Gefäßkranken kommt es zu mehr oder weniger stark ziehenden Schmerzen und zu einer deutlichen Ischämie der Fußsohle der betroffenen Seite. Nach den 2 Minuten soll sich der Patient schnell aufsetzen und die Beine über die Liegenkante herunterhängen lassen. Beim Gefäßgesunden tritt innerhalb von 5–7 Sekunden die reaktive Hyperämie und Wiederauffüllung der Venen ein; beim Gefäßkranken ist dies umso verzögerter, je stärker die Einengung der Gefäße fortgeschritten ist.

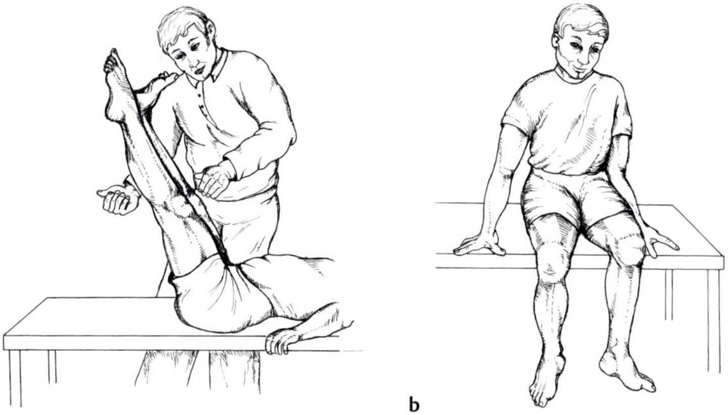

a b

Abb. 10.**3 a u. b** **Ratschow-Boerger-Test:**
a Rückenlage mit angehobenen Beinen,
b sitzend mit herabhängenden Beinen.

Thoracic-Outlet-Syndrom (TOS)

Bei dem Thoracic-Outlet-Syndrom handelt es sich um ein Engpass-(Kompressions-)Syndrom im Bereich der oberen Thoraxapertur mit neurovaskulären Störungen. Das TOS kann kongenital bedingt sein durch eine Halsrippe, Hochstand der 1. Rippe, atypische Ligamente sowie Ausbildung eines M. scalenus minimus; erworben durch Kallusbildungen, Exostosen an der Klavikula und 1. Rippe sowie Veränderungen der Mm. scaleni (Fibrose, Hypertrophie des Muskels).

Je nach Ort der Kompression unterscheidet man das Hals-Rippen-Syndrom, das Syndrom der 1. Rippe und das Skalenussyndrom.

Ein TOS kann kombiniert sein mit neurologischen und vaskulären Veränderungen wie neurologischen Defiziten oder arteriellen und venösen Durchblutungsstörungen. Die Diagnose eines TOS ist erst dann zu stellen, wenn andere Krankheitsursachen zentraler oder peripherer Genese ausgeschlossen sind.

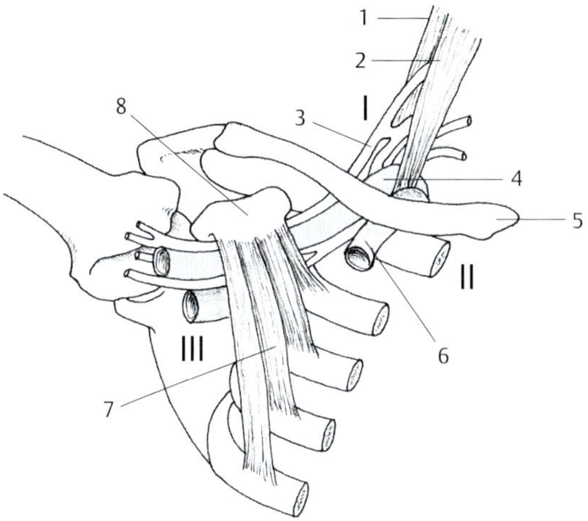

Abb. 10.**4** **Ort der anatomischen Engpässe**
I Skalenuslücke
II kostoklavikulärer Verlauf
III subpektoraler Verlauf
1 M. scalenus medius
2 M. scalenus anterior
3 Plexus brachialis
4 A. subclavia
5 Klavikula
6 V. subclavia
7 M. pectoralis minor
8 Processus coracoideus

Kostoklavikulärer Test (Geisel-Handgriff)

Beurteilung eines Kompressionssyndroms des Nerven-Gefäß-Bündels im kostoklavikulären Bereich.

Vorgehen: Der Patient sitzt mit locker herabhängenden Armen. Der Untersucher tastet auf beiden Seiten die Radialispulse und achtet auf Amplitude und Frequenz. Nachfolgend abduziert der Patient beide Arme mit gleichzeitiger Außenrotation und Rückführung der Schultern (Geisel-Stellung). In dieser Stellung tastet und beurteilt der Untersucher nochmals beide Radialispulse.

Beurteilung: Eine Abschwächung oder Fehlen des Radialispulses auf einer Seite, ischämische Hautveränderungen oder Parästhesien sind deutliche Hinweise auf eine Kompression des Plexus brachialis und der A. und V. axillaris im kostoklavikulären Bereich (zwischen 1. Rippe und Schlüsselbein; Kostobrachialsyndrom, Droopy-Shoulder-Syndrom).

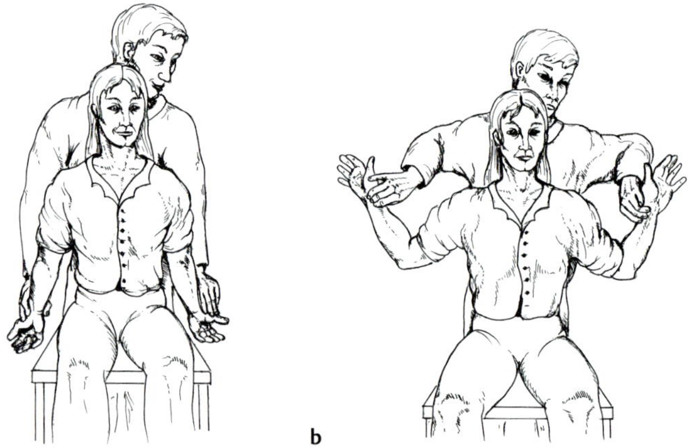

a b

Abb. 10.**5 a u. b** **Kostoklavikulärer Test:**

a Ausgangsstellung mit Tasten der Radialispulse.

b Tasten der Radialispulse bei Abduktion – Außenrotation der Arme und Rückführung der Schultern.

Hyperabduktionstest

Hinweis auf ein Skalenussyndrom.

Vorgehen: Der Patient steht und abduziert beide Arme über 90° hinaus bei gleichzeitiger Rückführung der Schultern. Nachfolgend öffnet und schließt er über 2 Minuten die Hände jeweils zur Faust.

Beurteilung: Schmerzen im Schulter-/Armbereich eines Armes, ischämische Hautveränderungen und Parästhesien sind deutliche Hinweise auf eine Kompression des Plexus brachialis und/oder der A. subclavia im seitlichen Halsbereich, in erster Linie bedingt durch Veränderungen der Skalenusmuskulatur (Fibrose, Hypertrophie, Ausbildung eines M. scalenus minimus). Die Skalenuslücke im seitlichen Halsbereich wird ventral vom M. scalenus anterior, dorsal vom M. scalenus medius und kaudal von der 1. Rippe gebildet. Hier treten Plexus brachialis und A. subclavia zur Achselhöhle durch (Haven-Syndrom).

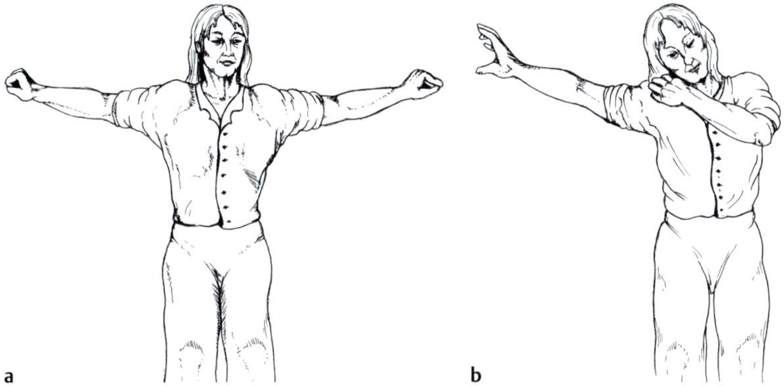

Abb. 10.**6 a u. b** **Hyperabduktionstest:**
a Ausgangsstellung mit Abduktion beider Arme und Rückführung der Schultern.
b Schmerzauslösung rechte Schulter.

Claudicatio-intermittens-Test

Hinweis auf ein kostoklavikuläres Engpasssyndrom.

Vorgehen: Der Patient steht. Er abduziert beide Arme und rotiert sie gleichzeitig nach außen. Nachfolgend wird er angewiesen, die Finger beider Hände über 1 Minute schnell zu beugen und zu strecken.

Beurteilung: Sinkt der Arm auf einer Seite schon nach wenigen Fingerbewegungen ab und treten ischämische Hautveränderungen, Parästhesien und Schmerzen im Schulter-/Armbereich auf, so spricht dies für ein kostoklavikuläres Engpasssyndrom mit Einengung der neurovaskulären Strukturen.

Ursachen können Exostosen, Rippenveränderungen und anatomische Variationen im Bereich der Skalenusmuskulatur sein.

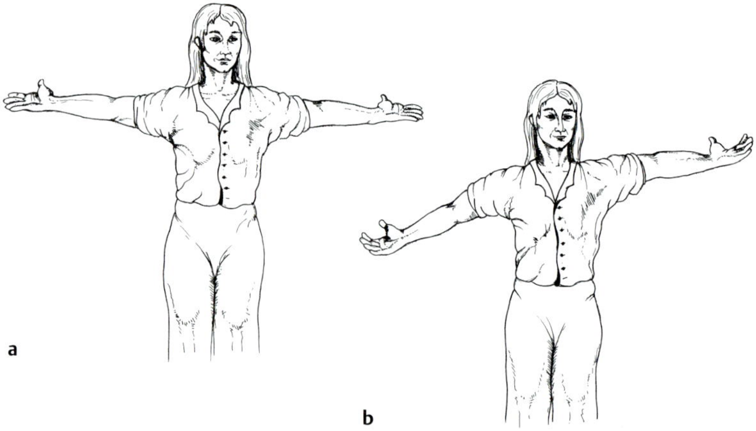

a

b

Abb. 10.**7 a u. b** **Claudicatio-intermittens-Test:**
a Ausgangsstellung mit Abduktion und Außenrotation der Arme.
b Schmerzen rechts mit Absinken des Armes.

Allen-Manöver

Vorgehen: Der Patient sitzt oder steht. Der Untersucher steht hinter dem Patienten. Er beugt den Ellenbogen des Patienten um 90°, während die Schulter abduziert und nach außen rotiert wird. Der Patient wird aufgefordert, den Kopf zur Gegenseite zu rotieren.

Beurteilung: Der Untersucher tastet den Radialispuls, welcher verschwindet, wenn der Kopf rotiert wird. Das Verschwinden des Pulses deutet auf ein positives Testergebnis für ein Thoracic-Outlet-Syndrom hin (bedingt durch eine Schlüsselbeinfraktur mit exzessiver Kallusbildung oder Fehlstellung, eine Halsrippe, ein geteiltes angeborenes Schlüsselbein sowie durch Veränderungen des M. scalenus medius).

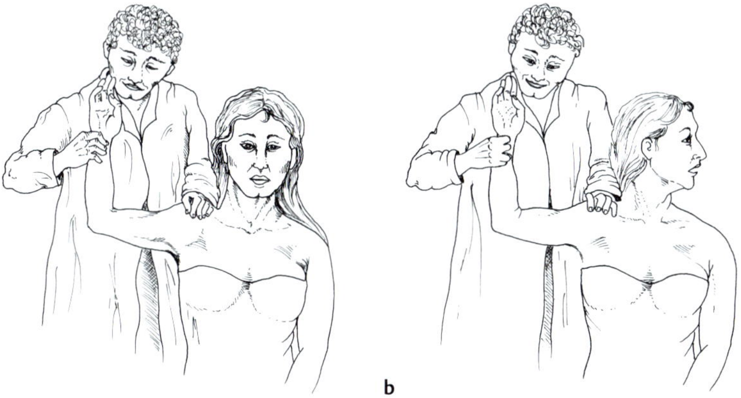

a **b**

Abb. 10.**8 a u. b** **Allen-Manöver:**
a Ausgangsstellung.
b Patient dreht den Kopf zur Gegenseite.

Allen-Handgriff

Hinweis auf ein Kostobrachialsyndrom.

Vorgehen: Der Patient sitzt. Der zu untersuchende Arm wird in Mittelstellung am Körper gehalten und im Ellenbogengelenk 90° gebeugt. Der Untersucher steht hinter dem Patienten und greift mit einer Hand das Handgelenk des Patienten bei gleichzeitigem Tasten des Radialispulses, die andere Hand des Untersuchers stützt den Patienten in Höhe der oberen Brustwirbelsäule. Nachfolgend führt der Untersucher den Arm deutlich zurück (in eine Überstreckung) und rotiert ihn gleichzeitig im Schultergelenk nach innen. Der Patient wird gebeten, den Kopf zur Gegenseite (von der zu testenden Seite weg) zu rotieren.

Beurteilung: Eine Abschwächung oder ein Verschwinden des Radialispulses, Schmerzen im Schulter-/Armbereich, ischämische Veränderungen und Parästhesien sind Hinweise auf ein kostoklavikuläres Engpasssyndrom (Kompression der A. subclavia zwischen der 1. Rippe und dem Schlüsselbein) oder ein Skalenussyndrom (Kompression des Nerven- und Gefäßbündels zwischen dem mittleren und vorderen M. scalenus infolge einer Fibrose oder Hypertrophie; Kostobrachialsyndrom).

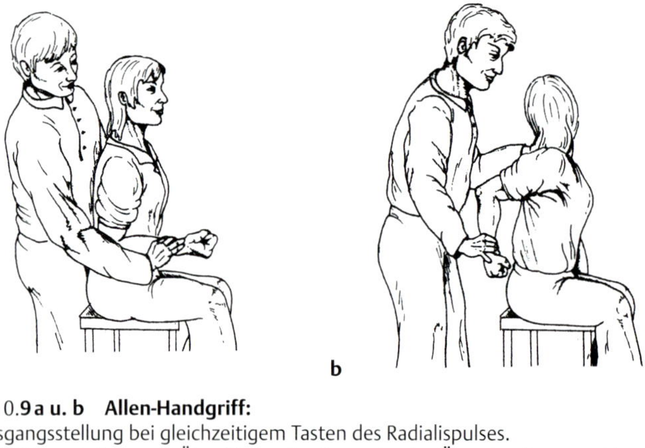

a b

Abb. 10.**9 a u. b** **Allen-Handgriff:**
a Ausgangsstellung bei gleichzeitigem Tasten des Radialispulses.
b Adduktionsstellung mit Überführen des Armes in eine Überstreckung und Innenrotation – Kopfrotation zur Gegenseite.

Wright-Test

Mit einer wiederholten oder andauernden Hyperabduktion des Armes kommt es zu einer Dehnung der neurovaskulären Strukturen in der Axilla unter der Sehne des M. pectoralis minor und dem Processus coracoideus. Hieraus resultieren neurovaskuläre Symptome.

Vorgehen: Der Patient sitzt mit locker herabhängenden Armen. Der Untersucher palpiert den Radialispuls des Patienten. Beide Arme werden passiv bis 180° abduziert. Der Untersucher beurteilt den Winkel der Abduktion, in dem der Radialispuls sich abschwächt oder verschwindet, zunächst auf der betroffenen Seite. Der Untersucher vergleicht die Resultate im Seitenvergleich.
Beurteilung: Der Test ist positiv, wenn es innerhalb kurzer Zeit zu einer deutlichen Abschwächung des Radialispulses und/oder zu neurologischen Symptomen im getesteten Arm kommt (Parästhesien und „Einschlafen" der Hände, eventuell Raynaud-Symptomatik wie beim Bauchschlaf mit über dem Kopf elevierten Armen). Die Ursache für die Kompression liegt im Bereich der korako-thorako-pektoralen Lücke. Diese Veränderung lässt sich deswegen über die A. radialis beurteilen, da diese unmittelbar aus der A. axillaris hervorgeht, welche wiederum aus der A. subclavia entspringt. Sowohl der Plexus brachialis als auch die A. axillaris verlaufen zwischen dem M. pectoralis minor und dem Thorax hindurch. Die Enge liegt meist zwischen dem Processus coracoideus und dem M. pectoralis kurz vor Übertritt in die Achselhöhle (s. Abb 10.**4**).

Differenzialdiagnostisch müssen folgende Erkrankungen berücksichtigt werden:
- in den Plexus infiltrativ wachsende Tumoren (z. B. Pancost-Tumor),
- eine radiogene Spätlähmung oder
- ein Neurinom im Plexusbereich.

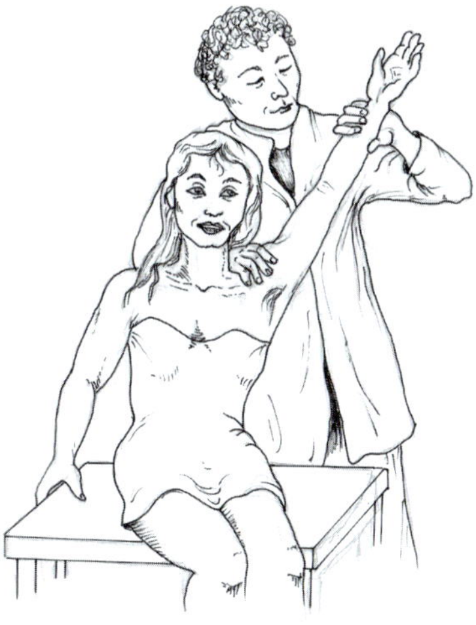

Abb. 10.**10** **Wright-Test.**

Adson-Test

Vorgehen: Der Patient rotiert den Kopf und das Gesicht zu der zu untersuchenden Seite. Nachfolgend streckt der Patient den Kopf, während der Untersucher die Schulter nach außen rotiert und gleichzeitig die Schulter extendiert. Der Untersucher tastet gleichzeitig den Radialispuls und fordert den Patienten auf, tief einzuatmen und den Atem anzuhalten.
Beurteilung: Das Schwinden des Radialispulses im Zuge der seitlichen Anhebung des schmerzhaften Armes und gleichzeitigem Drehen des Kopfes zur erkrankten Seite spricht für einen positiven Test.

Der Test ist signifikant für eine neurovaskuläre Kompression der A. subclavia und des Plexus brachialis auf der ipsilateralen Seite, welche gewöhnlich verursacht wird durch einen hypertrophen M. scalenus anterior, bei Vorliegen einer rudimentären Halsrippe oder eines deutlich breiten Querfortsatzes am HWK 7 mit einem von dort zur 1. Rippe verlaufenden fibrösen Band.

Ein positiver Adson-Test spricht für ein Scalenus-anticus-Syndrom. Synonyme dafür sind Halsrippensyndrom, Adson-Syndrom oder Naffziger-Syndrom.

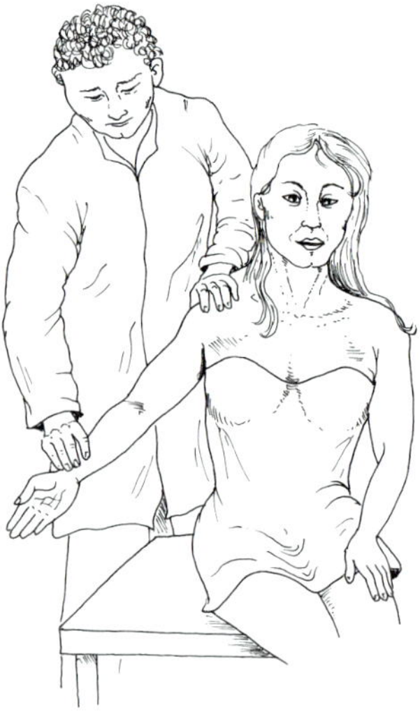

a

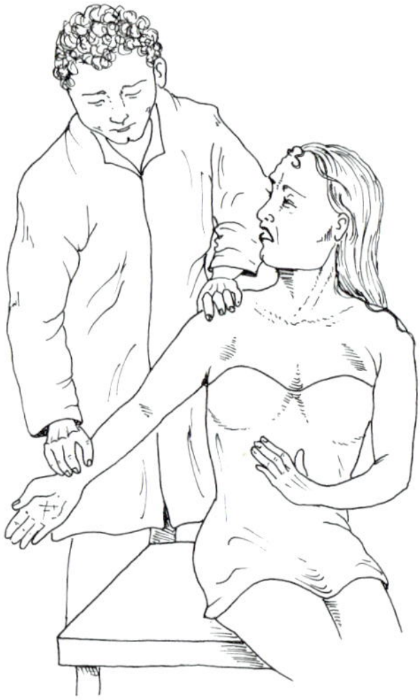

b

Abb. 10.**11 a u. b Adson-Test:**
a Ausgangsstellung.
b Patient rotiert und extendiert den Kopf zur betroffenen Seite.

11 Zentralnervöse Störungen

Armhaltetest

Zum grob klinischen Ausschluss einer Lähmung.

Vorgehen: Der Patient wird aufgefordert, beide Arme supiniert auf 90° vorzuheben und dabei die Augen zu schließen.

Beurteilung: Eine Pronation und anschließend einseitiges Absinken des Armes sprechen für eine latente zentrale Parese (gleichseitige zerebelläre Läsion. Kommt es bei geschlossenen Augen zuerst zu einem Absinken des Armes und erst danach zur Pronation der Hand, muss eine psychogene Beeinflussung in Betracht gezogen werden.

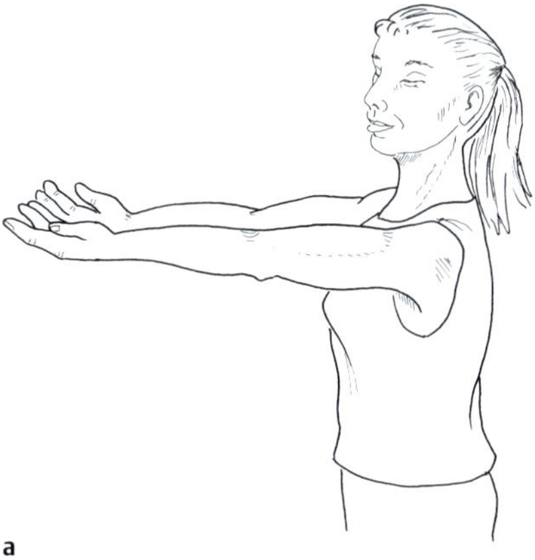

a

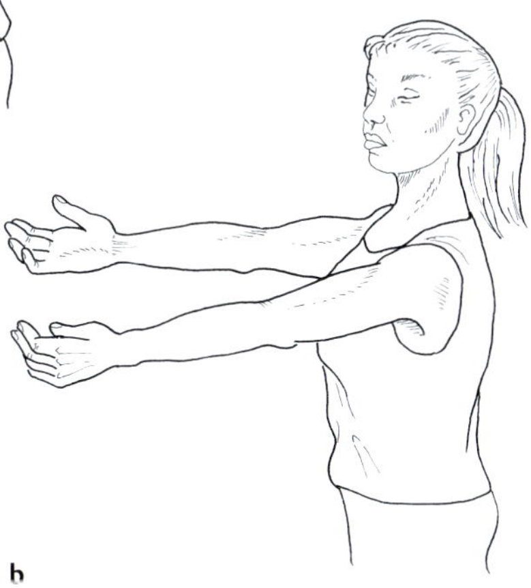

b

Abb. 11.**1 a u. b** **Armhaltetest:**
a Vorhalten beider Arme in Supination mit geschlossenen Augen,
b Pronationsbewegung mit einseitigem Absinken des linken Armes.

Beinhaltetest

Zum grob klinischen Ausschluss einer latenten zentralen Hemiparese.
Vorgehen: Rückenlage des Patienten. Beide Beine werden in Hüft- und Kniegelenk 90° gebeugt.
Beurteilung: Die neurologische Untersuchung der unteren Extremitäten beginnt beim steh- und gehfähigen Patienten mit der Inspektion des Gangbildes und der Aufforderung zur Demonstration des Zehen-/Spitzenstandes bzw. -ganges und des Fersenstandes bzw. -ganges. Dadurch gelingt meist schon der Ausschluss grober motorischer Ausfälle. In Rückenlage prüft man zunächst die grobe Kraft des M. quadrizeps durch Kniestreckung (L3/L4), des M. extensor digitorum und des M. hallucis longus durch Dorsalextension der Zehen (L5) sowie des M. trizeps surae durch Plantarflexion des Fußes (S1) gegen den jeweiligen Widerstand des Untersuchers. Kommt es beim Beinhaltetest zum Absinken eines der beiden Unterschenkel, kann dies als Zeichen einer zentralen Hemiparese gedeutet werden.

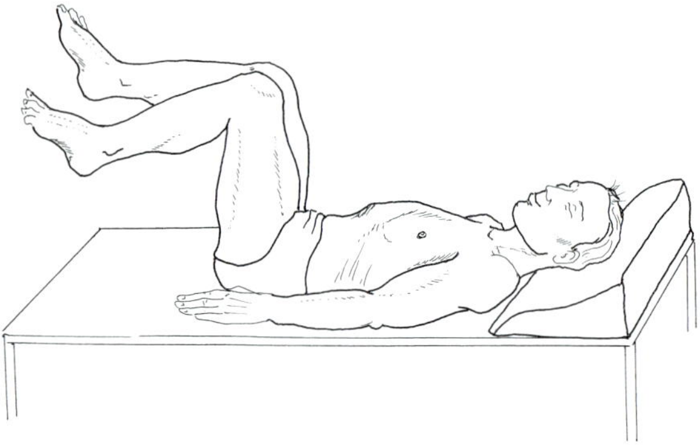

Abb. 11.**2** **Beinhaltetest.**

Literatur

1 Wirbelsäule

Andersson GBJ, Deyo RA. History and physical examination in patients with herniated lumbar discs. Spine. 1996; 21:10S–18S.
Baker S, Kesson M, Ashmore J, Turner G, Conway J, Stevens D. Guidance for premanipulative testing of the cervical spine. Man Ther. 2000; 5: 37–40.
Bauer R. Erkrankungen der Wirbelsäule. Diagnose und Therapie. Stuttgart: Thieme; 1975.
Bland JH. Disorders of the Cervical Spine. Philadelphia: WB Saunders Co; 1994.
Borge JA, Leboeuf-Yde C, Lothe J. Prognostic values for physical examination findings in patients with chronic low back pain treated conservatively: A systematic literature review. J Manip Physiol Ther. 2001; 24: 292–295.
Bradford DS. Juvenile Kyphosis. Clinical Orthopaedics and Related Research. 1977; 128: 45–55.
Brocher JEW. Die Scheuermann'sche Krankheit und ihre Differentialdiagnose. Berlin: Schwabe; 1946.
Brocher JEW, Willert HG. Differentialdiagnose der Wirbelsäulenerkrankungen. 6. Auflage. Stuttgart: Thieme; 1980.
Cameron DM, Bohannon RW, Owen SV. Influence of hip position on measurements of straight leg raise test. J Orthop Sports Phys Ther. 1994; 19: 168–172.
Childs JD. One on one: The impact of the Valsalva maneuver during resistance exercise. Strength and Conditioning Journal. 1999; 21: 54–55.
Christodoulides AN. Ipsilateral sciatica on femoral nerve stretch test is pathognomonic of an L 4/5 disk protrusion. J Bone Joint Surg Br. 1989; 71: 88–89.
Debrunner HU, Ramseier EW. Die Begutachtung von Rückenschäden. Bern: Huber; 1990.
Delank HW. Neurologie. Stuttgart: Enke; 1995.
Devereaux MW. Neck and low back pain. Med Clin North Am. 2003; 87: 643–662.
Deville WL, Van der Windt DA, Dzaferagic A, Bezemer PD, Bouter LM. The test of Lasegue: Systematic review of the accuracy in diagnosing herniated discs. Spine. 2000; 25: 1140–1147.
Dobbs AC. Evaluation of instabilities of the lumbar spine. Orthop Phys Ther Clin North Am. 1999; 8: 387–400.
Dreyfuss PH, Michaelsen M, Pauza M, McLarty J, Bogduk N. The value of history and physical examination in diagnosing sacroiliac joint pain. Spine. 1996; 2594–2602.
Dvorák J, Dvorák V. Manuelle Medizin. 4. Auflage. Stuttgart: Thieme; 1991.
Dvorak J, Antinnes JA, Panjabi M, Loustalot D, Bonomo M. Age and gender related normal motion of the cervical spine. Spine. 1992; 17: 393–398.
Dvorak J. Neurophysiologic tests in diagnosis of nerve root compression caused by disc herniation. Spine. 1996; 21: 39S–44S.
Dvorák J, Grob D. Halswirbelsäule. Stuttgart: Thieme; 1999.
Dyck P. The femoral nerve traction test with lumbar disc protrusion. Surg Neurol. 1976; 6: 163–166.
Eder M, Tilscher H. Schmerzsyndrome der Wirbelsäule. 5. Auflage. Stuttgart: Hippokrates; 1991.
Elvey RL. The investigation of arm pain. In: Boyling JD, Palastanga N (eds.). Grieve's Modern Manual Therapy: The Vertebral Column. 2nd ed. Edinburgh: Churchill Livingstone; 1994.
Evans R (ed.). Cervical spine. In: Evans R (ed.). Illustrated Orthopaedic Physical Assessment. 2nd ed. St. Louis: CV Mosby Co; 2001.

Fast A, Parikh S, Marin EL. The shoulder abduction relief sign in cervical radiculopathy. Arch Phys Med Rehabil. 1989; 87: 402–403.
Frisch H. Programmierte Untersuchung des Bewegungsapparates, Chirodiagnostik. 2. Auflage. Berlin: Springer; 1987.
Ginsberg GM, Bassett GS. Back pain in children and adolescents: Evaluation and differential diagnosis. J Am Acad Orthop Surg. 1997; 5: 67–78.
Graf-Baumann T, Möhrle A, Weissauer W. Chirotherapie – Untersuchung und Behandlung. Manuelle Med. 1996; 34: 1–3.
Grifka J. Klinische Untersuchung bei Lumbalsyndromen in der gutachterlichen Praxis. In: Arbeitsmedizin aktuell, Sonderdruck 37/1995. Stuttgart: Gustav Fischer; 1995.
Hall TM, Elvey RL. Nerve trunk pain: Physical diagnosis and treatment. Man Ther. 1999; 4: 63–73.
Hauberg G. Kyphose und Lordose. In: Hohmann G, Hackenbroch M, Lindemann K: Handbuch der Orthopädie, Bd. II. Stuttgart: Thieme; 1958.
Heipertz W, Schmitt E. Wirbelsäulenerkrankungen. Diagnostik und Therapie. Berlin: Springer; 1978.
Hohmann D, Kügelgen B, Liebig K, Schirmer M. Neuroorthopädie I. Halswirbelsäulenerkrankungen mit Beteiligung des Nervensystems. Berlin: Springer; 1983.
Hohmann D, Kügelgen B, Liebig K, Schirmer M. Neuroorthopädie II. Lendenwirbelsäulenerkrankungen mit Beteiligung des Nervensystems. Berlin: Springer; 1984.
Hoover CF. A new sign for the detection of malingering and functional paresis of the lower extremities. JAMA. 1908; 51: 746–747.
Hoppenfeld S. Klinische Untersuchung der Wirbelsäule und Extremitäten. Stuttgart: Fischer; 1992.
Hourigan CL, Bassett JM. Facet syndrome: Clinical signs, symptoms, diagnosis, and treatment. J Manip Physiol Ther. 1989; 12: 293–297.
Johnson EK, Chiarello CM. The slump test: The effects of head and lower extremity position on knee extension. J Orthop Sports Phys Ther. 1997; 26: 310–317.
Jonsson B, Strömqvist B. The straight leg raising test and the severity of symptoms in lumbar disc herniation: A preoperative evaluation. Spine. 1995; 20: 27–30.
Kissling R. Die Kreuzdarmbeingelenke. Stuttgart: Enke; 1993.
Kleinrensink GJ, Stoeckart R, Mulder PG, et al. Upper limb tension tests as tolls in the diagnosis of nerve and plexus lesions: Anatomical and biochemical aspects. Clin Biochem (Bristol, Avon). 2000; 15: 9–14.
Koehler PJ, Okun MS. Important observations prior to the description of the Hoover sign. Neurology. 2004; 63: 1693–1697.
Krämer J. Bandscheibenbedingte Erkrankungen. 3. Auflage. Stuttgart: Thieme; 2001.
Lang J. Klinische Anatomie der Halswirbelsäule. Stuttgart: Thieme; 1991.
Laslett M, Young SB, Aprill CN, McDonald B. Diagnosing painful sacroiliac joints: A validity study of a McKenzie evaluation and sacroiliac provocation tests. Australian Journal of Physiotherapy. 2003; 49: 89–97.
Lee DG. Rotational instability of the mid-thoracic spine: Assessment and management. Man Ther. 1996; 1: 234–241.
Lew PC, Briggs CA. Relationship between the cervical component of the slump test and change in hamstring muscle tension. Man Ther. 1997; 2: 98–110.
Maitland GD. The slump test: Examination and treatment. Aust J Physiother. 1985; 31: 215–219.
Malanga G, Landes P, Nadler SF. Provocative tests in cervical spine examination: Historical basis and scientific analyses. Pain Physician. 2003; 6: 199–205.
Mennell J. Joint Manipulation. London: Churchill; 1952.
Mitchell J, Keene D, Dyson C, Harvey L, Pruvey C, Phillips R. Is cervical spine rotation, as used in the standard vertebrobasilar insufficiency test, associated with a measurable change in intracranial vertebral artery blood flow? Man Ther. 2004; 9: 220–227.

Mumenthaler M, Schliack H. Läsionen peripherer Nerven. Diagnostik und Therapie. 6. Auflage. Stuttgart: Thieme; 1993.
Nilsson N, Hartvigsen J, Christensen HW. Normal ranges of passive cervical motion for women and men 20–60 years old. J Manip Physiol Ther. 1996; 19: 306–309.
Penning L. Normale Bewegungen der Halswirbelsäule. In: Die Wirbelsäule in Forschung und Praxis, Bd. 62. Stuttgart: Hippokrates; 1976.
Perret C, Poiraudeau S. Validity, reliability and responsiveness of the finger-to-floor-test. Arch Phys Med Rehabil. 2001; 11: 1566–1570.
Rubinstein SM, Pool JJ, Van Tulder MW, Riphagen II, De Vet HC. A systematic review of the diagnostic accuracy of provocative tests of the neck for diagnosing cervical radiculopathy. Eur Spine J. 2007; 16: 307–319.
Sandmark H, Nisell R. Validity of five common manual neck pain provoking tests. Scand J Rehabil Med. 1995; 27: 131–136.
Scheuermann HW. The classic: Kyphosis dorsalis juvenilis. Clin Orthop. 1977; 128: 5–7.
Schirmer M. Der thorakale Bandscheibenvorfall. Orthopäde 1985; 14: 112.
Schmorl G, Junghans H. Die gesunde und kranke Wirbelsäule in Röntgenbild und Klinik. 5. Auflage. Stuttgart: Thieme; 1968.
Shacklock MO. Positive upper limp tension test in a case of surgically proven neuropathy: Analysis and validity. Man Ther. 1996; 1: 154–161.
Shah KC, Rajshekhar V. Reliability of diagnosis of soft cervical disc prolapse using Spurling's test. Br J Neurosurg. 2004; 18: 480–483.
Slatter P. Sakroiliakaler Schmerz bei Instabilität. In: Neumann HD, Wolf HD (Hrsg.): Theoretische Fortschritte und praktische Erfahrungen der manuellen Medizin. Bühl/Baden: Konkordia; 1979.
Spurling RG, Scoville WB. Lateral rupture of the cervical intervertebral discs: A common cause of shoulder and arm pain. Surg Gy-necol Obstet. 1944; 78: 350–358.
Strohal R. Manuelle Therapie bei Wirbelsäulenerkrankungen. München: Urban & Schwarzenberg; 1976.
Sullivan MS, Schoaf LD, Riddle DL. The relationship of lumbar flexion to disability in patients with low back pain. Phys Ther. 2000; 80: 240–250.
Supik LF, Broom MJ. Sciatic tension signs and lumbar disc herniation. Spine. 1994; 19(9): 1066–1069.
Thomas KE, Hasbun R, Jekel J, Quagliarello VJ. The diagnostic accuracy of Kernig's sign, Brudzinski's sign, and nuchal rigidity in adults with suspected meningitis. Clinical Infectious Diseases. 2002; 35: 46–52.
Tong HC, Haig AJ, Yamakawa K. The Spurling test and cercial radiculopathy. Spine. 2002; 27: 156–159.
Torg JS, Ramsey-Emrhein JA. Cervical spine and brachial plexus injuries: Return to play recommendation. Phys Sportsmed. 1997; 25: 61–88.
Walch MJ. Evaluation of orthopaedic testing of the low back for non-specific low back pain. J Manip Physiol Ther. 1998; 21: 232–236.
Wartenberg R. The signs of Brudzinski and of Kernig. J Pediatr. 1950; 37: 679–684.
White MA, Pape KE. The slump test. Am J Occup Ther. 1992; 46: 271–274.
Worth DR. Movements of the head and neck. In: Boyling JD, Palastanga N (eds.). Grieve's Manual Therapy: The Vertebral Column. 2nd ed. Edinburgh: Churchill Livingstone; 1994.
Youdas JW, Garrett TR, Suman VJ, Bogard CL, Hallman HO, Carey JR. Normal range of motion of the cervical spine: An initial goniometric study. Phys Ther. 1992; 72: 770–780.
Young S, Aprill C. Characteristics of a mechanical assessment for chronic lumbar facet joint pain. J Man Manip Ther. 2000; 8: 78–84.
Young S, Aprill C, Laslett M. Correlation of clinical examination characteristics with three sources of chronic low back pain. The Spine Journal. 2003; 3: 460–465.
Zaina C, Grant R, Johnson C, Dansie B, Taylor J, Spyropolous P. The effect of cervical rotation on blood flow in the contralateral vertebral artery. Man Ther. 2003; 8: 103–109.

Zito G, Jull G, Story I. Clinical tests of musculoskeletal dysfunction in the diagnosis of cervicogenic headache. Man Ther. 2006;11: 118–129.

2 Schultergelenk

Andrews JR, Gillogly S. Physical examination of the shoulder in throwing athletes. In: Zairns B, Andrews J, Carson W (eds.). Injuries to the throwing arms. Philadelphia: Saunders; 1985: 51–65.

Ballmer FT, Lambert SM, Hertel R. Napoleon's Sign: A Test to assess Subscapularis function. J Shoulder Elbow Surg. 1997; 6 (2): 193.

Berg EE, Ciullo JV. A clinical test for superior glenoid labral or superior labrum anterior-posterior (SLAP) lesions. Clin J Sport Med. 1998; 8: 121–123.

Calis M, Akgün K, Birtane M, Karacan I, Calis H, Tuzun F. Diagnostic values of clinical diagnostic tests in subacromial impingement syndrome. Ann Rheum Dis. 2000; 59: 44–47.

Chronopoulus E, Kim TK, Park HB, Ashenbrenner D, McFarland EG. Diagnostic value of physical tests for isolated chronic AC lesions. Am J Sports Med. 2004; 32: 655–661.

Codman EA. Rupture of the supraspinatus tendon. In: The shoulder ruptures of the supraspinatus tendon and other lesions in or about the subacromial bursa. Malabar: Krieger; 1934: 146–155.

De Wilde L, Plasschaert F, Berghs B, Van Hoecke M, Verstraete K, Verdonk R. Quantified measurement of subacromial impingement. J Shoulder Elbow Surg. 2003; 12: 346–349.

Emery RJ, Mullaji AB. Glenohumeral joint instability in normal adolescents: Incidence and significance. J Bone Joint Surg Br. 1991; 73: 406–408.

Gagey OJ, Gagey N. The hyperabduction test: An assessment of the laxity of the inferior glenohumeral ligament. J Bone Joint Surg Br. 2001; 83B: 69–74.

Gerber C, Ganz R. Clinical assessment of instability of the shoulder with special reference to anterior and posterior drawer tests. J Bone Joint Surg Br. 1984; 66B: 551–556.

Gross ML, Distefano MC. Anterior release test. A new test for occult shoulder instability. Clin Orthop. 1997; 339: 105–108.

Guanche CA, Jones DC. Clinical testing for tears of the glenoid labrum. Arthroscopy. 2003; 19: 517–523.

Habermeyer P. Schulterchirurgie. 3. Auflage. München: Urban und Fischer; 2002.

Hawkins RJ, Kennedy JC. Impingement syndrome in athletes. Am J Sports Med. 1980; 8: 151–158.

Hawkins RJ, Bokor DJ. Clinical evaluation of shoulder problems. In: Rockwood CA, Matsen FA III (eds.). The Shoulder. Vol. 1. Philadelphia: Saunders; 1990: 149–177.

Hawkins RJ, Desmond JB. Clinical evaluation of shoulder problems. In: Rockwood CA, Matsen FA (eds.). The shoulder. 2nd edition. Philadelphia: Saunders; 1998: 189 (64–97).

Hertel R, Ballmer FT, Lambert SM, Gerber C. Lag signs in the diagnosis of rotator cuff rupture. J Shoulder Elbow Surg. 1996; 5: 307–313.

Ide M, Ide J, Yamaga M, Takagi K. Symptoms and signs of irritation of the brachial plexus in whiplash injuries. Bone Joint Surg (Br). 2001; 83B: 226–229.

Jobe FW, Jobe CM. Painful athletic injuries of the shoulder. Clin Orthop. 1983; 173: 117–124.

Kelly JJ. Neurological problems in the athlete's shoulder. In: Pettrone FA (ed.). Athletic Injuries of the Shoulder. New York: McGraw-Hill; 1995.

Kibler WB. Specificity and sensitivity of the anterior slide test in throwing athletes with superior glenoid labral tears. Arthroscopy 1995; 11: 296–300.

Kim SH, Park JC, Park JS, Oh I. Painful jerk test: A predictor of success in nonoperative treatment of painful inferior instability of the shoulder. Am J Sports Med. 2004; 32: 1849–1855.

Kirkley A, Nonweiler B, Lo IKY, Woolfrey M. Validation of the apprehension relocation and surprise tests in the diagnosis of anterior shoulder instability. J Bone Joint Surg (Br). 1997; 79B: 75.

Kirkley A, Litchfield RB, Jackowski DM, Lo IK. The use of the impingement test as a predictor of outcome following subacromial decompression for rotator cuff tendinosis. Arthroscopy. 2002; 18: 8–15.

Kolbel R. A modification of the relocation test: Arthroscopic findings associated with a positive test. J Shoulder Elbow Surg. 2001; 10: 497–498.

Koslow PA, Prosser LA, Strony GA, Suchecki SL, Mattingly GE. Specifity of the lateral scapular slide test in asymptomatic competitive athletes. J Orthop Sports Phys Ther. 2003; 33: 331–336.

Limb D. How I examine the shoulder: A guide from the expert. Current Orthopaedics. 2000; 14: 435–440.

Lo IK, Nonweiler B, Woolfrey M, Litchfield R, Kirkley A. An evaluation of the apprehension, relocation and surprise tests for anterior shoulder instability. Am J Sports Med. 2004; 32: 301–307.

Ludington NA. Rupture of the long head of the biceps flexor cubiti muscle. Am J Surg. 1923; 77: 358–363.

MacDonald PB, Clark P, Sutherland K. An analysis of the diagnostic accuracy of the Hawkins and Neer subacromial impingement signs. J Shoulder Elbow Surg. 2000; 9: 299–301.

McFarland EG, Kim TK, Savino RM. Clinical assessment of three common tests for superior labral anterior-posterior lesions. Am J Sports Med. 2002; 30: 810–815.

Meister K, Buckley B, Batts J. The posterior impingement sign: Diagnosis of rotator cuff and posterior labral tears secondary to internal impingement in overhead athletes. Am J Orthop. 2004; 33: 412–415.

Mimori K, Muneta T, Nakagawa T, Shinomiya K. A new pain provocation test for superior labral tears of the shoulder. Am J Sports Med. 1999; 27: 137–142.

Neer CS. Anterior acromioplasty for the chronic impingement syndrome in the shoulder. J Bone Joiunt Surg Am. 1972; 54A: 41.

Neer CS. Involuntary inferior and multidirectional instability of the shoulder: etiology, recognition and treatment. Instr Course Lect. 1985; 34: 232–238.

O'Brien SJ, Pagnani MJ, Fealy S, McGlynn SR, Wilson JB. The active compression test: A new and effective test for diagnosing labral tears and acromioclavicular Joint abnormality. Am J Sports Med. 1998; 26: 610–613.

Park HB, Yokota A, Gill HS, El Rassi G, McFarland EG. Diagnostic accuracy of clinical tests for the different degrees of subacromial impingement syndrome. Bone Joint Surg Am. 2005; 87: 1446–1455.

Rockwood CA, Matsen FA. The Shoulder. Vol 1. 2nd ed. Philadelphia: Saunders;1998.

Rowe CR, Zarins B. Recurrent transient subluxation of the shoulder. J Bone Joint Surg. 1981; 63: 863–872.

Stetson WB, Templin K. The crank test, the O'Brien test, and routine magnetic resonance imaging Scans in the diagnosis of labral tears. Am J Sport Med. 2002; 30: 806–809.

Tzannes A, Paxinos A, Callanan M, Murreil GA. An assessment of the interexaminer reliability of tests for shoulder instability. J Shoulder Elbow Surg. 2004; 13: 18–23.

Valadie AL 3rd, Jobe CM, Pink MM, Ekman EF, Jobe FW. Anatomy of provocative tests for impingement syndrome of the shoulder. J Shoulder Elbow Surg. 2000; 9: 36–46.

Walch G, Boulahia A, Calderone S, Robinson AHN. The "dropping" and "hornblower's" signs in evaluation of rotator cuff tears. J Bone Joint Surg (Br). 1998; 73B: 624–628.

Yergason RM. Supination sign. J Bone Joint Surg. 1931; 13: 160.

3 Ellenbogengelenk

Alfonso MI, Dzwierzynski W. Tinel's sign: The realities. Phys Med Rehabil Clin N Am. 1998; 9: 721–736.

Anderson TE. Anatomy and physical examination of the elbow. In: Nicholas JA, Hershmann EB (eds.). The Upper Extremity in Sports Medicine. St. Louis: CV Mosby Co; 1990.

Andrews JR, Wilk KE, Satterwhite YE, et al. Physical examination of the thrower's elbow. J Orthop Sports Phys Ther. 1993; 17: 296–304.

Benjamin SJ, Williams DA, Kalbfleisch JH, Gormann PW, Panus PC. Normalized forces and active range of motion in unilateral radial epicondylalgia (tennis elbow). J Orthop Sports Phys Ther. 1999; 29: 668–676.

Buehler MJ, Thayer DT. The elbow flexion test: A clinical test for the cubital tunnel syndrome. Clin Orthop. 1988; 233: 213–216.

Cohen MS, Hastings H. Rotatory instability of the elbow: The anatomy and role of the lateral stabilizers. J Bone Joint Surg Am. 1997; 79: 225–233.

Dejung B, Strub M. Die Behandlung der lateralen Epikondylodynie. Physiotherapie 1994; 2/94: 4–7.

Hannouche D, Begue T. Functional anatomy of the lateral collateral ligament complex of the elbow. Surg Radiol Anat. 1999; 21: 187–191.

Jobe FW, Nuber G. Throwing injuries of the elbow. Clin Sports Med. 1986; 5: 621.

Kalb K, Gruber P, Landsleitner B. Compression syndrome of the radial nerve in the area of the supinator groove. Experiences with 110 patients. Handchir Mikrochir Plast Chir. 1999; 31: 303–310.

Koebke J. Funktionelle Anatomie und Biomechanik des Ellenbogengelenkes. In: Stahl, Zeitler, Koebke, Lorenz (Hrsg.). Klinische Arthrologie 1992; 3. Erg. Lfg. 11: 1–9.

Landi A, Copeland S. Value of the Tinel sign in brachial plexus lesions. Ann R Coll Surg Engl. 1979; 61: 470–471.

Leach RE, Miller JK. Lateral and medial epicondylitis of the elbow. Clin Sports Med. 1987; 6: 259–272.

Lee ML, Rosenwasser MP. Chronic elbow instability. Orthop Clin North Am.1999; 30: 81–89.

London JT. Kinematics of the elbow. J Bone Joint Surg Am. 1981; 64 (4): 529–535.

MacDermid JC, Michlovitz SL. Examination of the elbow: Linking diagnosis, prognosis and outcomes as a framework for maximizing therapy interventions. J Hand Ther. 2006; 19: 82–97.

McGall BR, Cain EL. Diagnosis, treatment, and rehabilitation of the thrower's elbow. Curr Sports Med Rep. 2005; 4: 249–254.

McPherson SA, Meals RA. Cubital tunnel syndrome. Orthop Clin North Am. 1992; 23: 111–123.

Mehta JA, Bain GI. Posterolateral rotatory instability of the elbow. J Am Acad Orthop Surg. 2004; 12: 405–415.

Moore G, Wernet E. Bänderverletzungen und Luxationen des Ellenbogengelenkes. Orthopäde 1989; 18: 268–272.

Morrey BF. The Elbow and its Disorders. Philadelphia: Saunders; 1985.

Morrey BF. Acute and chronic instability of the elbow. J Am Acad Orthop Surg. 1996; 4: 117–128.

Novak CB, Gilbert WL, Mackinnon SE, Lay L. Provocative testing for cubital tunnel syndrome. J Hand Surg. 1994; 19A: 817–820.

O'Driscoll SW, Bell DF, Morrey BF. Posterolateral rotatory instability of the elbow. J Bone Joint Surg. 1991; 73A: 440–446.

O'Driscoll SW. Classification and evaluation of recurrent instability of the elbow. Clin Orthop. 2000; 370: 34–43.

Phalen GS. The carpal-tunnel-syndrome: Clinical evaluation of 598 hands. Clin Orthop. 1972; 83: 29–40.

Plancher KD, Halbrecht J, Lourie GM. Medial and lateral epicondylitis in the athlete. Clin Sports Med. 1996; 15: 283–303.

Rayan GM, Jensen C, Duke J. Elbow flexion test in the normal population. J Hand Surg. 1992; 17A: 86–89.

Theriaolt G, Lachance P. Golf injuries. An overview. Sports Med. 1998; 26: 43–57.

Yocum LA. The diagnosis and nonoperative treatment of elbow problems in the athlete. Clin Sports Med. 1989; 8: 439.

4 Handgelenk, Hand und Finger

Bechtal CD. The use of a dynamometer with adjustable handle spacing. J Bone Joint Surg. 1954; 36: 820–832.

Bednar JM, Osterman AL. Carpal instability: Evaluation and treatment. J Am Acad Orthop Surg.1993; 1: 10–17.

Bickert B, Sauerbier M, Germann G. Clinical examination of the injured wrist. (Trans). Zentralbl Chir. 1997; 122: 1010–1015.

Bozek M, Gazdzik TS. The value of clinical examination in the diagnosis of carpal tunnel syndrome. Orthop Traumatol Rehabil. 2001; 3: 357–360.

Brüske J, Bednarski M, Grzelec H, Zyluk A. The usefulness of the Phalen test and the Hoffmann-Tinel sign in the diagnosis of carpal tunnel syndrome. Acta Orthop Belg. 2002; 68: 141–145.

Buch-Jaeger N, Foucher G. Correlation of clinical signs with nerve conduction tests in the diagnosis of carpal tunnel syndrome. J Hand Surg [Br]. 1994; 19: 720–724.

Buck-Gramko D, Lubahn JD. The Hoffmann-Tinel sign. J Hand Surg. 1993; 18B: 800–805.

Bunnell S. Opposition of the thumb. J Bone Joint Surg. 1938; 20: 269–284.

Burke FD. Carpal tunnel syndrome: reconciling „demand management“ with clinical need. J Hand Surg. 2000; 25/B: 121–127.

Campbell DA. How I examine the wrist. Current Orthopaedics. 2001; 14: 342–346.

De Quervain F. Über eine Form von chronischer Tendovaginitis. Correspondez-Nisy G Schweiger Aertze. 1895; 25: 389–394.

Finkelstein H. Stenosing tendovaginitis at the radial styloid process. J Bone Joint Surg. 1930; 12: 509.

Forman TA, Forman SK, Rose NE. A clinical approach to diagnosing wrist pain. American Family Physician. 2005; 72: 1753–1785.

Gelberman RH, Blasingame JP. The timed Allen test. J Trauma. 1981; 21: 477–479.

Gelberman RH, Eaton R, Urbaniak JR. Peripheral nerve compression. J Bone Joint Surg Am. 1993; 75: 1854–1878.

Gelmers HJ. The significance of Tinel's sign in the diagnosis of carpal tunnel syndrome. Acta Neurochir. 1979; 49: 255–258.

Giannini F, Mondelli M, Passero S. Provocative tests in different stages of carpal tunnel syndrome. Clin Neurol Neurosurg. 2001; 103: 178–183.

Gunnarsson LG, Amilon A, Hellstrand P, Leissner P, Philipson L. The diagnosis of carpal tunnel syndrome: Sensitivity and specificity of some clinical and electrophysiological tests. J Hand Surg [Br]. 1997; 22: 34–37.

Henderson WR. Clinical assessment of peripheral nerve injuries: Tinel's test. Lancet. 1948; 2: 801–805.

Hoffmann R. Checkliste. Handchirurgie. Stuttgart: Thieme; 1997.

Hwang JJ, Goldfarb CA, Gelberman RH, Boyer MI. The effect of dorsal carpal ganglion excision on the scaphoid shift test. J Hand Surg [Br]. 1999; 24: 106–108.

Johnson RP, Carrera GP. Chronic capitolunate instability. J Bone Joint Surg Am.1986; 68: 1164–1176.

Kalb K, Gruber P, Landsleitner P. Das Kompressionssyndrom des Nervus radialis im Bereich der Supinatorloge. Erfahrungen mit 110 Patienten. Handchir Mikrochir Plast Chir. 1999: 303–310.

Kanaan N, Sawaya RA. Carpal tunnel syndrome: Modern diagnostic and management techniques. Br J Gen Pract. 2001; 51: 311–314.

Kuhlman KA, Hennessey WJ. Sensitivity and specificity of carpal tunnel syndrome sings. Am J Phys Med Rehabil. 1997; 76: 451–457.

Lane LB. The scaphoid shift test. J Hand Surg [Am]. 1993; 18: 366–368.

LaStayo P, Howell J. Clinical provocative tests used in evaluating wrist pain: A descriptive study. J Hand Ther. 1995; 8: 10–17.

Mathiowetz V, Weber K, Volland G, Kashman N. Reliability and validity of grip and pinch strength evaluations. J Hand Surg [Am]. 1984; 9: 222–226.

McConnell EA. Performing Allen's test. Nursing. 1997; 27: 26.

Moberg E. Methods of examining sensibility in the hand. In: Flynn JE. Hand Surgery. Baltimore: Williams and Wilkins; 1966.

Murtagh J. De Quervain's tenosynovitis and Finkelstein test. Aust Fam Physician. 1989; 18: 1552.

Nagle DJ. Evaluation of chronic wrist pain. J Am Acad Orthop Surg. 2000; 8: 45–55.

Nichols CM, Cheng C. Update on the evaluation of wrist pain. Missouri Medicine. 2006; 103: 293–296.

Nigst H (Hrsg.). Frakturen, Luxationen und Dissoziationen der Karpalknochen (Bibliothek für Handchirurgie). Stuttgart: Hippokrates; 1982.

Phalen GS. The carpal tunnel syndrome: Seventeen years experience in diagnosis and treatment of six hundred and fifty-four hands. J Bone Joint Surg. 1966; 48A: 211–228.

Reagan DS, Linscheid RL, Dobyns JH. Lunotriquetral sprains. J Hand Surg [Am]. 1984; 9: 502–513.

Richter M, Brüser P. Die Wertigkeit der klinischen Diagnostik beim Karpaltunnel-Syndrom. Handchir Mikrochir Plast Chir J. 1999: 373–376.

Ruby LK, An KN, Linscheid RL, et al. The effect of scapholunate ligament section on scapholunate motion. J Hand Surg [Am]. 1987; 12: 767–771.

Ruby LK. Carpal instability. J Bone Joint Surg Am. 1995; 77: 476–487.

Rush J. De Quervain's disease. Current Orthopaedics. 2000; 14: 380–383.

Schuett AM, Gieck J, McCue FC. Evaluation and treatment of injuries to the thumb and fingers. Ortop Phys Ther Clin North Am. 1994; 3: 367–383.

Shin AY, Battaglia MJ, Bishop AT. Lunotriquetral instability: Diagnosis and treatment. J Am Acad Orthop Surg. 2000; 8: 170–179.

Skirven T. Clinical examination of the wrist. J Hand Surg. 1996; 9: 96–107.

Spinner M. Management of nerve compression lesions of the upper extremity. In: Omer GE, Spinner M. Management of peripheral nerve problems. Philadelphia: Saunders; 1980.

Szabo RM, Slater RR Jr, Farver TB, Stanton DB, Sharman WK. The value of diagnostic testing in carpal tunnel syndrome. J Hand Surg [Am]. 1999; 24: 704–714.

Tetro AM, Evanoff BA, Hollstien SB, Gelberman RH. A new provocative test for carpal tunnel syndrome: Assessment of wrist flexion and nerve compression. J Bone Joint Surg [Br]. 1998; 80: 493–498.

Thompson CE, Stroud SD. Allen's test: A tool for diagnosing ulnar artery trauma. Nurse Pract. 1984; 9: 13, 16–17.

Watson HK, Ashmead D, Makhlouf MV. Examination of the scaphoid. J Hand Surg. 1988; 13/A: 657–660.

Wilhelm K. Kompressionssyndrome des Nervus ulnaris und Nervus medianus im Handbereich. Orthopäde 1987; 16: 465–471.

Wolfe SW, Gupta A, Crisco JJ. Kinematics of the scaphoid shift test. J Hand Surg [Am]. 1997; 22: 801–806.

5 Hüftgelenk

Asayama I, Naito M, Fujisawa M, Kambe T. Relationship between radiographic measurements of reconstructed hip joint position and the Trendelenburg sign. J Arthroplasty. 2002; 17: 747–751.

Bartlett MD, Wolf LS, Shurtleff DB, Staheli LT. Hip flexion contractures: A comparison of measurement methods. Arch Phys Med Rehabil. 1985; 66: 620–625.

Beck M, Kalhor M, Leunig M, Ganz R. Hip morphology influences the pattern of damage to the acetabular cartilage: Femoroacetabular impingement as a cause of early osteoarthritis of the hip. Bone Joint Surg [Br]. 2005; 87: 1012–1018.

Brady RJ, Dean JB, Skinner TM, Gross MT. Limb length inequality: Clinical implications for assessment and Intervention. J Orthop Sports Phys Ther. 2003; 33: 221–234.

Broadhurst NA, Simmons DN, Bond MJ. Piriformis syndrome: Correlation of muscle morphology with Symptoms and signs. Arch Phys Med Rehabil. 2004; 85: 2036–2039.

Dünn DM. Anteversion of the neck of the femur: A method to measurement. J Bone Joint Surg [Br]. 1952; 34B: 181–186.

Eland DC, Singleton TN, Conaster RR, et al. The “iliacus test”: New information of the evaluation of hip extension dysfunction. J Am Osteopath Assoc. 2002; 102: 130–142.

Fishman LM, Schaefer MP. The piriformis syndrome is underdiagnosed. Muscle Nerve. 2003; 28: 646–649.

Fitzgerald RH Jr. Acetabular labrum tears. Diagnosis and treatment. Clin Orthop Relat Res. 1995; 311: 60–68.

Gabbe BJ, Benneil KL. Reliability of common lower extremity musculoskeletal Screening tests. Physical Therapy in Sport. 2004; 5: 90–97.

Gajdosik RL, Sandler MM, Marr HL. Influence of knee positions and gender on the Ober test for length of the iliotibial band. Clin Biomech (Bristol, Avon). 2003; 18: 77–79.

Gautam VK, Anand S. A new test for estimating iliotibial band contracture. Bone Joint Surg [Br]. 1998; 80B: 474–475.

Hanada E, Kirby RL, Mitchel M, Swuste JM. Measuring leg-length discrepancy by the “iliac crest palpation and book correction” method: Reliability and validity. Arch Phys Med Rehabil. 2001; 82: 938–942.

Harvey D. Assessment of the flexibility of elite athletes using the modified Thomas test. Br J Sports Med. 1998; 32: 68–70.

Hofmann S, Tschauner C, Urban M, Eda T, Czerny C. Klinische und bildgebende Diagnostik von Labrumläsionen. Der Orthopäde 27. Berlin: Springer; 1998: 681–689.

Klaue K, Durnin CW, Ganz R. The acetabular rim syndrome. A clinical presentation of dysplasia of the hip. J Bone Joint Surg Br. 1991; 73B: 423–429.

Kubiak-Langer M, Tannast M, Murphy SB, Siebenrock KA, Langlotz F. Range of motion in anterior femoroacetabular impingement, Clin Orthop. 2007; 458: 117–124.

Levin U, Nilsson-Wikmar L, Stenstrom CH, Lundeberg T. Reproducibility of manual pressure force on provocation of the sacroiliac Joint. Physiother Res Int. 1998; 3: 1–14.

Margo K, Drezner J, Motzkin D. Evaluation and management of hip pain: An algorithmic approach. J Fam Practice. 2003; 52: 607–617.

Marks MC, Alexander J, Sutherland DH, Chambers HG. Clinical Utility of the Duncan-Ely test for rectus femoris dysfunction during the swing phase of gait. Dev Med Child Neurol. 2003; 45: 763–768.

Ober FB. The role of the iliotibial and fascia lata as a factor in the causation of low-back disabilities and sciatica. J Bone Joint Surg. 1936; 18: 105.

Ortolani M. Un segno poco noto es sua importanza per la diagnosi precoce de prelussazione congenital dell’anca. Pediatri 1937; 46: 129–134.

Reynolds D, Lucas J, Klaue K. Retroversion of the acetabulum. J Bone Joint Surg. 1999; 81B: 281–288.

Robroy L, Martin PT, Keelan R, et al. Acetabular labral tears of the hip: Examination and diagnostic challenges. J Orthop Sports Phys Ther. 2006: 36: 503–515.
Roser W. Die Lehre von den Spontanluxationen. Arch Heilk. 1864: 5: 542–545.
Ross MD, Nordeen MH, Barido M. Test-retest reliability of Patrick's hip range of motion test in healthy college-aged men. J Strength Cond Res. 2003; 17: 156–161.
Ruwe PA, Yage JR, Ozonoff MB, De Luca PA. Clinical determination of femoral anteversion: A comparison with established techniques. J Bone Joint Surg [Am]. 1992; 74: 820–830.
Ryder CT, Crane L. Measuring femoral anteversion: The problem and a method. J Bone Joint Surg [Am]. 1953; 35A: 321–328.
Scopp JM, Moormann CT. The assessment of athletic hip injury. Clin Sports Med. 2001; 20: 647–659.
Stewart JD. The Piriformis syndrome is overdiagnosed. Muscle Nerve. 2003; 28: 644–646.
Stone M, Ellis D. How I examine the hip. Current Orthopaedics. 2000; 14: 262–266.
Tönnis D, Heinecke A. Acetabular and femoral anteversion: Relationship with osteoarthritis of the hip. J Bone Joint Surg. 1999; 81A: 1747–1768.
Trendelenburg F. Trendelenburg's test: 1895. Clin Orthop Relat Res. 1998; 355: 3–7.
van der Wurff P, Meyne W, Hagmeijer RH. Clinical tests of the sacroiliac joint: A systemic methodological review; Part 1: Reliability. Man Ther. 2000; 5: 30–36.
van der Wurff P, Meyne W, Hagemeijer RH. Clinical tests of the sacroiliac joint. Man Ther. 2000; 5: 89–96.
Vasudevan PN, Vaidyalingam KV, Nair PB. Can Trendelenburg's sign be positive if the hip is normal? J Bone Joint Surg [Br]. 1997; 79: 462–466.

6 Kniegelenk

Anderson AF, Lipscomb AB. Clinical diagnosis of meniscal tears: Description of a new manipulative test. Am J Sports Med. 1986; 14: 291–293.
Anderson AF, Renniert GW, Standeffer WC Jr. Clinical analysis of the pivot shift tests: Description of the pivot drawer test. Am J Knee Surg. 2000; 13: 19–23.
Apley AG. The diagnosis of meniscus injuries. J Bone Joint Surg. 1947; 29: 78–84.
Bahk MS, Cosgarea AJ. Physical examination and imaging of the lateral collateral ligament and posterolateral corner of the knee. Sports Med Arthrose Rev. 2006; 14: 12–19.
Baumgartl F, Thiemel G. Untersuchung des Kniegelenks. Stuttgart: Thieme; 1993.
Biedert RM, Warnke K. Correlation between the Q-angle and the patella position: A clinical and axial computed tomography evaluation. Arch Orthop Trauma Surg. 2001; 121: 346–349.
Bollen S. How I examine the knee. Current Orthopaedics. 2000; 14: 189–192.
Caylor D, Fites R, Worrell TW. The relationship between quadriceps angle and anterior knee pain syndrome. J Orthop Sports Phys Ther. 1993; 17: 11–16.
Cooperman JM, Riddle DL, Rothstein JM. Reliability and validity of judgments of the integrity of the ACL of the knee using the Lachman's test. Phys Ther. 1990; 70: 225–233.
Dimon JH. Apprehension test for subluxation of the patella. Clin Orthop Relat Res. 1974; 103: 39.
Dupont JY, Bellier G. The jerk-test in external rotation in rupture of the anterior cruciate ligament: Description and significance. Rev Chir Orthop Reparat Appar Mot. 1988; 74: 413–423.
Eren OT. The accuracy of joint line tendernes by physical examination in the diagnosis of meniscal teras. The Journal of Arthroscopic Related Surgery. 2003; 19: 850–854.
Evans PJ, Bell GD, Frank C. Prospective evaluation of the McMurray test. Am J Sports Med. 1993; 21: 604–608.
Fanelli GCF, Orcutt DR, Edson CFE. The multiple-ligament injured knee: Evaluation, treatment, and results. The Journal of Arthroscopic and Related Surgery. 2005; 21: 471–486.

Fowler PJ, Lubliner JA. The predictive value of five clinical signs in the evaluation of meniscal pathology. Arthroscopy. 1989; 5: 184–186.
Fredericson M, Yoon K. Physical examination and patellofemoral pain syndrome. Am J Phys Med Rehabil. 2006; 85: 234–243.
Fulkerson JP. Diagnosis and treatment of patients with patellofemoral pain. Am J Sports Med. 2002; 30: 447–456.
Galway RD, Beaupre A, Macintosh DL. Pivot shift. J Bone Joint Surg [Br]. 1972; 54: 763.
Gaudernak T. Die instabile Kniescheibe. Wien: Maudrich; 1992.
Gose JC, Schweizer P. Iliotibial band tightness. J Orthop Sports Phys Ther. 1989; 10: 399–407.
Greene CC, Edwards TB, Wade MR, et al. Reliability of the quadriceps angle measurement. Am J Knee Surg. 2001; 14: 97–103.
Grood ES, Noyes FR. Diagnosis of knee ligament injuries: Biomechanical precepts. In: Feagin JA (ed.). The crucial ligaments. Diagnosis and treatment of ligamentous injuries about the knee. New York: Churchill Livingstone; 1988: 245–260.
Herrington L, Nester C. Q-angle undervalued? The relationship between Q-angle and medio-lateral position of the patella. Clin Biomech. (Bristol, Avon). 2004; 19: 1070–1073.
Hertel P, Schweiberer L. Biomechanik und Pathophysiologie des Kniebandapparates. Hefte Unfallheilk. 1975; 125: 1–16.
Hughston JC. The posterior cruciate ligament in knee joint stability. J Bone Joint Surg Am. 1969; 51: 1045–1046.
Hughston JC, Andrews JR, Cross MJ, Moschi A. Classification of knee ligament instabilities. Part I: The medial compartement and cruciate ligaments. Part II: The lateral compartement. J Bone Joint Surg Am. 1976: 159–179.
Hughston JC, Norwood LA Jr. The posterolateral drawer test and external rotational recurvatum test for posterolateral rotatory in-stability of the knee. Clin Orthop Relat Res. 1980; 147: 82–87.
Hughston JC. The absent posterior drawer test in some acute posterior cruciate ligament tears of the knee. Am J Sports Med. 1988; 16: 39–43.
Hughston JC. Extensor mechanism examination. In: Fox JM, Del Pizzo W. (eds.). The patellofemoral joint. New York: McGraw Hill; 1993: 63–74.
Hvid I, Andersen LI. The quadriceps angle and its relation to femoral torsion. Acta Orthop Scand. 1982; 53: 577–579.
Jäger M, Wirth CJ. Kapselbandläsionen. Stuttgart: Thieme; 1978.
Jäger R, Hassenpflug J. Über die Mechanik des Pivot-Shift-Zeichens. In: Jäger M, Hackenbroch MH, Refior HJ (Hrsg.). Kapselbandläsionen des Kniegelenkes. Stuttgart: Thieme; 1981: 104–108.
Jakob RP, Hassler H, Staebuli HU. Observations on rotary instability of the lateral compartment of the knee. Acta Orthop Scand Suppl. 1981; 52: 1–32.
Jakob RP, Stäubli H-U, Deland JT. Grading the pivor shift. J Bone Joint Surg Br. 1987; 69: 294–299.
Jakob RP, Stäubli H-U. Pathomechanische und klinische Konzepte des Pivot-Shift-Phänomens. In: Jakob RP, Stäubli H-U (Hrsg.). Kniegelenke und Kreuzbänder. Berlin: Springer; 1990: 160–171.
Jerosch J, Rieber S. How good are clinical investigative procedures for diagnosing meniscus lesions? Sportverletz Sportschaden. 2004; 18: 59–67.
Johnson MW. Acute knee effusions: A systematic approach to diagnosis. Am Fam Physician. 2000; 61: 2391–2400.
Jonsson T, Althoff B, Peterson L, Renstrom P. Clinical diagnosis of ruptures of the anterior cruciate ligament: A comparative study of the Lachman's test and the anterior drawer sign. Am J Sports Med. 1982; 10: 100.
Kannus P, Natri A, Paakkala T, et al. An outcome study of chronic patellofemoral pain syndrome: Seven-year follow-up of patients in a randomized, controlled trial. J Bone Joint Surg [Am]. 1999; 81: 355–363.

Kaplan EB. The iliotibal tract. J Bone Joint Surg Am. 1958; 40: 817–832.
Kim SJ, Kim HK. Reliability of the anterior drawer test, the pivot shift test, and the Lachman test. Clin Orthop Relat Res. 1995; 319: 237–242.
König DP, Rutt J, Kumm D, Breidenbach E. Diagnosis of anterior knee instability: Comparison between the Lachman test, the KT-1,000 arthrometer and the ultrasound Lachman test. Unfallchirurg. 1998; 101: 209–213.
Kohn D. Das Knie. Stuttgart: Thieme; 2000.
Kumar AJ, Bickerstaff D. Posterolateral instability of the knee. Current Orthopaedics. 2000; 14: 337–341.
LaPrade RF, Wentorf F. Diagnosis and treatment of posterolateral knee injuries. Clin Orthop Relat Res. 2002; 402: 110–121.
Lin YC, Davey C, Cochrane T. Tests for physical function of the elderly with knee and hip osteoarthritis. Scand J Med Sci Sports. 2001; 11: 280–286.
Livingston LA. The accuracy of Q-angle values. Clin Biomech (Bristol, Avon). 2002; 17: 322–324.
Logan M, Williams A, Lavelle J, Gedroyc W, Freeman M. The effect of posterior cruciate ligament deficiency on knee kinematics. Am J Sports Med. 2004; 32: 1915–1922.
Loomer RL. A test for knee posterolateral rotatory instability. Clin Orthop Relat Res. 1991; 264: 235–238.
Losee RE. Concepts of the pivot shift. Clin Orthop. 1983; 172: 45–51.
Malanga GA, Andrus S, Nadler SF, McLean J. Physical examination of the knee: A review of the original test description and scientific validity of common orthopaedic tests. Ach Phys Med Rehabil. 2003; 84: 592–603.
Martens MA, Mulier JC. Anterior subluxation of the lateral tibial plateau. Arch Orthop Trauma Surg. 1981; 98: 109–111.
Martens M, Liebbrecht P, Burssens A. Surgical treatment of the iliotibial band friction syndrome. Am J Sports Med. 1989; 17: 651–654.
McMurray TP. The semilunar cartilages. Br J Surg. 1942; 29: 407–414.
Miller MD, Berfeld JA. The posterior cruciate ligament injured knee: Principles of evaluation and treatment. AAOS Instr Course Lect. 1999; 48: 199–207.
Müller W. Das Knie. Funktion und ligamentäre Wiederherstellungschirurgie. Berlin: Springer; 1982.
Noyes FR, Grood ES, Torzilli PA. The definition of terms for motion and position of the knee and injuries of the ligaments. J Bone Joint Surg Am. 1989; 71: 465–472.
Olerud C, Berg P. The variation of the Q-angle with different positions of the foot. Clin Orthop Relat Res. 1984; 191: 162–165.
Orndorff DG, Hart JA, Miller MD. Physical Examination of the Knee. Current Sports Medicine Reports. 2005; 4: 243–248.
Owens TC. Posteromedial pivot shift of the knee: A new test for rupture of the posterior cruciate ligament. J Bone Joint Surg Am. 1994; 76: 532–539.
Quarles JD, Hosey RG. Medial and lateral collateral injuries: Prognosis and treatment. Prim Care. 2004; 31: 957–975.
Sandler DA. Homan's sign and medical education. Lancet. 1985; 2: 1130–1131.
Scholten RJ, Devillé WL, Opstelten W, Bijl D, Van der Plas CG, Bouter LM. The accuracy of physical diagnostic tests of assessing meniscal lesions of the knee: Metaanalysis. J Fam Pract. 2001; 50: 938–944.
Shelbourne DK, Benedict F, McCarroll JR, Rettig AC. Dynamic posterior shift test. An adjuvant in evaluation of posterior tibial subluxation. Am J Sports Med. 1989; 17: 275–277.
Shino K, Mitsuoka T, Horibe S, Hamada M, Nakata K, Nakamura N. The gravity sag view: A simple radiographic technique to show posterior laxity of the knee. Arthroscopy. 2000; 16: 670–672.
Slocum DB, Larson RL. Rotatory instability of the knee. J Bone Joint Surg Am. 1968; 50: 211–225.

Slocum DB, James SL, Larson RL, Singer KM. Clinical test for anterolateral rotary instability of the knee. Clin Orthop. 1976; 118: 63–69.
Staubli HU, Jakob RP. Posterior instability of the knee near extension: A clinical and stress radiographic analysis of acute injuries of the posterior cruciate ligament. J Bone Joint Surg [Br]. 1990; 72: 225–230.
Strobel M, Stedtfeld HW. Diagnostik des Kniegelenkes. Berlin: Springer; 1991.
Strobel MJ, Weiler A, Schulz MS, Russe K, Eichhorn HJ. Fixed posterior subluxation in posterior cruciate ligament-deficient knees: Diagnosis and treatment of a new clinical sign. Am J Sports Med. 2002; 30: 32–38.
Tegner Y, Lysholm J. Rating systems in the evaluation of knee ligament injuries. Clin Orthop.1985; 198: 43–49.
Winslow J, Yoder E. Patellofemoral pain in female ballet dancers: Correlation with iliotibial band tightness and tibial external rotation. J Orthop Sports Phys Ther. 1995; 22: 18–21.

7 Fuß

Alexander IJ. The foot. Examination and diagnosis. London: Churchill Livingstone; 1990.
Alonso A, Khoury L, Adams R. Clinical tests for ankle syndesmosis injury: Reliability and prediction of return to function. J Orthop Sports Phys Ther. 1998; 27: 276–284.
Bahr R, Pena F, Shine J, et al. Mechanics of the anterior drawer and talar tilt tests. Acta Orthop Scand. 1997; 68: 435–441.
Bailie DS, Kelikian AS. Tarsal tunnel syndrome: Diagnosis, surgical technique, and functional outcome. Foot Ankle Int. 1998; 19: 65–72.
Beumer A, Swierstra BA, Mulder PGH. Clinical diagnosis of syndesmotic ankle instability. Acta Orthop Scand. 2002; 73: 667–669.
Beumer A, van Hemmert WL, Swierstra BA, Jasper LE, Belkoff SM. A biomechanical evaluation of clinical stress tests for syndesmotic ankle instability. Foot Ankle Int. 2003; 24: 358–363.
Burns B, Maffuli N. Lower limb injuries in children in sports. Clin Sports Med. 2000; 19: 637–662.
Cloke DJ, Greiss ME. The digital nerve stretch test: A sensitive indicator of Morton's neuroma and neuritis. Foot and Ankle Surgery. 2006; 12: 201–203.
Gaebler C, Kukla C, Breitenseher MJ, et al. Diagnosis of lateral ankle ligament injuries. Acta Ortop Scand. 1997; 68: 286–290.
Hamilton WG, Geppert MJ, Thompson FM. Pain in the posterior aspect of the ankle in dancers: Differential diagnosis and operative treatment. J Bone Joint Surg [Am]. 1996; 78: 1491–1500.
Hedrick MR, McBryde AM. Posterior ankle impingement. Foot Ankle Int. 1994; 15: 2–8.
Hermann B, Ritter B, Steiner D, Eggers-Stroeder G. Ätiologie, Diagnostik und Therapie des Tarsaltunnelsyndroms – Ergebnis einer Retrospektivuntersuchung. Z Orthop. 1991; 129: 332-335.
Hohmann G. Über Hallux valgus und Spreizfuß, ihre Entstehung und physiologische Behandlung. Arch Orthop Unfallchir. 1922; XI: 525.
Hopkinson WJ, St. Pierre P, Ryan JB, Wheeler JH. Syndesmosis sprains of the ankle. Foot Ankle Int. 1990; 10: 325–330.
Jahss MH. Disorders of the Foot and Ankle. Philadelphia: Saunders; 1991.
Kinoshita M, Okuda R, Morikawa J. Jotoku T, Abe M. The dorsiflexion-eversion test for diagnosis of tarsal tunnel syndrome. J Bone Joint Surg. 2001; 83A: 1935–1939.
Kleiger B. Anterior tibiotalar impingement syndromes in dancers. Foot Ankle Int. 1983; 3: 69–73.
Klenerman L. How I examine the foot. Current Orthopaedics. 2001; 15: 152–155.

Lin CF, Gross MT, Weinhold P. Ankle syndesmosis injuries: Anatomy, biomechanics, mechanism of injury, and clinical guidelines for diagnosis and intervention. J Orthop Sports Phys Ther. 2006; 36: 372–384.
Liu SH, Jason WJ. Lateral ankle sprains and instability problems. Clin Sports Med. 1994; 13: 793–809.
Liu W, Maitland ME, Nigg BM. The effect of axial load on the in vivo anterior drawer test of the ankle joint complex. Foot Ankle Int. 2000; 21: 420–426.
Mann RA, Coughlin MJ. Surgery of the Foot and Ankle. Sixth Edition, Volume 1. St. Louis: Mosby; 1995.
Marotta JJ, Micheli LJ. Os trigonum impingement in dancers. Am J Sports Med. 1992; 20: 533–536.
Mumenthaler M, Probst CH. Das Tarsaltunnelsyndrom. Schweiz Med Wochenschr. 1964; 94: 373.
Neale D, Adams IM. Common Foot Disorders. Edinburgh: Churchill Livingstone; 1989.
Rabel CRH, Nyga W. Orthopädie des Fußes. Stuttgart: Enke; 1982.
Ray RG, Christensen JC, Gusman DN. Critical evaluation of anterior drawer measurement methods in the ankle. Clin Orthop. 1997; 334: 215–224.
Segesser B, Goesle A, Renggli P. Die Achillessehne beim Sportler. Orthopäde 1995; 24 (3): 252–267.
Shookster L, Falke G, Ducic I, Maloney C Jr, Dellon A. Fibromyalgia and Tinel's sign in the foot. J Am Podiatr Med Assoc. 2004; 94: 400–403.
Sizer PS Jr, Phelps V, Dedrick G, James R, Matthijs O. Diagnosis and management of the painful ankle/foot. Part 2: Examination, interpretation, and management. Pain Practice. 2003; 3: 343–374.
Stamatis ED, Karabalis C. Interdigital neuromas: Current state of the art-surgical. Foot Ankle Int. 2004; 25: 287–296.
Thermann H, Zwipp H. Achillessehnenruptur. Orthopäde 1988; 18: 321–333.
Thompson TC. A test for rupture of the tendo achillis. Acta Orthop Scand. 1962; 32: 461–465.
Tohyama H, Yasuda K, Ohkoshi Y, et al. Anterior drawer test for acute anterior talofibular ligament injuries of the ankle: How much load should be applied during the test? Am J Sports Med. 2003; 31: 226–232.
Tol JL, van Dijk CN. Etiology of the anterior ankle impingement syndrome: A descriptive anatomical study. Foot Ankle Int. 2004; 25: 382–386.
Tol JL, Verhagen RA, Krips R, et al. The anterior ankle impingement syndrome: Diagnostic value of oblique radiographs. Foot Ankle Int. 2004; 25: 63–68.
van Dijk CN, Lim LS, Poortmann A, et al. Degenerative joint disease in female ballet dancers. Am J Sports Med. 1995; 23: 295–300.
van Dijk CN, Mol BWJ, Lim LS, Marti RK, Bossuyt PMM. Diagnosis of ligament rupture of the ankle joint. Acta Orthop Scand. 1996; 67: 566–570.
van Dijk CN. Anterior and posterior ankle impingement. Foot Ankle Clin N Am. 2006; 11: 663–683.
Young CC, Niedfeldt MW, Morris GA, Eerkes KJ. Clinical examination of the foot and ankle. Prim Care Clin Office Pract. 2005; 32: 105–132.

8 Haltungsstörung

Fialka-Moser V, Uher EM, Lack W. Postural disorders in children and adolescents. Wien Med Wochenschr. 1994; 144: 577–592.
Gutmann GF, Vehle G. Das aufrechte Stehen. Forschungsbericht des Landes Nordrhein-Westfalen. 1978.
Klee A. Zur Aussagefähigkeit des Armvorhaltetestes nach Matthiaß. Z Orthop Grenzgeb. 1995; 133: 207–213.

Mahlknecht JF. Die Prävalenz von Haltungsstörungen bei Kindern und Jugendlichen: Eine Querschnittsanalyse. Z Orthop Unfallchir. 2007; 145: 338–342.
Matthiaß HH. Probleme der Haltungsbeurteilung. Düren: Lohmann; 1966.
Niethard JU. Orthopädische Untersuchung und Beurteilung der Haltung von Kindern und Jugendlichen. In: Bernau A. Wirbelsäule und Statik. Prakt Orthop. Bd. 28. Stuttgart: Thieme; 1997.
Widhe T. Spine: Posture, mobility and pain. A longitudinal study from childhood to adolescence. Eur Spine J. 2001; 10: 118–123.

9 Venenthrombose

Allen EV, Brown GE. Raynaud's desease affecting men. Ann Intern Med. 1932; 5: 1384–1386.
Cranley JJ, Canos AJ, Sull WJ. The diagnosis of deep venous thrombosis: Fallibility of clinical symptoms and signs. Arch Surg. 1976; 111: 34–36.
Kim J, Richards S, Kent PJ. Clinical examination of varicose veins: A validation study. Annals of the Royal College of Surgeons of England. 2000; 82: 171–175.
May R. The Lowenberg test for early diagnosis of thrombosis. Med Klin (Munich). 1955; 50 (45): 1899-1900.
McConnell EA. Performing Allen's test. Nursing. 1997; 21: 26.
Partsch H, Blättler W. Compression and walking versus bed rest in treatment of proximal deep venous thrombosis with low molecular weight heparin. J of vascular Surg. North American Chapter. 2000; 32 (5): 861–869.
Stone MB, Price DD, Anderson BS. Ultrasonographic investigation of the effect of reverse Trendelenburg on the cross-sectional area of femoral vein. J Emerg Med. 2006; 30(2): 211-213.

10 Arterielle Durchblutungsstörungen – neurovaskuläres Engpasssyndrom

Allen EV. Thromboangiitis obliterans: Methods of diagnosis of chronic occlusive arterial lesions distal to the wrist with illustrative case. Am J Med Sci. 1929; 178: 237–244.
Jäcker HC. Die Beurteilung des Hohlhandbogens durch den Allen-Test und den Doppler-Hohlhandtest nach Ruland im Spiegel seiner klinischen Bedeutung – 1991. Mikroreprod E.M.s. 1992; 110: Bl. 12, graph. Darst. Münster (Westfalen), Univ. Diss.
Jensen C, Rayan GM. Thoracic outlet syndrome: Provocative examination maneuvers in a typical population. J Shoulder Elbow Surg. 1995; 4: 113–117.
Plewa MC, Delinger M. The false-positive rate of thoracic outlet syndrome shoulder maneuvers in healthy subjects. Acad Emerg Med. 1998; 5: 337–342.
Stober R. Das Thoracic-outlet-Syndrom. (Schweiz). Rundschau Med. 1989; 78: 1063–1070.
Wenz W, Rahmanzadeh M, Husfeldt KJ. Das neurovaskuläre Kompressionssyndrom der oberen Thoraxappertur: Eine wichtige Differentialdiagnose für Beschwerden im Bereich der oberen Extremität. Deutsches Ärzteblatt. 1998; 95 (13): S. A/736–B/596–C/561.

11 Zentralnervöse Störungen

Heisel J. Neurologische Differenzialdiagnostik. Stuttgart: Thieme; 2007.
Hoppenfeld S. Orthopädische Neurologie. Bücherei des Orthopäden, Bd. 24. Stuttgart: Enke; 1980.
Mumenthaler M, Mattle H. Neurologie, 12. Aufl. Stuttgart: Thieme; 2008.

Sachverzeichnis

A

B

C

D

E

I

J

K

L

M

N

T

U

V

W

Y

Z